TRAITÉ PRATIQUE

DES

MALADIES DU TESTICULE

DU

CORDON SPERMATIQUE ET DU SCROTUM

Corbeil, typ. et stéréotyp. de Crété.

TRAITÉ PRATIQUE

DES

MALADIES DU TESTICULE

DU

CORDON SPERMATIQUE ET DU SCROTUM

AVEC DE NOMBREUSES FIGURES

PAR

T. B. CURLING, F. R. S.

Chirurgien de l'hôpital de Londres, Professeur de Chirurgie au Collége médical de cet hôpital, Président de la Société Huntérienne de Londres, etc.

TRADUIT DE L'ANGLAIS SUR LA DEUXIÈME ÉDITION, AVEC DES ADDITIONS ET DES NOTES

PAR

L. GOSSELIN

Ancien chef des travaux anatomiques et Agrégé libre de la Faculté de Médecine de Paris, Chirurgien de l'hôpital Cochin, Chevalier de la Légion d'honneur, Membre de la Société de Chirurgie, de la Société de Biologie, et de la Société anatomique de Paris, etc.

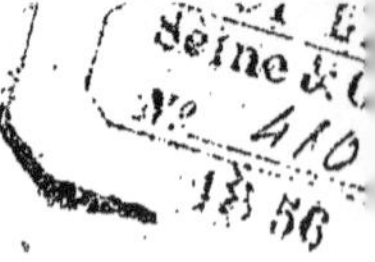

PARIS,

LABÉ, ÉDITEUR, LIBRAIRE DE LA FACULTÉ DE MÉDECINE,

PLACE DE L'ÉCOLE-DE-MÉDECINE.

1857

PRÉFACE DU TRADUCTEUR

Le hasard a voulu que des recherches anatomiques entreprises sur l'appareil génital de l'homme, en 1846, m'aient conduit à éclairer certains points obscurs et inconnus de la pathologie du testicule. C'est en multipliant les injections de l'épididyme et du canal déférent d'une part, en examinant comparativement au microscope le contenu de l'épididyme et celui des vésicules séminales d'autre part, que je suis arrivé à démontrer l'existence des oblitérations, et l'origine de certaines hydrocèles enkystées. C'est après avoir étudié avec soin et sur de nombreuses pièces la tunique vaginale, que j'ai pu y constater l'existence fréquente des fausses membranes, et donner sur la nature de l'hématocèle et de l'hydrocèle avec épaississement, une doctrine nouvelle que je crois inébranlable. C'est enfin après avoir examiné comparativement la couleur et le degré de vascularisation du parenchyme testiculaire, et les rapports entre cette vascularisation plus ou moins abondante et l'existence ou l'absence de spermatozoïdes dans le produit de sécrétion, qu'il m'a été donné de faire connaître l'anémie testiculaire et ses conséquences.

La plupart de ces sujets ont été de ma part l'objet de mémoires que j'ai insérés dans nos recueils périodiques, et qui s'enchaînent tous par une pensée commune, celle de rechercher l'influence que les maladies des testicules peuvent exercer tant sur leurs fonctions que sur celles de l'appareil génital tout entier. Je crois avoir donné à ce point de la science une impulsion nouvelle, dont le lecteur trouvera un aperçu dans l'article additionnel sur les troubles fonctionnels, page 485.

J'avais conçu le projet, pour mettre plus facilement ces travaux à la portée de tous, de les réunir dans une monographie sur l'anatomie et la pathologie du testicule. Je n'aurais pu le faire sans placer les travaux des autres à côté des miens, et lorsque parut la deuxième édition de l'ouvrage de M. Curling (janvier 1856), je ne tardai pas à reconnaître qu'il était impossible d'exécuter le plan que j'avais conçu, sans faire des emprunts considérables à cet important ouvrage, et sans en quelque sorte le reproduire en totalité.

Il m'a paru dès lors plus convenable de donner

la traduction du traité de M. Curling, en ajoutant, sous forme d'articles additionnels ou de notes, les résultats de mes propres recherches, et les travaux français qui auraient pu échapper à l'auteur, de manière à mettre du même coup sous les yeux du lecteur tout ce qui avait pu être fait d'utile et de neuf sur ce sujet dans ces dernières années, tant en Angleterre qu'en France.

J'ai fait part de ce nouveau projet à M. Curling qui, non-seulement lui a donné son adhésion, mais encore a mis toutes ses gravures à ma disposition avec un empressement et une complaisance dont je suis heureux de lui témoigner ici toute ma reconnaissance.

J'ai fait tous mes efforts pour rendre fidèlement la pensée de l'auteur. Afin d'y arriver plus sûrement, et aussi pour accélérer cette publication, j'ai eu recours à l'assistance de M. Peter, interne des plus distingués des hôpitaux, qui a mis à ma disposition sa grande aptitude au travail, et sa connaissance approfondie de la langue anglaise. Qu'il me permette de lui en adresser publiquement mes remercîments. Dans quelques passages qui nous ont embarrassés, je me suis adressé à M. Curling lui-même, qui a mis encore une grande obligeance à répondre à toutes mes questions, et à lever tous mes doutes.

Sur la demande de l'auteur, j'ai intercalé dans le texte et à leur véritable place, divers passages qui dans l'ouvrage anglais se trouvent à la fin dans un appendice. J'ai toujours eu soin de l'indiquer en note, afin d'éclairer ceux qui voudraient confronter le texte anglais et le texte français.

Parmi mes articles additionnels, les uns sont la reproduction ou le résumé de mes anciens travaux, les autres et en particulier ceux qui se rapportent à l'hydrocèle et à son traitement, page 149, à l'anémie testiculaire, page 81, à l'orchite chronique et au fongus, page 351, aux tubercules excentriques de l'épididyme, page 432, n'avaient pas encore été publiés. J'ai indiqué par une mention spéciale, et en les isolant complétement de la rédaction de l'auteur, les additions qui me sont propres.

Le lecteur voudra bien se rappeler que les notes qui ne se terminent par aucune indication appartiennent à M. Curling.

Août 1856.

PRÉFACE DE L'AUTEUR

POUR LA SECONDE ÉDITION.

Plus de douze années se sont écoulées depuis la publication de la première édition de cet ouvrage. J'ai, pendant ce laps de temps, continué mes recherches sur les maladies des testicules, et j'ai mis à profit les nombreuses occasions qui se sont présentées de les étudier. Quelques chapitres nouveaux ont été ajoutés à cette édition, beaucoup ont été refondus ou modifiés, et j'ai fait entrer dans presque tous des faits nouveaux qui, j'en ai l'espoir, ne manquent pas d'intérêt et d'importance pour la pratique. En supprimant l'anatomie, qui formait l'introduction de ma première édition, et en rapportant d'une manière plus concise les observations, j'ai pu ajouter de nombreux matériaux et plusieurs figures sans augmenter le volume de l'ouvrage.

On trouvera mentionnés souvent dans ce livre,

les noms de plusieurs de mes amis, auxquels je dois d'utiles renseignements et qui m'ont fourni l'occasion d'observer un certain nombre de malades. Mais je dois surtout exprimer ma reconnaissance au professeur Quekett et au docteur Andrew Clark pour l'assistance qu'ils m'ont prêtée dans l'examen microscopique des tissus morbides.

Le prix Jacksonien, pour 1853, a été décerné par le conseil du Collége royal des Chirurgiens à M. Harvey Ludlow, pour un *Essai sur les maladies des testicules*. Ce jeune chirurgien, si plein d'avenir, après avoir rejoint le corps des chirurgiens civils envoyés en Orient sur le théâtre de la guerre, est mort de la fièvre à Scutari au printemps de cette année. Son père a mis généreusement à ma disposition son manuscrit et quelques beaux dessins qui l'accompagnaient, vers le mois de juillet dernier, c'est-à-dire à l'époque où cette nouvelle édition allait être mise sous presse. J'ai donc pu incorporer dans mon ouvrage plusieurs faits intéressants et bien observés, empruntés à l'essai de M. Harvey Ludlow.

39, Grosvenor-street.

Décembre 1855.

MALADIES DES TESTICULES

CHAPITRE PREMIER.

IMPERFECTIONS CONGÉNITALES ET VICES DE CONFORMATION.

ARTICLE I.

EXCÈS DE NOMBRE ET ABSENCE.

Testicule surnuméraire. — Les anciens auteurs ont mentionné dans leurs écrits des exemples de testicule surnuméraire, et cité des hommes qui semblaient avoir quatre ou cinq de ces organes, avec un accroissement proportionnel des désirs vénériens.

La plupart de ces cas sont douteux, parce que la dissection n'est pas venue confirmer les observations faites pendant la vie. Tels sont celui du πεντόρχος, ou de l'homme aux cinq testicules, mentionné par Schaarf (1), et celui de l'homme aux quatre testicules cité par Blegny (2). Blasius, ancien auteur assez digne de foi, a

(1) *Eph. des cur. de la nat.*, déc. III, Ann., v, vi, obs. 89, p. 175.
(2) *Zodiaque français*, Ann., ii. La plupart des soi-disant cas de *triorchides* sont cités par Arnaud dans ses *Mémoires de chirurgie*, mém. III, part. i.

cependant publié les détails de l'autopsie d'un homme de trente ans, bien conformé d'ailleurs, qui portait à droite deux testicules, de même volume et de même forme que celui de gauche ; le fait est représenté par une petite figure qui montre une artère distincte fournie par l'aorte, et une veine distincte provenant de la veine cave, qui se rendent à chacun des testicules droits (1). C'est là le seul cas de testicule surnuméraire cité par les anciens, qui ait quelque apparence d'authenticité. Morgagni, Haller, Meckel, n'en ont jamais rencontré un seul exemple, et mettent en doute l'existence d'une telle conformation. On a récemment cité deux faits du même genre, mais ils n'ont pas été vérifiés par l'autopsie. L'un est rapporté par Blümener (2), et l'autre par le docteur Macann (3) chirurgien de l'armée anglaise.

Une tumeur graisseuse ou fibreuse du scrotum, une hydrocèle enkystée du cordon où du testicule, et surtout cette dernière, pourraient être facilement prises pour un testicule surnuméraire. Morgagni dit avoir une fois été trompé de la sorte par une portion d'épiploon. On conserve dans le musée pathologique de l'hôpital Saint-Thomas le testicule du docteur Monsey, qui semblait, de son vivant, avoir eu trois de ces organes. Le prétendu troisième testicule est formé par une tumeur fibreuse indurée, évidemment adhérente à la tunique vaginale.

J'ai été consulté par plusieurs personnes qui s'imaginaient avoir un testicule surnuméraire dans le scrotum, mais chez toutes j'ai été à même de reconnaître aisé-

---

(1) Ger. Blasius, *Obs. med. anal.*, obs. 20, p. 60.

(2) Rust's *Magazin für die Gesammte Heilkunde*, pour 1824.

3) *Provincial medical journal*, nov. 5, 1842, p. 113.

ment l'une des tumeurs que je viens de mentionner. Outre les caractères propres à chaque tumeur en particulier, l'absence de la douleur que produit la pression du testicule, facilite beaucoup le diagnostic, ainsi que le démontre le cas suivant : — Un jeune homme, qu'on supposait avoir trois testicules, me fut amené par un de mes confrères. Il avait, quelques années auparavant, été examiné par sir A. Cooper, qui, prétendait-on, était disposé à croire qu'il en était ainsi. Après examen, je trouvai le testicule gauche avec son volume normal, et dans sa situation habituelle. Du côté droit je sentis deux corps, dont l'un, c'était le plus volumineux, était environ moitié moins gros que le testicule gauche ; on pouvait suivre le cordon spermatique jusqu'à lui, et la pression y produisait la sensation douloureuse spéciale qu'entraîne habituellement la pression du testicule ; au-dessous de lui, mais distinct, et complétement libre dans le scrotum, se trouvait l'autre corps qui était ovoïde, du volume d'une petite noix, rénitent et élastique, et qui donnait exactement la sensation d'un petit testicule. Les deux corps du côté droit égalaient à peu près le volume du testicule gauche. On pouvait bien sentir jusqu'à la tumeur inférieure quelque chose d'analogue à un canal déférent, mais la compression de cette tumeur produisait à peine du malaise. Ayant alors placé le malade dans une chambre sombre et examiné la partie à la lumière transmise, je vis parfaitement que le troisième testicule n'était qu'un kyste contenant du liquide, une hydrocèle enkystée du testicule.

Absence d'un testicule ou de tous deux. — On trouve dans les anciens auteurs un certain nombre d'exemples de *monorchides*, c'est-à-dire d'individus qui n'avaient qu'un seul testicule ; mais comme les détails sont très-incomplets, et qu'on savait peu de chose sur la migration de ces organes à l'époque où l'on a rapporté ces faits, on ne peut les regarder comme authentiques. Il s'agissait probablement de cas dans lesquels un des testicules avait été retenu dans l'abdomen, ou se trouvait complétement atrophié par quelque cause particulière.

Je n'ai aucune raison pour penser que l'absence de l'un des testicules ou de tous deux soit impossible, sans autre vice de conformation; mais ce sont des anomalies dont les annales de la science médicale possèdent très-peu d'exemples positifs.

M. Page, de Carlisle, m'a récemment envoyé un testicule remarquablement volumineux du côté droit, qu'il avait pris en 1844 sur le cadavre d'un jeune homme de dix-sept ans, mort des suites de blessures reçues dans une scierie à vapeur. Après avoir enlevé la tunique vaginale pour le faire macérer, M. Page trouva que ce testicule monstrueux pesait 70 grammes. Quand je le vis, il avait macéré plusieurs années dans l'alcool, et pesait encore 36 grammes. L'organe était parfaitement sain dans sa texture, et l'épididyme plein de sperme (1). « Le trajet du testicule gauche fut examiné si attentivement, dit M. Page, que je suis persuadé que ce dernier organe n'existait point. » C'est là un exemple satisfaisant de monorchide, et l'hypertrophie remarquable du seul testicule existant semble démontrer que le vice de conformation était congénial ; car je n'ai observé cette hyper-

(1) Ce testicule est conservé dans le Musée du Collége des chirurgiens.

trophie dans aucun cas de non-développement, d'arrêt dans la migration ou d'atrophie du testicule (1).

Le professeur Paget a publié les détails d'un fait dans lequel il croit qu'un des testicules manquait à la naissance (2). Aucun renseignement sur l'homme lui-même n'accompagnant les descriptions anatomiques, on peut se demander si l'absence de cet organe n'était point le résultat d'une atrophie. Le docteur Fisher, de Boston, a rapporté un cas d'absence des deux testicules. Cette absence avait été observée dès la naissance du sujet, que son vice de conformation avait fait considérer comme un eunuque naturel, et qui mourut à l'âge de quarante-cinq ans (3).

M. Thurnam a publié l'autopsie d'un enfant mort à l'âge de quatre mois. Outre l'atrophie du rein droit et un vice de conformation remarquable des uretères, il trouva que les testicules n'étaient pas descendus; le droit était situé dans la cavité abdominale juste au-dessus du canal inguinal; le gauche manquait entièrement; les vaisseaux spermatiques de ce côté se terminaient dans une petite masse graisseuse, cependant le canal déférent existait et était aussi bien développé que celui d'un testicule parfait (4). Le docteur Friese a rapporté dans le *Casper's Wochenschrift* (5) un exemple de monstruosité chez un

(1) Dans un cas d'arrêt du testicule droit dans l'abdomen, sur un homme vigoureux, on trouva que le testicule gauche pesait 28 gr. 75 c. Le poids moyen d'un testicule sain est d'environ 24 grammes.

(2) *London medical gazette*, vol. XXVIII, p. 817.

(3) *American journal of the medical sciences*, vol. XXIII, p. 352.

(4) *London medical gazette*, vol. XX, p. 717.

(5) 25 déc. 1841, cité dans *British and foreign medical Review* d'avril 1842, p. 527.

enfant qui ne vécut qu'une demi-heure : outre l'absence d'organes génitaux externes, il n'y avait ni testicules, ni canaux déférents, ni vésicules séminales. Mais les cas dans lesquels tout l'appareil génital manque ou est irrégulièrement développé, ne rentrent pas dans le cadre de cet ouvrage.

Réunion des deux testicules. — Geoffroy Saint-Hilaire a rapporté le fait suivant de réunion des testicules dans l'abdomen, fait remarquable et unique, je crois, qui lui a été communiqué par M. Breton, de Grenoble. Un enfant naquit à Vizille, en 1812 : plusieurs médecins, consultés sur son sexe, différèrent d'opinions, mais décidèrent cependant qu'il serait inscrit comme fille sur les registres de l'état civil. Il mourut à l'âge de dix-huit mois, et le docteur Breton, qui en fit l'autopsie, reconnut un hypospadias complet ; le scrotum était bifide et vide ; les deux capsules surrénales, de même que les deux reins et les deux testicules, étaient réunis sur la ligne médiane. Les artères et les veines spermatiques, les vésicules séminales et les canaux déférents n'offraient rien de remarquable ; chaque moitié du double testicule recevait ses vaisseaux propres (1).

ARTICLE II.

ABSENCE ET VICES DE CONFORMATION DU CANAL DÉFÉRENT.

Dans le cas de prétendue absence du testicule, de M. Paget, il est dit que le canal déférent se terminait près de l'anneau inguinal externe, en un cul-de-sac arrondi ; dans celui du docteur Fischer, où les deux testi-

____

(1) *Hist. des anomal. de l'organ.,* t. I, p. 542.

cules manquaient, les canaux déférents, quoique bien con-
formés et de volume presque naturel, se terminaient de la
même manière à l'extrémité du cordon. Il existe dans le
musée de l'hôpital Saint-Barthélemi, une pièce qui a été
prise sur un homme de cinquante ans, mort de hernie
étranglée ; une anse intestinale se trouvait étranglée par
une bride anormale attachée au mésentère, et le testicule
était retenu à l'orifice supérieur du canal inguinal ; à la
dissection, on trouva que le canal déférent se terminait
en cul-de-sac près du testicule, qui était très-petit et
dont la structure paraissait granuleuse, comme celle du
testicule non encore développé du fœtus ; il n'y avait pas
trace d'épididyme.

Hunter, en disséquant un sujet mâle, a trouvé que les
vaisseaux déférents non-seulement manquaient près des
testicules, mais se terminaient à leur partie inférieure
dans une vésicule séminale unique, mal conformée et
sans communication avec l'urètre (1).

M. Gosselin a constaté, sur le cadavre d'un homme
d'une vingtaine d'années, l'absence du canal déférent
droit, depuis l'épididyme jusqu'à la partie supérieure de
la vessie (2).

On cite quelques autres cas dans lesquels la fin du
canal déférent manquait au niveau de sa jonction avec
le canal éjaculateur. C'est ainsi que Ténon, à l'autopsie
d'un enfant affecté d'extrophie de la vessie, a trouvé que
les deux canaux déférents se terminaient séparément au

(1) *OEuvres complètes*, édition de Palmer, vol. IV, p. 23. Il y a dans
le Musée Huntérien, à Glascow (65 S), une préparation de deux testicules qui s'accorde parfaitement avec la description de John Hunter ;
ces deux testicules sont sans doute ceux qu'il avait disséqués.

(2) *Archives générales de médecine*, 4ᵉ série, t. XIV, p. 408.

fond du bassin par deux tubercules blancs ; le scrotum, les testicules et les vésicules séminales étaient dans leur état normal (1).

Outre ces imperfections qui correspondaient à ses extrémités, on a encore vu le conduit manquer quelquefois dans presque toute sa longueur. Brugnone raconte qu'en disséquant les organes sexuels d'un sujet robuste de vingt-six à vingt-sept ans, il trouva que l'épididyme droit manquait presque entièrement ; la seule partie restante était la tête, qui était composée de petits noyaux remplis de semence. Le reste de l'épididyme et le canal déférent n'existaient pas, bien qu'il n'y eût aucune trace de maladie. Le testicule était parfaitement sain et d'un volume presque égal à celui du côté gauche. En examinant la vésicule séminale correspondante, il découvrit à son extrémité antérieure une portion du canal déférent d'environ trois centimètres de long et régulièrement conformée. La vésicule séminale était flasque et complétement vide, tandis que la gauche était pleine de sperme. Brugnone fait observer que, bien que ce vice de conformation fût, suivant toute apparence, congénital, la vésicule séminale et le canal éjaculateur n'en avaient pas moins conservé leur cavité naturelle (2). Dans un cas rapporté par Bosscha, le canal déférent gauche d'un homme robuste se terminait en cul-de-sac près du testicule, et le reste du conduit manquait ; la vésicule séminale correspondante était rudimentaire et formait un canal borgne,

_____

(1) *Mém. sur quelques vices des voies urinaires*, etc., in *Mém. de l'Acad. royale des sciences de Paris*, 1761, p. 115.

(2) *Observations anat. sur les vésicules séminales, Mémoires de l'Académie royale des sciences de Turin*, 1786-87, p. 625.

et contourné en S; néanmoins le testicule gauche était sain (1).

M. Paget a expliqué d'une manière satisfaisante, par le mode de développement des organes de la génération, l'origine de quelques-unes de ces imperfections du canal déférent. Il fait observer (2), après Müller et Valentin, que, dans les conditions normales, ces organes, sur les sujets de l'un et de l'autre sexe, se développent par deux parties distinctes : l'une (testicule ou ovaire), qui servira plus tard à former la substance génératrice; l'autre (spermiducte ou oviducte), qui transportera cette substance hors du corps. Le testicule ou l'ovaire, suivant le cas (et dans les premières périodes de leur développement on ne saurait les distinguer), se forme sur le bord interne et concave du corps de Wolff; le canal déférent ou l'oviducte, qui est d'abord un conduit isolé et clos à ses deux extrémités, se trouve le long du bord externe du même corps , et s'étend de ce point au cloaque ou sinus commun des appareils urinaire, génital et digestif. Le développement est complété par l'exacte réunion de ce conduit avec l'organe sécréteur, et par son ouverture à l'extérieur du corps au moyen du cloaque. Le caractère sexuel n'est établi que quand, chez le mâle, la glande et son canal excréteur sont réunis par le développement des tubes intermédiaires qui constituent l'épididyme; ou quand, chez la femelle, une ouverture se forme à l'une des extrémités du conduit et au voisinage de l'organe sé-

---

(1) *Diss. sistens observ. de vesiculæ seminalis sinistræ defectu, integris testibus, vase verò deferente clauso,* cité par Vrolik, *Handboek der Ontleedkundige Ziektekunde,* 1st Deel, p. 210.

(2) *Loc. cit.,* p. 818.

créteur. Dans les deux sexes, les canaux vecteurs s'ouvrent en bas primitivement dans un cloaque commun; mais, lorsque plus tard cette cavité se subdivise en vessie et rectum, ou en vessie, vagin et rectum, ils prennent leurs véritables rapports, et deviennent, chez le mâle, vaisseaux déférents parfaits, et, chez la femelle, trompes de Fallope et utérus.

Or, dans le cas de Brugnone et dans celui de Bosscha, nous avons des exemples de développement du conduit excréteur mâle dans une très-petite partie de son étendue. Ces faits confirment donc la description que nous venons de donner; car ils prouvent que les testicules peuvent se former indépendamment des canaux déférents. Dans les autres cas, il est probable que le canal déférent s'était développé primitivement dans toute sa longueur, mais qu'il n'avait pas pris ses connexions définitives, tantôt au niveau de son extrémité testiculaire, tantôt au niveau de son extrémité inférieure.

Il est intéressant de se demander quelle influence peuvent avoir ces absences congénitales et ces vices de conformation du canal déférent, sur le développement et l'état ultérieur du testicule. Chez l'adulte de l'hôpital Saint-Barthélemy, cet organe était petit, et sa structure d'apparence granuleuse, ainsi qu'on l'observe chez les enfants; mais comme il n'était pas descendu dans le scrotum, et qu'il y avait complication de hernie, d'autres causes avaient pu s'opposer à son évolution normale. Dans le fait de Hunter, les testicules, qui étaient descendus, étaient très-sains, et m'ont paru, à l'examen que j'en ai fait récemment, assez volumineux. De même dans celui de M. Gosselin, le testicule était sain et de volume naturel;

le canal de l'épididyme était dilaté et distendu par un liquide jaune qui contenait une grande quantité de spermatozoïdes morts. Dans les faits cités par Brugnone et Bosscha, il est également dit que le testicule correspondant
au canal déférent défectueux était dans l'état habituel, et
d'un volume presque égal à l'autre. Bien que tous ces
vices de conformation fassent du testicule un organe
inutile, et que, s'ils existent des deux côtés, ils entraînent nécessairement la stérilité, les exemples que je
viens de citer tendent néanmoins à prouver que l'absence
ou l'imperfection du canal excréteur n'empêche pas le
développement normal de la glande, et n'a pas pour
résultat d'amener son atrophie. Dans les cas d'oblitération du canal excréteur à la suite de maladies, le volume de la glande séminale est généralement conservé.
J'ai, pour ma part, disséqué plusieurs testicules qui présentaient une oblitération à l'origine du canal déférent,
et je n'ai trouvé aucune atrophie. M. Gosselin, de son
côté, dans le mémoire qui contient le fait précédemment
cité, ajoute plusieurs exemples d'oblitération à la queue
de l'épididyme, avec ou sans dilatation du conduit qui
forme ce dernier; les testicules avaient conservé leur aspect normal.

Ces observations sont pleinement confirmées par les
expériences sur les animaux. Sir A. Cooper rapporte
qu'en 1823, il coupa sur un chien le canal déférent d'un
côté, l'artère et la veine spermatiques de l'autre. Le
testicule du côté où l'artère et la veine avaient été divisées, se gangrena et tomba. Celui du côté opposé devint
un peu plus gros qu'à l'état naturel. Le chien fut gardé
six ans ; dans ce laps de temps on le vit deux fois se li-

vrer au coït, mais la femelle ne fut point fécondée. Ceci se passait en 1827. En 1829, A. Cooper tua l'animal. Il trouva le canal déférent extrêmement développé au-dessous de la division, plein de semence et entièrement oblitéré, avec un intervalle entre les deux bouts, mais perméable depuis la section jusqu'à l'urètre (1). — Le 23 février 1842, j'ai divisé, sur un chien, le canal déférent du côté gauche, ainsi qu'une petite artère qui l'avoisinait (ce n'était pas la spermatique), et j'ai excisé une petite portion du canal déférent à droite. Ce chien montra plus tard beaucoup de goût pour une chienne du voisinage. Il fut tué le 26 avril suivant. L'aorte abdominale fut injectée. Le testicule droit était sain et assez gros ; son épididyme était dur et gorgé d'une substance blanche, épaisse, abondamment fournie de spermatozoïdes. Les bouts divisés des canaux étaient séparés et oblitérés. L'artère spermatique droite avait son volume normal. Le testicule gauche était atrophié et ne présentait aucune trace de sa structure naturelle ; les parties constituantes du cordon étaient confondues entre elles, et ne pouvaient être distinguées les unes des autres dans l'endroit où le canal déférent avait été coupé ; ce canal n'était plus qu'un simple cordon ; l'artère spermatique gauche semblait oblitérée, car l'injection n'y passa point et le vaisseau était à peine visible. Ces altérations du côté gauche étaient, je crois, le résultat de l'inflammation causée par l'opération. — Le 9 avril 1842, j'excisai, sur un jeune chien, une petite portion du canal déférent gauche, à droite je serrai dans une ligature toutes les parties

____

(1) *Anatomie du testicule*, p. 51. Le testicule est représenté de grandeur naturelle sur la planche.

constituantes du cordon, le canal déférent excepté, et je coupai au-dessous de la ligature. Le chien fut tué le 25 juin suivant. Le testicule gauche avait son volume normal et contenait des spermatozoïdes. Le droit était complétement atrophié, et il ne restait de la glande qu'un épididyme peu volumineux, attaché à l'extrémité du canal déférent. — Le 26 avril 1842, sur un jeune chien de grande taille, dont les testicules n'étaient pas arrivés à leur entier développement, je mis à nu le cordon et je divisai simplement le canal déférent du côté gauche. L'animal fut tué le 25 juin suivant. Les deux testicules avaient exactement le même volume, et le gauche était plein de liquide contenant des spermatozoïdes ; les deux bouts du canal déférent étaient séparés et oblitérés.—Le 29 juin 1842, je divisai, sur un jeune chat de huit semaines, les deux canaux déférents, et j'eus soin de bien isoler chacun des bouts. Ce chat devint remarquablement beau ; dans le mois de février suivant, il devint rétif et bruyant, et manifesta le désir de rôder au dehors. Le 24 du même mois, j'excisai les testicules. Ils étaient volumineux et gorgés d'un sperme dans lequel se trouvaient des spermatozoïdes abondants et très-vivaces (1).

Les faits pathologiques et les expériences s'accordent donc pour montrer que les testicules peuvent se développer normalement, bien qu'il existe dès la naissance un obstacle matériel à l'émission du produit de sécrétion; ils prouvent aussi que, tant que les testicules restent sains,

(1) M. Gosselin a, depuis, pratiqué deux expériences semblables sur des chiens. L'un fut tué et examiné dix mois après la section du canal déférent, l'autre quatre mois après la même opération. Dans les deux cas, le testicule avait son volume normal et contenait des spermatozoïdes. (*Archives générales de médecine*, sept. 1853.)

si inutiles qu'ils soient, l'individu acquiert et conserve tous les caractères du sexe mâle, la portion sécrétante des organes génitaux semblant être la seule d'où dépendent les caractères sexuels. L'engorgement des conduits séminaux par le sperme peut, à la vérité, causer l'inflammation du testicule, et par suite son atrophie ; mais ce n'est qu'un effet secondaire, et d'ailleurs assez rare, de l'interruption dans le conduit excréteur (1).

ARTICLE III.

MIGRATION IMPARFAITE DU TESTICULE.

Il n'est pas rare qu'à la naissance un des testicules ou tous les deux ne soient pas descendus dans le scrotum,

(1) J'ai vu un certain nombre d'individus atteints d'une oblitération accidentelle de l'épididyme, et chez lesquels l'accumulation du sperme n'a jamais produit ni douleur ni inflammation, et je ne doute pas qu'il ne doive en être de même dans les cas d'oblitération congéniale dont vient de parler M. Curling. Ce fait paraîtra peut-être en contradiction avec ce qui a lieu dans la plupart des autres glandes, au niveau desquelles nous voyons la rétention du produit de sécrétion amener des accidents plus ou moins sérieux. Mais l'organe sécréteur du sperme présente deux conditions spéciales dont il faut tenir compte. La première, c'est que le liquide sécrété peut être emporté par l'absorption, sans danger pour l'économie ; la seconde, et pour moi elle est la plus importante, c'est que ce liquide est beaucoup moins abondant qu'on ne le suppose. De tout temps on a été disposé à apprécier la quantité du liquide testiculaire par la quantité de celui qu'on trouve dans les vésicules séminales ou de celui qui est rejeté au moment de l'éjaculation. Or, mes études cadavériques m'ont démontré que chez les sujets dont le canal déférent était oblitéré, les vésicules contenaient autant de sperme que chez les autres (*Arch. gén. de médecine*, 4e série, t. XIV) ; et mes études sur le vivant m'ont fait voir que l'éjaculation était tout aussi abondante dans un cas que dans l'autre (*Arch.*, 1853, t. II). J'en conclus que les vésicules séminales sécrètent beaucoup, et les testicules peu, et cette faible quantité du produit testiculaire explique mieux que toute autre raison pourquoi les oblitérations n'amènent habituellement aucune inflammation.

(*Note du Traducteur.*)

et soient retenus dans l'abdomen près de l'anneau inguinal interne, dans le canal inguinal ou dans l'aine, au-dessous de l'anneau externe. Sur un tableau de cent six enfants mâles examinés par Wrisberg au moment de leur naissance, on voit que soixante-treize avaient les deux testicules dans le scrotum, et que chez vingt-un, l'un de ces organes ou tous deux étaient arrêtés dans l'aine. Parmi ces derniers, cinq avaient les deux testicules dans cette région ; sept y avaient le testicule droit, neuf le gauche. Quant aux douze restants, quatre avaient leurs deux testicules, trois le droit et cinq le gauche dans l'abdomen (1). S'il fallait s'en rapporter à ce tableau, le vice de conformation dont il s'agit se rencontrerait un peu plus fréquemment à gauche qu'à droite, dans la proportion de sept sur cinq. Cependant, sur vingt-cinq cas examinés à différents âges, de cinq à soixante ans, et dont seize ont été observés par moi-même, et les autres empruntés à divers auteurs, il s'est trouvé treize fois à droite et douze fois à gauche. Le docteur Marshall rapporte que dans l'examen de dix mille huit cents recrues, il en a trouvé cinq chez lesquels le testicule droit, et six chez lesquels le testicule gauche n'était pas apparent. Dans deux de ces cas il existait une hernie inguinale du côté où le testicule n'était pas descendu (2). Il n'a rencontré qu'une fois l'absence simultanée des deux organes (3).

Le testicule reste parfois fixé définitivement dans la

---

(1) *Commentatio Soc. reg. scient.*, Gœtting, 1778.

(2) *Avis aux jeunes médecins militaires (Hints to young medical officers in the army)*, p. 83.

(3) *Ibid.*, p. 207.

position où il se trouvait à la naissance (1); mais chez quelques sujets, la migration n'est que retardée, et s'achève un certain temps avant la puberté, et souvent quelques semaines après la naissance. Hunter croyait qu'elle se terminait presque toujours, en pareil cas, de deux à dix ans (2). Dans un des douze exemples d'arrêt dans l'abdomen, mentionnés par Wrisberg, la descente eut lieu le jour de la naissance : dans trois ce fut le jour suivant, dans trois encore, le troisième jour, dans deux, le cinquième, et dans un, le vingt et unième ; dans les autres, les testicules ne s'étaient point encore montrés quatre ou cinq semaines après la naissance (3). Mes propres observations me portent à croire que si cette descente ne s'accomplit pas dans l'année qui suit la naissance, il est rare qu'elle s'achève plus tard, sans être accompagnée de hernie. Car les causes qui, à cette époque, facilitent la descente du testicule, tendent aussi bien à produire une hernie.

Les sujets chez lesquels le testicule n'a point paru avant la puberté, éprouvent souvent à cette période de la vie un malaise dû à ce que la glande, au moment où elle s'accroît, est comprimée par les anneaux et les parties constituantes du canal inguinal. A la même époque aussi l'organe est souvent poussé hors de l'anneau externe par les mouvements de l'abdomen pendant la respiration.

On a longtemps discuté sur la manière dont s'effectue l'arrivée du testicule dans le scrotum. J'ai publié, il

---

(1) Ceux dont les testicules ne sont point descendus sont les κρυπτόρχιδες, ou *testicondi* des anciens.

(2) *Lib. cit.*, p. 15.

(3) *Lib. cit.*, p. 203.

y a quelques années, des recherches sur ce sujet (1); et, comme il me serait impossible de faire comprendre les causes de l'arrêt du testicule sans invoquer le mécanisme de sa migration, je dois donner d'abord un aperçu rapide de cette dernière et des parties qui y prennent part.

Lorsque le testicule est encore dans l'abdomen, il reçoit l'insertion d'un corps que Hunter a nommé *gubernaculum*, parce qu'il le supposait destiné à guider le testicule dans sa migration. C'est un corps solide et saillant, de consistance molle, de forme conique qui change de forme et de volume aux différentes périodes de la migration du testicule, car il devient plus court et plus épais à mesure que l'organe se rapproche de l'anneau abdominal. Il est situé en avant du psoas auquel il est uni par un repli du péritoine. Sa partie supérieure s'attache à l'extrémité inférieure du testicule, à la queue de l'épididyme et à l'origine du canal déférent. Sa partie inférieure sort de l'abdomen par l'anneau inguinal, s'épanouit en diminuant d'épaisseur, et se termine par trois prolongements dont chacun a son point d'insertion distinct. Au centre du gubernaculum se trouve une substance molle, transparente et gélatineuse, dans laquelle on reconnaît, à l'examen microscopique, des cellules à noyaux, rudiments de tissu cellulaire. Cette masse centrale est recouverte d'une couche de fibres musculaires très-développées, visibles à l'œil nu, et que l'on reconnaît distinctement au microscope, pour des fibres musculaires striées. Ces fibres, qu'on peut suivre depuis l'anneau jusqu'au testicule, sont

(1) Voy. *Observations on the structure of the gubernaculum, and on the descent of the testis in the fœtus*, par Curling, dans *London medical gazette*, 10 avril 1841, ou dans *the Lancet* de la même date.

entourées d'une couche molle d'éléments du tissu cellulaire semblable à celle qui forme la masse centrale. De même que le testicule, le gubernaculum est recouvert par le péritoine dans toute son étendue, excepté à sa partie postérieure. Si l'on ouvre avec précaution le canal inguinal, et qu'on tire doucement en haut le gubernaculum, on peut suivre les fibres musculaires dans les trois prolongements terminaux qui se comportent de la manière suivante : l'externe, qui est le plus large, s'attache au ligament de Poupart dans le canal inguinal ; le moyen forme une bandelette allongée, qui, s'échappant par l'anneau inguinal externe, descend jusqu'au fond du scrotum, où il rencontre le dartos ; l'interne se dirige en dedans pour s'attacher solidement au pubis et à la gaîne du muscle droit. Outre ces fibres, un certain nombre d'autres se réfléchissent de l'oblique interne sur la partie antérieure du gubernaculum. On voit donc que les attaches du muscle du gubernaculum et celles du crémaster chez l'adulte sont exactement les mêmes. J'ai réussi à suivre le gubernaculum à des époques différentes, avant la descente du testicule et immédiatement après ; et je ne peux conserver aucun doute sur l'identité de ces deux muscles.

C'est entre le cinquième et le sixième mois de la vie fœtale, quelquefois plus tard, que le testicule commence à se porter du rein vers l'anneau inguinal interne ; ordinairement, il atteint ce dernier vers le septième mois, traverse le canal inguinal dans le courant du huitième et arrive, vers la fin du neuvième, au fond du scrotum où on le trouve habituellement à la naissance.

Le testicule, au moment de son passage dans l'anneau et

le canal inguinal, entraîne avec lui sa tunique péritonéale primitive, et reste uni par la réflexion de cette membrane et pendant tout le temps de sa descente, aux parties situées derrière lui, comme lorsqu'il était au-dessous du rein. Il n'arrive donc pas directement ni tout d'un coup dans une poche préparée pour le recevoir, mais il entraîne avec lui le péritoine, entre les deux feuillets duquel passent les nerfs et les vaisseaux qui lui arrivent en arrière. Dans ce trajet que parcourt le testicule de l'abdomen au fond du scrotum, le gubernaculum, composé de sa tunique péritonéale et de ses fibres musculaires, subit des changements analogues à ceux qui s'opèrent, chez certains rongeurs, à l'approche de la saison du rut, c'est-à-dire que le crémaster se renverse peu à peu, et forme, lorsque la migration est accomplie, une enveloppe musculaire au prolongement du péritoine qui entoure la glande et la face antérieure du cordon (fig. 1). A mesure que l'organe s'approche du fond du scrotum, le gubernaculum diminue de volume par les changements qui ont lieu dans la

Fig. 1.(*).

disposition de ses éléments cellulaires; les fibres musculaires n'éprouvent que très-peu ou point de diminution; elles sont même très-distinctes autour de la tunique vaginale dans un testicule récemment descendu. La masse qui forme la partie centrale du gubernaculum et dont la

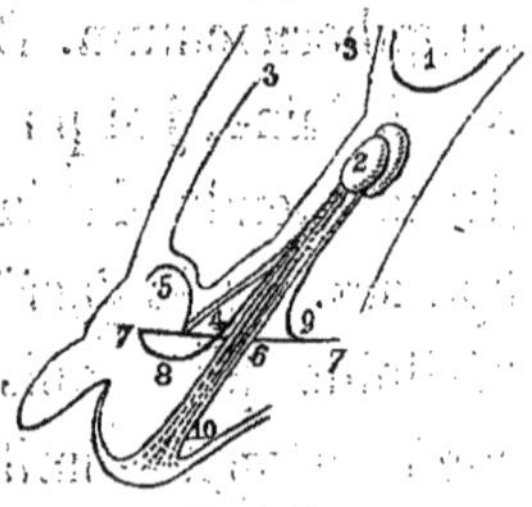

(*) Diagramme du gubernaculum et du testicule avant la descente. — 1, le rein, — 2, le testicule. — 3-3, le péritoine. — 4, canal déférent, passant au bas du bassin sur le côté de la vessie. — 5, la vessie. — 6, l'anneau abdominal. — 7 7, ligament de Poupart. — 8, portion pubienne du crémaster. — 9, fibres du crémaster provenant du ligament de Poupart. — 10, portion du gubernaculum attachée au fond du scrotum.

mollesse et la laxité ont pour effet de faciliter ces changements, devient peu à peu diffuse, et, après l'arrivée du
testicule dans le scrotum, contribue à former le tissu cellulaire lâche qui plus tard est si abondant en ce point.
L'attache moyenne du gubernaculum, qu'on peut suivre
jusqu'au dartos au fond du scrotum, se détruit insensiblement et cesse d'être distincte. Cependant quelques traces
de ce prolongement persistent souvent jusqu'à une période avancée de la vie ; ainsi quand, après la mort, on
fait sortir du scrotum le testicule d'un adulte en tirant
sur le cordon, on voit quelquefois la partie inférieure de
la glande, qui n'est pas recouverte par la séreuse, adhérer au fond des bourses par une bandelette de tissu cellulaire dense et résistant, qu'il faut diviser avec le scalpel ; cette bandelette est ce qui reste de l'attache moyenne
du gubernaculum. Dans des cas où le testicule s'était arrêté à l'aine, j'ai pu suivre également un cordon de tissu
dense, étendu de la glande à la partie inférieure des
bourses. Après l'arrivée de l'organe dans le scrotum, le
péritoine qui le tapisse immédiatement et qui lui formait
son enveloppe primitive, devient le feuillet viscéral de la
tunique vaginale ; tandis que la poche qui le contient et
qui se continue avec le feuillet précédent, forme la couche pariétale, ou sac vaginal. Immédiatement après la descente du testicule, le sac communique avec l'abdomen, et
cette disposition qui persiste toute la vie chez les quadrupèdes, disparaît de bonne heure chez l'homme. L'orifice
abdominal est habituellement clos à la naissance, et tout
le canal séreux compris entre l'anneau et la partie supérieure du testicule est oblitéré dans le cours du premier mois. L'oblitération résulte de l'adhérence intime

des surfaces séreuses. Mais il peut se faire que cette oblitération n'ait jamais lieu (1), qu'elle soit retardée ou
qu'elle reste incomplète. Une hernie ou une hydrocèle
congéniales se forment, quand l'oblitération manque tout
à fait ; d'autres formes d'hydrocèles peuvent être observées, quand elle est incomplète.

On est loin d'être d'accord sur la cause immédiate de
la descente du testicule. Hunter, Meckel et quelques
autres ont pensé que les fibres musculaires du crémaster
étaient insuffisantes pour amener cet organe au delà
de l'anneau abdominal et compléter sa migration. Mais
ils ne connaissaient pas l'attache pubienne du muscle
hors de l'anneau, sans quoi il serait difficile de comprendre comment Hunter, après avoir été conduit à
croire, par l'analogie avec ce qui a lieu chez les animaux,
que le crémaster remonte jusqu'au testicule quand il
est dans l'abdomen, n'aurait pas été amené par le même
mode de raisonnement à conclure qu'un
muscle capable de faire descendre le testicule chez les animaux doit être apte à la
même fonction chez le fœtus humain
(fig. 2). L'intervention d'un agent actif
pour la migration me paraît même plus
nécessaire dans l'espèce humaine, parce que, en raison
de la position habituelle du fœtus dans l'utérus, la migration du testicule s'accomplit contrairement à la pe-

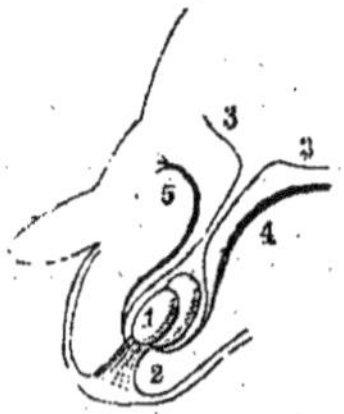

Fig. 2 (*).

(1) La communication persiste constamment chez les quadrupèdes ;
le chimpanzé est, suivant le professeur Owen, le seul animal chez
lequel la tunique vaginale forme un sac clos.

(*) Diagramme du testicule après son arrivée dans le scrotum, le crémaster s'étant ren-
versé. — 1, le testicule. — 2, le gubernaculum raccourci. — 3 3, le péritoine. — 4, portion
du crémaster provenant du ligament de Poupart. — 5, portion pubienne du même muscle.

santeur (1), et parce que, d'ailleurs, elle n'est pas aidée par les mouvements respiratoires.

Si, maintenant, on considère la nature du prolongement que j'ai décrit tout à l'heure, il est évident qu'il doit y avoir non-seulement une adaptation parfaite des parties, et une proportion convenable entre le corps qui se déplace et les tissus qu'il doit traverser, mais encore une force suffisante dans l'agent au moyen duquel la migration s'effectue. Peu de muscles dans le corps humain présentent chez les divers sujets plus de variétés que le crémaster; et s'il en est ainsi après la naissance, il est rationnel de présumer que les mêmes différences existent chez le fœtus avant le moment où le testicule change de position, et qu'un arrêt dans la migration de ce dernier peut résulter de la force insuffisante de son muscle. Il n'est pas impossible que le crémaster soit paralysé, et que la migration incomplète soit due à un défaut d'innervation, semblable à celui qui affecte souvent d'autres muscles durant la vie fœtale, et qui entraîne ces difformités des pieds et d'autres parties que présentent alors les enfants à leur naissance. Je crois, en un mot, que nous sommes fondés à compter la paralysie et le développement insuffisant du crémaster parmi les causes de la descente imparfaite du testicule.

Une péritonite peut survenir pendant la vie intra-utérine (2), et amener des adhérences entre les différents vis-

---

(1) C'est pour cette raison que, contrairement à l'habitude des anatomistes anglais, je n'ai pas décrit sous le nom de *descente*, les changements de position du testicule.

(2) Voir *Contribution to intra-uterine pathology* du docteur Simpson, *Edinb. med. and surg. journal*, nᵒˢ cxxxvii et cxl.

cères abdominaux. On sait que, dans la hernie congéniale
le testicule est fréquemment uni à une portion d'intestin
ou d'épiploon par des adhérences de ce genre qui se sont
formées avant la migration, et qui sont causes du déplacement, parce que les viscères sont entraînés par la
glande dans le scrotum. D'un autre côté, beaucoup de
faits semblent prouver que des adhérences de ce genre
peuvent causer la rétention temporaire ou permanente du
testicule, le crémaster étant alors impuissant à surmonter l'obstacle qu'elles apportent à sa migration. M. Jules
Cloquet a trouvé chez un vieillard la partie gauche du
scrotum vide, et le testicule situé à deux centimètres et
demi au-dessus de l'ouverture supérieure du canal inguinal ; la tête de l'épididyme était fixée à l'S iliaque du
colon par une forte bande fibreuse blanchâtre (1). A l'autopsie d'un enfant qui était mort peu de jours après sa
naissance, et dont le testicule droit était seul descendu
dans le scrotum, Wrisberg trouva celui du côté opposé
près de l'anneau, et fixé à l'épiploon au moyen de trois
filaments ténus (2). Sur un fœtus anencéphale qui portait
les traces d'une péritonite étendue, le docteur Simpson a
vu que le testicule droit était enveloppé d'une couche
abondante de lymphe plastique qui le fixait fortement à la
surface péritonéale de la fosse iliaque (3). M. Jobert dit
avoir vu une fois sur un fœtus le cœcum adhérent au testicule, qui était près de traverser l'anneau (4). J'ai trouvé,

(1) *Recherches sur les causes et l'anatomie des hernies abdominales*,
p. 24.
(2) *Lib. cit.*, p. 229.
(3) *Edinb. med. and surg. journal*, n° cxc, p. 27.
(4) *Traité des maladies chirurgicales du canal intestinal*, t. II
p. 332.

chez un vieillard de soixante ans, le testicule droit tout près de l'anneau ; il était d'un petit volume et intimement adhérent à une portion d'épiploon. J'ai donné pendant plusieurs mois des soins à un jeune homme pour une migration incomplète du testicule gauche ; cet organe se déplaçait facilement d'arrière en avant, en passant à travers l'anneau inguinal externe ; une pression exercée au-dessus de lui le repoussait assez loin en dehors pour en permettre l'examen ; il était beaucoup plus petit que le droit, qui occupait le scrotum, et j'ai pu facilement distinguer une portion d'intestin qui lui adhérait intimement et l'accompagnait dans tous ses mouvements.

Il est probable que l'étroitesse de l'anneau inguinal externe est quelquefois aussi cause de l'arrêt du testicule, et qu'il en est ainsi, en particulier, lorsque cet organe est retenu dans le canal inguinal. Cette opinion est confirmée par ce fait que le testicule se rencontre plus souvent dans l'aine que dans la cavité abdominale. M. Delasiauve rapporte un cas dans lequel le testicule, selon lui, était retenu par le bord du pilier externe de l'anneau (1).

Dans les cas de migration incomplète du testicule, on trouve parfois que l'épididyme, en partie détaché de la glande séminale et allongé, arrive à travers l'anneau dans la partie supérieure du scrotum. Je dois à M. Cock, de l'hôpital Saint-Thomas, d'avoir pu disséquer une hernie inguinale congéniale qui présentait cette disposition. La partie inférieure de l'épididyme et les circonvolutions du canal déférent étaient enveloppées de graisse et de tissu cellulaire, de manière à former une tumeur arrondie recouverte par la tunique vaginale, et simulant le testicule,

(1) *Revue médicale*, mars 1840, p. 363.

pour lequel même on la prit dans l'opération de la hernie. La glande était située au-dessus de l'anneau inguinal interne. MM. Cloquet, Follin (1) et quelques autres ont rapporté de semblables observations de déplacements de l'épididyme. Le crémaster s'attachant à la queue de l'épididyme, on comprend aisément comment celui-ci peut se séparer du testicule et être attiré dans le scrotum, lorsque le passage de la glande elle-même a été empêché par l'étroitesse de l'anneau inguinal.

Hunter était porté à croire que ces vices de conformation prenaient leur origine dans les testicules eux-mêmes. On a de la peine à comprendre comment il pourrait en être ainsi; car, le testicule, étant passif dans son déplacement, ne saurait y apporter d'obstacle que par un volume trop considérable qui ne lui permettrait pas de s'engager à travers la paroi abdominale ; or, il est reconnu que le testicule arrêté dans sa marche est ordinairement au-dessous du volume normal. Il ne me paraît pas probable non plus que la migration soit empêchée par un défaut de longueur du canal déférent, car dans un cas de descente incomplète, chez un jeune sujet dont j'ai fait l'autopsie, j'ai noté spécialement que ce canal était assez long pour se replier sur lui-même et décrire des flexuosités, circonstance que M. Mayo (2), Rosenmerkel (3) et d'autres ont également remarquée.

On peut donc conclure de tout ce qui précède que les causes d'arrêt dans la descente du testicule sont variées ; que ce vice de conformation dépend soit de la faiblesse

---

(1) *Archives générales de médecine*, t. XXVI, 4e série, p. 270.
(2) *Human physiology*, 3e édit., p. 411.
(3) *Ueber die Radicalcur des in der Weiche liegenden Testikels.*

ou de la paralysie du crémaster, soit d'adhérences qui retiennent cet organe dans l'abdomen, soit enfin de l'étroitesse de l'anneau inguinal externe.

État du testicule non descendu. — Hunter établit que, si l'un des testicules ou tous les deux restent pendant toute la vie dans l'abdomen, ils sont extrêmement imparfaits et incapables de remplir leurs fonctions, et que cette imperfection elle-même fait disparaître la tendance qu'ils pourraient avoir à descendre ultérieurement. Pour lui, ces testicules sont même plus imparfaits que ceux qui ont été retardés dans leur migration ; conclusion à laquelle le conduit ce fait que chez les quadrupèdes le testicule qui a atteint le scrotum est beaucoup plus volumineux que celui qui reste dans le ventre (1). Hunter cependant n'a vu qu'une fois chez l'homme les deux testicules retenus dans l'abdomen, et le fait était en contradiction avec l'opinion précédente ; car le sujet ayant eu les passions et les facultés viriles (2), on est autorisé à en conclure que ses testicules étaient complétement formés. M. le professeur Owen, en commentant cette observation, « s'étonne qu'en présence d'un tel fait, Hunter ait été entraîné par une analogie peu concluante, à accepter et à émettre une opinion capable d'occasionner autant de malheurs, que celle qui considère comme extrêmement

(1) M. le professeur Goubaux a donné quelques détails intéressants sur la structure des testicules retenus dans l'abdomen du cheval (*Recueil de médecine vétérinaire pratique*, t. XXIV, p. 131). Indépendamment des modifications dans le volume et l'aspect du testicule, qui était aussi mou que celui d'un fœtus, M. Goubaux a remarqué que le sperme trouvé dans la vésicule séminale, du côté où le testicule était dans l'abdomen, ne contenait pas de spermatozoïdes (citation de M. le docteur Follin).

(2) *Œuvres,* édit. de Palmer, t. IV, p. 18.

imparfaits et probablement impropres aux fonctions génératrices les testicules restés dans le ventre. Il n'y a
rien dans cette disposition qui tende nécessairement à
altérer leur aptitude fonctionnelle ; c'est ce qui découle
au moins de l'observation des animaux chez lesquels les
testicules font partie des viscères abdominaux ; quant à
la persistance de ces organes dans le ventre, chez les
animaux où ils devraient naturellement descendre dans
un scrotum, cette disposition n'entraîne, d'après l'observation même de notre auteur, qu'une différence de volume ou de forme : or, nous sommes autorisé à supposer que la quantité de la sécrétion, mais non pas nécessairement sa qualité, peut en être influencée. »

On ne connaît qu'un petit nombre de dissections de
testicules restés dans le ventre. Dans un cas, M. Jules
Cloquet a trouvé que le testicule gauche, retenu dans
cette cavité, était bien développé et de même volume que
le droit, descendu dans le scrotum. On conserve au musée
de Guy's Hospital les organes sexuels d'un élève de sir
A. Cooper, qui s'est suicidé à cause de cette infirmité.
J'ai examiné la préparation : les testicules, situés tous
deux dans l'abdomen, près de l'anneau inguinal interne,
semblent avoir atteint leur volume normal, ou peu s'en
faut ; et il est établi que les canaux déférents contenaient de la semence. Chez un jeune homme de dix-neuf
ans, cité par le docteur Bright, et dont le testicule gauche était situé dans l'abdomen, près du détroit supérieur,
la glande était beaucoup plus petite qu'à l'état normal ;
mais les canaux déférents et les canalicules sécréteurs
étaient parfaitement développés (1).

(1) *Hospital reports,* vol. II, p. 258.

Il faudrait, pour éclairer ce sujet, que nous eussions quelques renseignements, confirmés par l'examen microscopique, sur le produit de sécrétion de ces testicules qu'on a trouvés dans la cavité abdominale. En l'absence de ces renseignements, les faits qui précèdent ne me paraissent pas venir à l'appui des idées de Hunter, car les organes ayant été trouvés normaux dans leur tissu, nous pouvons supposer qu'ils étaient aptes à remplir leurs fonctions. Outre le cas de Hunter lui-même, dans lequel l'individu jouissait de toutes ses facultés viriles, bien que ses testicules fussent dans l'abdomen, M. Poland a encore publié l'observation d'un homme de vingt-neuf ans, qui présentait la même conformation avec tous les signes de la virilité. Il se maria deux fois et eut deux enfants (1). M. Cock, de Guy's hospital, m'a communiqué l'observation d'un homme de trente ans, dont les deux testicules étaient retenus dans le ventre, et qui néanmoins avait de vifs penchants vénériens; il s'était marié deux fois et avait eu des enfants avec ses deux femmes ; employé dans une auberge, il avait eu des intrigues avec la maîtresse de la maison et débauché la fille de comptoir. J'ai soigné, il y a quelques années, un jeune homme qui avait un arrêt des testicules avec hernie des deux côtés, et auquel j'ai conseillé l'application d'un bandage double ; c'est un homme maintenant, et il présente tous les caractères du développement viril.

A côté de ces faits on en peut signaler d'autres dans lesquels la glande séminale était petite ou de structure défectueuse. A l'autopsie d'un homme robuste, âgé de trente-six ans, j'ai trouvé le testicule droit dans l'abdo-

____

(1) *Guy's Hospital reports*, 2ᵉ série, t. II, p. 162, 163.

men, à un pouce et demi environ de l'anneau inguinal interne. L'organe était petit et ne pesait que cinq à six grammes; son tissu était normal, mais ressemblait à celui du
testicule non développé d'un sujet impubère. Il n'y avait
pas de spermatozoïdes dans les canaux efférents ni dans
la vésicule séminale correspondante ; le testicule gauche
était plus développé que de coutume et à sa place normale ; la vésicule séminale gauche contenait des spermatozoïdes, mais était plus petite qu'à droite. — J. W.,
jeune homme de seize ans, mourut à l'hôpital de Londres d'une anasarque; il n'avait pas apparence de barbe,
et on ne voyait que quelques poils clair-semés sur le
pubis. Mon attention fut particulièrement attirée vers
les organes génitaux, en voyant que le scrotum, qui était
distendu par l'épanchement séreux, n'était pas complètement développé à droite. Je trouvai le testicule droit dans
l'abdomen, à environ un pouce et demi au-dessus de l'anneau inguinal interne ; il était très-petit, développé
comme celui d'un enfant de deux ans, et offrait à l'incision l'apparence granuleuse qu'on remarque à cette
époque. En disséquant un homme d'une trentaine d'années environ, M. Broca a trouvé le testicule gauche
dans la fosse iliaque, un peu au-dessus de l'anneau interne. Il était petit et aplati, et ressemblait à un haricot.
L'artère spermatique avait la ténuité d'un fil (1).

On a aussi remarqué pendant la vie l'absence des désirs vénériens. M. Wilson mentionne le fait d'un jeune
homme de vingt-cinq ans dont les testicules n'étaient
point descendus; il avait un peu de barbe, mais bien qu'il
menât une vie, sous certains rapports, assez dissipée, il

(1) *Archives générales de médecine*, 4ᵉ série, t. XXVI, p. 265.

n'avait jamais manifesté le moindre désir pour les femmes, ni la moindre disposition pour les relations sexuelles (1).

L'arrêt du testicule résultant probablement de ce que son muscle est trop faible pour l'attirer hors de l'abdomen, on serait porté à conclure par analogie que la glande doit avoir un développement aussi incomplet que le gubernaculum lui-même, et que son insuffisance fonctionnelle est la conséquence de son imperfection congénitale, plutôt que de son séjour dans le ventre. En tout cas, sachant que cette imperfection existe quelquefois, quand bien même elle serait rare, nous devons toujours considérer l'infirmité dont il s'agit avec d'autant plus d'inquiétude que nous n'avons aucun moyen de nous rassurer, tant que le sujet est jeune. C'est seulement à l'époque de la puberté, lorsque se développent les caractères extérieurs propres à distinguer le sexe, et qu'avec eux apparaissent les habitudes, les penchants et les désirs de l'individu, que le chirurgien peut se faire une opinion exacte sur l'aptitude fonctionnelle des testicules retenus, et décider si le sujet est propre au mariage.

M. Cloquet donne les détails suivants sur un testicule trouvé dans le canal inguinal gauche d'un homme de quarante ans. Cet organe était aplati, allongé, et si petit qu'on ne pouvait le sentir à l'extérieur. L'épididyme était situé à plus de deux centimètres au-dessous du testicule, avec lequel il communiquait par des vaisseaux ténus, blanchâtres et transparents, parallèles entre eux et formés par les vaisseaux efférents déroulés et allongés. Le canal déférent naissait de la partie inférieure de l'épididyme,

____

(1) *Lectures on the urinary and genital organs*, p. 408.

et remontait dans le canal inguinal où il se plaçait au côté interne du testicule. Celui-ci était renfermé dans un sac herniaire qui contenait également de l'épiploon (1).

Le docteur Follin a soigneusement examiné un testicule qui avait été retenu dans le canal inguinal chez un vieillard. La forme en était normale, mais sa mince tunique albuginée ne contenait qu'une masse de matière grasse jaunâtre et de tissu cellulaire. En un point seulement se trouvaient des tubes séminifères (2).

A l'autopsie d'un homme qui mourut de phthisie et d'anévrysme de l'aorte, à l'âge de quarante-deux ans, j'ai trouvé le testicule gauche à l'anneau inguinal externe. Il n'avait guère plus de la moitié du volume normal, et était enveloppé par une tunique vaginale qui présentait des adhérences en plusieurs endroits. Il n'y avait pas la moindre trace de tubes séminifères, que remplaçait un tissu fibreux blanc, mais un peu lâche. L'épididyme était réduit à quelques bandes fibreuses ; le canal déférent était d'un petit volume ; injecté au mercure, il ne se laissa traverser que jusqu'au commencement de l'épididyme. L'autre testicule, qui se trouvait dans le scrotum, était moins gros que d'habitude, mais la structure en était normale et les tubes séminifères parfaitement visibles. Dans le fait déjà cité d'un vieillard, et dans celui d'un homme moins âgé, mort également phthisique, lesquels

(1) *Lib. cit.*, p. 23, pl. VII, fig. 2 et 3.

(2) *Archives générales de médecine*, 4e série, t. XXVI, p. 263. Dans trois cas, M. Follin a examiné le sperme contenu dans la vésicule séminale correspondant au testicule retenu à l'anneau, et l'a trouvé dépourvu de spermatozoïdes, tandis que la vésicule opposée en contenait. Dans un quatrième, les spermatozoïdes manquaient des deux côtés.

présentaient chacun un testicule juste en dehors de l'anneau inguinal externe, cet organe était atrophié.

Sur le corps d'un homme de cinquante ans environ, supposé monorchide, et qui fut examiné par Paletta, les vaisseaux spermatiques du côté gauche diminuaient peu à peu en s'approchant du bassin, et se confondaient en un prolongement blanc et transparent, qui s'étendait au delà de l'anneau. Le canal déférent était perméable au voisinage de ce dernier, puis il dégénérait en un filament solide et compacte, qui, s'unissant à ces vestiges des vaisseaux spermatiques, se terminait avec eux au-dessous de l'anneau, près du pubis, dans une masse celluleuse adhérente au ligament de Fallope. Dans cette masse étaient contenus un certain nombre de filaments jaunâtres dépourvus d'enveloppe propre, et qu'on pouvait considérer comme les restes du testicule, bien que les vaisseaux spermatiques et le canal déférent ne pussent être suivis distinctement jusqu'à eux (1).

Autant qu'on en peut juger par ces dissections, on trouve plus souvent le testicule imparfait et atrophié lorsqu'il s'est arrêté dans le canal inguinal, que lorsqu'il est resté dans l'abdomen ; et un tel résultat ne doit pas surprendre. Quand le testicule est dans le ventre, rien ne peut nuire à ses fonctions, et son séjour dans cette cavité est dû à des causes qui n'influent pas nécessairement sur son développement. Il n'en résulte ni malaise ni inconvénient, et les fonctions génératrices peuvent n'être pas altérées. Mais il n'en est plus de même lorsque le testicule s'arrête dans le canal inguinal ; là il est exposé à être comprimé, toutes les fois que les muscles abdo-

(1) *Nova gubernaculi testis*, etc., p. 112.

minaux se contractent avec force, et même pendant la flexion un peu exagérée de la cuisse, comme lorsqu'on monte un escalier, ou quand on penche le corps en avant dans la station assise ; sa position fixe ne lui permet pas d'échapper aux chocs ; il a d'ailleurs à supporter les manipulations fréquentes du chirurgien, celles plus rudes encore du bandagiste, et souvent l'application intempestive d'un bandage. Quelquefois un testicule, après avoir séjourné dans l'abdomen sans déterminer aucun malaise, traverse le canal inguinal, et apparaît à l'anneau externe, dans lequel il se meut librement d'arrière en avant et d'avant en arrière. Si alors il vient à être comprimé par une contraction soudaine ou un spasme des muscles abdominaux, il peut en résulter une douleur violente, qui dure plusieurs heures, à moins que des bains chauds, des fomentations, des opiacés ne viennent l'apaiser.

Richter rapporte le fait suivant : « Je me rappelle un jeune homme de vingt ans, atteint d'une hernie peu volumineuse, et dont le testicule gauche n'était pas descendu dans le scrotum. Cet organe était resté dans l'abdomen ; mais il se présentait quelquefois à l'anneau inguinal et devenait alors le siége d'une douleur excessive et de symptômes d'étranglement qui rendaient sa réduction nécessaire. Cette réduction ne s'obtenait guère qu'au bout de vingt-quatre heures et après l'emploi de cataplasmes émollients ; elle entraînait la cessation immédiate de tous les symptômes (1). » Je connais moi-même deux cas dans lesquels la compression accidentelle du testicule dans l'aine produisait une souffrance telle, que

____

(1) Cité par Lawrence, *De la hernie,* 5e édit., p. 571.

3

le chirurgien en vint à faire la castration pour soulager le malade.

Nous voyons donc que le testicule retenu dans l'aine est exposé à l'action de beaucoup de causes qui peuvent empêcher son évolution à l'époque de la puberté, arrêter son mouvement nutritif et amener une inflammation avec toutes ses conséquences ; et les dissections nous ont montré que ces résultats n'étaient pas rares. Un testicule retenu dans l'abdomen est dans des conditions plus favorables, parce qu'il est moins exposé aux blessures et aux maladies. En conséquence, et comme il est rare que la descente de cet organe s'accomplisse parfaitement, passé l'âge de dix à douze ans, l'intérêt du sujet veut qu'on emploie un moyen mécanique pour empêcher le testicule de sortir de l'abdomen. Cette pratique est d'autant plus rationnelle que dans tous les cas de descente tardive, il y a une grande tendance à la formation d'une hernie, tant parce que le sac est tout préparé pour la recevoir, que parce que le testicule et l'intestin ou l'épiploon sont unis par des adhérences.

La hernie peut se produire, lorsque le testicule est encore dans le ventre ou après qu'il a dépassé l'anneau, et les viscères peuvent descendre dans le scrotum, alors même que le testicule est arrêté dans l'aine. Les cas de ce genre sont très-embarrassants, car il n'est guère possible de satisfaire à ces deux indications contradictoires : s'opposer à la hernie et faciliter la descente du testicule. Il y a quelques années, j'eus à donner mes soins à un bel enfant dont les deux testicules étaient restés dans l'abdomen. Il avait environ un an quand je le vis pour la première fois, et portait, de chaque côté, une hernie inguinale qui descendait toutes les fois qu'il criait ou faisait un effort. Conformément à la pratique ordinaire, je m'opposai à l'application de tout bandage. Les parents, inquiets et ennuyés de cette hernie, s'adressèrent à un praticien célèbre, dont l'avis fut semblable au mien. On abandonna donc la hernie à elle-même et on recommanda un exercice modéré. L'enfant, qu'on crut devoir choyer beaucoup à cause de cette infirmité, devint capricieux, et fut pour ses parents une cause incessante de chagrin. Quand je le vis pour la dernière fois, il avait huit ans : la hernie avait spontanément disparu à droite ; celle du côté gauche faisait encore une légère saillie, mais les testicules ne paraissaient pas.

Si cependant on admet qu'un testicule situé dans l'abdomen est plus favorablement placé que dans l'aine ; qu'il entraîne moins d'inconvénients, est moins exposé aux altérations de structure ; qu'enfin sa descente ultérieure, si jamais elle s'effectue, sera probablement accompagnée d'une hernie ; on devra admettre également, je crois, que l'avis, habituellement donné dans ces cas, de ne pas porter de bandage, est erroné et irrationnel. Depuis quelques années, j'ai invariablement conseillé l'application d'un bandage de manière à prévenir la descente du testicule aussi bien que l'issue des intestins ; et je suis certain que cette pratique a été plus avantageuse aux malades que si je les avais laissés exposés aux inconvénients et aux dangers d'une hernie non contenue.

Lorsque le testicule a dépassé l'anneau inguinal, sans être complétement descendu dans le scrotum, et que cet arrêt se complique de hernie, un bandage à petite pelote, soigneusement appliqué, peut être utile, en maintenant la hernie et empêchant en même temps le testicule de remonter dans le canal inguinal. Si l'on peut obtenir ces résultats sans comprimer douloureusement le testicule, c'est la pratique qu'on doit adopter. Mais si l'organe glisse continuellement sous la pelote, de manière à être comprimé, ou si une adhérence le fixe à une portion d'intestin, ce mode de traitement est inapplicable ; il vaut mieux alors employer un bandage pour maintenir, s'il est possible, toutes les parties dans la cavité abdominale. — Un homme entre deux âges me consulta pour une hernie scrotale volumineuse du côté droit ; une portion constituée par l'intestin, pouvait être réduite sans difficulté, mais il restait une masse qu'on ne faisait rentrer qu'avec le testicule, et qu'on reconnaissait facilement pour une portion considérable d'épiploon adhérente à la glande. Après avoir réduit le tout, il me fut impossible d'appliquer un bandage sans comprimer le testicule ; d'un autre côté, il eût fallu une pression extraordinaire pour s'opposer à la sortie d'une masse aussi volumineuse. Cependant, laisser cette hernie non contenue, c'était exposer le malade à une gêne et à des dangers tels, que je me vis forcé d'appliquer le bandage sans réduire l'épiploon. La compression à laquelle ce dernier resta soumis, occasionna parfois une douleur que le malade rapportait cependant au côté gauche, et qui arrivait de préférence quand les intestins étaient distendus par des gaz. La douleur diminuait par le relâchement du bandage et le repos dans la position horizontale. Ce malade, qui avait en même temps un varicocèle à gauche, fit usage du double bandage à levier *Mocmain*, qui lui permettait facilement de modérer la pression.

Il faut conclure des considérations précédentes, que l'arrivée du testicule dans le scrotum n'est pas d'une médiocre importance. Du moment où, dans les cas de descente imparfaite, l'organe, qu'il soit arrêté dans l'abdomen ou dans l'aine, est presque toujours de petit volume ; on ne peut douter que sa situation normale ne soit celle qui convient le mieux au parfait accomplissement de ses fonctions. D'ailleurs, l'esprit des malades s'alarme facilement à la moindre apparence d'imperfection dans les organes génitaux, et rien n'est plus capable que l'absence des testicules dans les bourses, de faire soupçonner l'impuissance. J'ai déjà cité, p. 27, le cas d'un malheureux étudiant en médecine, qui, atteint de cette infirmité, se suicida sous l'empire du chagrin qu'elle lui occasionnait. Et cependant, quand on ne peut raisonnablement espérer que la descente dans le scrotum s'accomplira parfaitement, et que le malade est exposé aux graves inconvénients d'une hernie, il vaut encore mieux prendre des mesures pour s'opposer ou remédier à ces dangers sérieux, que de l'y laisser exposé dans l'attente d'un événement qui a lieu rarement, l'expérience le prouve, et qui, s'il est incomplet, place le malade dans une position pire qu'auparavant. Des conseils judicieux peuvent ultérieurement triompher des idées pénibles qu'entretient cette imperfection. Le chirurgien est en droit de les donner avec d'autant plus d'assurance qu'il lui est permis d'affirmer que l'arrêt des testicules dans l'abdomen est compatible avec les facultés viriles, et ne doit pas être regardé comme un obstacle au mariage, toutes les fois que rien à l'extérieur n'indique un état efféminé et ne fait soupçonner l'impuissance, et alors surtout que le sujet a des érections.

En tout état de choses, c'est toujours une fâcheuse infirmité que l'arrêt du testicule dans l'aine ou dans le ventre; mais elle est encore plus sérieuse lorsque l'organe ainsi placé est envahi par quelque maladie. Un grand inconvénient de ce vice de conformation, surtout lorsque le séjour a lieu dans l'abdomen, résulte de la connexion que conserve alors le testicule avec la cavité péritonéale; connexion par suite de laquelle les maladies du premier peuvent s'étendre aux viscères du ventre. Je ne puis m'empêcher de considérer la descente du testicule dans le scrotum et l'isolement de sa tunique séreuse, comme une sage précaution de la nature contre les dangers auxquels, dans le cas contraire, l'homme eût été exposé par les maladies de cet organe. On verra, dans les chapitres suivants, que l'orchite secondaire ou l'inflammation dont le point de départ est l'épididyme, s'étend habituellement à la tunique vaginale, et que, dans les autres maladies du testicule, cette membrane est souvent intéressée. Or, quand l'organe est resté dans l'abdomen ou dans l'aine, entouré qu'il est alors par un prolongement du péritoine, il n'y a pas de tunique vaginale distincte et formant un sac clos dans lequel l'inflammation puisse se circonscrire; la maladie peut donc atteindre les viscères contigus et s'étendre à toute la cavité abdominale. C'est ce qui me semble avoir eu lieu dans les cas suivants :

On admit à l'hôpital de Londres un garçon de dix ans, dangereusement malade, venu d'une campagne assez éloignée. Sa mère raconta que, quatre jours auparavant, il avait reçu d'un de ses condisciples, en revenant de l'école, un coup de pied dans l'aine droite. Il avait éprouvé sur le moment une violente douleur, et était

devenu dangereusement malade le jour suivant. Son
état empirant, il fut apporté à l'hôpital. Cet enfant avait
évidemment une péritonite aiguë : prostration, aspect
anxieux, pouls rapide, petit et faible, abdomen chaud,
tendu et extrêmement sensible, constipation, bien qu'il
y eût eu des selles depuis l'accident. On remarquait une
tuméfaction diffuse considérable dans la région inguinale
droite, et le scrotum de ce côté était vide. L'enfant mourut douze heures après son arrivée à l'hôpital. A l'autopsie on trouva les signes d'une péritonite généralisée,
savoir : des fausses membranes sur les viscères, et un
épanchement abondant de sérosité louche. Dans la fosse
iliaque droite, juste au-dessous du péritoine, se voyaient
deux petits abcès de formation récente. Au milieu d'une
masse de tissu cellulaire infiltré de pus et de lymphe, et
près de l'anneau inguinal externe, se trouvait un testicule atrophié. Il y avait des traces peu distinctes d'une
tunique vaginale dépendant du péritoine. Il est à présumer
que, chez ce sujet, le coup avait occasionné l'inflammation du testicule et des parties environnantes, et que cette
inflammation, en s'étendant au péritoine, avait causé la
mort du malade.

Je fus un soir appelé à l'hôpital pour un individu
qu'on supposait atteint de hernie étranglée. A mon arrivée près du malade, robuste laboureur, âgé de trente-
trois ans et marié, je trouvai dans la région inguinale
droite une tumeur considérable, de forme ovale, à laquelle les efforts de toux imprimaient une impulsion légère, mais plus solide et plus sensible que ne l'est ordinairement une hernie. Les élèves de la maison avaient
fait d'inutiles efforts pour réduire, non sans causer de

grandes douleurs au patient. Le malade disait avoir depuis longtemps dans l'aine une tumeur qui descendait parfois dans la journée, et disparaissait la nuit; mais il n'avait jamais porté de bandage. Cette tumeur était descendue la veille au soir, en causant une douleur considérable; elle avait encore disparu la nuit, mais l'abdomen n'en était pas moins resté douloureux toute la journée. Le malade s'étant efforcé de travailler, la tumeur avait reparu dans la soirée, en déterminant une douleur des plus vives, pour laquelle il était venu chercher secours à l'hôpital. L'abdomen, surtout au voisinage de l'ombilic, était sensible à la pression. Il y avait eu deux selles dans la journée. Le pouls était plein et dur. Le testicule manquait au côté droit du scrotum, mais le gauche était à sa place et avait son volume normal. J'en conclus que la tumeur droite n'était autre que le testicule non descendu; que celui-ci, après avoir accidentellement traversé l'anneau inguinal externe, s'était enflammé par suite de la compression; qu'enfin l'inflammation s'était étendue au péritoine, lequel, toutefois, était modérément affecté. Je ne pus déterminer complétement si une portion d'intestin avait accompagné le testicule, bien que le fait parût très-probable. Je prescrivis une saignée de cinq cents grammes, l'application de quatorze sangsues et l'administration d'un cathartique énergique. La douleur persista dans la première partie de la nuit; puis, le sommeil arriva, et le malade trouva à son réveil que la tumeur avait disparu. Il y eut une selle dans la matinée, mais l'abdomen et la région inguinale restèrent sensibles pendant deux ou trois jours encore. Dans chaque effort de toux, le testicule et l'intestin tendaient toujours à sortir;

on appliqua donc un bandage aussitôt que la pression
put en être tolérée, c'est-à-dire le sixième jour, époque
à laquelle cet homme quitta l'hôpital.

J'ai signalé la douleur et l'inflammation qui peuvent
résulter, surtout après la puberté, de la compression à
laquelle un testicule est exposé, quand il est arrêté dans
l'aine. La souffrance a été, dans quelques cas, si intense
que le malade a été heureux de chercher son soulagement
dans une opération. Rosenmerkel rapporte le fait d'un
individu de vingt-six ans, dont l'un des testicules apparut
pour la première fois dans l'aine à seize ans ; il disparaissait et ne faisait pas souffrir, quand le malade gardait le
repos, mais causait de telles douleurs pendant le travail que tout exercice actif était devenu impossible. Cet
homme entra à l'hôpital de Munich pour une affection
chronique de la gorge, après la guérison de laquelle le
professeur Kock lui proposa, pour le soulager de ses douleurs testiculaires, une opération qu'il accepta volontiers.
On souleva la peau qui recouvrait le testicule, au moyen
d'un pli transversal, et une incision fut faite, depuis le niveau
de l'anneau, jusqu'au fond du scrotum. Les parties sous-
jacentes furent soigneusement divisées sur la sonde cannelée, jusqu'à ce qu'on sentît une légère fluctuation ; on fit
une petite ponction à la tunique vaginale, d'où sortirent
trente grammes environ de sérosité. Le testicule était
très-volumineux, mais mou. En le tirant hors du canal
inguinal, on trouva que le cordon était contourné et variqueux. Le testicule fut alors placé dans la cavité du
scrotum préparée pour le recevoir, et il y fut fixé par une
suture qui le rattachait à la cloison du dartos, afin d'empêcher qu'il ne fût ramené en haut par la contraction du

crémaster. La plaie fut fermée elle-même par quelques points de suture. Le testicule eut quelque tendance à retourner à sa première position, et le traitement fut de longue durée (1). L'opération paraît même n'avoir pas complétement réussi, et l'on devait s'y attendre. Car si, dans l'arrêt du testicule, le canal déférent est ordinairement flexueux et capable de s'allonger, il n'en est pas de même des vaisseaux et nerfs spermatiques : ils sont trop courts pour se prêter à un pareil allongement. En outre, le scrotum n'étant pas développé, il n'y a pas moyen d'avoir une poche tégumentaire assez grande pour recevoir la glande. Cette opération n'est donc pas de celles que je serais disposé à pratiquer.

M. Hamilton, de Dublin, a rapporté un cas intéressant dans lequel les accidents furent tels qu'il se détermina à faire la castration (2). — M. W..., âgé de quarante-cinq ans, avait un testicule arrêté dans l'aine droite. Il y a sept semaines, qu'en levant un fardeau pesant, il sentit un craquement dans cette région, et une vive douleur. Il s'ensuivit une inflammation aiguë qui parut avoir été causée par la compression que le tendon de l'oblique externe avait fait subir à la glande. Cette inflammation céda à un traitement antiphlogistique, mais quinze jours s'étaient à peine écoulés que l'organe s'enflamma de nouveau. Dans le court intervalle de sept semaines, le malade eut ainsi quatre orchites dues à la compression soudaine du testicule. Dans ces pénibles circonstances, l'ablation fut proposée et acceptée avec empressement. Le testicule était situé dans un sac qui ne communiquait

(1) *Lib. cit.*
(2) *Dublin quarterly journal of medical science*, mai 1852.

pas avec le péritoine ; il avait un petit volume ; son tissu
paraissait sain ; l'origine du canal déférent et les vaisseaux efférents étaient oblitérés par un dépôt jaune.
Le malade fut guéri au bout de six semaines. Il paraît
que sir Philip Crampton, qui fut consulté dans ce cas,
avait conseillé d'inciser au-dessous l'anneau inguinal externe, et d'agrandir ce dernier en le fendant par en haut
ainsi que l'expansion aponévrotique de l'oblique externe
qui formait la paroi antérieure du canal inguinal, et qui
couvrait le testicule. M. Hamilton objecta que ce procédé
ne serait que palliatif, car après la guérison de la plaie,
la cicatrice dure du tissu fibreux serait aussi nuisible que
les tissus normaux. J'ajouterai qu'en affaiblissant la paroi abdominale dans l'aine, on eût exposé davantage le
malade à une hernie.

En janvier 1853, M. Solly eut la bonté de me faire
voir, à l'hôpital Saint-Thomas, un cas d'arrêt du tes-
-ticule pour lequel il croyait la castration nécessaire. Le
patient était un jeune homme de dix-neuf ans, à la face
pâle et anxieuse; son testicule gauche était situé immédiatement en dehors de l'anneau inguinal externe,
et une hernie existait dans le canal inguinal, sans qu'on
pût savoir exactement si le sac de cette dernière était
distinct de la tunique séreuse. Ce malade ne pouvait
supporter aucun bandage, soit qu'on l'appliquât en vue
de retenir le testicule au-dessous de l'anneau, soit qu'on
voulût le maintenir dans l'abdomen, soit enfin qu'on se
proposât seulement de contenir la hernie; et il souffrait
parfois tellement de la compression de la glande dans
le canal inguinal qu'il lui était impossible de gagner sa
vie. La castration fut donc proposée, et, bien que le

malade fût averti qu'elle ne pourrait se faire sans un certain danger, il y consentit volontiers. Le testicule était assez petit, mais sain, et sa séreuse communiquait avec celle du ventre. Une péritonite s'ensuivit; elle céda au traitement; mais la guérison fut extrêmement lente à obtenir (1).

Diagnostic dans le cas de descente imparfaite du testicule. — Un testicule arrêté dans l'aine, à l'anneau inguinal externe, ou immédiatement au-dessous de ce dernier, peut être pris pour un bubonocèle. Souvent, en effet, on peut le faire rentrer partiellement ou en totalité dans le canal inguinal, et il reparaît aussitôt que la compression cesse. Comme on voit alors dans l'aine une tumeur qui se réduit à la manière d'une hernie, on doit, au premier abord, croire à cette dernière affection. Mais la forme, le volume et la solidité de cette tumeur, à laquelle la toux ne communique pas d'impulsion, la sensation particulière que la pression produit, et l'absence du testicule dans le scrotum, permettent de reconnaître la nature de la maladie et de ne pas la confondre plus longtemps avec une hernie intestinale ou épiploïque. Le diagnostic est plus difficile, lorsque la descente incomplète du testicule s'accompagne, ainsi que cela arrive souvent, d'une hernie congénitale; et plus encore, lorsqu'il y a en même temps, dans la tunique vaginale, un épanchement qui peut être refoulé vers l'abdomen, et qui se reproduit quand on cesse la pression. Dans ces cas c'est toujours l'état de vacuité du scrotum et la sensation particulière éveillée par

______

(1) Je fais connaître dans l'addition à cet article (page 59) un cas intéressant dans lequel la castration a été faite par Blandin.
(Note du traducteur.)

la compression de la glande, qui permettent d'éviter l'erreur.

Un testicule retenu dans l'aine vient-il à s'enflammer, l'irradiation de la douleur dans tout le ventre embarrasse le diagnostic, qu'une infiltration de sérum ou de sang dans le scrotum peut rendre encore plus obscur, en empêchant de reconnaître l'absence du testicule. Pour résoudre les difficultés en pareil cas, il faut beaucoup d'expérience et de tact, ainsi qu'on le voit dans l'exemple suivant : Pott fut mandé en toute hâte, pour faire l'opération de la hernie à un jeune homme qui éprouvait les plus violentes douleurs dans l'aine et les lombes. On sut que, la veille, il s'était frappé la région inguinale contre une pièce de bois ; la douleur avait été si vive qu'il était tombé sans connaissance, et l'aine s'était aussitôt considérablement tuméfiée. Un pharmacien avait fait une saignée et conseillé des cataplasmes ; néanmoins ce jeune homme avait passé la nuit sans sommeil, et dans les plus vives souffrances. Le lendemain il raconta que, depuis longtemps, il portait de ce côté une hernie qui n'avait jamais été parfaitement réduite. On le saigna de nouveau, et on fit quelques efforts de réduction. Ces efforts ne produisant qu'un redoublement dans les douleurs, on administra, mais sans effet, deux lavements et un purgatif. Le malade était dans un état grave. L'aine et le scrotum étaient très-gonflés et très-durs. Pourtant, l'aspect général et la forme de la tumeur n'étaient point ceux d'un bubonocèle ; au lieu de se porter obliquement de l'ilium vers le pubis, elle se dirigeait transversalement dans l'aine ; le scrotum était plein et volumineux, mais sa dureté dépassait celle que Pott avait jusque-là rencontrée dans les hernies. La peau offrait un changement de couleur, qui n'était pas celui de la gangrène, mais avait l'apparence d'une ecchymose. Le malade n'avait pas eu de selles depuis trois jours; il avait eu des nausées et des vomissements; le ventre était tendu, dur et douloureux, le pouls très-fréquent. On ne pouvait éclairer le diagnostic par l'exploration de la tumeur; car la douleur était si aiguë que le malade ne pouvait supporter la moindre pression. En le questionnant sur sa hernie, on apprit qu'il avait porté un bandage jusqu'à l'âge de quatre ans, sans que l'intestin eût jamais été complétement réduit. A cette époque, devenu plus actif et plus remuant, il avait été obligé d'y renoncer à cause de la douleur qu'il en éprouvait; depuis, il n'avait observé que peu ou point de changements dans la tumeur, et n'en avait jamais souffert, mais à la condition de n'y point toucher et d'éviter qu'elle fût comprimée par ses vêtements. Tous ces renseignements étaient obscurs. Avant d'entreprendre l'opération, Pott prescrivit un purgatif énergique; des selles abondantes eurent lieu et firent disparaître toute crainte d'étranglement. Sous l'influence des fomentations, des cataplasmes, etc., la tumeur diminua, et au bout de sept à huit jours le scrotum était assez débarrassé pour qu'on pût constater qu'il ne contenait pas de testicule. Le malade, auquel cette circonstance fut signalée, déclara qu'en effet il n'avait jamais eu de testicule de ce côté. Tout put alors s'expliquer, et lorsque les effets du coup eurent disparu, on trouva dans l'aine un testicule de volume et de figure normale, dont la contusion violente avait déterminé tous les accidents (1). M. Delasiauve

(1) *Lib. cit.*, p. 352, 1er cas.

cite l'exemple d'un testicule retenu dans l'aine et enflammé, qui fut pris pour une hernie étranglée, et
opéré en conséquence. Quand on eut reconnu la nature
de l'affection, on se décida à faire la castration (1).

Dupuytren rapporte également un cas intéressant
d'hydro-sarcocèle du côté gauche, compliqué de hernie,
avec descente incomplète du testicule. On avait cru à
l'existence d'une hernie simple, et le malade avait porté
un bandage. Le diagnostic présenta de grandes difficultés. Dupuytren opéra; après avoir ouvert la tunique
vaginale et donné issue à deux ou trois cents grammes de
liquide, il extirpa le testicule qui était gonflé et induré.
Le malade se rétablit (2).

Il peut sembler inutile de dire que, dans tous les cas
douteux, le praticien doit faire l'examen le plus attentif
du scrotum. Et cependant on remarquera combien il est
facile de méconnaître l'absence du testicule, et de ne la
constater qu'après avoir fait de vains efforts pour réduire
une hernie supposée, lorsque le malade lui-même ignore
et ne nous signale pas l'état anormal de ses organes.
Plusieurs faits de ce genre sont venus à ma connaissance.

Un testicule retenu dans l'aine, lorsqu'il s'est enflammé,
peut être pris pour un bubon, parce que sa saillie ovale
et proéminente donne la sensation de fluctuation; qu'il est
le siége de douleurs; que la peau qui le recouvre est un peu
rouge, et qu'enfin la tumeur occupe la région où le bubon
se montre et suppure habituellement. On rapporte que

(1) *Revue médicale*, mars 1840.
(2) *Leçons orales*, t. I, et *Travaux chirurgicaux de Dupuytren*,
Trans. Sydenham Society, 1853-54, p. 347.

M. Ricord fut une fois sur le point d'être trompé par un cas de cette nature, et qu'il avait même demandé un bistouri pour ouvrir l'abcès, lorsqu'un nouvel examen de la tumeur lui fit découvrir l'absence de testicule du côté correspondant; faisant alors une exploration plus approfondie, il découvrit la véritable nature de l'affection (1).

Descente du testicule dans le périnée. — Hunter a le premier signalé que, dans sa migration, le testicule, au lieu de suivre son trajet régulier vers le scrotum, prenait quelquefois une autre direction et descendait dans le périnée. Cet auteur ajoute que le fait est difficile à expliquer. Faut-il le rapporter à quelque disposition anormale du scrotum? n'est-il pas plus probable qu'il est dû à un vice de conformation du périnée lui-même? Car on comprend difficilement comment le testicule pourrait arriver au milieu des parties constituantes de cette région, si elles étaient dans leur état naturel. Hunter a rencontré deux fois ce vice de conformation. Dans l'un des cas, un chirurgien lui donna les renseignements suivants : « L'enfant a environ douze mois, son testicule droit est situé à trois centimètres environ au-dessous de la terminaison du scrotum, à quinze millimètres à droite du raphé périnéal, où se remarque une espèce de poche, formée par une portion de peau qui n'offre à sa surface ni les rides ni les autres caractères du scrotum, et est parfaitement distincte de ce dernier. On ne sent dans les bourses ni le testicule ni son cordon spermatique ; cependant il est facile de faire remonter le premier vers l'aine, d'où il retombe dans la poche périnéale aussitôt

(1) *Provincial medical journal,* juillet 1843.

qu'on retire la main. On peut suivre le cordon spermatique depuis le testicule jusqu'à l'anneau, et reconnaître
qu'il passe environ à six millimètres à droite du scrotum. Ce dernier semble bien conformé des deux côtés, et
le testicule gauche est dans sa position naturelle. »

On a apporté à l'hôpital de Londres, il y a quelques
années, un petit garçon dont un des testicules était dévié
de la même façon, et s'était logé dans le périnée à la
racine du scrotum. M. Ricord a rencontré deux fois cette
anomalie singulière. M. Vidal (de Cassis) l'a observée
sur deux frères dont le père était cependant bien conformé ; le testicule dont la situation était anormale avait
moins de volume que l'autre (1). M. Ledwich l'a encore
trouvée, dans ces derniers temps, en disséquant un sujet
de trente-cinq ans environ : le scrotum manquait à droite ;
le testicule correspondant était logé en avant et en dedans de la tubérosité et de la branche ascendante de
l'ischion, à trois centimètres au-devant de l'anus ; l'organe était très-mobile et l'on pouvait facilement le repousser en haut et en avant dans le scrotum, mais il ne
tardait pas à revenir à sa première position ; il était
petit et mou, et ses canaux contenaient des spermatozoïdes (2). Cette observation ne jette aucune lumière sur
les causes de ce vice de conformation qui est excessivement rare d'ailleurs, et dont les exemples précédents
sont les seuls que je connaisse.

Cette position irrégulière du testicule l'expose à être
blessé, lorsque le malade s'assoit ou monte à cheval.
Hunter a conseillé l'emploi d'un bandage qui pût mainte-

(1) *Traité de pathologie externe*, t. V, p. 432, 2e édit.
(2) *Dublin quart. journ. of med. science*, févr. 1855, p. 76.

nir cet organe près de l'aine, et l'empêcher de descendre
dans le périnée ; il pensait que les parties molles pren-
draient avec le temps assez de résistance et de solidité pour
retenir le testicule sur le côté du scrotum. Dans un des
cas qui s'offrirent à M. Ricord, le malade était affecté de
blennorrhagie, et la glande séminale, enflammée consécutivement, formait au périnée une tumeur excessivement
douloureuse, fluctuante, qui avait à peu près le volume
d'un œuf de pigeon, et à laquelle la peau adhérait. Tout
d'abord on crut à un abcès, et M. Ricord était sur le point
d'ouvrir, quand l'examen du scrotum lui fit reconnaître
l'absence du testicule (1).

Passage du testicule à travers l'anneau crural. —
M. Vidal a vu un homme dont un des testicules, au
lieu de suivre le trajet ordinaire, était sorti de l'abdomen par l'anneau crural. L'organe pouvait rentrer
comme une hernie crurale réductible ; une anse d'intestin traversait le canal inguinal, en formant une hernie de
ce côté (2). Je connais un second exemple de cette anomalie, qui est rapporté par Eckardt, et dans lequel le testicule, après s'être montré d'abord dans le canal inguinal, avait été repoussé dans le ventre par le malade lui-
même et s'était ultérieurement échappé par l'anneau
crural (3).

L'anomalie suivante a été trouvée dans la salle de dis-
ection de l'hôpital de Londres : — Le testicule droit,
petit et peu développé, était logé à la partie supérieure

(1) *Provincial med. journal,* 1843, p. 264.
(2) *Provincial med. journal,* 1843, p. 431.
(3) Loder's *Journal für die Chirurg.,* IIte Bd, 1 stff. s. 187.

et interne de la cuisse, à neuf centimètres environ au-dessous du ligament de Poupart, derrière la saphène interne, juste dans l'ouverture du fascia lata ; le cordon, qui était long, entourait la veine. La moitié droite du scrotum manquait (1).

ADDITION A L'ARTICLE II (PAR LE TRADUCTEUR).

Le praticien est quelquefois consulté pour des arrêts ou inclusions testiculaires, et l'on a pu voir dans l'intéressant article de M. Curling, combien ce sujet peut offrir d'incertitudes et d'embarras. J'essaierai d'ajouter quelques conseils à ceux qu'a donnés l'auteur anglais.

1° L'*inclusion abdominale* donne rarement lieu à des souffrances et à des douleurs assez grandes pour que l'on soit appelé à donner des soins.

Si elle était double, le chirurgien pourrait avoir à donner son avis sur la virilité et l'aptitude au mariage. Il est évident, d'après les faits cités par M. Curling aux pages 27 et 28, qu'on ne doit pas donner à cette question une solution absolue. A la rigueur, l'individu peut avoir des érections et des éjaculations, sans être pour cela apte à la fécondation. Il ne serait permis de se prononcer sur ce dernier point, que si l'on avait pu examiner le sperme au microscope, et voir s'il contient des animalcules

(1) M. Lecomte, auteur d'une bonne thèse soutenue à Paris en 1851 (n° 150), sous le titre : Ectopies congéniales des testicules, se sert du mot *inclusion* proposé par M. H. Larrey, son maître, pour indiquer les positions anormales qui résultent de la migration des testicules. Il décrit donc successivement l'*inclusion pelvienne*, l'*inclusion inguinale*, l'*inclusion périnéale* et l'*inclusion crurale*. La seconde partie de ce travail, qui est consacrée à l'examen des maladies auxquelles le testicule arrêté dans l'aine est exposé, sera consultée avec fruit.

(*Note du traducteur.*)

spermatiques. Pour moi, je n'ai eu qu'une fois l'occasion d'observer sur le vivant cette double inclusion; c'était chez un homme de trente-cinq ans, qui n'avait jamais vu ses testicules, ni dans les aines ni dans les bourses; il était marié depuis huit ans et m'a plusieurs fois assuré qu'il ne s'était jamais cru plus incapable qu'un autre; seulement il n'a pas eu d'enfant. Je n'ai pas examiné son sperme au microscope.

Pendant que je rédigeais cet article, MM. Goubaux et Godart ont lu chacun un travail sur ce sujet à la Société de biologie (1). M. Goubaux, qui depuis plus de dix ans étudie cette question sur les chevaux et les animaux domestiques, a rassemblé plusieurs exemples d'étalons qui avaient les deux testicules dans l'abdomen, et qui, à diverses reprises, ont sailli des juments sans en féconder une seule. L'éjaculation avait lieu, mais le sperme examiné au microscope, a toujours été trouvé dépourvu de spermatozoïdes. Le travail de M. Godart se rapporte à l'espèce humaine, et comprend aussi la relation de plusieurs cas d'inclusion abdominale. Dans les uns, il s'agit d'observations cadavériques; le sperme ne renfermait pas du tout de spermatozoïdes. Dans les autres, il s'agit d'observations faites sur le vivant; celles-ci sont au nombre de trois, et il paraît constant que, dans toutes, les signes apparents de la virilité ont existé, mais que, néanmoins, les sujets étaient stériles. Sur l'un d'entre eux le sperme a été vu au microscope, et on l'a trouvé encore sans spermatozoïdes. Il ressort donc de tous les faits connus que l'impuissance n'a pas lieu nécessairement chez les individus qui offrent l'inclusion abdominale,

(1) Séance du 8 mars 1856.

que la fécondation admise chez quelques-uns (1) sans avoir été démontrée rigoureusement, peut être considérée comme rare et exceptionnelle ; et qu'enfin il n'est possible d'avoir des renseignements précis et complets sur ce sujet, qu'après avoir fait l'examen microscopique du sperme.

2° *L'inclusion inguinale* peut offrir des difficultés dans la pratique aux divers âges, c'est-à-dire chez les nouveaux nés, pendant l'enfance, à l'époque de la puberté et dans le reste de la vie.

A. — Chez les nouveaux nés, les parents considèrent presque toujours comme une hernie, la petite tumeur formée par le testicule dans l'aine, et nous consultent à cet égard. Si l'on reconnaît qu'il s'agit seulement d'un retard dans la descente, on doit conseiller de ne rien faire et de n'appliquer aucun bandage, afin de ne pas apporter d'obstacle à l'achèvement de la migration. Mais si l'on constate, à l'aide des signes que tout le monde peut distinguer, la coïncidence de l'arrêt du testicule avec une hernie adhérente ou non, que faire ? L'indication serait de mettre un bandage qui contînt la hernie, en laissant au testicule sa liberté. Mais, ainsi que le fait observer M. Curling, il est bien difficile de placer la pelote sans comprimer la glande séminale, et sans arrêter ainsi son développement et sa migration. Pour cette raison, il faut choisir entre deux moyens plus décisifs : ou bien, comme le conseille M. Curling, réduire tout à la fois la hernie et le testicule, et les maintenir avec un bandage ; ou bien ne mettre aucun bandage et laisser libres la hernie et le testicule, jusqu'à ce que ce dernier ait complété sa migration. J'ai adopté

(1) Voy. p. 25.

jusqu'ici cette dernière pratique, dans la pensée que la hernie n'avait pas à cet âge de grands inconvénients, et qu'après tout, le chirurgien ne devait pas, sans des motifs sérieux, apporter un obstacle au développement des organes de la génération. Le précepte de M. Curling ne me paraît applicable qu'à un âge plus avancé.

B. — Pendant l'enfance, c'est-à-dire depuis deux ans jusqu'à dix ou douze, la question se présente comme dans le cas précédent : il n'y a pas encore de hernie, ou il en existe une. S'il n'y a pas de hernie, il est rare que l'on soit consulté, parce qu'en général, à cet âge, le testicule arrêté n'occasionne aucune gêne. S'il y a hernie, on a à choisir encore entre les deux moyens extrêmes dont je parlais tout à l'heure. Ici je donnerais le conseil inverse, c'est-à-dire celui de réduire et de maintenir dans le ventre testicule et intestin. Voici pour quelles raisons : d'abord, il est rare, ainsi que le dit M. Curling, que le testicule achève de descendre après les premières années qui suivent la naissance ; en conséquence, s'il n'a pas terminé sa migration vers cinq ou six ans, on peut croire qu'il ne la terminera jamais, et que, restant dans la région inguinale, il n'arrivera pas à un développement suffisant pour devenir propre à la sécrétion des spermatozoïdes. Ensuite, la hernie a des inconvénients qu'elle n'avait pas dans le premier âge : elle peut donner lieu, pendant la marche et la course, à de la gêne, pendant la digestion, à des coliques ; elle peut s'étrangler, ou arriver, par le renouvellement incessant des efforts, à des proportions considérables qui la rendent de plus en plus incommode. Il serait donc plus avantageux, pour le malade, de maintenir le tout dans le ventre. Mais ici se présente une difficulté : sera-t-il toujours possible de réaliser ce conseil ? N'arrivera-t-il pas quelquefois que le testicule ne pourra pas être maintenu, qu'il glissera sous la pelote, que sa compression occasionnera des souffrances ? S'il en était ainsi, on devrait évidemment s'abstenir encore et laisser, comme chez le nouveau né, toute liberté aux viscères et au testicule. Ce serait une incommodité, une infirmité, si l'on veut, mais il n'est pas possible de se laisser guider par d'autres considérations que par celle du degré de gêne et de souffrance auquel l'enfant est arrivé.

C. — A l'époque de la puberté, on est plus souvent consulté qu'à tout autre âge, parce que le travail qui s'opère alors dans le testicule en augmente la sensibilité, ainsi que le volume, et l'expose davantage à être comprimé douloureusement pendant la marche et les efforts.

Ici le chirurgien doit savoir d'abord qu'il est quelquefois difficile de déterminer exactement la position du testicule. Ce n'est pas quand ce dernier a franchi l'anneau et se trouve au-dessous, dans les couches sous-cutanées de la partie supérieure du scrotum, mais bien lorsqu'il est resté dans le canal inguinal. Sa situation au-dessus du pli de l'aine et au niveau de la paroi abdominale, fait bien penser qu'il est dans ce canal ; mais, d'un autre côté, il paraît si superficiellement placé qu'on le croirait sous la peau , au-devant de l'aponévrose du grand oblique ; et comme M. Gama a cité (1) un cas dans lequel le testicule, après avoir franchi l'anneau, semblait s'être dirigé de bas en haut, au lieu de descendre, on serait souvent tenté de croire que l'organe a subi une déviation

______
(1) *Gaz. médicale*, 1837, p. 26.

de ce genre. En même temps, le testicule est, dans ces cas, très-mobile de haut en bas et de bas en haut, et comme l'étroitesse du canal inguinal et la rigidité du tissu cellulaire qui s'y trouve ne paraissent pas devoir se prêter à une aussi grande mobilité, on n'en est que plus disposé à croire qu'il s'agit d'une déviation identique à celle dont a parlé M. Gama.

Je dois faire observer d'abord que dans le fait de M. Gama, il s'agissait d'un testicule devenu cancéreux, qui avait bien pu se déformer, en prenant du volume, sans que pour cela il eût été préalablement dévié de bas en haut; et que, d'autre part, personne n'a signalé une déviation analogue chez un sujet dont le testicule était resté sain. J'ai en outre examiné très-attentivement plusieurs malades chez lesquels on aurait pu être induit en erreur, et je suis resté convaincu que chez eux le testicule était non pas sous la peau, mais derrière l'aponévrose du grand oblique; en lui imprimant quelques mouvements, on ne pouvait l'amener au-dessous de l'anneau, mais on lui donnait de temps en temps une position dans laquelle il paraissait être devenu sous-cutané; il n'en pouvait être ainsi cependant, car en refoulant les téguments pour sentir l'anneau inguinal, je constatais que cette ouverture était trop petite pour avoir pu laisser passer le testicule, et, d'ailleurs, je ne sentais à son niveau rien qui ressemblât au cordon infléchi.

Il faut donc expliquer autrement ces apparences de situation superficielle. Je les attribue à la faiblesse et à la laxité de la paroi abdominale et particulièrement de l'aponévrose du grand oblique. Dans le fait que je cite plus loin, cet affaiblissement était assez prononcé pour que la paroi refoulée par les viscères fît, du côté malade, un relief qui n'existait pas du côté sain. Le 3 octobre 1853, j'ai opéré à l'Hôtel-Dieu un malade atteint de hernie intra-inguinale étranglée à gauche, et qui n'avait jamais eu le testicule correspondant dans le scrotum. J'ai fait à la peau une incision parallèle à l'axe du canal, et, dès le premier coup de bistouri, j'ai mis le sac à découvert, sans avoir trouvé la résistance fibreuse qu'aurait dû offrir l'aponévrose du grand oblique ; en écartant les bords de la plaie après la réduction de l'intestin, j'ai vainement cherché une couche qui eût la consistance donnée par cette membrane dans l'état normal. D'après ces faits et les résultats des explorations indiquées plus haut, je suis autorisé à émettre cette opinion, que l'arrêt du testicule dans l'aine, lorsqu'il s'accompagne de l'étroitesse de l'anneau, coïncide aussi avec un affaiblissement de toute la paroi abdominale qui donne lieu aux difficultés dont j'ai parlé.

Quant aux accidents et aux indications thérapeutiques, ils varient encore suivant qu'il n'y a pas ou qu'il y a hernie. Quand il n'y a pas hernie, les inconvénients sont quelquefois nuls ; d'autres fois, ils consistent dans ces douleurs dont a parlé M. Curling et qui sont dues, soit à la compression pendant les mouvements, soit au passage accidentel de la glande à travers l'anneau. Dans le cas que je cite plus loin, ces douleurs paraissaient souvent sans que la compression en eût été cause, et ressemblaient à celles de la névralgie testiculaire et iléo-lombaire. Quand on est consulté pour ces douleurs, on ne peut que conseiller un exercice modéré et le choix d'une profession qui n'oblige pas à marcher et à fatiguer beaucoup.

Lorsqu'il y a hernie (et nous supposons, bien entendu, que celle-ci n'est pas étranglée), il s'agit de déterminer si le malade peut et doit porter un bandage. Ceci dépend d'abord de la position du testicule : s'il a franchi l'anneau et qu'il reste habituellement, soit à son niveau, soit immédiatement au-dessous, on doit essayer de placer un bandage dont la pelote comprime le trajet inguinal sans toucher la glande. Ce résultat peut à la rigueur être obtenu. Mais s'il n'en est pas ainsi, et si, malgré tous les soins, le testicule se trouve comprimé douloureusement il faut bien renoncer à cette pratique. Si le testicule est resté dans le canal, on peut encore essayer de mettre un bandage qui, en comprimant le trajet inguinal, empêche la hernie de descendre; malheureusement on ne peut éviter alors la compression du testicule, et j'ai vu la plupart des malades être obligés de renoncer par cette raison à l'usage du brayer; j'en connais un cependant à qui j'ai fait porter une pelote concave qui ne comprimait pas la glande séminale et qui cependant maintenait assez la hernie pour en faire disparaître les inconvénients. Il va sans dire que, si l'on pouvait, dans ces cas, faire rentrer le testicule avec la hernie dans le ventre, et les y maintenir au moyen du bandage, ce serait, comme dit M. Curling, le plus grand service à rendre au malade. Mais je doute que la réduction complète du testicule soit aussi facile à obtenir que celle de la hernie.

En somme, la coïncidence d'une hernie avec un testicule arrêté dans l'aine, constitue souvent une infirmité dont on ne peut pallier les inconvénients, et qui oblige incessamment les malades à des précautions et au repos.

D. —Après l'établissement de la puberté, on peut encore être consulté pour une hernie concomitante qui s'est montrée pour la première fois à la suite d'un effort. Les difficultés sont alors les mêmes que tout à l'heure.

Si le vice de conformation existait des deux côtés, le chirurgien pourrait en outre être consulté sur la question de procréation et d'aptitude au mariage. En se reportant aux renseignements donnés par M. Curling à la page 28, et par M. Follin dans le travail cité plus haut, le praticien doit savoir que la présence des deux testicules dans l'aine est une condition très-probable de stérilité et quelquefois d'impuissance. Mais il n'est encore autorisé à donner sur ce point délicat un conseil décisif que s'il lui a été possible d'examiner le sperme au microscope.

Je termine en donnant la relation d'un fait dans lequel j'ai vu se succéder presque tous les accidents dont l'inclusion inguinale peut être la cause.

Richard L...., âgé de vingt-huit ans, entre à l'Hôtel-Dieu dans le service de Blandin, le 27 mai 1843. Son testicule gauche est à sa place naturelle, mais le droit n'est jamais descendu, et, suivant les renseignements donnés par le malade, ne paraît pas avoir jamais dépassé l'anneau inguinal. Jusqu'à l'âge de treize ou quatorze ans, il n'y a eu aucun accident ; mais depuis cette époque, Richard L.... éprouve très-habituellement des tiraillements et des élancements dans l'aine et les parties circonvoisines. La douleur, habituellement sourde, devient par moments très-vive. Depuis quinze jours surtout elle a pris une nouvelle intensité, et ne s'est point calmée malgré le repos ; le malade est tellement découragé tant de ses douleurs aiguës que de son état habituel de souffrance, qu'il vient réclamer avec instance la castration.

. On sent le testicule dans le canal inguinal; il y est très-mobile; la moindre pression occasionne de grandes souffrances; cependant il ne paraît nullement tuméfié. La douleur s'irradie manifestement sur le trajet des nerfs lombaires, et paraît être plutôt de nature névralgique qu'inflammatoire. Nous remarquons en outre que, de ce côté, la paroi abdominale est plus bombée et plus proéminente que de l'autre; cependant elle offre de la sonorité, et on ne sent à la pression aucune tumeur inflammatoire dans la fosse iliaque. Il est resté évident pour moi, qui ai vu souvent le malade, avant son entrée à l'hôpital, et qui l'ai suivi longtemps après, que ce soulèvement était dû à ce que la paroi, trop faible en ce point, se laissait refouler par les viscères abdominaux. J'ai bien constaté de plus que le testicule, sans avoir franchi l'anneau, paraissait sous-cutané.

Blandin ne consent pas à l'opération et parvient à faire porter un bandage dont la pelote reste au-dessus du testicule et doit le fixer dans ce point. Le malade sort dans cet état le 13 juin.

Le bandage est porté sans trop d'inconvénient jusqu'au 16 octobre 1843. Mais comme il a fallu, pour éviter la compression du testicule, que la pelote ne descendît pas beaucoup, elle n'a pas empêché une hernie qui jusque-là n'avait jamais existé, de se produire. Deux fois, dans ce laps de temps, le malade a été obligé de retirer son bandage au milieu de la journée, et de faire rentrer quelque chose qui le gênait.

— Le 16 octobre 1843, la hernie sort de nouveau sous la

pelote et s'étrangle. Je suis appelé six ou huit heures après les premiers symptômes de cet étranglement qui se traduit, non-seulement par des nausées, des hoquets, des vomissements et une grosse tumeur bien distincte du testicule sur le trajet inguinal, mais aussi par une douleur beaucoup plus vive que celles auxquelles donne lieu habituellement l'étranglement herniaire. Après une demi-heure de taxis, je parviens à faire rentrer la hernie, et les accidents cessent immédiatement. Une fois guéri, Richard L.... reprend l'usage de son bandage qui, selon lui, a toujours eu pour effet de maintenir le testicule au niveau de l'anneau.

Le 2 décembre 1844, un nouvel accident se produit. Le bandage devient gênant, douloureux même, parce que sous la pelote il s'est produit, sans blennorrhagie antérieure, un gonflement qui paraît appartenir au testicule lui-même. Le gonflement et la douleur augmentent tellement que Richard L.... est obligé de rentrer à l'Hôtel-Dieu. Blandin reconnaît et nous fait constater de la fluctuation et de la transparence, et nous annonce qu'il y a une hydrocèle aiguë coïncidant sans doute avec une orchite; le liquide d'ailleurs ne peut être refoulé dans le ventre. Blandin fait la ponction le 20 décembre. Aucun accident n'a lieu consécutivement, mais on remarque que le testicule reste volumineux, douloureux à la pression et dans les mouvements. En l'examinant, nous trouvons assez nettement deux tumeurs, l'une inférieure, placée manifestement au-dessous de l'anneau, et dont la forme n'est pas celle du testicule, l'autre supérieure, évidemment placée dans le canal inguinal, et qui paraît bien être le testicule. En lisant l'observation que j'ai rédigée à cette époque, je vois que nous avons tous été embarrassés, même après l'ablation, pour déterminer la nature de ces deux tumeurs. Aujourd'hui, je ne doute pas qu'elles étaient formées, la première, par l'épididyme qui avait franchi l'anneau, et la seconde, par la glande elle-même, arrêtée au bas du canal. Quelques jours plus tard la tumeur inférieure, toujours douloureuse, est devenue fluctuante. Le malade, ne voyant pas de fin à ses souffrances, insiste de nouveau pour qu'on le débarrasse de son testicule. Le chirurgien y consent, et l'opération est pratiquée le 20 janvier 1845. Elle est faite assez facilement. Je l'ai suivie dans tous ses détails, et je crois être sûr que le péritoine n'a pas été ouvert, la tunique vaginale étant close et placée sans doute à une certaine distance du sac herniaire.

La tumeur enlevée avait une forme très-irrégulière ; sa portion inférieure, que je crois aujourd'hui avoir été formée par l'épididyme descendu seul au delà de l'anneau, était très-volumineuse et suppurée en plusieurs points, ce qui avait empêché de retrouver les caractères de cet organe.

Le malade a parfaitement guéri, et je n'ai plus entendu parler de lui.

ARTICLE IV.

INVERSION DU TESTICULE.

Quelquefois la position du testicule dans le scrotum est modifiée de telle façon que sa surface libre regarde en arrière, et l'épididyme en avant. Le premier cas de ce genre qui s'est présenté à moi est celui d'un homme qui était affecté d'un gonflement testiculaire embarrassant pour son médecin. En l'examinant, je découvris que ce gonflement était dû à une inflammation chronique de l'épididyme tourné en avant, et le long duquel je pus suivre le canal déférent qui en émanait. Le corps du testicule était sain, et sa partie postérieure était lisse et régulière. La conformation du testicule gauche était normale. Dans un voyage que j'ai fait à Paris, en 1849, M. Ricord m'a montré un cas d'épididymite gauche, avec inversion semblable de l'organe, et m'a dit avoir souvent rencontré cette disposition. J'ai, depuis cette époque, donné des soins à plusieurs malades qui la présentaient. Trois d'entre eux étaient venus à l'hôpital de Londres, pour une épididymite. Un quatrième est un homme du monde qui me consultait pour une orchite chronique limitée au corps du testicule ; l'épididyme étant sain, l'inversion était moins évidente que dans les cas précédents. J'ai encore observé cette transposition, à l'autopsie d'un malade qui était mort des suites d'une opération de hernie inguinale gauche congénitale. M. Maisonneuve, dans une thèse publiée à Paris en 1835, a, le premier, je crois, appelé l'attention sur cette irrégularité, qu'il dit avoir maintes fois rencontrée sur le vivant et sur le cadavre ; il ajoute, ce que j'ai moi-même remarqué dans tous les cas où je l'ai constatée, qu'elle existait d'un seul côté.

Il est important que les chirurgiens n'oublient pas cette possibilité de l'inversion du testicule, car, faute d'y songer, ils pourraient faire de graves méprises dans le diagnostic et le traitement des maladies de cet organe. Si, par exemple, elle se présentait dans une hydrocèle et

n'était pas reconnue, le testicule placé en avant serait singulièrement exposé à être blessé dans la ponction. En
parlant de l'hématocèle, j'aurai occasion de citer des cas
dans lesquels cette position anormale a eu des conséquences importantes.

CHAPITRE II.

ATROPHIE DES TESTICULES.

Les testicules, comme tous les organes dont les fonctions sont temporaires, n'arrivent à leur parfait développement, qu'à une certaine période de la vie, après laquelle
ils cessent d'augmenter, pour diminuer ensuite insensiblement. Pendant les premières années, nous les voyons
moins volumineux, proportionnellement au reste du corps,
qu'ils ne le seront après la puberté ; puis, à mesure que
la vieillesse arrive et que les fonctions génitales s'affaiblissent, ils diminuent de volume, leurs vaisseaux deviennent
plus petits, leurs tubes séminifères reviennent sur eux-
mêmes, s'oblitèrent çà et là, et sont remplacés par de la
matière grasse (1). Ces changements sont encore plus
remarquables chez les animaux inférieurs que chez
l'homme ; car, les fonctions des testicules ne s'exerçant
qu'à des périodes déterminées de l'année, ces organes
augmentent de volume quand la saison du rut et de la
copulation approche, et diminuent dans un degré propor-

(1) Dans les testicules des vieillards, on trouve généralement les
tubes séminifères pleins d'une substance granuleuse, résultant d'une
dégénérescence graisseuse.

tionnel vers la fin de cette même saison. Chez l'homme, il arrive quelquefois que les testicules n'acquièrent pas, à l'époque où cela a lieu habituellement, leur volume normal, leur évolution se trouvant arrêtée par une cause quelconque ; et il peut se faire aussi qu'après avoir eu leur entier développement, ils subissent une diminution prématurée. Sous le titre d'atrophie du testicule, je dois donc comprendre deux choses : 1° son *arrêt de développement*, et 2° sa *diminution de volume*.

ARTICLE PREMIER.

ARRÊT DE DÉVELOPPEMENT.

Si nous n'avions déjà parlé des lésions congénitales du testicule, les cas d'absence de cet organe, décrits dans le chapitre précédent, auraient pu trouver place ici ; car cette absence résulte sans aucun doute d'un arrêt dans les premières phases du développement. Mais les cas que je me propose d'étudier actuellement, sont ceux dans lesquels l'évolution ultérieure, que subit le testicule à la puberté, est retardée ou ne s'accomplit jamais. M. Wilson rapporte l'observation curieuse d'un jeune homme de vingt-six ans, qui vint le consulter sur la question de savoir s'il était apte à contracter mariage. Ses testicules et son pénis n'étaient guère plus volumineux que ceux d'un enfant de huit ans. Il n'avait jamais éprouvé de désirs vénériens jusqu'à l'époque où il avait connu sa future ; depuis ce moment, il avait eu de fréquentes érections et des pollutions nocturnes. Il se maria, devint père de famille ; et ces mêmes organes qui à vingt-six ans étaient si inférieurs au volume normal, avaient à peu près

5

atteint à vingt-huit les proportions qui sont habituelles chez l'adulte (1). M. Wilson, en mentionnant ce fait singulier, se demande si les testicules ont pris leur volume normal et acquis leur propriété sécrétoire sous l'influence de la passion éveillée tardivement, il est vrai, par un attachement spécial.; ou si c'est par suite du développement des organes et de leur action physiologique que cette passion a pris naissance. La première supposition lui semble la plus probable, et je suis tout à fait du même avis.

Lallemand dit avoir vu un homme d'environ trente ans, extrêmement gras, qui n'avait ni barbe, ni poils au pubis, et dont le pénis et les testicules n'étaient pas plus développés que ceux d'un enfant de sept à huit ans; il n'avait jamais eu d'érections ni de désirs vénériens (2).

Un jeune homme de dix-sept ans et neuf mois mourut à l'hôpital de Londres d'une maladie du cœur. Sa taille était de 1 mètre 78 centimètres, son corps était potelé et bien développé. La face était imberbe et le pubis dépourvu de poils. Le pénis et les testicules n'étaient guère plus gros que ceux d'un enfant de trois à quatre ans. Les deux testicules avaient un volume à peu près égal, et l'un d'eux ne pesait que 2,05 gr. Le tissu de ces organes était normal et semblable à celui qu'on trouve dans la première période de la vie, lorsque la structure tubuleuse n'est pas encore distincte ; on ne put y découvrir de spermatozoïdes. Il s'agissait bien évidemment dans ce cas et dans les précédents d'un arrêt de développement.

Comme les testicules sont sollicités à entrer en action par une opération de la pensée, on comprend qu'ils

(1) *Leçons sur les organes génito-urinaires*, p. 424.
(2) *Des pertes séminales involontaires*, t. II, p. 380.

peuvent quelquefois rester sans développement, quand l'organisation de l'encéphale est défectueuse. C'est pour cette raison que l'absence des désirs vénériens a été souvent remarquée dans les lésions de ce genre. Les exemples d'atrophie consécutive à des blessures de la tête, et l'absence habituelle des appétits vénériens chez les crétins et les idiots, viennent encore fortifier cette opinion. L'observation suivante est un exemple frappant du développement incomplet des organes sexuels, coïncidant avec une imperfection du cerveau. Un idiot, âgé de dix-neuf ans, sujet à des attaques d'épilepsie, mourut d'une fièvre typhoïde dans l'asile de l'Hackney-Union. Il était de petite taille; l'aspect extérieur du corps ne présentait les caractères dessinés ni de l'un ni de l'autre sexe; cependant les contours étaient arrondis comme chez la femme, la face et le pubis étaient sans poils, et une couche épaisse de graisse recouvrait l'abdomen et les autres parties. Le pénis et les bourses étaient remarquablement petits, et tels qu'on les observe chez un enfant de deux ou trois ans. Les deux testicules étaient dans le scrotum, mais ils avaient un volume très-peu considérable; le droit pesait moins de trois grammes, et le gauche à peine 1 gramme 50. Le droit était resté tout près de l'anneau inguinal. La substance tubuleuse et l'épididyme de ces deux organes étaient peu distincts, et les vaisseaux déférents extrêmement petits. La structure du cerveau n'a rien présenté de remarquable. M. Howell, chirurgien de l'Union, m'a montré dans le même asile un autre pensionnaire, garçon de dix-neuf ans, d'une intelligence faible, dont le pénis et les testicules n'étaient pas plus volumineux que ceux d'un enfant de sept ou huit ans, et qui n'avait que quelques poils clair-semés sur le pubis. On conserve dans le musée de Fort-Pitt, à Chatham, deux testicules non développés, du volume de ceux d'un enfant de six mois, mais sains, et qui provenaient d'un soldat mort fou, à l'âge de cinquante-huit ans. Il avait été en prison pendant plusieurs années à la suite d'un jugement rendu sur une accusation d'homicide, et avait ensuite été acquitté pour cause d'imbécillité supposée congéniale. Il était de petite taille, avait la voix efféminée et manquait de barbe. Sa verge était petite, et ses mamelles semblaient considérablement développées. Il a toujours assuré qu'il n'avait jamais eu de penchant pour les femmes.

En traitant de la descente incomplète du testicule, j'ai fait remarquer que cet organe, lorsqu'il s'est arrêté dans l'abdomen ou le canal inguinal, n'acquiert généralement pas son développement complet, et que souvent, quoique capable de sécréter, il est de petit volume. J'ai également ment noté que, dans certaines hernies inguinales congénitales, le testicule, bien qu'il fût à sa place naturelle, ne prenait pas son volume accoutumé à l'époque de la puberté; que, par exemple, dans les cas où l'infirmité existait d'un seul côté, il arrivait à peine à la moitié ou aux deux tiers du volume de l'autre. L'arrêt de développement doit être attribué dans ces cas à une double cause : la compression exercée sur les vaisseaux du cordon par l'intestin hernié, et l'obstacle apporté à la circulation par l'application des bandages.

ARTICLE II.

DIMINUTION DE VOLUME OU ATROPHIE PROPREMENT DITE.

Pour apprécier les changements de volume du testicule, il serait nécessaire d'avoir un type qui servît de terme de comparaison, car ce volume n'est pas le même chez tous les hommes. Son poids est en outre si variable chez les divers sujets, et sur le même sujet aux différentes périodes, suivant que les conduits séminifères sont pleins de semence ou dans un état de vacuité, qu'il est presque impossible d'établir ce type exact. D'après Meckel, le poids du testicule, y compris l'épididyme, ne serait que de seize grammes, tandis que, suivant A. Cooper, il serait de trente-deux. L'estimation du premier est certainement trop faible, et celle du second trop élevée. J'ai constaté que la moyenne de ces deux chiffres, c'est-à-dire celui de dix-huit à vingt grammes, indiquait le poids ordinaire du testicule sain d'un adulte. A la suite de phthisies très-prolongées, et d'autres affections qui avaient entraîné le marasme, je n'ai jamais trouvé moins de dix grammes. Je considérerais donc comme atrophié un testicule d'adulte dont le poids serait inférieur à dix grammes.

Dans l'atrophie très-prononcée, qui ne reconnaît pas pour cause une maladie de l'organe, le testicule conserve ordinairement sa forme, mais paraît mou, parce qu'il a perdu son élasticité et sa résistance. La tunique albuginée est mince. Le tissu de la glande est pâle et ne présente que peu de vaisseaux sanguins ; la substance tubuleuse et les cloisons interlobulaires sont peu distinctes, et la première ne peut plus se dévider avec la même facilité. L'épididyme ne s'atrophie pas ordinairement aussi vite ni autant que le testicule; il perd cependant parfois son aspect caractéristique, et je l'ai même trouvé réduit à un certain nombre de filaments fibreux. Le liquide qu'on fait sortir du testicule et de l'épididyme, par la pression, est entièrement dépourvu de granules spermatiques et de spermatozoïdes; quelquefois, une masse de graisse déposée dans le tissu cellulaire sous-séreux empiète sur l'épididyme et la partie postérieure du testicule.

La figure 3, qui est de grandeur naturelle, représente le testicule gauche d'un homme de quarante-six ans, qui mourut d'une hydropisie consécutive à une maladie des reins. La glande n'avait plus que le cinquième de son volume normal. Outre la présence du tissu adipeux sous la portion viscérale de la tunique vaginale, je reconnus une quantité de matière jaune irrégulièrement disséminée au milieu de la substance tubuleuse atrophiée; examinée au microscope, cette matière fut reconnue pour des globules de graisse, qui furent aisément dissous par l'éther.

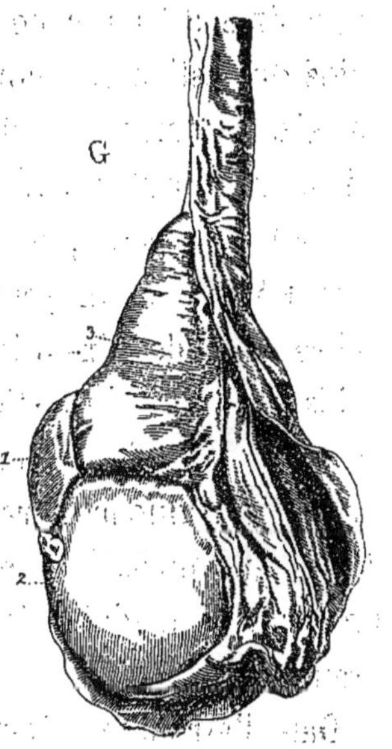

Fig. 5 (*).

J'ai déjà cité (p. 31) un cas dans lequel un des testicules retenu dans le canal inguinal, chez un vieillard, était presque entièrement graisseux.

(*) 1 épididyme. — 2 corps du testicule. — 5 dépôt de matière grasse.

Les parties constituantes du cordon s'amoindrissent proportionnellement ; le crémaster disparaît ; le canal déférent, quoique diminué de volume, peut encore être injecté avec le mercure jusqu'au commencement de l'épididyme, et parfois le métal arrive jusqu'aux vaisseaux efférents.

Lorsque le testicule est atrophié par suite de maladie, non-seulement il a perdu de son volume et de son poids, mais encore il est modifié dans sa forme, inégal, irrégulier et quelquefois allongé. Il y reste à peine de la substance glandulaire, perdue au milieu d'un tissu fibreux résistant. Il n'a plus sa sensibilité spéciale à la pression, mais il est quelquefois le siége d'une sensibilité morbide ; l'épididyme subit des changements analogues, mais ordinairement à un degré moindre que le corps de la glande.

Toutes les causes qui amènent l'atrophie dans les autres organes, peuvent l'occasionner dans le testicule. C'est ainsi qu'un obstacle à la circulation, la compression, le défaut d'exercice, et la perte de l'influx nerveux ont été signalés comme causes d'atrophie de cet organe. A ces causes on doit en ajouter certaines autres qui portent plus spécialement sur le testicule. Un fait, rapporté par M. Wardrop, est un exemple d'atrophie par défaut de nutrition. Il y est question d'un homme dont les deux testicules étaient complétement amoindris et dans le scrotum duquel on ne sentait qu'une tunique vaginale lâche ; il mourut d'un anévrysme de l'aorte, qui avait comprimé et oblitéré à leur origine les artères spermatiques (1).

Une ligature appliquée sur l'artère spermatique suffi-

(1) Note de son édition des *OEuvres de Baillie*, vol. II, p. 315.

rait pour causer la perte totale du testicule. C'est ce qui conduisit l'illustre Harvey (1) à proposer l'emploi de ce moyen pour le traitement d'une certaine forme de sarco- cèle ; conseil dont on a récemment eu le tort de faire honneur à C. J. Maunoir, de Genève. Dans le varicocèle, la lenteur apportée à la circulation par la dilatation des veines spermatiques nuit à la nutrition du testicule et entraîne une diminution plus ou moins marquée de son volume. L'influence de la compression, comme cause d'atrophie partielle, se manifeste dans certains cas d'hydrocèle et d'hématocèle invétérées, lorsque le testicule a été pendant longtemps comprimé par l'épanchement.

On a dit que les testicules s'atrophiaient chez les personnes qui obéissent strictement à des vœux monastiques. Mais je ne sache pas que cette opinion s'appuie sur des preuves suffisantes. Il est vrai que, chez les hommes qui se marient après plusieurs années d'abstinence sexuelle, les testicules subissent une certaine augmentation, et que ces organes restent habituellement petits quand ils ne sont pas sollicités à exercer leurs fonctions ; mais tant qu'ils sont en état de sécréter, et qu'ils peuvent être ultérieurement développés sous l'influence de l'excitation vénérienne, on n'est pas autorisé à les considérer comme atrophiés. Ce serait une grande erreur que de croire les rapports sexuels indispensables dans la jeunesse, pour la conservation des testicules.

Quand le canal déférent est oblitéré, le sperme, sécrété sous l'influence de l'excitation, n'ayant point d'issue,

(1) *Anatomical exercitations concerning the generation of living creatures.* Londres, 1653, p. 113, 114.

engorge la glande pour quelque temps, puis se résorbe;
on a prétendu qu'alors l'organe devenu inutile s'atro-
phiait; mais j'ai dit, dans un des chapitres précédents,
que ce résultat était rare (1).

L'atrophie est causée par la perte de l'influx nerveux,
lorsqu'elle survient dans le cours de la paraplégie. Portal
raconte qu'un homme robuste, âgé de trente-cinq ans,
fut atteint, à la suite de colique saturnine, d'une grande
faiblesse des extrémités inférieures; les testicules diminuèrent considérablement, et, bien que la paraplégie ait
guéri plus tard, ils sont restés atrophiés, et le malade
est demeuré impuissant (2). On lit, dans le vingtième volume du *Medical and Physical Journal*, une observation
de fracture avec luxation partielle de la première vertèbre lombaire sur la seconde, qui a été suivie de paraplégie; au bout de trois ans, on a trouvé les testicules
privés de leurs tubes séminifères.

J'ai examiné les testicules d'un homme de trente et
un ans, qui était affecté depuis deux ans de paraplégie
complète, à la suite d'une blessure de la région dorsale
vers sa partie moyenne. Ces organes étaient sains; l'un
d'eux pesait plus de huit grammes, l'autre quelques centigrammes de moins; mais ils ne contenaient point de
spermatozoïdes.

(1) Je partage entièrement l'opinion de M. Curling sur la rareté
de l'atrophie à la suite des oblitérations du canal déférent et de la
queue de l'épididyme. Je n'ai jusqu'à présent vu qu'un seul malade
avoir une atrophie à la suite d'une orchite blennorrhagique, et
comme cette atrophie était survenue rapidement et que l'inflammation elle-même peut être suivie d'un pareil résultat, je ne vois pas
de raison pour admettre qu'elle était due spécialement à l'oblitération. (*Note du traducteur.*)

(2) *Cours d'anatomie médicale*, t. V, p. 434.

On a encore avancé que les testicules diminuaient quelquefois à la suite de blessures du rachis près de l'origine des nerfs spermatiques. Chez un homme qui avait reçu un coup dans la région lombaire, ces organes se sont en effet atrophiés peu à peu (1).

La cause la plus fréquente de l'atrophie du testicule est le trouble apporté dans son organisation par les maladies. Lorsque l'inflammation, après l'avoir envahi, cesse, il peut, au lieu de revenir simplement à son volume primitif, diminuer lentement, jusqu'à ce qu'il n'en reste enfin que de faibles traces. Hunter a rapporté trois cas d'atrophie survenue de cette manière (2), et sir E. Home en a cité plusieurs autres. J'en ai, pour ma part, rencontré deux exemples, et il y a peu de chirurgiens de quelque expérience qui n'aient été témoins de faits analogues. On a observé l'atrophie après l'orchite survenue à la suite d'oreillons, par métastase, ainsi qu'on le suppose, de la parotide sur le testicule ; le docteur Hamilton en cite deux cas recueillis sur des adultes (3). J'ai, de mon côté, vu un malade qui attribuait la perte de l'un de ses testicules à des oreillons qu'il avait eus dans son enfance. L'atrophie a lieu, d'ailleurs, plus souvent après l'inflammation du corps de la glande qu'après l'épididymite blennorrhagique.

On a vu un testicule et même les deux disparaître chez des sujets trop ardents aux plaisirs vénériens, ou adonnés à l'onanisme, et chez ceux qui abusaient des liqueurs fortes. Le baron Larrey a rencontré plusieurs exemples

(1) *OEuvres de Baillie*, édit. de Wardrop, vol. II, p. 315.
(2) *Traité des maladies vénériennes.*
(3) *Philos. trans. Edinb.*, vol. II, art. IX, p. 59.

de ce genre sur des soldats de la garde impériale (1).

Sir B. Brodie a rapporté un cas d'atrophie qui fut causée par l'onanisme, et un autre par des excès de coït (2). J'ai également vu une atrophie complète du testicule gauche qu'on pouvait attribuer à la masturbation trop fréquente ; dans ce fait, comme probablement dans ceux que j'ai cités plus haut, elle survint à la suite d'une inflammation qu'avait déterminée l'excitation peu ordinaire des organes (3).

On ne peut cependant pas toujours rapporter l'atrophie à l'inflammation, ou du moins à une inflammation très-vive ; et il doit y avoir quelque autre cause qui l'explique dans certains cas semblables à celui-ci : H. C..., jeune homme de belle apparence, évidemment robuste et bien portant, me consulta pour une atrophie des deux testicules, avec disparition de tout désir vénérien. Il

(1) *Mémoires de chirurgie militaire*, vol. II, p. 66.

(2) *London medical and physical journal*, vol. LVI, p. 297.

(3) Je possède l'observation triste, mais intéressante d'une atrophie des deux testicules à la suite d'une inflammation qui paraît avoir été amenée par la masturbation ; elle a pour sujet un jeune homme de vingt-deux ans, qui avait cette habitude depuis l'âge de dix ou douze ans et qui s'y adonnait en moyenne deux ou trois fois par jour. A diverses reprises il avait eu du gonflement et de la douleur dans les épididymes. A l'âge de seize ou dix-sept ans, il vit, à la suite d'une inflammation un peu plus vive qu'à l'ordinaire disparaître peu à peu son testicule droit. Néanmoins, il continua à se masturber plusieurs fois par jour. Quelques années plus tard, le testicule gauche devint douloureux et se gonfla, et au moment où la résolution se fit, il commença à s'amoindrir. Aujourd'hui il a complétement disparu, les érections et les désirs vénériens ont en même temps cessé. J'ai des raisons très-sérieuses pour penser qu'il n'y a point eu chez ce malade de sarcocèle syphilitique par voie héréditaire, et que l'inflammation spéciale amenée dans l'urèthre et les testicules par les excès de masturbation a seule produit ce fâcheux résultat.

(Note du traducteur.)

m'apprit que ses organes avaient eu autrefois le volume normal, qu'il s'était laissé aller à des excès de masturbation, et n'avait cessé que depuis un an, pour se livrer de temps en temps au coït. Quatre ans auparavant, il avait fait un grand effort pour soulever un poids considérable ; peu de temps après, le testicule droit s'était tuméfié et était devenu légèrement douloureux ; depuis lors, la glande s'était atrophiée graduellement, de sorte qu'elle n'avait plus, à l'époque où je l'examinai, que le volume d'un pois. Il y a un an qu'à la suite d'un nouvel effort, le testicule gauche s'est à son tour enflammé, puis a commencé à s'atrophier. En l'explorant, je le trouvai gros environ comme un œuf de pigeon et très-ferme, mais dépourvu de ces irrégularités et de ces indurations qu'on rencontre habituellement après une orchite grave. Les canaux déférents avaient leur volume et leur consistance naturels. Ce jeune homme avait la peau lisse, et l'embonpoint d'un eunuque ; il n'avait pas de barbe. Il était très-inquiet de son état ; car la dernière tentative de coït avait eu lieu trois mois auparavant, et n'avait pas été suivie d'éjaculation. On comprend facilement qu'une inflammation violente puisse désorganiser un testicule et entraîner son atrophie ; mais, dans ce cas, l'orchite n'avait point eu le caractère aigu, et n'avait laissé à sa suite aucune trace de son existence. Le fait suivant, qui m'a été communiqué par mon collègue, M. Adams, a quelque analogie avec le précédent. Il fut consulté par un homme du monde pour une atrophie des deux testicules, qui étaient réduits au volume d'une grosse fève. La seule cause à laquelle le malade pût attribuer cette lésion était la surexcitation qu'il avait éprouvée en caressant une femme avec laquelle il n'avait pu avoir de relations plus intimes. Les testicules avaient alors été douloureux; mais il n'y avait aucune trace d'une inflammation antérieure. L'activité donnée à la sécrétion, et l'engorgement des organes par le sperme, sans émission consécutive, avaient sans doute porté atteinte à leur nutrition.

On croit communément que l'atrophie des testicules peut être causée par l'usage longtemps continué de l'iode. Je n'en ai pas observé un seul exemple, et on n'a cité qu'un très-petit nombre de faits dans lesquels ce médicament ait eu, à n'en point douter, une pareille influence. Cependant M. Cullerier a publié l'observation d'un jeune homme qui prit, pendant trois mois, de vingt-cinq à trente gouttes de teinture d'iode, pour une gonorrhée rebelle. Ce traitement fut suivi d'un état d'impuissance et d'une atrophie partielle des testicules, qui durèrent un an; et les organes ne recouvrèrent jamais leur forme et leur vigueur premières. Le même chirurgien mentionne un autre cas de perte temporaire de la puissance génitale, consécutivement à l'usage de l'iodure de fer (1).

Malgré ces derniers faits, je suis convaincu que, si l'iode produit l'atrophie des testicules, il le fait trop rarement pour que la possibilité de cette lésion doive empêcher d'employer et de continuer longtemps, s'il le faut, l'usage de ce précieux médicament.

On a encore remarqué l'atrophie dans l'éléphantiasis des Grecs, maladie caractérisée par le développement de tubercules sur divers points de la peau. Le docteur Adams, dans la relation des cas de cette affection, qu'il a vus à Madère, constate que tous ceux qui en étaient at-

____

(1) *Mémoires de la Société de chirurgie de Paris*, t. I.

teints avant l'âge de puberté, n'acquéraient jamais les signes distinctifs de cette dernière, et que même leurs testicules diminuaient de volume. Quant à ceux qui en étaient
atteints à une période plus avancée de la vie, leurs testicules s'atrophiaient, et ils perdaient la faculté de reproduction (1). M. Peacock a noté l'atrophie dans plusieurs
cas d'éléphantiasis observés à l'hôpital des Lépreux de
Colombo, à Ceylan (2). Elle a également été remarquée
dans un cas de cette maladie, si rare en notre pays, qu'a
rapporté M. Lawrence (3), et dans un autre, que j'ai
observé à l'hôpital de Londres, et publié il y a plusieurs
années (4). Toutefois, sur un autre sujet, âgé de treize
ans, que j'ai soigné en 1849, et qui avait une éléphantiasis
incontestable, je n'ai pas trouvé de diminution dans le
volume des testicules.

Enfin, l'atrophie peut survenir consécutivement aux
lésions traumatiques de la tête. J'ai vu, il y a quelques
années, un malade qui, à la suite d'une blessure de ce
genre, eut en effet une atrophie des testicules, et vit
paraître sur chacun des côtés de la poitrine des tumeurs
semblables à des mamelles. C'était un homme de cinquante-neuf ans, marié et père de plusieurs enfants, qui
avait fait partie de la légion au service de la reine d'Es-
pagne. Il y avait environ deux ans et demi qu'en es-
sayant de franchir une tranchée, il était tombé à la
renverse et s'était blessé à la partie postérieure de la tête.
Pendant qu'il gisait à terre, il avait reçu un coup de

(1) *On morbid poisons*, p. 265.
(2) *Edinb. medical and surg. journal*, vol. III, p. 139.
(3) *Medico-chirurg. transact.*, vol. VI, p. 214.
(4) Voy. *Medical gazette*, vol. VII, p. 447.

baïonnette dans le côté et un coup de sabre sur le front. Après sa guérison, il était revenu en Angleterre. Depuis cet accident il avait complétement perdu sa virilité; il n'éprouvait aucun désir sexuel; sa verge était petite; son testicule droit s'était graduellement atrophié et n'était pas plus gros qu'une fève desséchée; le gauche avait également beaucoup diminué de volume. Quant au crâne, il paraissait légèrement aplati à la région occipitale.

Le baron Larrey rapporte l'observation d'un blessé, qu'une balle avait atteint à la nuque, en rasant la protubérance occipitale inférieure. Après la guérison, les testicules s'étaient atrophiés, le pénis s'était ratatiné et était devenu inactif. Le même auteur parle d'un homme de constitution robuste et aux passions vigoureuses, auquel un coup de sabre avait enlevé toute la partie convexe et saillante de l'occipital, en mettant à nu la dure-mère. Le malade avait perdu la vue et l'ouïe du côté droit; de plus, ses testicules avaient diminué sensiblement, et au bout de quinze jours ils s'étaient trouvés réduits, le gauche principalement, au volume d'une fève (1).

Lallemand a soigné un homme de trente ans, qui, dans l'expédition d'Alger, avait reçu un coup de sabre à la nuque. Ses testicules étaient atrophiés, et tout désir vénérien, comme toute érection, avait cessé (2).

Nous ne pouvons douter que, dans ces cas, la perte des désirs sexuels et l'atrophie des testicules n'aient été produits par la lésion du cerveau; et ils tendent évidem-

(1) *Mémoires de chirurgie militaire,* p. 262.
(2) *Pertes séminales involontaires,* t. II, p. 41.

ment à prouver que les fonctions de ces organes sont sous la dépendance de l'encéphale. Les physiologistes ne manqueront pas de remarquer la rapidité avec laquelle l'atrophie, dans quelques-uns d'entre eux, a suivi la blessure de la tête et le degré auquel elle est arrivée. Cette lésion en effet a été si remarquable qu'on ne peut l'attribuer qu'à l'extinction soudaine et complète des fonctions de la partie du cerveau dans laquelle réside l'instinct sexuel. Dans la vieillesse et dans les maladies de langueur, la perte des testicules est bien plus lente et ne devient jamais aussi prononcée que dans les cas de blessure du cerveau. D'un autre côté, certains hommes ont résisté pendant bien des années au désir d'accomplir l'acte vénérien, sans que pour cela leurs testicules aient matériellement diminué de volume. Nous avons vu enfin, que chez les animaux, les testicules rendus inutiles par l'interruption du canal déférent, n'éprouvaient pas une diminution aussi frappante que celle qu'on a observée dans les cas de lésion cérébrale chez l'homme.

L'étude étiologique de l'atrophie des testicules suffit pour prouver que, dans la plupart des cas, nous ne pouvons par aucun moyen exciter le développement ou arrêter la perte de cet organe, parce que la lésion est amenée par des causes que le chirurgien ne peut ni atteindre ni dominer. Dans quelques autres cas, comme dans ceux d'atrophie par compression, par gêne de la circulation, par blessure de la tête ou par affection cérébrale, nous pouvons, à l'aide de certains moyens judicieux, retarder la marche de l'atrophie. La connaissance des circonstances qui la produisent indique les moyens propres à en arrêter les progrès (1); mais le traitement qui convient alors sera mieux placé dans le chapitre intitulé : *Désordres fonctionnels du testicule.*

ADDITION A L'ARTICLE II (PAR LE TRADUCTEUR).

ANÉMIE TESTICULAIRE.

Je crois devoir appeler ici l'attention sur une lésion des testicules qui n'a pas été suffisamment signalée jusqu'à ce jour. M. Curling l'indique, il est vrai, à la page 69, en parlant de l'atrophie peu prononcée. Mais comme elle existe quelquefois sans atrophie appréciable, ou avec un changement de forme qui ne permet pas d'affirmer que le volume est réellement diminué, elle mérite d'être indiquée à part. Elle consiste en une pâleur très-prononcée du tissu glandulaire, pâleur due évidemment à la petite quantité de sang que recevait ce dernier. C'est pour cette raison que je me sers du mot *anémie testiculaire.*

Toutes les fois que j'ai rencontré cette anémie, les spermatozoïdes manquaient, tant dans le testicule lui-même que dans l'épididyme, le canal déférent et le reste des voies spermatiques.

Cette lésion peut être bilatérale, c'est-à-dire occuper les deux testicules. C'est ce qui a lieu dans les cas où le

---

(1) Nous verrons plus loin que l'une des causes les plus fréquentes de l'atrophie chez les adultes est le sarcocèle syphilitique. Or, on peut se demander si, chez les enfants et les jeunes sujets, cette lésion ne pourrait pas être la conséquence d'un sarcocèle syphilitique dû lui-même à une influence héréditaire. Si l'on avait quelque raison de croire à une étiologie de ce genre, ce serait un motif pour administrer l'iodure de potassium en vue de prévenir l'atrophie.

(Note du Traducteur.)

6

sujet a été affaibli par une longue maladie, et dans ceux où les deux côtés ont été envahis par des lésions analogues à celles dont je vais parler tout à l'heure.

Lorsqu'elle est unilatérale, ses caractères sont bien plus faciles à saisir, au moyen de la comparaison des deux testicules entre eux : on trouve sur l'un la substance séminifère rouge et sanguine, tandis que sur l'autre elle est pâle et presque dépourvue de sang ; dans les voies excrétoires du premier, il y a des spermatozoïdes, dans celles du second, il n'y en a pas. Toutes les fois que j'ai constaté cette anémie unilatérale, elle coïncidait avec une autre lésion, soit de la glande elle-même, soit de ses enveloppes.

Je l'ai notée, par exemple, sur un bon nombre de testicules tuberculeux, alors même que les tubercules étaient peu abondants, et que les tubes séminifères n'avaient pu être effacés par la compression. Je l'ai trouvée aussi dans deux cas de transformation fibreuse dont je n'ai pas connu l'origine, mais que j'ai été disposé à regarder comme consécutive à une affection syphilitique tertiaire.

J'ai surtout été frappé de sa coïncidence avec les maladies de la tunique vaginale. Dans cette forme particulière d'inflammation de la séreuse testiculaire qui donne lieu à la formation d'une fausse membrane sur son feuillet pariétal, et plus tard à un épanchement sanguin par la rupture des vaisseaux encore faibles de cette fausse membrane, il est très-ordinaire de trouver le testicule anémié ; je reviendrai sur ce point à propos de l'hématocèle. L'anémie est enfin très-habituelle, lorsque la vaginalite s'est terminée par l'oblitération complète de la séreuse. Sur dix pièces, au moins, sur lesquelles j'ai rencontré cette oblitération, et sur lesquelles aucune autre lésion du testicule n'existait, celle dont je parle était très-prononcée. On devinera sans peine l'intérêt que peut avoir le chirurgien à connaître cette coïncidence possible de l'anémie avec l'oblitération du sac vaginal, et j'aurai, plus loin, à l'occasion des hydrocèles, besoin de le faire remarquer de nouveau. Voici, d'ailleurs, comment j'explique cette coïncidence. A l'état normal, la répartition du sang se fait en quantité déterminée dans le testicule et dans la tunique vaginale; lorsqu'une maladie de cette dernière, ou une modification dans sa structure, appelle une plus grande quantité du fluide nourricier, la glande en reçoit moins, et n'en reçoit plus assez pour produire l'élément capital du produit de sécrétion, c'est-à-dire les spermatozoïdes.

J'appelle sur ce sujet les investigations des chirurgiens et des anatomistes. Mes observations né sont pas assez nombreuses pour m'autoriser à établir comme une règle générale, que l'anémie coïncide infailliblement avec l'oblitération qui suit la vaginalite, mais elles me permettent d'avancer que le fait est possible et n'est pas rare. Pour tirer de cette notion toutes les conclusions qui pourraient être applicables à la pratique, de nouveaux faits sont nécessaires; c'est pourquoi j'engage tous ceux qui en rencontreraient, à les enregistrer soigneusement.

CHAPITRE III.

BLESSURES DES TESTICULES.

Bien que les testicules, en raison de leur situation superficielle, soient plus exposés qu'aucun autre organe
glandulaire à l'action des corps extérieurs, ils échappent cependant d'une manière remarquable aux blessures,
par leur grande mobilité, qui leur permet de se soustraire
à la compression, comme aussi par la composition et la
résistance de leurs tuniques protectrices.

ARTICLE Ier.

CONTUSION ET PLAIES PAR INSTRUMENTS TRANCHANTS ET PIQUANTS.

Contusion. — Les testicules peuvent être contus dans
l'exercice de l'équitation, par le choc contre le pommeau
de la selle ; un grand nombre de maladies de ces organes
sont dues à ce genre d'accident. Parfois encore ils sont
fortement comprimés pendant le rapprochement des
cuisses, ou contus par un coup de pied ou toute autre
violence extérieure. Cette lésion entraîne ordinairement
un léger épanchement de sang dans la tunique vaginale
et le tissu cellulaire qui la double. Le sang infiltre aussi
quelquefois le cordon, et donne naissance à une hématocèle diffuse de cette partie ; il peut même, si la contusion a été très-violente, remonter le long du cordon jusqu'au rein. Petit rapporte un cas de contusion dans
lequel l'infiltration sanguine s'étendait jusqu'au diaphragme (1). La tunique albuginée est si dense et si ré-

______
(1) *Traité des maladies chirurgicales,* t. II, p. 479.

sistante qu'elle se déchire rarement et qu'elle protége au plus haut degré la substance glandulaire contre les violences extérieures.

Les effets immédiats de la contusion ressemblent beaucoup à ceux d'une blessure des viscères abdominaux, en raison des connexions qui lient les nerfs de ces derniers avec ceux du testicule (1): Le malade éprouve d'abord une douleur aiguë, qui s'irradie jusqu'aux lombes et l'oblige à plier le corps en avant pour se soulager; en même temps il ressent un malaise qui s'accompagne souvent de syncope, de vomissements et de sueurs froides. Ces premiers symptômes sont de peu de durée, et, dans beaucoup de cas, une fois qu'ils sont passés, le malade n'éprouve plus rien de fâcheux. Le sang infiltré se résorbe, et le testicule, après être resté sensible quelques jours, revient peu à peu à son état naturel. Le seul traitement nécessaire, dans ces cas légers, consiste dans le repos, l'emploi d'un mouchoir ou d'un suspensoir pour soutenir la région malade, et les lotions froides.

D'autres fois, la contusion est suivie d'une inflammation intense, qui compromet sérieusement l'organe et entraîne quelquefois son entière destruction; ou bien elle est le point de départ d'une maladie chronique, qui com-

---

(1) Un cas intéressant, cité par le docteur Schlesier, fait bien voir les relations sympathiques du testicule. Un homme bien portant, qui se battait dans l'obscurité, pousse soudainement un cri, tombe en convulsion, et meurt au bout de cinq minutes; on ne trouva à l'autopsie qu'une rupture des deux artères et veines spermatiques au niveau des anneaux inguinaux internes; le scrotum et les testicules avaient été arrachés par un des adversaires. (Paget, *Brit. and for. med. rev.*, 1844.)

mence peu de temps après l'accident, et se développe lentement. Une violente contusion des testicules peut les désorganiser si complétement, que la compression fut un des modes usités autrefois dans les palais de l'Orient pour enlever les attributs de leur sexe aux employés des harems (1) ; et je suis informé que, dans nos contrées, on met souvent ce moyen en usage pour châtrer les chevreuils, les agneaux et les veaux. Dupuytren rapporte également qu'en Normandie on prive les chevaux de leurs testicules par la compression (2). Ce moyen de castration n'est cependant pas très-sûr, car quelques-uns des tubes séminifères peuvent échapper à la lésion et aux effets de l'inflammation consécutive.

Plaies par instruments piquants et tranchants. — Elles n'ont ordinairement pas de suites graves. Ainsi le testicule a été parfois accidentellement blessé par un trocart ou une lancette, et ces blessures ont rapidement guéri. Dupuytren rapporte qu'en ponctionnant une hydrocèle dans laquelle le testicule était en avant, il piqua ce dernier et n'en fit pas moins trois injections ; l'inflammation qui survint fut modérée et le malade se rétablit. Ces lésions doivent être traitées plus ou moins activement selon les circonstances, et suivant que l'inflammation consécutive prend plus ou moins d'intensité. Mais le chirurgien doit se rappeler qu'elles ont ordinairement une terminaison favorable, et ne point désespérer trop tôt d'un testicule blessé, même gravement, par un instrument tranchant.

(1) Celui qu'on rendait eunuque de cette façon portait le nom de θλαδίας.

(2) *Leçons orales*, t. I.

Dans ces blessures, les tubes séminifères font quelquefois hernie à travers la tunique albuginée, et apparaissent entre les lèvres de la plaie du scrotum sous la forme d'escarres ou de flocons brunâtres. Le chirurgien doit y faire attention, car s'il tentait d'extraire les tubes herniés au lieu de les repousser dans le scrotum, il en ferait inévitablement sortir davantage et détruirait une partie de la glande.

ARTICLE II.

CASTRATION VOLONTAIRE.

On a vu des hommes étrangers à la chirurgie, comme le pieux Origène, s'enlever les deux testicules, et apporter dans l'accomplissement de cet acte une grande détermination et une remarquable indifférence pour la douleur. Il est assez naturel de penser que, pour se priver ainsi d'une faculté dont la possession est si hautement estimée par tous, et dont la perte dégrade singulièrement la condition de l'homme, il faut être dans un accès de folie; et cependant je suis très-disposé à croire qu'on n'est porté à un pareil acte que par un motif puissant, qui se rattache intimement aux fonctions génératrices et à l'abus coupable qu'on en a fait. Une investigation attentive peut toujours faire découvrir l'intervention d'une cause de ce genre. Dans quelques cas, par exemple, la tentative a été faite par des individus qui n'avaient pu se guérir du vice de la masturbation; tel fut, certainement, le motif déterminant dans les deux observations suivantes.

On apporta à l'hôpital de Londres, en juin 1832, un jeune homme de seize ans, qui était en état de syncope,

et se trouvait épuisé par une hémorrhagie que fournissaient deux plaies de la partie antérieure du scrotum ; chacune d'elles avait à peu près trois centimètres
de long, et était située sur le côté du raphé. On reconnut
qu'il n'y avait plus de testicules dans le scrotum ; et
voici les détails que donna plus tard ce jeune malade :
après avoir été plongé pendant une semaine environ dans
une sombre mélancolie, il avait résolu tout à coup, un
matin, de se porter à quelque acte de désespoir ; il avait
pensé d'abord à se couper la gorge, puis s'était déterminé
pour la mutilation suivante : il avait gagné une campagne du voisinage, et là, après s'être appliqué d'abord
une forte ligature à la racine du scrotum, il s'était fait
avec un canif une incision de trois centimètres d'étendue de chaque côté ; faisant alors sortir successivement les deux testicules par chacune des plaies, il avait
coupé les cordons et extirpé les glandes ; la perte de
sang avait été considérable, et il s'était efforcé de l'arrêter
en serrant davantage la ligature. Les testicules furent
retrouvés dans le champ où le fait s'était accompli. Le
malade assurait n'avoir éprouvé aucune douleur au moment de l'opération ; et quoiqu'il n'assignât aucun motif
positif au choix qu'il avait fait du mode d'exécution, il
avoua cependant qu'il avait lu dans une Encyclopédie le
récit d'une castration. Le cordon avait été divisé d'un
côté au niveau même du testicule, et de l'autre à environ trois centimètres au-dessus. On fit la ligature des
artères spermatiques, et en trois semaines les blessures
furent complétement guéries. Ce malade ne manifesta
aucun symptôme d'aliénation durant son séjour à l'hôpital ; il était gai et bien portant, parlait et plaisantait sur

sa situation, sans paraître éprouver aucun chagrin de la perte qu'il avait faite.

Un homme de vingt-deux ans, qui s'était coupé les deux testicules, fut apporté en janvier 1836, à l'hôpital de Londres. Il s'était enlevé une petite portion des téguments, et ayant fait sortir les testicules par cette plaie, il les avait excisés, après avoir, au préalable et pour éviter l'hémorrhagie, lié fortement avec une ficelle les cordons spermatiques. Ceux-ci s'étaient rétractés dans le canal inguinal, et M. Adams, qu'on appela pour donner les premiers soins, fut obligé d'introduire les doigts dans la plaie et d'attirer les cordons en bas, afin de lier séparément chacun des vaisseaux qui fournissaient du sang. Cet homme avoua qu'il se livrait continuellement à la masturbation et que c'était pour se débarrasser de cette déplorable habitude, qui troublait sa conscience, qu'il avait résolu de s'enlever les testicules. La blessure guérit sans aucun accident.

Je dois à M. C. Hawkins les détails qu'on va lire sur un cas qui s'est présenté à l'hôpital Saint-Georges. Un homme d'environ soixante ans, très-malheureux, et pensionnaire d'un asile d'indigents dans le voisinage de Londres, où il était employé comme maître d'école, allait en être renvoyé parce qu'il avait eu des relations avec une idiote de la même maison; voulant alors, a-t-il dit, se débarrasser des organes qui avaient causé sa perte, il s'était enlevé complétement avec un rasoir les testicules et une portion considérable du scrotum. Un médecin, qui fut appelé immédiatement, avait lié les artères spermatiques, et envoyé le blessé à l'hôpital avec ses testicules dans un papier. M. Hawkins fit la ligature d'un petit vaisseau qui donnait du sang, et réunit la plaie des bourses à l'aide d'une suture. La guérison eut lieu sans aucun symptôme fâcheux. Le malade quitta l'hôpital parfaitement guéri au bout de cinq semaines environ ; on n'a plus entendu parler de lui.

M. Liston rapporte qu'un jeune garçon d'Edimbourg qui voulait mener, suivant son expression, « une vie sainte, » s'était présenté à lui pour se faire châtrer. M. Liston lui conseilla d'attendre quelque temps encore, en lui donnant pour motif que, comme sa croissance n'était pas achevée, les testicules pourraient bien se reproduire. Dans une seconde entrevue, l'opération fut de nouveau ajournée, sous prétexte de l'âge. Quelques jours plus tard, ce jeune homme se présenta un soir chez M. Liston après avoir tenté de s'opérer lui-même avec un canif. L'un des testicules était complétement mis à nu et ne tenait plus que par le cordon ; le malade disait « qu'il lui avait répugné de couper le cordon. » On pansa la blessure, et ce garçon fut adressé à un prêtre qui devait l'admonester, mais il eut soin de n'y point revenir (1).

M. Reid, chirurgien à Markinch, raconte avoir été appelé auprès d'un jeune garçon, cordonnier, âgé de dix-sept ans, qui avait essayé de se châtrer avec un couteau très-pointu. Le testicule droit pendait en dehors du scrotum par une plaie très-nette, d'environ cinq centimètres de longueur ; la tunique vaginale était coupée dans l'étendue d'un centimètre et demi, et la partie postérieure du testicule était un peu dilacérée. Ce dernier fut replacé dans le scrotum, la plaie fut réunie, et la guérison était

(1) *Lancet,* vol. I, 1838-39, p. 38.

complète au bout de trois semaines environ. Le malade s'était laissé aller à cette extravagance, parce que depuis quelque temps il avait eu des pollutions si fréquentes et si copieuses, que son maître l'avait querellé pour avoir souillé ses draps; l'abondance de l'hémorrhagie l'avait empêché de terminer l'opération (1).

Dupuytren mentionne le cas d'un vieillard marié à une femme jeune et coquette, dont il avait de bonnes raisons pour se plaindre. Décidé à se détruire, il s'extirpa les deux testicules. La guérison fut rapide; mais ce maniaque se noya peu de temps après (2).

Enfin, à tous ces cas curieux de castration volontaire, on peut ajouter le suivant, que M. le docteur de Lonjon, de Tours, a communiqué à la Société médico-pratique de Paris (*Union médicale*, t. IX, n° 129). Ce chirurgien fut appelé, en août 1854, auprès d'un homme de trente-deux ans, pour une hémorrhagie que fournissait une plaie du scrotum, et qui venait d'être arrêtée au moyen du perchlorure de fer. Il apprit que le malade avait eu, au collége, l'habitude de la masturbation; qu'à l'âge de vingt-quatre ans, il avait été tourmenté par des érections prolongées et douloureuses, suivies d'éjaculation; et que ces phénomènes s'accompagnaient d'une douleur excessive dans les organes génitaux, surtout dans le testicule gauche. Après avoir inutilement essayé divers remèdes, et pressé son médecin de lui enlever le testicule doulou-reux, dans la pensée que c'était le seul moyen de mettre un terme à ses souffrances, il avait exécuté lui-même cette castration dont il avait appris, dans un livre de mé-

(1) *Edinb. med. and surg. journal*, juillet 1837, p. 93.
(2) *Leçons orales*, t. II.

decine, le manuel opératoire et le traitement consécutif.
La plaie s'était cicatrisée au bout de trois mois. Après
une période de rémission, les érections et les souffrances
qui semblaient en être inséparables, reparurent avec
une intensité nouvelle. Le testicule droit devint à son
tour tellement douloureux, que le malade, le considérant
comme le véritable siége de son mal, se décida à l'enlever. Après une nuit passée, comme à l'ordinaire, sans
sommeil, il se leva, prit une paire de ciseaux, fit une incision sur le scrotum, disséqua, couche par couche, les
enveloppes du testicule, mit à découvert ce dernier et le
cordon, et les isola. Il plaça alors une ligature autour du
cordon ; mais par malheur, en coupant celui-ci, il coupa
aussi la ligature, ce qui donna lieu à une violente hémorrhagie. Sans perdre son sang-froid, il plaça son doigt
sur l'artère ouverte, alla jeter son testicule dans les lieux
d'aisance, après quoi il appela du secours ; car il continuait, malgré la compression, à perdre son sang, mais
non point sa présence d'esprit. Au bout d'un mois environ, la plaie était cicatrisée et le malade quittait la ville
de Tours (1).

Il résulte de tout ce qui précède, que ces cas de mutilation volontaire se terminent d'ordinaire favorablement,
et que l'état mental, sous l'influence duquel la blessure
est produite, n'apporte aucun obstacle à la guérison.

(1) Dans le texte anglais, cette observation se trouve à l'appendice
(p. 515).

CHAPITRE IV.

HYD...

On donne le nom d'*hydro*... aux tumeurs qui sont formées par une collection de li...de au voisinage du testicule ou du cordon spermatiqu...

Le tableau suivant en indiqu...es différentes formes, les variétés et les complications.

HYDROCÈLE	DU TESTICULE..	vaginale......	simple. congénitale.
		enkystée.....	de l'épididyme. de la tunique albuginée.
	DU CORDON SPERMATIQUE.....	diffuse. enkystée.	
	COMPLIQUÉE....	vaginale compliquée.	d'une H. enkystée du testicule. d'une H. enkystée du cordon. d'une H. diffuse du cordon.
		oschéo-hydrocèle	H. vaginale compliquée de hernie inguinale. H. enkystée du cordon, compliquée de hernie inguinale.
	DU SAC HERNIAIRE......	vraie. fausse.	

ARTICLE Ier.

HYDROCÈLE VAGINALE SIMPLE DU TESTICULE.

Comme toute cavité séreuse, le sac de la tunique vaginale peut devenir le siége d'une hydropisie. Mais avant de parler de cette affection, je dois présenter quelques observations sur l'inflammation de la tunique vaginale, ou *hydrocèle aiguë*, comme on l'appelle quelquefois.

I. — Les phénomènes inflammatoires de la tunique vaginale ressemblent à ceux des autres séreuses. Cependant, comme cette membrane enveloppe un organe qui n'est pas essentiel à la vie, l'anatomo-pathologiste a rarement occasion de l'étudier dans l'état d'inflammation aiguë. Sur un testicule que j'ai examiné peu de temps après une atteinte d'orchite aiguë, j'ai trouvé la surface interne de la tunique vaginale recouverte d'une exsudation fibrineuse, d'aspect réticulé, analogue à celle qu'on voit souvent sur le péricarde enflammé. Dans un cas d'orchite aiguë consécutive à une orchite chronique, les surfaces opposées de la tunique vaginale étaient réunies par des fausses membranes molles, de couleur rougeâtre et infiltrées de sérosité sanguinolente. La tunique vaginale était abondamment vascularisée, et l'on pouvait en deux ou trois points suivre les vaisseaux qui pénétraient dans les fausses membranes. Dans l'inflammation de la tunique vaginale, l'épididyme est en général plus ou moins tuméfié. Il existe au musée du Collége des Chirurgiens une préparation d'hydrocèle admirablement injectée, sur laquelle on voit les effets d'une inflammation qui avait été consécutive à l'application du caustique. Elle est représentée dans la figure 4 : une partie du sac vaginal est enlevée pour laisser voir le gonflement de l'épididyme et l'ouverture faite par le caustique ; sa surface interne est tapissée de flocons de lymphe plastique. Le sac d'une hernie inguinale se voit au-dessus de l'hydrocèle.

Le testicule, malgré ses connexions avec la séreuse

enflammée, reste sain, alors même que l'épididyme participe à la maladie. M. Gendrin (1) donne de ce fait l'explication suivante : le tissu cellulaire sous-séreux participe toujours à l'inflammation des membranes séreuses ; lorsqu'il pénètre dans l'intérieur d'un organe, il y transmet l'action inflammatoire ; mais quand il n'y pénètre pas, et que l'organe sousjacent à la séreuse a une structure différente de celle du tissu cellulaire, l'extension de l'inflammation n'a plus lieu. Ainsi, dans les cas de vaginalite, l'épididyme s'enflamme, parce que son tissu cellulaire et celui de la séreuse sont à peu près continus, tandis que la tunique albuginée empêche la maladie de se propager au corps du testicule : c'est ce qui explique comment on voit si rarement ce dernier organe souffrir

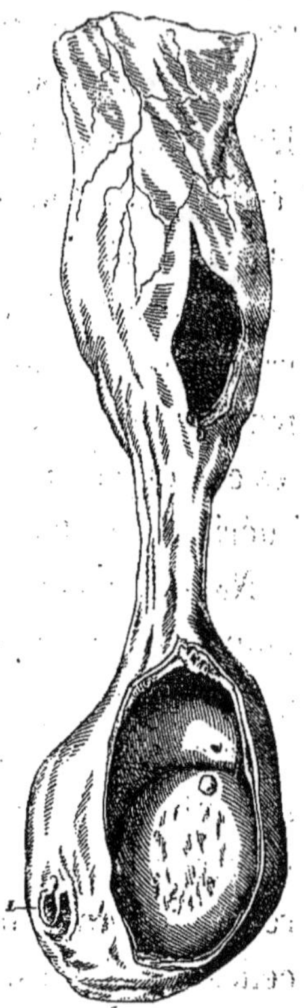

Fig. 4.

de la vaginalite provoquée par l'injection, et comment, d'un autre côté, l'épididyme est rarement enflammé sans que la phlegmasie se propage bientôt à la tunique vaginale (2).

(1) *Journal général de médecine*, etc., t. LVIII, p. 25, cité d'après Gendrin, *Histoire anatomique des inflammations*, t. I, p. 143.

(2) L'habile écrivain qui, dans le *Brit. and foreign med. rev.*, a rendu compte de ma première édition, a commenté ces vues de Gendrin, auxquelles je donnais mon approbation, et a signalé les remarques suivantes de sir A. Cooper : « En général, j'observe que dans les cas où des traces d'inflammation, des adhérences, par exemple,

La fibrine exsudée par le fait de l'inflammation établit souvent, entre les feuillets opposés de la séreuse, des adhérences qui, plus tard, deviennent solides et épaisses, et peuvent même se transformer en un tissu fibreux dense. Leur principal inconvénient est d'exposer davantage le testicule aux conséquences des lésions traumatiques, puisqu'il ne peut plus échapper aussi facilement qu'autrefois à la compression. Lorsque l'inflammation de la tunique vaginale est très-intense, elle peut se terminer par suppuration ; mais cette terminaison n'a guère lieu que dans les cas où elle a été artificiellement provoquée pour la guérison de l'hydrocèle.

Non-seulement la vaginalite est l'affection la plus commune du scrotum, mais c'est aussi l'une de celles auxquelles le corps humain est le plus exposé. Elle a lieu dans un certain nombre des maladies de la glande, et surtout dans l'orchite, et sa fréquence explique les adhérences entre les surfaces opposées de la séreuse, adhérences qu'on rencontre à peu près aussi souvent que celles des plèvres. En examinant des testicules de vingt-quatre adultes, j'ai trouvé neuf fois des adhérences plus

existent sur les tuniques du testicule, le tissu de la glande est modifié, ses cloisons fibreuses sont plus apparentes, les tubes séminifères semblent moins nombreux et sont évidemment beaucoup moins volumineux, et grand nombre d'entre eux sont transformés en cordons. » (Cooper, *On diseases of the testis*, p. 23.) Mes observations sont complétement en désaccord avec cette assertion. J'ai si fréquemment vu des traces d'inflammation de la tunique vaginale coïncider avec une intégrité parfaite du testicule, que, contrairement à l'autorité imposante d'A. Cooper, je dois regarder plutôt comme une exception que comme une règle la coexistence d'altérations du testicule dans ces cas. On rencontre ces dernières quand la maladie a primitivement débuté par la glande.

ou moins étendues, soit d'un seul côté, soit des deux. Sur les testicules de cinquante-neuf vieillards, M. Duplay a trouvé dix-sept fois des adhérences, sept fois à droite, six fois à gauche, et quatre fois des deux côtés (1).

Les symptômes produits par l'inflammation aiguë de la tunique vaginale, et le traitement propre à la faire disparaître, seront suffisamment indiqués à propos de l'orchite aiguë consécutive, dont elle est une complication très-fréquente.

II. — *L'hydrocèle vaginale*, proprement dite, est une affection essentiellement chronique. Le liquide qui la forme est ordinairement transparent, d'une teinte ambrée, jaune pâle, citrine ou paille, et semblable au sérum du sang ; quelquefois il est épais et rendu brunâtre par la présence du sang. D'après l'analyse du docteur Marcet (2), cinquante grammes de cette sérosité, d'une densité de 1024,3 contenaient quatre grammes de matières solides, dont les sept dixièmes étaient de nature animale, et le reste consistait en substances salines ; d'où l'on voit qu'elle ne différait du sérum du sang que par une proportion un peu moindre de substances animales. Dans l'analyse qu'il a faite du liquide de l'hydrocèle, le docteur Bostock (3) a trouvé que 100 parties, d'une densité de 1024, contenaient :

Eau	91,25
Albumine.................	6,85
Matière non coagulable...	1,10
Sels.....................	0,80
	100,00

(1) *Archives générales de médecine*, août 1855.
(2) *Medico-chirurg. trans.*, vol. II, p. 372.
(3) *Medico-chirurg. trans.*, vol. IV, p. 72.

7

On trouve quelquefois des flocons albumineux flottants dans le liquide; on peut y voir aussi, surtout chez les vieillards, de la cholestérine sous la forme d'une multitude de paillettes ténues et brillantes. 570 grammes d'un liquide brun foncé, plein de ces particules, que j'avais retiré d'une hydrocèle ancienne, contenaient environ 45 centigrammes de cholestérine. En examinant l'un des testicules d'un homme de couleur, mort à un âge avancé, j'ai trouvé la tunique vaginale et les tissus qui la recouvrent très-épais, très-fermes et tapissés de dépôts cartilagineux et osseux; elle contenait en outre 12 grammes d'une substance brune épaisse, qui était presque entièrement composée de cholestérine. C'était, sans doute, une hydrocèle très-ancienne, dont les parties les plus liquides avaient été résorbées, tandis que la cholestérine était restée dans la poche épaissie.

La quantité de sérosité qui peut s'accumuler dans l'hydrocèle est très-variable. Dans nos contrées, elle n'excède guère 600 grammes, bien qu'on l'ait vue s'élever à plusieurs litres. La plus grande proportion que j'aie rencontrée est celle de 1440 grammes. On dit que Cline en a extrait près de sept litres à l'historien Gibbon (1). On voit dans le tableau de 1,000 cas d'hydrocèles, dressé par le docteur Dujat, à l'hôpital des Natifs de Calcutta, que la quantité de sérum évacué a varié de 300 grammes à plus de 3,000. Sur 370 hydrocèles doubles, le liquide était plus abondant 109 fois à droite et 128 fois à gauche. Dans un peu plus du tiers des 630 cas d'hydrocèle simple, il y avait moins de 320 grammes de liquide;

____

(1) Sir A. Cooper's *Lectures*, édit. Tyrrel, vol. II, p. 92.

dans les deux septièmes, il y en avait de 320 à 600 ; dans un tiers environ, de 600 à 1,400, et dans 18 cas la quantité variait de 1,500 à plus de 3,000 (1).

Dans l'hydrocèle simple, le testicule se trouve ordinairement à la partie postérieure et un peu au-dessous du centre de la tumeur ; mais sa position présente des variétés. Il se peut qu'avant l'apparition de la maladie, la tunique vaginale ait été enflammée et que sa partie antérieure ait contracté des adhérences avec le testicule ; dans ce cas la sérosité s'accumulerait de chaque côté, ou bien au-dessus et au-dessous. Cette position de la glande en avant peut encore résulter d'une inversion primitive (voy. page 62) ; sa surface libre regardant alors en arrière, le liquide s'accumule dans cette direction et refoule le testicule en avant. On a admis que des fausses membranes pouvaient, en circonscrivant des espèces de petits sacs secondaires, former ce qu'on a appelé l'*hydrocèle multiloculaire*, et que parfois les kystes ainsi constitués n'avaient pas de communication entre eux. J'ai vu deux fois une cloison membraneuse qui séparait en deux cavités distinctes le sac d'une hydrocèle, et qui était formée par des fausses membranes ; mais une telle séparation est extrêmement rare, et je crois que ce qu'on a appelé hydrocèle multiloculaire est en général ou une variété de l'hydrocèle enkystée, ou une coïncidence de l'hydrocèle vaginale avec l'hydrocèle enkystée.

On rencontre souvent dans les hydrocèles une espèce de sac ou de poche accessoire, qui n'a pas été décrite.

____

(1) *Gazette médicale de Paris*, 1838, p. 562.

Elle est située en dedans du testicule; mais son ouverture se trouve toujours en dehors, entre cet organe et le milieu de l'épididyme. Ce sac, dont le volume varie beaucoup, est formé par la distension du cul-de-sac qui

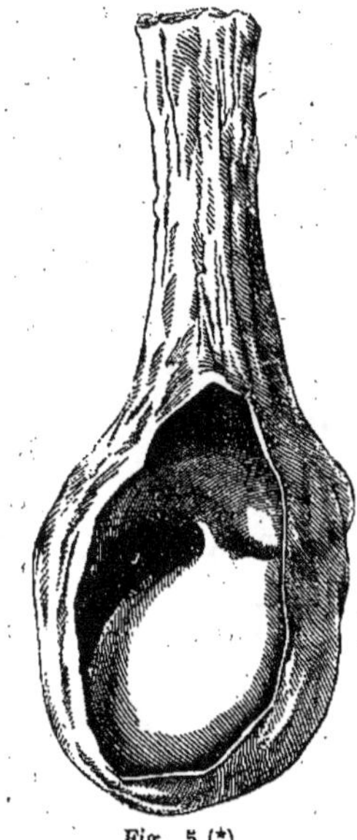

Fig. 5 (*)

existe normalement en ce point. On voit au Musée de Hunter deux exemples de cette espèce de poche; l'un d'eux est représenté dans la figure 5. Dans un cas de hernie congénitale, dont le sac contenait beaucoup de fausses membranes, j'ai trouvé une fois que l'ouverture située entre le corps du testicule et l'épididyme conduisait dans une cavité qui remontait à trente-cinq millimètres le long du cordon. Lorsque l'hydrocèle est volumineuse, l'épididyme est habituellement allongé et déplacé, et sa partie moyenne s'est éloignée du testicule. En pareil cas, on ne trouve pas la poche accessoire dont il était question tout à l'heure.

Dans les hydrocèles anciennes, le sac est souvent épaissi, et les tissus qui l'enveloppent sont convertis en couches fibreuses denses, semblables à celles qu'on voit ordinairement autour des sacs herniaires. Les fibres du crémaster ont pris en même temps un développement remarquable. Cependant il n'en est pas toujours ainsi ; j'ai même vu ce muscle atrophié dans certaines hydrocèles volumineuses. Le sac acquiert parfois une consis-

(*) Fig. 5. 1, orifice de la poche située entre le corps du testicule et le milieu de l'épididyme.

tance cartilagineuse, et peut même s'ossifier au bout de plusieurs années. L'épaississement et l'induration dont il s'agit sont surtout dus à des dépôts fibrineux sur la portion pariétale de la tunique vaginale, et à leur trans-formation en une fausse membrane qui devient fibreuse ou fibro-cartilagineuse, et qui, dans les cas où la maladie est très-ancienne, contient des molécules calcaires. Ces modifications ont été bien décrites par M. Gosselin, qui a remarqué que la fausse membrane s'arrêtait quelquefois à l'épididyme sans se continuer sur le testicule (1). Dans plusieurs cas, cependant, je l'ai suivie sur le testicule où elle formait, il est vrai, une couche plus mince que sur la séreuse.

Il y a dans le Musée de Hunter une préparation sur laquelle une bande fibreuse longue et étroite s'étend de la partie antérieure du testicule à la tunique vaginale, en traversant la cavité de cette dernière (fig. 6). On suppose qu'elle s'est formée à la suite d'une blessure du testicule au moment d'une ponction.

Dans toutes les hydrocèles volumineuses, les vaisseaux spermatiques sont séparés et déplacés. La substance glandulaire du testicule est habituellement saine, apte à remplir ses fonctions, et la maladie est rigoureusement limitée à la séreuse d'enve-

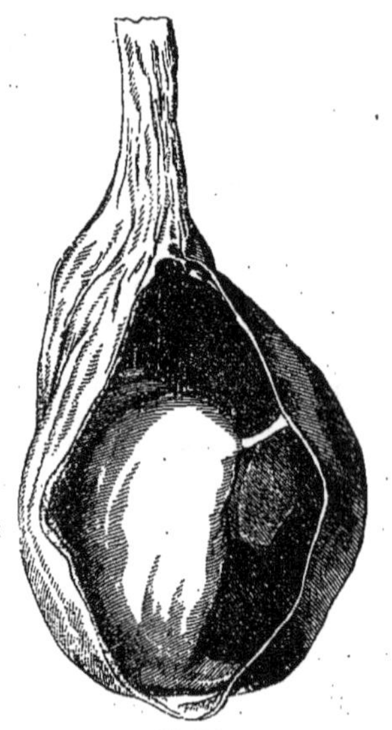

Fig. 6.

(1) Voir plus loin l'addition à l'Hématocèle.

loppe. Toutefois, le testicule est souvent un peu modifié dans sa forme, et aplati par la compression qu'exerce sur lui le liquide épanché ; cette compression peut même aller jusqu'à produire une atrophie partielle (1).

L'hydrocèle est une maladie très-commune, dans toutes les classes de la société et dans tous les climats. Mais on l'observe plus particulièrement dans les pays chauds. Beaucoup d'auteurs ont signalé sa fréquence aux Indes orientales et occidentales.

Elle se montre à toutes les périodes de la vie, mais plus souvent dans la tendre enfance et dans l'âge adulte qu'à une époque plus avancée. Elle est assez commune dans les premières semaines qui suivent la naissance. Sur soixante hydrocèles, M. Velpeau en a trouvé :

<pre>
Entre 15 et 20 ans   3
  — 20 — 30 —   13
  — 30 — 40 —   11
  — 40 — 50 —   16
  — 50 — 60 —   10
  — 60 — 70 —   6
  — 70 — 80 — ....   1 (2).
</pre>

Dans une statistique de mille cas d'hydrocèles, traitées par les injections iodées à l'hôpital des Natifs de Calcutta, on voit qu'aucun des malades opérés n'avait moins de dix-huit ans ; un vingt-quatrième environ n'avaient pas plus de vingt ans ; un peu plus d'un seizième avaient de vingt-un à vingt-cinq, un peu moins de la moitié de vingt-huit à trente-cinq, un peu plus du quart

____

(1) Dans quelques cas de ce genre, j'ai trouvé la substance glandulaire pâle et anémiée, et la sécrétion des spermatozoïdes n'avait plus lieu.   (*Note du Traducteur.*)

(2) *Presse médicale*, mai 1837.

étaient âgés de trente-six à quarante-cinq; et un dix-huitième avaient dépassé quarante-six ans.

Tableau statistique de 1000 cas d'hydrocèles traités par les injections iodées à l'hôpital des Natifs de Calcutta, du 1er janvier 1836 au 5 janvier 1838, dressé d'après les registres par M. Dujat (1).

AGES.	CAS D'HYDROCÈLE UNIQUE.			HYDROCÈLES DOUBLES.	TOTAL.
	Droit.	Gauche.	Total.		
De 18 à 20 ans .	14	11	25	16	41
De 21 à 25 ans .	51	58	109	64	173
De 26 à 35 ans .	147	147	294	179	473
De 36 à 45 ans .	72	95	167	90	257
De 46 à 59 ans .	17	6	23	20	43
De 60 à 70 ans .	4	8	12	1	13
	305	325	630	370	1000

L'hydrocèle est quelquefois double, mais le plus souvent elle se montre d'un seul côté, et on dit généralement qu'elle est plus fréquente à gauche qu'à droite. Depuis quelques années, j'ai enregistré tous les cas qui se sont présentés à mon observation dans la pratique publique et privée. Sur cent quinze hydrocèles simples, cent neuf étaient uniques et six doubles. Parmi les premières, soixante-cinq étaient à droite et quarante-quatre à gauche. Ce résultat, qui donne une prédominance marquée pour le côté droit, est en désaccord avec les observations de MM. Velpeau, Gerdy et Dujat, qui ont trouvé la maladie plus fréquente à gauche. L'hydrocèle des jeunes enfants est ordinairement unique, et, d'après mon expé-

(1) *Gazette médicale de Paris*, t. XVI, 1838, p. 561.

rience, plus commune à droite. J'ai vu, cependant, quelques cas d'hydrocèle double à cette période peu avancée de la vie.

On regarde habituellement l'hydropisie de la tunique vaginale comme une affection toute locale, qui résulte d'un trouble de l'équilibre si exactement combiné entre les fonctions de sécrétion et d'absorption. En effet, les causes qui lui donnent naissance ressemblent à celles qui, en général, tendent à produire l'épanchement dans les autres séreuses. Ce sont toutes les circonstances qui déterminent un afflux de sang vers les bourses, ou qui s'opposent au retour de ce liquide vers le cœur, et celles qui agissent en troublant d'une façon quelconque la circulation de la glande séminale. Si, d'autre part, on considère que le testicule est dans une position déclive, que ses vaisseaux sont exposés à l'oblitération et que ses fonctions sont intermittentes, on n'aura pas de peine à expliquer la fréquence de cette affection.

L'hydrocèle se développe quelquefois après un effort violent ou une grande fatigue, ou bien à la suite d'une contusion qui a été trop faible pour attirer l'attention dans le principe. Souvent elle semble devoir son origine à une légère inflammation de la tunique vaginale ; on se rappelle qu'on a constaté dans le sac de certaines hydrocèles, les traces d'une phlegmasie antérieure. A l'autopsie d'un homme mort d'apoplexie à quarante-neuf ans, j'ai trouvé environ soixante grammes de sérosité dans la cavité vaginale des deux testicules, avec plusieurs adhérences anciennes, et quelques points indurés et épaissis sur la portion viscérale de la séreuse. J'ai observé un aspect analogue dans des hydrocèles commençantes, et d'autres fois j'ai vu des cavités multiloculaires imparfaites, avec des brides et une induration de l'épididyme ; toutes lésions qui montraient clairement que ces parties avaient été le siége d'une inflammation.

Dans quelques cas, l'hydrocèle s'est accompagnée de phénomènes qui m'ont conduit à soupçonner qu'elle se liait soit directement, soit par sympathie à une affection de l'urèthre ; telle qu'un rétrécissement ou une inflammation chronique.

Elle peut résulter encore de l'irritation causée par des corps étrangers dans la tunique vaginale, produits qui s'y rencontrent plus souvent qu'on ne le suppose généralement.

Lorsque la circulation est troublée par une affection du cœur, la tunique vaginale est moins souvent atteinte d'hydropisie que les autres séreuses, l'arachnoïde exceptée ; ceci s'explique par la compression qu'exerce autour du testicule l'accumulation du liquide dans le scrotum, et par le soutien qui en résulte pour les vaisseaux spermatiques. Pourtant, dans les cas d'anasarque générale, j'ai fréquemment trouvé un léger épanchement vaginal coïncidant avec l'œdème du scrotum.

Quand le liquide amassé dans la tunique vaginale s'accompagne de gonflement du testicule, la maladie prend le nom d'*hydrosarcocèle*. Cette affection est habituellement consécutive à l'orchite chronique ; mais elle peut être constituée aussi par d'autres tumeurs, les unes malignes, les autres bénignes. Dans ces cas, l'altération du testicule est la lésion primitive, et le point de départ de l'irritation qui amène la sécrétion anormale de la séreuse.

Symptômes. —L'hydrocèle simple forme une tumeur

élastique, ovale ou pyriforme, fluctuante, à surface lisse et unie, qui commence par la partie inférieure du scrotum, et augmente peu à peu sans causer de douleur. Sa partie postérieure est ferme et solide, une forte pression sur elle détermine la sensation particulière que fait éprouver la compression du testicule. Cette tumeur est mobile, mais ne diminue pas sous l'influence de la pression, même dans la position horizontale. Tant qu'elle n'est pas très-volumineuse, le cordon spermatique peut être senti au-dessus d'elle. Examinée à la lumière transmise, elle est plus ou moins transparente dans tous ses points, excepté dans celui qu'occupe le testicule, et dont l'opacité indique précisément la position de cette glande. Quand elle est d'un volume considérable, les téguments sont très-tendus, et les veines sous–cutanées saillantes et dilatées. Le pénis est en partie ou en totalité englobé dans la tumeur, la peau qui l'enveloppe est attirée vers le scrotum, et l'orifice du prépuce a quelque ressemblance avec l'ombilic. L'hydrocèle, même lorsqu'elle est volumineuse, est habituellement indolente; cependant son poids et son volume donnent lieu à quelques inconvénients, et en particulier, si la tumeur n'est point soutenue, la traction qu'elle exerce sur le cordon spermatique occasionne des douleurs de reins.

La marche de l'hydrocèle varie suivant les individus : chez les uns elle n'atteint qu'au bout de plusieurs mois le volume que, chez d'autres, elle acquiert en quelques semaines. Mais cette marche est généralement lente; douze et même dix-huit mois peuvent s'écouler avant que la tumeur atteigne l'anneau inguinal. Quelquefois, après être arrivée à un certain volume, elle cesse d'augmenter, tandis que, dans d'autres cas, son accroissement continue avec lenteur. Elle acquiert rarement un volume très-considérable, parce que le malade se fait traiter dès qu'il est trop gêné. Si elle était abandonnée à elle-même, elle pourrait à la longue devenir assez grosse pour atteindre les genoux. Mursinna rapporte un cas (1) dans lequel la tumeur avait vingt-sept pouces de long et dix-sept de large ; c'est, je crois, l'hydrocèle la plus volumineuse qu'on ait observée.

Les symptômes peuvent se modifier de diverses manières : quelquefois, et particulièrement chez les enfants, la tunique vaginale se continue dans une certaine étendue le long du cordon ; l'hydrocèle, si elle a lieu en pareil cas, prend la forme d'une pyramide allongée, le testicule est relativement plus bas que dans les cas ordinaires, et parfois on voit au milieu de la tumeur un resserrement circulaire qui lui donne la forme d'un sablier. Ce resserrement se trouve juste au-dessus du testicule et correspond au point où se fait habituellement l'oblitération du péritoine ; il est quelquefois dû à des adhérences filamenteuses établies entre les feuillets opposés de la tunique vaginale. Quand le sac et les tissus qui le recouvrent cèdent inégalement à la pression du liquide, la surface de la tumeur, au lieu d'être lisse et uniforme, est irrégulière et inégale. S'il y a inversion du testicule (voy. p. 49), les rapports sont changés, et la glande, au lieu de se trouver en arrière, répond à la partie antérieure de la tumeur. Lorsque la poche est flasque et incomplétement distendue, on peut aisément sentir le testicule, quelle

____

(1) *Neue medicinische-chirurgische.*

qu'en soit la position ; c'est ce qui a lieu souvent chez les enfants. La fluctuation est quelquefois obscure, et peut même manquer tout à fait, à cause de la tension et de l'épaisseur du sac et des couches qui l'enveloppent.

Pott fait observer que « la transparence de la tumeur « en est le signe le plus trompeur et le plus incertain, « parce qu'il ne dépend pas tant de la quantité, de la « couleur et de la consistance du liquide, que de l'épais-« seur plus ou moins grande des enveloppes. Lorsque ces « dernières sont minces, que le liquide est limpide, et que « l'épanchement s'est fait assez rapidement pour que la « tunique vaginale n'ait pas eu le temps de s'épaissir, les « rayons lumineux peuvent certainement passer à tra-« vers la tumeur; mais cette réunion de circonstances est « exceptionnelle, et il ne faut pas compter qu'elle se ren-« contrera souvent. Quiconque veut connaître cette ma-« ladie doit apprendre à la distinguer à d'autres signes « plus certains, sans quoi il pourrait commettre des er-« reurs fâcheuses (1). » La transparence, comme signe de l'hydrocèle, n'est pas appréciée à sa juste valeur dans les lignes qui précèdent. Il est certain que le chirurgien doit pouvoir reconnaître la maladie sans ce moyen, dont l'absence en effet ne prouve pas contre l'existence d'une hydrocèle. Mais il ne serait pas rationnel de rejeter, par cette seule raison qu'il peut manquer, le secours d'un phénomène qui, lorsqu'il existe, constitue l'un des signes les plus certains de la maladie. Aujourd'hui, il est peu de chirurgiens, même parmi les plus expérimentés, qui n'aient recours, en cas de doute, à ce simple et facile

____

(1) *OEuvres*, in-4, p. 394.

moyen d'investigation. D'ailleurs, indépendamment des avantages qu'on retire de la transparence pour le diagnostic, elle permet de reconnaître la position exacte du testicule, ce qui est toujours important avant de commencer une opération ; dans les cas d'hydrocèle enkystée ou d'inversion du testicule, elle fait découvrir la situation anormale de la glande et empêche de la blesser. Pour chercher la transparence, on se place dans l'obscurité, on dispose une lumière de telle sorte que la tumeur, saisie d'une main, soit interposée entre l'œil et cette lumière ; tandis que le bord de l'autre main, s'appliquant exactement sur le contour de l'hydrocèle, intercepte en cet endroit le passage de la lumière. Un point opaque indique la présence du testicule et permet de déterminer exactement sa situation. Dans les cas où les parois du kyste sont épaissies, et dans ceux où le liquide est très-foncé, j'emploie avec avantage le stéthoscope ordinaire, dont une extrémité est posée sur la partie de la tumeur opposée à la lumière, pendant que le chirurgien place un des yeux à l'autre extrémité ; on peut de cette manière constater parfaitement la transparence.

L'accroissement de l'hydrocèle s'accompagne quelquefois d'une certaine douleur locale qu'on a attribuée à la compression d'un nerf ou à la présence de corps cartilagineux. En général, quand cette douleur existait, j'ai trouvé que l'épanchement devait son origine à une maladie du testicule et était entretenu par elle, et que, se formant rapidement, il avait distendu la tunique vaginale trop vite pour qu'elle eût eu le temps de se prêter à cette condition nouvelle.

Une hydrocèle peut varier de volume, être, par exemple, plus grosse et plus tendue le soir que le matin à la sortie du lit. Je n'ai pas observé ce fait par moi-même; mais il m'a été si souvent signalé par les malades, qu'il n'est pas douteux pour moi; et puisque la surface de la tunique vaginale dilatée est considérable, et que les parties se trouvent dans des conditions très-différentes le jour et la nuit, ces changements de volume n'ont rien d'invraisemblable; dans un cas, la différence était si remarquable que le scrotum, plein et tendu le soir, quand le malade se mettait au lit, était contracté et ridé le matin (1).

Diagnostic. — L'hydrocèle se reconnaît ordinairement sans difficulté. On peut affirmer qu'il s'agit de cette maladie, si la tumeur est transparente, tendue et fluctuante, si sa surface est lisse et uniforme, si on ne peut trouver le testicule et déterminer sa position qu'en constatant en arrière une partie plus solide, dont la pression éveille une douleur spéciale, et si enfin on peut sentir distinctement le cordon spermatique avec son volume et ses conditions normales.

L'hydrocèle ne peut guère être confondue qu'avec

---

(1) J'ai positivement constaté ce fait sur un jeune Espagnol, qui avait une hydrocèle double. Il était venu chez moi au milieu de la journée après avoir beaucoup marché, et j'avais trouvé les deux côtés pleins et tendus. Lorsque le surlendemain, dans la matinée, je me rendis chez lui pour l'opérer, je trouvai les deux tumeurs beaucoup moins volumineuses et flasques. Le malade me fit alors observer qu'il avait depuis longtemps remarqué ces changements de volume, et la diminution qui s'opérait toujours au lit. Je procédai néanmoins à l'opération. Mais je piquai le testicule droit, tant à cause de la petite quantité de liquide qu'à cause du développement considérable qu'avait pris cet organe. Les deux testicules étaient, chez ce jeune homme, d'un volume énorme, sans aucune maladie apparente.

(Note du Traducteur.)

deux maladies, la hernie et le cancer du testicule.

Elle diffère de la hernie scrotale par les caractères suivants : la tumeur commence par la partie la plus déclive du scrotum ; tandis que dans la hernie elle se montre d'abord à l'anneau et descend graduellement. Le cordon spermatique s'isole manifestement au-dessus de la tumeur ; dans la hernie, au contraire, on ne peut le suivre que confusément en arrière, et quelquefois il est absolument impossible de le distinguer. Le testicule ne peut être senti, tandis que, dans la hernie, à moins qu'elle ne soit congénitale, la glande séminale se reconnaît aisément à la base de la tumeur. Enfin l'hydrocèle ne reçoit pas d'impulsion par la toux et n'est pas sujette aux variations de volume qu'on trouve dans la hernie. Le diagnostic est moins facile quand l'hydrocèle remonte le long du cordon près de l'anneau, ou même pénètre dans ce dernier. Le cordon ne pouvant alors être senti, la forme de la tumeur se rapproche de celle de la hernie scrotale et peut recevoir une légère impulsion par la toux ; mais si l'on fait attention aux autres signes distinctifs qui ont été décrits plus haut, on pourra presque toujours arriver à un diagnostic exact. Je n'ai jamais éprouvé de plus grande difficulté que dans un cas d'hydrocèle volumineuse qui se prolongeait en haut jusqu'à l'anneau inguinal interne, et à laquelle par conséquent la toux imprimait une impulsion aussi distincte que celle qu'on perçoit dans la hernie scrotale. La difficulté était encore augmentée par l'épaisseur du sac et la couleur sombre du liquide, de telle sorte que je trouvais à peine la transparence avec une forte lumière et en examinant attentivement, à l'aide d'un stéthoscope et dans une chambre obscure. Chez ce malade, j'eus la précaution d'inciser le sac avec un bistouri au lieu de le ponctionner avec le trocart.

Il n'est difficile de distinguer l'hydrocèle simple d'une affection maligne du testicule, que dans les cas où les parois de la poche contenant le liquide sont très-épaissies. Quand le kyste est assez épais et assez dense pour rendre la fluctuation obscure, et ne pas laisser passer les rayons lumineux, il faut un examen très-attentif pour arriver à se former une opinion exacte. Le sarcocèle peut, comme l'hydrocèle, former une tumeur ovale qui a débuté à la partie inférieure du scrotum et s'est développée insensiblement, sans occasionner de douleur ; il peut aussi présenter une fluctuation douteuse et ne pas changer de volume par la pression ; enfin on sent au-dessus de lui le cordon spermatique à l'état normal. Mais si l'on soupèse légèrement la tumeur avec la main pour apprécier son poids, on trouve celui-ci plus considérable dans le sarcocèle que dans l'hydrocèle ; la surface de la tumeur est rarement aussi régulière et n'offre pas aussi habituellement la forme pyramidale dans la première que dans la seconde de ces maladies. Lorsqu'il s'agit d'une hydrocèle, si l'on presse au niveau de l'endroit qu'occupe le testicule, la douleur accoutumée se fait sentir ; tandis que s'il s'agit d'une tumeur maligne, si surtout elle est volumineuse, la désorganisation du testicule a entraîné la perte de sa sensibilité normale. Toute incertitude enfin disparaît lorsqu'on peut constater la transparence en examinant la tumeur au stéthoscope, de la manière que j'ai indiquée. J'ai rencontré très-peu d'hydrocèles dans lesquelles la transparence n'ait pu être reconnue par ce mode d'exploration. Si pourtant le diagnostic reste obscur, le chirurgien peut introduire dans la tumeur une aiguille cannelée ou un trocart fin; la sortie du liquide, lorsqu'on a affaire à une hydrocèle, indique bien alors la nature de la maladie. J'ai trouvé une fois, chez un vieillard, une tumeur scrotale indolente, de petite dimension, bosselée, dure, lourde et tellement irrégulière, qu'il était impossible de déterminer exactement si c'était· un gonflement de la glande séminale, une hématocèle ou une hydrocèle à parois indurées et épaissies. L'âge du malade éloignait d'ailleurs toute idée d'opération. Il succomba plus tard à une affection thoracique, et à l'autopsie, je reconnus que la tumeur était une hydrocèle, dont le sac tapissé par une fausse membrane épaisse et très-résistante, contenait une substance oléagineuse, composée en grande partie de cholestérine. La nature de cette tumeur n'aurait pu être déterminée que par une ponction.

La difficulté du diagnostic, lorsqu'il y a épaississement cartilagineux de la tunique vaginale, a été remarquée par Dupuytren dans un cas de gonflement et d'induration du testicule gauche, accompagnés de douleurs lancinantes dans l'aine et dans les reins, d'émaciation profonde et de signes positifs d'une affection squirrheuse, sans qu'il y eût d'ailleurs aucun symptôme de scrofules ou de syphilis. Ce célèbre chirurgien, pour éviter toute chance d'erreur, fit une ponction exploratrice (1). Le résultat fit voir combien cette précaution était sage; car, au lieu d'un squirrhe, on trouva une hydrocèle avec épaississement cartilagineux de la tunique vaginale (2).

(1) *Leçons orales*, t. I, p. 49.
(2) Pour distinguer les tumeurs solides du testicule de l'hydrocèle

Traitement. — Sans être une affection dangereuse, l'hydrocèle est cause d'inconvénients sérieux et de malaise. Quand son volume est considérable, elle exerce sur le cordon spermatique une traction fort gênante; il est vrai que cet inconvénient est en grande partie corrigé par l'emploi d'un suspensoir; et c'est une règle générale de conseiller toujours d'en porter un. En outre, la tumeur est constamment exposée à de légers chocs, ce qui condamne le malade à modérer ses mouvements. Dans les temps chauds, le frottement de l'hydrocèle contre la partie interne de la cuisse détermine des excoriations douloureuses. La verge étant partiellement ensevelie dans la tumeur, la miction et les fonctions génitales sont plus ou moins gênées; et comme la tumeur ne peut être suffisamment dissimulée par les vêtements, des motifs de pure convenance engagent encore à s'en faire débarrasser. Pour toutes ces raisons, les individus affectés de cette maladie viennent tôt ou tard réclamer les secours de la chirurgie.

avec épaississement, il est bon de tenir compte de la situation, par rapport à la peau, des portions dures et résistantes qui constituent la tumeur. Ainsi, dans l'hydrocèle avec épaississement, on sent la dureté très-superficiellement; en quelque point qu'on explore la région scrotale, les doigts sont arrêtés de suite par la résistance des enveloppes. Dans les tumeurs cancéreuses ou autres, la dureté est également superficielle en arrière; mais quand on explore en avant et sur les côtés, on ne la rencontre habituellement qu'après avoir déplacé un peu de liquide, ou refoulé une couche de parties molles assez épaisse pour donner à la sensation quelque chose de spécial. J'ai eu trois fois, dans le cours de l'année 1855, l'occasion d'appeler l'attention des élèves de l'hôpital Cochin sur ce sujet, et d'établir devant eux, d'après ces signes, le diagnostic du sarcocèle dans deux cas, celui de l'épaississement dans un troisième; diagnostic qui a été pleinement confirmé par les opérations ultérieures.   (*Note du Traducteur.*)

L'hydrocèle disparaît quelquefois sans aucune espèce de traitement. Cette terminaison est très-habituelle chez les enfants, mais extrêmement rare chez les adultes. Pott a cependant rapporté les observations de deux adultes chez lesquels la disparition spontanée avait eu lieu. L'un d'eux était un homme de quarante-cinq ans, chez lequel l'épanchement se résorba pendant un repos de six semaines auquel il avait été condamné par une violente attaque de goutte. L'autre était un homme dans la force de l'âge; il fit, en étant ivre, une chute dans laquelle le scrotum porta contre une pièce de bois; cette partie devint le siége d'une ecchymose qui disparut au bout d'une quinzaine de jours environ; on s'aperçut alors que l'hydrocèle était beaucoup moins volumineuse qu'avant l'accident; trois semaines plus tard, elle avait entièrement disparu, et elle ne se reproduisit pas dans la suite (1). M. B. Brodie dit aussi avoir rencontré deux cas de guérison spontanée, dans l'un desquels cette guérison parut avoir été amenée par une inflammation du sac (2). Enfin, l'on a vu l'hydrocèle disparaître pour toujours à la suite d'une orchite d'origine uréthrale. Mais ces cas sont des exceptions à la règle générale, et ne doivent pas être pris en considération quand il s'agit de déterminer le mode de traitement à mettre en usage.

On apporte souvent au chirurgien des enfants d'un mois oudeux atteints d'une hydrocèle qui tout naturellement inquiète leurs parents. En pareil cas, l'emploi des topiques stimulants et du suspensoir constitue tout le traitement. Des lotions avec un mélange de chlorhydrate d'ammo-

(1) *Lib. cit.*, p. 413 et 414.
(2) *Lond. med. gazette*, vol. XIII, p. 90.

niaque, trente grammes, vinaigre distillé, cent vingt grammes, et eau, cent quatre-vingts grammes; ou le badigeonnage du scrotum avec la teinture d'iode, peuvent faire disparaître l'épanchement. L'application du collodion est également efficace. Si ce traitement ne fait pas disparaître l'hydrocèle dans le cours de deux ou trois semaines, on peut piquer en deux ou trois points la tumeur avec une aiguille à cataracte, ce qui permet à la plus grande partie du liquide de s'épancher dans le tissu cellulaire du scrotum, où il sera rapidement résorbé. Si la tumeur reparaissait, on la ponctionnerait de nouveau, avant d'attendre qu'elle eût repris son volume primitif. Cette opération par acupuncture est la seule que j'aie jamais trouvée nécessaire pour l'hydrocèle des enfants; et même, quoiqu'elle soit peu douloureuse et sans danger, j'ai été rarement obligé de la pratiquer.

On a essayé de guérir l'hydrocèle des adultes par des moyens externes. A cet effet, on a employé des lotions et des liniments fortement stimulants, des frictions avec l'iode ou le tartre stibié, des onctions mercurielles, et l'application répétée de vésicatoires sur le scrotum. Dupuytren dit avoir réussi à faire disparaître une hydrocèle avec les vésicatoires (1); mais A. Cooper n'a pas obtenu de succès par ce moyen (2), et moi-même, j'ai employé dans plusieurs cas, les vésicatoires et les frictions mercurielles, sans aucun avantage (3). Dans l'observation suivante,

(1) *Leçons orales*, t. IV, p. 239, édition de Bruxelles.

(2) *Lib. cit.*, p. 178.

(3) Les vésicatoires sur le scrotum, chez les vieillards, ne sont pas toujours sans danger. M. Gerdy rapporte un cas dans lequel la gangrène du scrotum en fut la conséquence chez un homme de soixante ans. (*Archives générales de médecine*, 3e série, t. I, p. 70.)

j'ai réussi à faire disparaître momentanément une hydrocèle par le traitement externe.

Un homme de forte corpulence, âgé de cinquante et un ans, vint me consulter pour une hydrocèle du côté droit, qu'il avait remarquée depuis environ six mois. La quantité du liquide ne paraissait pas s'élever à plus de quatre-vingt-dix grammes, et il n'occasionnait aucune gêne. Je barbouillai le scrotum avec une forte solution d'iode, et je conseillai l'usage d'un suspensoir. Le badigeonnage fut répété deux fois, et en trois semaines tout le liquide fut résorbé. Quelques semaines après, l'hydrocèle s'était reproduite, et plus tard elle fut guérie au moyen de l'injection.

J'ai employé le traitement local dans d'autres cas plus anciens, mais sans succès. Les applications externes ont, en définitive, été si rarement utiles après l'âge de puberté, qu'on doit les regarder comme impuissantes contre la maladie. D'autre part, le temps qu'on perdrait dans leur emploi, la douleur et l'ennui qu'elles occasionnent, sont de sérieuses objections contre tout essai de cette nature.

La tunique vaginale distendue peut se rompre sous l'influence d'une violence accidentelle ; le liquide, en s'échappant alors dans le tissu cellulaire, produit l'œdème du scrotum, au lieu de la tumeur limitée qui existait primitivement, et cet œdème en s'étendant au pénis et quelquefois à la partie inférieure de l'abdomen, produit une tuméfaction diffuse qui pourrait alarmer un chirurgien inexpérimenté. Cependant, comme le liquide n'a pas de propriétés irritantes et qu'il se résorbe rapidement, l'accident est peu grave ; l'hydrocèle est guérie momentanément, mais elle se reproduit presque toujours.

Pourtant la guérison a quelquefois été définitive. M. Serres a inséré dans un recueil français le cas d'un Espagnol d'environ quarante ans affecté d'hydrocèle, qui avait coutume, quand la tumeur devenait assez volumineuse pour le gêner, de monter à cheval ou de se livrer à quelque autre exercice violent jusqu'à ce que la poche se rompît. Il disait en avoir agi ainsi plus de trente fois (1).

Le traitement auquel on a le plus habituellement recours est chirurgical, et peut être *palliatif* ou *radical*.

Traitement palliatif. — Ce traitement est excessivement simple, d'une exécution facile, et sans aucun danger, si l'on prend les soins convenables; mais il ne produit qu'un soulagement momentané. Il consiste à ponctionner la tumeur de manière à donner issue au liquide contenu dans la tunique vaginale. L'opération peut se faire avec la lancette ou le trocart. Le point le plus convenable pour la pratiquer est un peu au-dessous de la partie moyenne et antérieure de la tumeur ; mais on doit préalablement s'assurer de la position du testicule, car si cette position était changée par des adhérences ou par toute autre cause, il faudrait ponctionner latéralement ou même en arrière. Le mieux est d'éviter, autant que possible, la partie postérieure, car de ce côté on court le risque de blesser l'artère spermatique. Si simple, d'ailleurs, que le cas puisse paraître, le chirurgien ne doit omettre aucune précaution, car il est arrivé plus d'accidents dans le traitement de l'hydrocèle que dans aucune autre opération chirurgicale.

1° On se servait autrefois de la lancette pour cette opé-

____

(1) *Lancette française.*

ration, mais elle n'est plus employée de nos jours ; car tout le liquide ne peut être évacué par l'ouverture qu'elle donne, à moins de presser beaucoup la tumeur ; et d'ailleurs on s'expose à diviser quelque petit vaisseau, dont le sang, en tombant dans la tunique vaginale, peut donner lieu à une hématocèle. L'opération se fait plus sûrement avec un trocart dont la canule a environ six centimètres de large et trois millimètres de diamètre. En choisissant son instrument, le chirurgien doit s'assurer que la canule s'ajuste bien, et que son épaulement n'est pas trop saillant ; car, s'il en était ainsi, la canule pourrait, après l'entrée de la pointe dans la tunique vaginale, s'arrêter sur la face externe de cette membrane, et, au lieu de la traverser, la pousser au-devant d'elle ; or, si l'on ne s'apercevait pas à temps de l'accident, le testicule et la partie postérieure du kyste pourraient être atteints. En outre, avant de se servir du trocart, il est bon de l'essayer sur un morceau de canepin bien tendu ; l'instrument n'est propre à l'opération que s'il pénètre aisément. Ces conseils paraîtront peut-être sans importance ; mais on doit se rappeler que, sans parler du danger de convertir l'affection en une hématocèle, toute faute dans une opération aussi simple que la ponction d'une hydrocèle peut faire croire que le chirurgien a manqué d'habileté.

Je préfère généralement opérer, le malade étant debout devant moi ; mais s'il est pusillanime et disposé à la syncope, je le fais asseoir sur une chaise ou coucher. Le chirurgien, saisissant de la main gauche la tumeur en arrière, de manière à tendre les téguments, et prenant soin d'éviter les veines dilatées qui rampent sous la peau, enfonce obliquement dans la tumeur, et par un mouvement rapide de la main droite, le trocart préalablement bien huilé. La cessation immédiate de toute résistance fait reconnaître que le sac est traversé. On retire alors la pointe, en même temps qu'on enfonce davantage la canule avec le pouce et l'index gauche, et on exerce ensuite une douce pression jusqu'à ce que tout le liquide soit évacué. En opérant de cette manière, on n'a pas à craindre que la tunique vaginale abandonne la canule, ni que le testicule ou la paroi opposée du sac soit lésé. Lorsque tout le liquide est sorti, on retire la canule, on pince légèrement les lèvres de la plaie pour les rapprocher, puis on applique un morceau de diachylon. Le scrotum doit être tenu élevé ; on recommande au malade de ne pas marcher pendant les vingt-quatre heures qui suivent, et de s'abstenir de tout exercice pendant un jour ou deux ; cette précaution est plus spécialement nécessaire chez les sujets nerveux, chez ceux dont la constitution est mauvaise, ou dont l'âge est avancé. Si l'on négligeait cet avis, une inflammation aiguë de la tunique vaginale pourrait succéder à l'opération. Il y a quelques années, j'ai ponctionné une hydrocèle sur un homme bien portant, âgé de cinquante ans, qui, malgré mes conseils, fit plusieurs milles à pied le jour de l'opération. Il eut une violente inflammation du sac et une gangrène du scrotum. Il était guéri au bout de huit semaines, mais après avoir eu les plus grandes souffrances.

Chez les vieillards, le traitement palliatif est encore moins exempt de danger, si l'on ne prend pas les précautions nécessaires. Sir A. Cooper rapporte les observations de deux individus âgés qui, ayant fait une longue marche après l'opération, eurent une inflammation gangréneuse du scrotum, et moururent (1).

M. Hamilton, de Dublin, m'a également cité un cas de gangrène du scrotum, qui se termina fatalement, à la suite de la simple ponction, chez un homme de mauvaise constitution.

La plaie du trocart guérit par première intention. Le frottement du scrotum contre les vêtements cause quelquefois une légère phlegmasie, et même une ulcération consécutive, qui réclame l'attention du chirurgien; mais ce fait est rare et, quand il se présente, on y remédie facilement par les moyens ordinaires. Quelquefois encore, il se produit une légère infiltration de sang dans le tissu cellulaire par suite de la blessure de quelque petit vaisseau extérieur au sac; mais elle est rarement assez étendue pour entraver la guérison.

L'opération est toujours praticable, lorsque le liquide est assez abondant pour qu'on puisse introduire le trocart sans courir le risque de blesser le testicule. On la répète aussitôt que la reproduction de l'épanchement a eu lieu et que la tumeur est redevenue gênante par son poids et son volume. Cette récidive se fait d'ailleurs au bout d'un temps plus ou moins long. J'ai eu des malades qui, pendant de longues années, ont pu se contenter d'une ponction tous les ans, et, dans un cas, ce fut au bout de quatre ans seulement que le liquide s'était reproduit en quantité assez grande pour nécessiter l'opération; j'en évacuai alors quatre cent quatre-vingts grammes. D'autres sont venus se faire ponctionner tous les deux ou trois mois, et

____

(1) *Lib. cit.*, p. 181.

même plus souvent. J'ai vu aussi l'hydrocèle revenir à son volume primitif en deux ou trois jours. Beaucoup d'individus éprouvent du malaise avec un épanchement peu considérable, tandis que d'autres sont à peine incommodés, tant que l'hydrocèle n'a pas acquis un grand volume. Dans la plupart des cas, on doit donc se laisser guider par les sensations du patient pour décider si le moment est venu de répéter l'opération.

Bon nombre de malades, chez lesquels l'hydrocèle se reproduit lentement et sans douleur après la ponction, sont tellement satisfaits du bénéfice momentané que cette légère opération leur procure, qu'ils ne veulent pas d'autre traitement ; et comme l'hydrocèle, abandonnée à elle-même, n'est pas une maladie grave, on peut en toute sécurité céder à leur désir. Quelques-uns sont trop timorés pour se soumettre à une opération plus compliquée ; d'autres ne veulent pas s'assujettir, pour la guérison définitive d'une affection aussi bénigne, aux quelques jours de repos qui seraient nécessaires. Les sujets mal portants, ceux dont la constitution est irritable, les vieillards, tous ceux enfin chez lesquels on ne pourrait sans danger essayer la cure radicale, doivent également se contenter du traitement palliatif.

2° La tunique vaginale peut être vidée au moyen de la ponction avec une aiguille ; le liquide, au lieu de s'échapper à l'extérieur, comme dans l'opération précédente, s'infiltre alors graduellement dans le tissu cellulaire ambiant, d'où il est ensuite repris par l'absorption. Cette opération, qui porte le nom d'*acupuncture*, substitue donc à l'hydrocèle ordinaire l'anasarque du scrotum. Elle a été imaginée par le docteur Cumin, de Glascow, qui, dans un compte rendu, publié en 1825, de plusieurs cas de ganglions traités par ce procédé, fait observer qu'on pourrait obtenir aussi la guérison de l'hydrocèle en ouvrant, avec l'aiguille à cataracte, une communication entre la cavité de la tunique vaginale et le tissu cellulaire du scrotum (1). Toutefois, il ne mit pas cette idée à exécution. Plusieurs chirurgiens ont, depuis, réclamé la priorité de l'acupuncture pour le traitement palliatif de l'hydrocèle. M. Lewis, chirurgien à Londres, est considéré comme le premier qui en ait démontré l'efficacité par des faits pratiques (2). Cependant il n'est pas douteux que d'autres, avant lui, ont eu recours à ce procédé sans en faire l'objet d'une publication, soit parce qu'ils le trouvaient trop simple et trop peu important, soit parce qu'ils n'en appréciaient pas bien la valeur (3). M. Lewis ponctionnait la tumeur avec une aiguille fine, de manière à ce qu'une goutte de liquide s'échappât au dehors au moment où il retirait l'instrument, et en peu de jours l'hydrocèle disparaissait. L'absence de danger, la lenteur de la récidive et la simplicité de l'opération sont, suivant lui, les avantages de ce procédé sur celui qui consiste à faire sortir tout le liquide. Je me sers, pour l'acupuncture, de l'aiguille à cataracte ordinaire, et je l'introduis en deux ou trois points différents, en faisant tourner l'instrument entre le pouce et l'index, afin d'élargir suffisamment les ponctions au niveau de la séreuse. Quelques

(1) *Edinb. med. and surg. journ.*, vol. XXIV, p. 97.

(2) *Lancet*, vol. II, 1835-36, p. 206.

(3) Voyez la note de M. Keate, sur le traitement de l'hydrocèle, dans *Medical gazette*, vol. XIX, p. 789.

gouttes de sérosité s'échappent ordinairement par les piqûres de la peau, ou même le liquide sort en jet pendant
plusieurs secondes. Au bout de quelques heures, la tumeur scrotale est modifiée ; elle n'est plus tendue, lisse
et circonscrite ; elle est devenue œdémateuse et pâteuse, et
a perdu son élasticité. Dans les hydrocèles volumineuses,
l'œdème s'étend même jusqu'à la verge. La tumeur ainsi
produite disparaît peu à peu dans l'espace de trois jours
à une semaine, et lorsque les choses se passent bien, le
scrotum et la tunique vaginale reviennent à leur état normal, sans qu'il reste de liquide ni dans le tissu cellulaire,
ni dans la séreuse. L'opération doit être répétée aussi
souvent que le liquide se reproduit, et il est bon de ne pas
attendre que la tumeur ait pris le même volume qu'avant
la ponction précédente. Par ce moyen on peut espérer
ramener les bourses à leur volume naturel.

Bien que les défenseurs de cette opération aient reconnu qu'elle ne guérissait pas toujours radicalement,
ils ont cependant remarqué qu'à sa suite, la tumeur se
remplissait moins vite qu'après l'évacuation extempo-
ranée au moyen du trocart, et que, dans certains cas
même, elle ne reparaissait pas. Ces résultats concordent
avec ceux de ma propre expérience, car dans quelques-
uns des cas où j'ai pratiqué cette opération, l'hydrocèle
ne s'était pas reproduite au bout de plusieurs mois. Cependant l'acupuncture ne peut être comptée parmi les
moyens de cure radicale. Elle doit être considérée comme
un procédé utile à ajouter aux autres modes de traitement ; mais elle ne fera pas abandonner l'usage du trocart, parce que ce dernier est aussi peu douloureux,
aussi simple, et aussi innocent entre des mains habiles,

et qu'il a l'avantage de procurer un soulagement plus immédiat et plus certain. L'acupuncture, d'ailleurs, ne conviendrait pas dans les cas d'épaississement du sac. On l'utilisera surtout de préférence au trocart, chez les sujets pusillanimes ou de constitution détériorée, chez les enfants, et dans quelques formes d'hydrocèle que je n'ai pas encore décrites. M. Lucke m'a fait connaître le cas d'un malade qui était sur le point de se rendre dans une localité de l'Amérique du Sud où le chirurgien le plus voisin serait encore éloigné de quatre à cinq cents milles. Il lui apprit à pratiquer sur lui-même cette opération simple et innocente.

Traitement radical. — On peut guérir radicalement l'hydrocèle par l'une des opérations suivantes : — Incision du sac; excision ou ablation de la séreuse; application de caustiques sur les téguments; introduction d'une tente dans la tunique vaginale; application d'un séton, et enfin injection d'un liquide stimulant dans la poche. Ces opérations paraissent avoir toutes été connues des anciens (1).

Incision. — Cette méthode est la plus ancienne qu'on ait mise en usage. Elle consiste à inciser couche par couche avec un bistouri; puis , une ouverture étant faite vers la partie supérieure de la poche, à y introduire

---

(1) Ceux que l'histoire des méthodes de guérison de l'hydrocèle intéresserait, peuvent consulter le travail de Sabatier (*Médecine opératoire*) et le *Treatise on hydrocele* de sir James Earle. Il est peu de maladies sur lesquelles on ait autant écrit que sur l'hydrocèle. Outre les développements étendus qu'on lui a consacrés dans les ouvrages de chirurgie, cette maladie et ses différents modes de traitement ont fait le sujet de traités spéciaux de la part des écrivains anglais qui suivent : Douglas, Else, Pott, Howard, B. Bell, Keate, Earle, Holbrook et Dease, et quelques-uns de ces ouvrages ont eu plusieurs éditions.

une sonde cannelée ou le doigt, et à la fendre dans toute
sa hauteur, de manière à mettre le testicule à découvert.
L'inflammation survient bientôt et amène l'oblitération
en restant adhésive, ou bien la suppuration s'établit et la
guérison a lieu après granulations.

On avait coutume autrefois, lorsque l'incision était
faite, de bourrer la cavité de charpie, ou d'y placer quelque autre substance irritante. Aussi l'opération était-elle
toujours suivie d'une inflammation aiguë, avec réaction
générale très-grave.

Un grand nombre d'anciens chirurgiens, tels que
Wiseman, Cheselden, Heister et Sharp ont signalé les
douleurs et les inconvénients de l'incision, et Pott fait
observer « que cette méthode ne doit pas être regardée
comme absolument exempte de dangers (1). » M. B. Bell,
d'Edimbourg, est, parmi les chirurgiens d'aujourd'hui
qui font autorité dans notre pays, celui qui a le plus dé-
fendu ce mode de traitement de l'hydrocèle; il l'a même
perfectionné en imaginant un pansement moins irritant (2).

Mon frère, M. Curling de Ramsgate, a vu à Paris plusieurs malades que M. Jobert a traités de cette manière;
les suites ont été très-graves et ont tenu longtemps au lit
les patients. Pour moi, cependant, j'ai vu trois cas d'hydrocèle avec épaississement considérable du sac, dans
lesquels l'injection avait échoué, et qui ont été traités
avec succès par l'incision; les conséquences ont été certainement moins graves que ne devaient le faire supposer les allégations de Sharp et de Pott; il est vrai que,

(1) *Lib. cit.*, p. 441.
(2) *Treatise on hydrocele.*

dans ces cas, la tunique vaginale était évidemment moins disposée à s'enflammer que de coutume.

L'incision se fait rarement de nos jours; et je m'associe à cette opinion générale, savoir que la maladie peut être traitée avec succès par des moyens plus doux et moins chanceux. Si, cependant, une opération exploratrice est nécessaire, comme dans les cas où le diagnostic est difficile, dans ceux où l'on soupçonne une hernie ou une maladie du testicule; ou bien encore, si l'hydrocèle s'accompagne d'un épaississement considérable du sac, ou est entretenue par des corps cartilagineux libres dans la tunique vaginale, on peut alors faire avec avantage une incision.

Excision. — Elle consiste à disséquer les couches sous-cutanées jusqu'à la tunique vaginale, et à exciser la plus grande partie de cette dernière avec des ciseaux, en laissant intacts les vaisseaux spermatiques et le testicule. La plaie est ensuite couverte de charpie sèche et guérit par suppuration. Cette opération est aussi de date très-ancienne; mais elle était depuis longtemps abandonnée, lorsqu'elle fut reprise en 1755 par Douglas, qui conseilla d'enlever avec la tunique vaginale une portion elliptique du scrotum (1). Elle fut adoptée à peu près à la même époque en France par Bertrandi et quelques autres chirurgiens éminents.

Les conséquences de l'excision n'ont été ni moins graves ni moins dangereuses que celles de l'incision. Elle a quelquefois été suivie de la gangrène du scrotum, et d'une réaction générale ainsi que d'une suppuration

______

(1) *Treatise on the hydrocele,* p. 136.

de longue durée ; aussi est-elle maintenant à peu près abandonnée. Je ne l'ai vu pratiquer qu'une seule fois ; c'était chez un jeune homme, dont la tunique vaginale était remarquablement épaissie, et sur lequel l'injection avait échoué ; la fièvre consécutive a été modérée ; la plaie s'est cicatrisée en trois semaines, et l'opération a réussi.

Un chirurgien de province, M. Kinder-Wood, a employé l'excision avec une modification qui mérite d'être rapportée (1). Il a ouvert la tumeur avec une large lancette, qui, en raison de sa forme, a fait une incision plus étendue aux téguments qu'à la tunique vaginale. Après l'évacuation du liquide, la portion de la séreuse qui se présentait au fond de la plaie, a été accrochée avec une petite érigne, amenée au dehors et enlevée d'un coup de ciseaux ; la plaie a ensuite été fermée avec un emplâtre adhésif. Dans trois cas, cette opération a été suivie d'une guérison par première intention ; dans deux d'entre eux, l'hydrocèle n'avait pas reparu plusieurs années après ; et l'auteur fait observer que dans le troisième, le temps écoulé, sans avoir été aussi long, lui paraît cependant suffisant pour croire à l'efficacité du traitement. Il pense, d'ailleurs, que chez les trois malades la guérison radicale a eu lieu sans oblitération de la cavité séreuse. Dans un quatrième cas, la même opération a été suivie d'une orchite intense ; il est vrai que le malade était dans de mauvaises conditions. Ce procédé serait contre-indiqué, si le sac était très-épaissi et induré.

L'opération dont il s'agit est moins cruelle et moins

____

(1) Observations sur la guérison de l'hydrocèle sans déterminer l'oblitération du sac, *Medico-chirurg. trans.*, vol. IX, p. 38.

dangereuse que l'ancienne méthode de l'excision, et les faits qui précèdent, quoique peu nombreux, lui sont favorables. Cependant les avantages que l'auteur lui attribue ne sont pas tels qu'ils me paraissent devoir la faire préférer à l'injection. Le docteur Titley dit l'avoir essayée sur six malades, aux Indes occidentales, et n'avoir réussi chez aucun, bien que sur plusieurs d'entre eux il eût enlevé une portion très-considérable de la tunique vaginale (1). Nous devons donc conclure que l'inflammation modérée que M. Wood croit suffisante pour corriger l'état morbide qui est le point de départ de l'épanchement, ne peut être obtenue par son procédé avec le degré de sécurité et de certitude qui serait nécessaire pour le faire adopter dans la pratique.

Caustiques. — Dans cette méthode de traitement de l'hydrocèle, on applique un caustique sur le scrotum, de manière à détruire les téguments et à produire une escarre qui comprenne la tunique vaginale. Quand l'escarre se détache, la cavité est ouverte, le liquide sort, et l'on voit survenir une inflammation de la séreuse, qui peu à peu revient sur elle-même et se ferme avec ou sans suppuration. Les effets du caustique sont représentés dans la figure 4, p. 95. Il y a sur la pièce une petite ouverture de la tunique vaginale, d'environ un centimètre de diamètre, qui a été produite par la chute de l'escarre ; et la membrane enflammée est tapissée de flocons de lymphe plastique.

La cautérisation remonte à une époque moins éloignée que l'incision et l'excision. Elle a été plus particu-

____

(1) *Medico-chirurg. trans.*, vol. IX, p. 38.

lièrement décrite et préconisée par Elsé ; et Cline, l'un des meilleurs chirurgiens de son temps, paraît l'avoir considérée comme le mode de traitement le plus convenable de l'hydrocèle (1). Elle est en effet préférable aux procédés qu'on employait avant elle, sous ce rapport qu'elle détermine une inflammation moins vive et moins dangereuse ; mais on peut lui adresser beaucoup d'objections. D'abord elle entraîne sans nécessité une perte de substance, et produit souvent une ulcération de mauvais aspect, et lente à cicatriser. D'un autre côté, il est difficile d'appliquer le caustique de manière à pénétrer sûrement dans la tunique vaginale, et on est souvent obligé, pour compléter l'opération, de recourir à une nouvelle application ou de compléter le traitement avec la lancette ou le trocart. Enfin, elle guérit lentement et ses suites sont douloureuses. Pour ces diverses raisons, le traitement par les caustiques a été depuis longtemps remplacé en Angleterre par des moyens plus doux.

Tentes. — Cette méthode consiste à faire d'abord une incision à la tunique vaginale et à introduire ensuite dans sa cavité, pour y déterminer l'inflammation, une tente de linge ou de charpie, un morceau d'éponge ou quelque autre substance plus solide, comme une canule, un morceau de gomme élastique. Dans quelques cas où la tente n'était pas très-irritante et n'avait pas été longtemps conservée, l'inflammation s'est terminée par une exsudation de lymphe plastique et des adhérences, sans suppu-

(1) *Leçons de chirurgie*, d'après les notes du docteur Wilkinson, *Medical gaz.*, vol. XXIII, p. 279. Il est bon de faire observer que l'opinion du docteur Cline, favorable aux caustiques, fut exprimée avant l'apparition de l'ouvrage de sir J. Earle sur la guérison radicale par l'injection.

ration. Dans d'autres, le résultat a été moins favorable : il y a eu suppuration et oblitération du kyste après granulations. L'introduction d'une tente dans la tunique vaginale est un moyen très-sûr et très-efficace de guérison de l'hydrocèle qui, à une certaine époque, a été beaucoup employé par les praticiens. Parmi les chirurgiens les plus autorisés qui l'ont recommandé, on peut citer le baron Larrey ; après avoir évacué le liquide au moyen du trocart, il introduisait à travers la canule une sonde de gomme élastique dans la tunique vaginale, et l'y laissait jusqu'à ce qu'elle eût provoqué une inflammation suffisante pour amener des adhérences. Ce procédé est, suivant lui, aussi doux que certain ; cependant il n'a pas été aussi avantageux en d'autres mains, et c'est pour cette raison qu'il est, de même que les autres espèces de tentes, rarement employé de nos jours.

Séton. — On attribue aux Arabes l'invention de ce mode de traitement, qui était abandonné depuis longtemps, quand Pott, ayant obtenu de mauvais résultats des méthodes précédentes, se décida à l'essayer de nouveau, et l'employa avec succès dans beaucoup de circonstances. Son but, en pratiquant cette opération, était d'amener des adhérences sans détruire la tunique par le sphacèle. Son procédé opératoire perfectionné a été particulièrement décrit par sir J. Earle (1). Cet auteur nous fait savoir que, moins de vingt-quatre heures après l'introduction d'un séton, consistant en un certain nombre de brins de soie grossière portés dans toute la hauteur du sac, au moyen d'un stylet aiguillé, à travers la canule

(1) *Treatise on the hydrocele*, p. 70.

du trocart, le scrotum et le testicule commençaient à devenir le siége d'une inflammation qui prenait l'aspect d'une orchite marchant vers la suppuration, et qu'on traitait comme telle. Quand la tuméfaction diminuait et que les parties revenaient à leur état normal, ce qui arrivait vers le dixième ou douzième jour, on enlevait peu à peu le séton, en en retirant quelques brins chaque fois.

M. Green, de l'hôpital Saint-Thomas a, dans ces dernières années, adopté cette méthode (1). Son procédé opératoire est à peu de chose près celui de Pott; il offre pourtant cette différence importante qu'on laisse le séton beaucoup moins longtemps, vingt-quatre heures en moyenne, avec quelques variétés, suivant les circonstances. Sur trois des huit malades qu'il a traités de la sorte, il a été nécessaire de réintroduire un séton. Sur un autre, le tissu cellulaire du scrotum a suppuré. Sur le cinquième, un abcès s'est formé dans la tunique vaginale, et il a fallu, comme chez le précédent, faire une ponction. Dans deux cas, on fut obligé d'enlever le séton au bout de quelques heures, à cause de la douleur excessive qu'il occasionnait. Dans les trois cas où le séton a été sans inconvénient et efficace, l'un des malades a guéri en vingt-sept jours, un autre en vingt-neuf, et le dernier en quinze. La relation de ces faits de M. Green n'est donc pas faite pour donner une idée favorable de ce mode de traitement.

Le séton vaut mieux que les méthodes de traitement que j'ai déjà décrites; mais s'il est moins grave que ces dernières, il peut, comme elles, produire une inflammation

____

(1) *On the treatment of hydrocele by setons, St.-Thomas' hospital reports*, n° 1, p. 59.

trop intense. C'est cependant un procédé fort utile dans certaines formes de l'affection, et quelquefois même dans l'hydrocèle vaginale. Mon procédé opératoire consiste à passer une aiguille courbe ordinaire, armée d'un fil de soie simple ou double, à travers la peau et le sac, à la partie antérieure de la tumeur, en laissant un intervalle de trois à cinq centimètres entre les extrémités des fils, qu'on peut nouer ensemble sans les serrer, pour s'opposer à leur sortie. Deux ou quatre fils suffisent pour remplir les ouvertures faites avec l'aiguille, et prévenir ainsi l'entrée de l'air et l'issue du sang. Le liquide épanché s'écoule le long des fils. L'inflammation du sac survient bientôt, et détermine un épanchement de lymphe plastique, ce qu'on reconnaît à la résistance plus grande de la tumeur. Il est alors nécessaire d'enlever le séton ; c'est ordinairement du deuxième au quatrième jour qu'on doit le faire. L'inflammation et la tuméfaction diminuent ensuite, et l'hydrocèle guérit radicalement sans suppuration. Par ce mode d'application du séton, la séreuse est beaucoup moins irritée que par le procédé ordinaire, et l'inflammation est plus modérée. J'y ai eu recours dans beaucoup de cas d'hydrocèle enkystée du cordon et d'hydrocèle enkystée du testicule, maladies pour lesquelles, en raison du petit volume de la tumeur, ce traitement est plus avantageux que pour les autres variétés.

Je l'ai également employé avec succès, dans des hydrocèles vaginales pour lesquelles l'injection avait échoué, et dans d'autres auxquelles aucun traitement n'avait encore été appliqué. La grande objection à son emploi dans l'hydrocèle simple, est l'incertitude de ses résultats. D'un autre côté, si j'ai trouvé en général ce procédé sûr et peu violent, je l'ai vu parfois produire une vive inflammation, qu'il était impossible d'arrêter et qui marchait rapidement vers la suppuration.

Injection. — L'injection est un mode de traitement indiqué par Celse, qui la faisait avec une solution de nitre. Lambert, dans ses *OEuvres chirurgicales* (1667), recommandait l'injection du sublimé dissous dans l'eau de chaux, et il rapporte divers cas dans lesquels cette pratique fut suivie de succès. Cependant, l'injection semble avoir été quelque temps entièrement abandonnée jusque vers le milieu du siècle dernier, époque à laquelle G. Munro, d'Écosse, la remit en honneur; il employa d'abord l'alcool, puis, en raison de la douleur que celui-ci produisait, il lui substitua le vin (1). Cette méthode fut bientôt après adoptée par plusieurs autres chirurgiens d'Édimbourg. A la même époque, S. Sharp, de Londres, essaya également l'injection d'esprit-de-vin, dans un cas d'hydrocèle; il y eut guérison après une inflammation violente et formation de deux abcès. Douglas, Ledran et Pott ont ensuite blâmé cette méthode dans leurs ouvrages, vers la fin du dernier siècle, et l'ont fait d'autant plus facilement tomber en discrédit, que les liquides employés étaient certainement de nature trop irritante. Sir J. Earle (2), chirurgien de l'hôpital Saint-Barthélemy, peut revendiquer l'honneur d'avoir introduit les injections dans la pratique générale, en démontrant les avantages d'un procédé plus doux; en effet, si l'on compare les résultats de l'opération telle qu'il la recom-

(1) Munro, *On the dropsy,* 3e édit., p. 222.
(2) La première édition de son *Traité sur la cure radicale de l'hydrocèle par l'injection* parut en 1791.

mande, avec les dangers de celles qu'on avait d'abord mises en usage, on reconnaîtra sans peine la valeur de cette amélioration.

Les instruments dont on s'est servi jusqu'à ce jour pour faire l'injection, sont le trocart avec sa canule, et une bouteille de caoutchouc ou une seringue de cuivre pouvant contenir environ 125 grammes de liquide, et ajustée à un tube de cuivre mobile qui est lui-même muni d'un robinet. On ponctionne l'hydrocèle de la même manière et dans le même lieu que pour la cure palliative, et l'on a soin d'introduire la canule profondément ; puis, le sérum étant évacué, on ajuste à la canule le tube à robinet de la bouteille élastique ou de la seringue, et le liquide irritant est injecté peu à peu, jusqu'à ce que la tunique vaginale soit légèrement distendue. La quantité du liquide injecté doit être moindre que celle du séurm évacué ; en effet, le but de l'opération est de stimuler toute la surface interne du sac ; or, on peut le faire aussi bien avec une petite quantité (30 à 45 grammes) qu'avec une plus grande, en ayant la précaution de malaxer le scrotum afin de déplacer le liquide et de le mettre en contact avec tous les points de la membrane séreuse. Si, au contraire, on distendait trop la tunique vaginale, une portion du liquide pourrait en sortir, s'écouler le long de la canule dans le tissu cellulaire du scrotum, et en déterminer plus tard l'inflammation et la gangrène.

Lorsque le liquide ne pénètre pas aisément, on doit aussitôt cesser l'injection ; car il est probable alors que la canule a glissé hors du sac, et que, si l'on persistait, on injecterait dans le tissu cellulaire. Du moment où le liquide passe librement, on peut être sûr que la canule ne s'est pas déplacée.

Au bout de quelques minutes (de quatre à six chez l'adulte, et de deux à trois environ chez les jeunes sujets), on retire le tube à robinet et l'on fait sortir le liquide par la canule ; puis on applique sur la piqûre du scrotum un morceau de diachylon.

Les liquides stimulants dont on s'est servi pour l'injection sont assez variés. Sir J. Earle faisait usage du vin de Porto étendu, et c'est à cette substance qu'on donne le plus souvent la préférence en Angleterre, en la mélangeant avec l'eau dans la proportion d'un tiers, ou de moitié. On a fréquemment employé les solutions d'alun ou de sulfate de zinc (4 grammes pour 500) et quelquefois d'autres liquides, tels que l'eau de chaux, l'eau froide ou chaude, et l'alcool étendu. J'injectais autrefois le vin de Porto coupé avec moitié d'eau, ou l'eau de chaux; et mes opérations étaient presque toujours suivies de succès. Depuis, je me suis décidé à essayer la teinture d'iode, et les résultats ont été également satisfaisants.

Les injections iodées ont été pour la première fois mises en usage par M. Martin, qui pratiquait autrefois dans l'Inde (1). Il employait la teinture d'iode dans la proportion de huit grammes, pour vingt-quatre d'eau, n'en injectait qu'une petite quantité, et, au lieu de faire sortir ensuite le liquide, le laissait dans le sac où il était repris par l'absorption. Dans un compte rendu des cas d'hydrocèles traités à l'hôpital des Natifs de Calcutta (2), il est

____

(1) *Transact. of the med. Soc. of Calcutta,* vol. VII.
(2) *Lancet,* 30 avril 1842.

dit que du 9 mars 1832 au 31 décembre 1839 on soumit à ce traitement 2,393 malades, dont

$$
\begin{array}{rll}
1,265 & \text{étaient} & \text{hindous,} \\
1,076 & - & \text{mahométans,} \\
52 & - & \text{chrétiens.} \\
\hline
2,393 & &
\end{array}
$$

Et il paraît que les insuccès furent un peu au-dessous de 1 sur 100 ; résultat qu'on doit regarder comme très-heureux.

Dans ces dix dernières années, les injections iodées ont été essayées en Europe, et ont donné des succès qui les ont fait adopter en Angleterre. Je ne crois pas que l'iode exerce, comme on l'a supposé, une action spéciale sur la séreuse. Il agit à la manière des autres liquides stimulants, en excitant l'inflammation, et, comme eux, il peut échouer chez les sujets réfractaires à cette inflammation, quoique le séjour d'une partie du liquide dans le sac augmente les chances de succès.

Les objets nécessaires pour l'injection iodée sont plus simples et plus transportables que ceux dont on a besoin pour les autres liquides, et si l'infiltration a lieu dans le scrotum, elle n'expose pas aux mêmes conséquences. C'est pour ces raisons que, depuis quelques années, je n'ai que rarement eu recours à d'autres injections. Le seul instrument nécessaire, indépendamment du trocart de moyen volume, est une seringue en verre, de quinze grammes de capacité, munie d'un ajutage métallique qui s'adapte à un petit robinet ajouté à la canule. Toutes les parties métalliques de l'appareil doivent être en palladium, métal sur lequel l'iode n'a pas d'action (1). J'ai em-

(1) Le palladium, en raison de son élasticité, vaut mieux que l'ar-

ployé d'abord les injections suivant la formule indiquée
par M. Martin (une partie de teinture d'iode pour trois
d'eau); mais j'ai trouvé que ce mélange était trop faible,
et j'ai depuis peu employé le suivant :

>   Iode................ 2 gr. 50
>   Iodure de potassium. 4
>   Alcool.............. 30

J'en injecte huit à douze grammes qui restent cinq minutes dans le sac; après quoi, la plus grande partie du
liquide est évacuée; mais j'en laisse dans la tunique environ deux grammes. Quelques chirurgiens se contentent
d'injecter quatre grammes de teinture d'iode et de les
laisser dans le sac, ce qui réussit bien. Je n'ai pas trouvé
que la teinture employée de cette manière chez les adultes
fût trop irritante ; mais chez les jeunes sujets je l'étends
de moitié d'eau.

J'opère habituellement le malade debout, mais on peut
également l'opérer couché. Aussitôt que le liquide irritant arrive dans la tunique vaginale, le patient éprouve
du malaise et une tendance à la syncope, en même
temps que de la douleur dans le testicule, sur le trajet du
cordon et aux lombes. Cette douleur est parfois si violente qu'on est obligé de laisser sortir le liquide avant le
temps ordinaire. Toutefois l'intensité de l'inflammation
qui aura lieu ultérieurement, n'est pas en rapport avec
celle de la souffrance. Il y a, chez les divers sujets, une

gent pour la construction des canules. Si cependant les instruments
étaient en argent, on les plongerait, immédiatement après s'en être
servi, dans une solution d'hyposulfite de soude (14 grammes pour
30 d'eau), qui empêcherait l'action corrosive de l'iode sur le métal.
Cette solution sert également à enlever l'iode qui tache les doigts.

grande différence dans la manière dont ils supportent les stimulants, et si l'inflammation est plus facilement excitée chez les uns que chez les autres, son intensité ne dépend nullement de leur susceptibilité plus ou moins grande à ressentir la douleur de l'injection.

Le succès de l'opération dépend beaucoup du traitement ultérieur. Si l'on craint que l'inflammation ne soit trop vive, on prend des précautions pour la modérer; d'un autre côté, comme un certain degré de phlegmasie est indispensable, s'il ne survient ni douleur ni autres symptômes qui l'annoncent, le chirurgien doit s'efforcer de la provoquer.

Si, comme il arrive généralement, les symptômes inflammatoires se manifestent au bout de quelques heures, je recommande l'usage d'un suspensoir et le repos horizontal, jusqu'à ce que la douleur commence à s'apaiser. Sans ces précautions, on pourrait avoir une vaginalite trop intense. Si, au contraire, il ne s'est manifesté aucun symptôme au bout de huit ou douze heures, on doit engager le malade à marcher, et frictionner le testicule de manière à déterminer un léger frottement entre les surfaces de la tunique vaginale. Si la tuméfaction devenait considérable, que la douleur et les troubles fonctionnels fussent intenses, on modérerait l'inflammation par des purgatifs salins ou le tartre stibié, comme dans le traitement de l'orchite aiguë.

Je n'ai jamais eu l'occasion d'en agir ainsi, parce que j'ai toujours eu plus de difficulté à obtenir le degré d'inflammation nécessaire. Je sais cependant que la suppuration peut avoir lieu; je ne l'ai pas observée à la suite de mes opérations, mais j'ai été une fois appelé pour un malade chez lequel l'injection faite par un autre chirurgien avait amené un abcès, que j'eus à ouvrir.

Sir B. Brodie fait remarquer qu'il n'a jamais vu la suppuration survenir après l'opération par injection, si ce n'est aux Indes occidentales, et encore trois fois seulement sur un grand nombre de cas. Dans ces faits, le liquide de l'injection n'était pas plus concentré que d'habitude, et était même resté peu de temps (sur l'un des malades, on ne l'avait laissé qu'une minute), cependant l'inflammation fut excessive; il y eut une douleur violente et des symptômes généraux intenses (1).

J'ai très-souvent opéré des individus nés dans les pays chauds, et je n'ai pas trouvé que les injections amenassent chez eux plus d'irritation que chez les habitants de nos contrées.

M. Velpeau a conseillé l'application du collodion sur le scrotum un jour ou deux après l'injection. Je l'ai essayée dans quelques cas sans aucun avantage, et la douleur causée par le collodion a toujours été très-pénible pour les malades (2).

J'ai dit qu'après l'injection l'inflammation était en général plutôt trop modérée que trop intense, j'ajoute qu'une inflammation vive n'est pas nécessaire, et qu'on voit avec étonnement une irritation légère suffire parfois à la guérison. C'est pourquoi le chirurgien est rarement trompé dans ses espérances par le résultat. J'ai plusieurs fois redouté un échec, parce que l'inflammation avait été faible, et n'avait obligé le malade à garder le lit qu'un

____

(1) *London med. gazette,* vol. XIII, p.-93.

(2) M. Velpeau a renoncé à ce moyen, et ne l'a employé que pendant très-peu de temps.   (*Note du Traducteur.*)

seul jour, et cependant il n'y a pas eu de récidive. Dans des cas où la sensibilité et la tuméfaction étaient si peu prononcées que je craignais un insuccès, j'ai, trois ou quatre jours après l'opération, introduit un petit trocart, donné issue au liquide épanché, et fait une nouvelle injection de quatre grammes de teinture d'iode que je laissais dans la tunique vaginale. Ce moyen m'a encore réussi parfaitement dans deux cas récents, dans l'un desquels je n'ai trouvé que douze grammes de sérosité, au moment de la seconde opération. Si la quantité de liquide épanché était trop faible pour permettre facilement l'introduction d'un petit trocart, on pourrait, afin d'assurer le succès, placer dans la cavité vaginale, au moyen d'une aiguille légèrement recourbée, un séton composé de trois ou quatre fils de soie; mais l'injection iodée manque si rarement son but (1), qu'il est mieux d'attendre le résultat, même quand la phlegmasie est modérée, que de recourir à une seconde opération qui peut entraîner la suppuration. Il est d'ailleurs temps de passer le séton à une époque plus reculée, s'il est démontré que l'injection a été infructueuse. Le cas suivant a offert l'exemple d'une difficulté peu commune à exciter une inflammation suffisante du sac. Un homme du monde, âgé de quarante ans environ, un peu dyspeptique et qui revenait de l'Inde, où il était resté plusieurs années, vint se faire traiter par moi d'une hydrocèle peu volumineuse du côté droit, qui datait de six mois. J'en fis la ponction le 4 juin 1852; quatre-vingt-dix grammes de sérosité s'écoulèrent, et je pus

----

(1) On trouvera, p. 214, quelques cas intéressants où l'injection a échoué, l'hydrocèle de la tunique vaginale étant compliquée d'hydrocèle enkystée du testicule.

alors constater que le testicule était sain. L'épanchement se reforma rapidement ; le 15 juin, j'en évacuai soixante grammes, après quoi j'injectai huit grammes de teinture d'iode, dout je laissai une petite quantité dans le sac. Il n'y eut pas d'inflammation. Je permis au malade de marcher et de boire du vin comme à son ordinaire ; puis, le second jour, je frottai l'une contre l'autre les surfaces opposées du sac pendant plusieurs minutes ; il ne survint encore aucune inflammation. Le 18, je traversai le scrotum et le sac avec un séton composé d'un fil de soie double. Il n'en résulta qu'une phlegmasie très-modérée, bien que le malade continuât à marcher avec son séton. Celui-ci fut enlevé le 23, et j'espérais que la vaginalite déterminée par le corps étranger aurait suffi pour guérir l'hydrocèle. Mais toute trace d'inflammation disparut rapidement, tandis que la tumeur formée par l'épanchement persista. Cependant mon malade désirait retourner bientôt dans l'Inde, et partir guéri. C'est pourquoi, ne comptant pas obtenir, par les opérations qui avaient été déjà faites, un résultat définitif favorable, j'introduisis le 1er juillet un petit trocart explorateur, qui donna issue à trente grammes de sérosité ; et je fis passer par la canule une aiguille armée d'une forte ligature de soie humectée de teinture d'iode ; la canule fut retirée et le séton laissé dans le sac. La région devint sensible et il s'y forma bientôt une tumeur rénitente. Le 3 juillet je retirai le séton ; l'inflammation tomba lentement, et le malade quitta l'Angleterre le 7. Un mois après, je reçus de lui une lettre datée de Syrie, dans laquelle il m'annonçait que la tumeur avait disparu et qu'il était guéri.

J'injecte rarement une hydrocèle quand elle contient

plus de trois cents ou trois cent soixante grammes de sérosité, parce que l'étendue de la surface séreuse pourrait augmenter la gravité des suites. En pareil cas, j'aime mieux évacuer le liquide, et attendre qu'une nouvelle quantité, moindre que la première fois, se soit épanchée. L'opération peut dès lors être tentée avec moins de danger.

On devra, dans tous les cas, s'assurer que l'épanchement ne tient point à une affection du testicule. Un homme, affecté d'hydrocèle double, fut admis à l'hôpital de Londres pour y subir l'opération de la cure radicale. Il souffrait depuis quelque temps d'une maladie du larynx qui ne tarda pas à s'accroître après son admission, et à amener la suffocation et la mort. A l'autopsie, on trouva des collections de pus concret dans les deux testicules. Si l'état de sa santé avait permis d'opérer ce malade, on aurait probablement reconnu une altération des testicules, après l'évacuation du liquide, et on n'aurait pas fait l'injection, parce qu'elle aurait pu avoir des suites fâcheuses.

La sérosité épanchée autour d'un testicule malade détermine quelquefois de la douleur par la pression qu'elle exerce ; il y a alors avantage à l'évacuer ; mais je n'ai pas besoin d'ajouter qu'il serait aussi inutile que dangereux de tenter la cure radicale de l'hydrocèle. Dans ces cas, on doit traiter d'abord l'affection du testicule, sans se préoccuper de l'épanchement; on voit habituellement celui-ci disparaître à mesure que la maladie de la glande diminue. C'est ainsi que, dans plusieurs engorgements consécutifs à une orchite, ayant trouvé, après la sortie du liquide, le testicule gros et douloureux, j'ai pu, au moyen du mercure à petites doses, et d'un traitement local , faire disparaître en même temps et l'inflammation chronique de l'organe et l'hydrocèle. Quelquefois cependant, quoique l'inflammation du testicule ou de l'épididyme en ait été le point de départ, l'épanchement persiste longtemps après que les autres lésions ont disparu ; on doit alors considérer l'affection comme une hydrocèle ordinaire, et la traiter en conséquence.

L'induration et le gonflement du testicule ou de l'épididyme ne constituent cependant pas une contre-indication formelle à l'opération de la cure radicale de l'hydrocèle ; on peut encore y recourir quand la maladie primitive est depuis longtemps stationnaire.

Lorsque les choses se passent favorablement, l'injection est suivie d'une douleur et d'une tuméfaction légères, la réaction générale est à peine marquée ; en un mot, si elle a été bien faite, cette opération est sans danger. Le principal accident qu'on ait à redouter est l'injection du liquide stimulant dans le tissu cellulaire sous-séreux et non dans la tunique vaginale, accident qui a parfois été suivi d'inflammation diffuse avec suppuration et gangrène, et qu'on a vu causer la mort chez les sujets avancés en âge ou débilités. Un cas de cette nature doit être traité comme s'il s'agissait d'une infiltration urineuse ; on fait de larges incisions sur les parties déclives du scrotum, afin de donner issue au liquide irritant, après quoi on applique des fomentations et des cataplasmes. Si la gangrène s'ensuivait, on soutiendrait les forces du malade par le vin, l'eau-de-vie, le quinquina ou l'ammoniaque.

On pourrait toujours éviter cet accident, si l'on employait les précautions et les soins convenables. Pourtant, lorsqu'il arrive, il n'entraîne pas inévitablement de sérieuses conséquences : je connais deux observations dans lesquelles du vin de Porto étendu fut injecté dans le scrotum, sans qu'il y ait eu d'accidents consécutifs.

Le tétanos peut encore survenir après cette opération; j'en connais quelques cas. Mais c'est là un accident tellement rare, qu'il ne peut servir d'objection contre l'opération.

Six ou sept jours après l'injection, la douleur et le gonflement commencent à diminuer; au bout de trois semaines environ, tout le liquide est résorbé et la guérison est accomplie. Mais quelquefois, surtout lorsque l'inflammation a été plus intense qu'à l'ordinaire, la guérison n'a lieu qu'au bout de deux ou trois mois.

On supposait autrefois que l'injection avait pour résultat de faire adhérer les deux feuillets de la tunique vaginale; mais des observations récentes ont démontré que, dans beaucoup de cas, les adhérences n'étaient que partielles; que, dans d'autres, il ne s'en établissait aucune, et qu'en conséquence, l'inflammation provoquée par le liquide avait pour effet de modifier de telle façon l'action sécrétoire, que la sérosité cessait de se produire en excès.

Quand les adhérences sont complètes, la guérison est certaine et le malade est à l'abri de toute récidive; mais quand il n'y a pas oblitération parfaite de la cavité, la guérison peut n'être que momentanée, et les mêmes causes qui ont primitivement donné lieu à l'épanchement, peuvent en déterminer le retour. On connaît des exemples d'hydrocèles traitées par l'injection qui ont reparu au bout de dix et même de vingt ans. J'ai ponctionné, il y a quelques années, une hydrocèle que sir A. Cooper avait traitée vingt-cinq ans auparavant par l'injection, et qui n'avait reparu que depuis six mois.

Dans l'hydrocèle double, on ne doit pas faire l'injection des deux côtés à la fois ; non-seulement parce que les suites d'une double opération peuvent devenir graves, car on ne peut jamais savoir à l'avance à quel degré sera portée l'inflammation ; mais encore parce qu'on a vu l'injection de l'une des tumeurs réussir à les guérir toutes les deux, par l'extension de l'inflammation de l'une des tuniques vaginales à l'autre, au moyen du contact presque immédiat de leurs feuillets pariétaux. Un homme de cinquante ans entra dans le service de clinique de Dupuytren à l'Hôtel-Dieu, avec une hydrocèle double. Celle du côté droit était volumineuse et ancienne, l'autre petite et récente. Dupuytren ponctionna la première et y fit une injection de vin. Les phénomènes habituels s'ensuivirent, et la maladie fut guérie des deux côtés. C'est un fait qu'il avait observé plusieurs autres fois (1). Je suis porté à croire qu'il y a eu dans ces cas une heureuse coïncidence, et que peu de chirurgiens ont obtenu de semblables succès au moyen d'une seule opération. On peut injecter la seconde hydrocèle aussitôt que les suites de la première opération sont calmées et ne laissent aucune inquiétude.

J'ai injecté des hydrocèles chez des adultes de tout âge jusqu'à soixante-dix ans, mais pas au delà. Toutes

____

(1) *Lancette française,* février 1837.

les opérations doivent être évitées chez les vieillards : l'injection de l'hydrocèle elle-même pouvant, par l'inflammation qu'elle produit, entraîner de sérieuses conséquences, il vaut mieux, pour les individus très-avancés en âge, se contenter du traitement palliatif.

Un examen attentif des divers procédés de cure radicale de l'hydrocèle établit pleinement la supériorité du traitement par l'injection, et par l'injection iodée surtout. Les anciens chirurgiens étaient dans une grande erreur lorsqu'ils essayaient de provoquer une vive inflammation ; ignorant que la maladie pouvait être guérie par la simple modification des fonctions sécrétoires de la séreuse, ils cherchaient à obtenir l'occlusion de la cavité naturelle, par une inflammation suppurative et non par le mécanisme plus inoffensif de l'inflammation adhésive. Or, ce qu'on doit rechercher dans le traitement c'est de produire une inflammation légère, au risque d'avoir employé un procédé trop doux pour être efficace et certain. On a maintenant eu recours très-fréquemment à l'injection en Angleterre et ailleurs, et l'expérience a démontré que, si elle n'est pas un remède infaillible, c'est de tous les procédés usités celui qui réunit le plus grand nombre d'avantages. La douleur qui résulte de l'opération est légère ; les effets en sont modérés en même temps qu'assez certains ; le danger est nul si l'on prend les précautions nécessaires ; enfin on réussit presque toujours sans avoir altéré les conditions naturelles des parties. On s'est demandé si la guérison au moyen d'adhérences, bien qu'elle soit moins parfaite que celle dans laquelle on a simplement modifié l'état physiologique des vaisseaux, n'est pas, à tout prendre, préférable. Dans le dernier cas, en effet, les causes anatomiques favorables à l'évolution de l'hydrocèle persistant, il y a possibilité sinon probabilité de récidive à une époque plus ou moins éloignée; tandis que l'on regarde comme chose indifférente l'obstacle apporté aux libres mouvements du testicule dans les cas de guérison par adhérences. Pour moi, en l'absence de documents qui indiquent le degré de fréquence de la récidive, je me contente du résultat donné par l'opération qui n'amène pas d'adhérences, aimant mieux laisser mon malade exposé aux chances d'une rechute possible que de le soumettre à un traitement plus violent destiné à produire une inflammation adhésive et l'oblitération du sac. Les injections, toutefois, ne guérissent pas dans tous les cas et ne conviennent pas à toutes les constitutions. Aussi un chirurgien judicieux qui les a adoptées comme méthode générale, doit-il être prêt, dans les cas particuliers et difficiles où elles ont échoué, à employer ultérieurement un des moyens dont l'efficacité est plus certaine, tels que le séton et l'incision (1).

(1) On a pu remarquer que M. Curling ne parlait pas du procédé de M. Baudens; c'est probablement parce qu'il n'en a pas fait usage, et que les chirurgiens anglais n'ont pas jugé à propos de s'en servir. Il en est à peu près de même en France; à part M. Sédillot (*Gazette des hôpitaux,* 1852, p. 310), je ne sache pas du moins qu'aucun praticien autre que M. Baudens y ait eu recours.

Au premier abord, l'opération de ce chirurgien paraît très-rationnelle; elle est fondée sur ce principe que, l'irritabilité de la tunique vaginale étant variable suivant les sujets, et n'étant pas connue à l'avance, le mieux est d'employer, pour exciter l'inflammation curative, des moyens irritants proportionnés à la sensibilité du sujet, et, pour cela, d'étudier cette sensibilité par les agents les plus simples d'abord, puis, s'il le faut, par des agents de plus en plus irritants.

Voici donc ce que fait M. Baudens. Il commence par ponctionner la tumeur avec une lancette; puis il introduit dans la tuniqueva ginale

ADDITION SUR L'HYDROCÈLE VAGINALE

PAR LE TRADUCTEUR.

J'ai besoin d'ajouter quelques considérations sur l'inflammation spontanée de la tunique vaginale dans l'hydrocèle, sur la transformation de cette maladie en hématocèle, sur le manuel opératoire de l'injection, et sur le

un trocart, avec lequel il la traverse de part en part. La canule de ce trocart présente trois ouvertures, une à chacune de ses extrémités et une à sa partie moyenne, qui répond à la cavité vaginale. Cette canule doit rester en place pendant un certain nombre de jours. Le premier jour, M. Baudens pousse deux ou trois fois de l'air pour voir si ce fluide suffira pour provoquer l'inflammation nécessaire. Si l'inflammation n'arrive pas le deuxième jour, il injecte de l'eau ; si elle n'est pas encore venue le quatrième ou le cinquième, il injecte une solution de nitrate d'argent (0,05 pour 120 grammes d'eau) ; si cela ne suffit pas encore, il en arrive, le sixième ou le septième jour, à l'injection de l'eau de Cologne, et s'il le faut, plus tard encore, à celle du vin ou de la teinture d'iode. Lorsque le malade est assez heureux pour que l'inflammation se développe par les seules injections d'air, le traitement n'est pas très-long ; mais si j'en crois la thèse de M. Billot (Paris, 1851, n° 150), ce résultat n'a été obtenu par M. Baudens que 39 fois sur 200. Lorsqu'il faut en venir à l'essai de plusieurs fluides, et à plus forte raison lorsqu'il faut parcourir toute l'échelle des substances irritantes, le traitement est beaucoup plus long, et peut durer trente à quarante jours. M. Billot, qui paraît avoir observé un certain nombre des malades de M. Baudens, nous fait savoir, d'autre part, que le séjour de la canule et l'obligation de la remuer pour faire de temps en temps une nouvelle injection, sont très-pénibles pour les malades ; que presque toujours l'inflammation devient suppurative, et que dans certains cas, 20 fois sur 114, elle a dépassé de beaucoup les limites nécessaires, est devenue très-douloureuse, et a nécessité le traitement par l'application de la glace. Dans un cas même, M. Billot a vu un soldat sortir du Val-de-Grâce avec une fistule correspondante à l'une des ouvertures du trocart. Quand on compare ces résultats aux suites si simples, si peu douloureuses, et le plus souvent si certaines de l'injection iodée, on comprend parfaitement que peu de chirurgiens, en Angleterre comme en France, aient été tentés de soumettre leurs malades à l'épreuve du traitement de M. Baudens. (*Note du Traducteur.*)

parallèle de l'injection iodée et de l'injection vineuse.

I. — *Vaginalite spontanée dans l'hydrocèle.* — Quelquefois les malades affectés d'hydrocèle sont pris tout à coup d'une inflammation aiguë qui se manifeste par de la douleur, une augmentation rapide de volume, et l'impossibilité de marcher et de rester debout. Cet accident est rare ; j'en ai cependant observé un exemple à l'Hôtel-Dieu en 1853, sur un homme de soixante-treize ans, affaibli par l'âge et le travail. Depuis quatre ans il s'était aperçu que le côté droit des bourses augmentait de volume, et cette tuméfaction s'était accrue insensiblement sans qu'il éprouvât d'autre souffrance qu'un peu de tiraillement sur le trajet du cordon. Dans les premiers jours d'octobre 1853, la tumeur devint, sans cause connue, le siége de douleurs lancinantes très-vives, augmentant par la pression, et prit un accroissement rapide. Le malade essaya pendant quelques jours de se soigner chez lui, et vint ensuite à l'hôpital, dans le service de M. Jobert de Lamballe, que je remplaçais alors. La douleur était des plus violentes, sans qu'il y eût de rougeur à la peau ; la moindre pression l'augmentait ; le visage était en même temps si pâle et si amaigri que j'étais disposé à croire à quelque transformation cancéreuse de la tunique vaginale ou du testicule. Des symptômes graves ne tardèrent pas à se montrer du côté du tube digestif, puis des accidents cholériformes survinrent, et le malade succomba le 24 octobre. A l'autopsie j'ai trouvé la tunique vaginale remplie d'un liquide louche, et son feuillet pariétal tapissé par une couche pseudo-membraneuse peu épaisse, molle et à peine vascularisée, qui, si le malade avait vécu, se serait peut-être transformée en une de ces fausses membranes vasculaires et épaisses que l'on trouve dans les hydrocèles et les hématocèles avec épaississement. Il n'y avait d'ailleurs aucune trace de cancer.

J'ai eu une autre fois l'occasion d'observer, sur le vivant, une inflammation aiguë dans une hydrocèle; mais j'ai reconnu plus tard, en faisant l'opération et trouvant un liquide rempli de spermatozoïdes, qu'il s'agissait d'une hydrocèle enkystée et non d'une hydrocèle vaginale. Or, le fait de l'inflammation dans les kystes est mieux connu, ou du moins a été trop bien signalé par M. Curling, à la page 174, pour qu'il soit nécessaire que je m'en occupe.

D'autres fois j'ai constaté les signes d'une inflammation non plus aiguë, mais chronique, c'est-à-dire que les malades éprouvaient une gêne plus prononcée que celle qui a lieu habituellement, et même parfois de véritables douleurs, sans qu'il y eût pour cela ni fièvre ni obligation de garder le lit.

La connaissance de ces inflammations n'est pas sans intérêt pour la pratique. Quand elles ont lieu, en effet, elles sont quelquefois suivies de la formation, sur le feuillet pariétal de la séreuse, d'une fausse membrane qui, si elle devient ancienne, s'épaissit et peut se transformer en une couche organisée trop dense et trop inflexible pour prendre ultérieurement, après l'évacuation du liquide, des adhérences avec le feuillet viscéral, et dont la présence modifie, comme on le comprend, d'une façon très-importante la vitalité de la membrane séreuse. Si dans ces cas on en vient à l'opération radicale, les conditions ne sont plus aussi favorables que dans ceux où la séreuse est à l'état normal, et on peut échouer. Je vais montrer tout à l'heure que, dans les observations de récidives invoquées contre les divers modes d'injection, l'on n'a pas assez exàminé si une vaginalite n'avait pas eu lieu plus ou moins longtemps avant l'opération; c'est un fait sur lequel il importe que l'attention se fixe désormais. Je n'affirmerais cependant pas que les commémoratifs pourront toujours éclairer le praticien, car il est possible que la vaginalite soit restée, chez beaucoup de sujets, malgré la formation de la fausse membrane, assez lente et assez sourde pour n'avoir pas été remarquée. L'exemple le plus remarquable de l'influence qu'une vaginalite chronique antérieure peut exercer sur les résultats du traitement, est celui que j'ai observé à l'Hôtel-Dieu, en septembre 1853, sur un malade entré, pour une hydrocèle du côté droit, dans le service de Roux, que je remplaçais. Il avait, quelques mois auparavant, été traité par M. Jobert de Lamballe au moyen de l'injection iodée; mécontent du résultat, car l'épanchement s'était reproduit rapidement, il venait dans un autre service avec l'espoir d'être mieux débarrassé. En le questionnant, j'appris de lui que plusieurs années avant la première opération, son hydrocèle était douloureuse à là pression et pendant les mouvements, et que ces douleurs, sans être vives et sans arrêter le malade, l'avaient cependant tourmenté continuellement. J'annonçai dès lors aux élèves qui m'entouraient que l'on ne devait pas se hâter d'attribuer la récidive à l'insuffisance de la teinture d'iode, mais que l'existence antérieure d'une vaginalite devenue peut-être pseudo-membraneuse, pouvait avoir eu la plus grande part dans le résultat obtenu; que d'ailleurs l'injection avec le vin chaud réussirait, si cette dernière opinion n'était pas juste, mais échouerait probablement, si elle était fondée. J'opérai donc le malade par le vin chaud, en faisant successivement deux injections, la seconde un peu plus chaude que la première, et laissant chaque fois le liquide pendant trois minutes. L'inflammation consécutive fut assez vive, mais sans gravité, et trois semaines plus tard le malade quittait le service avec une hydrocèle aussi volumineuse et aussi transparente qu'au moment de son entrée. Je lui avais proposé le traitement par incision, qui me paraissait le seul propre à donner une guérison radicale, et dont je ne craignais pas les dangers, parce que la transparence m'autorisait à penser que la fausse membrane n'était pas épaisse et fibro-cartilagineuse; mais il avait obstinément refusé.

II. — *Transformation de l'hydrocèle en hématocèle.* —L'hydrocèle peut se transformer en hématocèle par la blessure de l'artère spermatique ou de quelque autre vaisseau important au moment de la ponction. M. Curling en cite plusieurs exemples dans son article sur l'hématocèle (page 234). Ce n'est pas sur les faits de ce genre que je veux appeler ici l'attention. Je m'occuperai seulement de la transformation spontanée ou du moins de celle qui n'est certainement pas causée par la blessure d'un vaisseau. J'ai été deux fois témoin d'une transformation de ce genre, et ces faits m'ont vivement frappé. Dans le premier, elle a eu lieu avant l'opération; le malade avait été examiné par le docteur Jacquemin et par moi-même, et nous avions constaté, avec les autres symptômes de l'hydrocèle, la transparence. Le jour de l'opération est pris; au moment de ponctionner, M. Jacquemin examine de nouveau avec une lumière et ne retrouve plus cette transparence ; je ne la retrouve pas moi-même davantage. La ponction est néanmoins faite, et donne issue à un liquide, non pas épais et de couleur chocolat comme dans les hématocèles anciennes, mais très-coulant et fortement teint en rouge. Il est évident que peu de jours avant l'opération, et sans cause appréciable, un épanchement de sang s'était ajouté à la sérosité. A l'époque où j'ai été témoin de ce fait (c'était en 1840), je n'avais pas sur ce sujet des notions très-étendues. Je ne suis donc pas en mesure de dire si le malade avait eu ou non des symptômes de vaginalite. Aujourd'hui, mes recherches des années précédentes me permettent de donner une explication de ce qui s'est passé ; je suis porté à croire, d'après ce qui a lieu dans la plupart des hématocèles, que ce malade avait eu, avec ou sans symptômes appréciables, une vaginalite pseudo-membraneuse à la suite de son hydrocèle, et que peu de jours avant l'opération, un certain nombre des vaisseaux de la fausse membrane s'étaient rompus, et avaient laissé couler du sang qui s'était mêlé à la sérosité. C'était une raison pour craindre que la guérison n'eût point lieu à la suite de l'injection de vin chaud qui fut faite ; cependant elle a été obtenue et s'est maintenue longtemps ; le malade au moins n'est jamais venu se plaindre d'une récidive. Je saisis cette occasion pour ajouter que l'existence d'une fausse membrane sur le feuillet pariétal n'entraîne pas nécessairement la non-guérison à la suite de l'injection. Si cette fausse membrane est récente et encore molle à l'époque où l'on opère, elle est susceptible de prendre des adhérences avec les couches nouvelles qui se déposent, et de contribuer à l'oblitération de la séreuse ; ce résultat manquerait, au contraire, si l'on opérait à l'époque où la fausse membrane est solidement organisée et inflexible.

L'autre exemple de transformation d'hydrocèle en hématocèle a eu lieu à la suite de l'opération, et est encore intéressant, parce qu'il vient à l'appui de ce que j'ai déjà dit sur cette forme de vaginalite avec fausse membrane pariétale, sur laquelle je reviendrai à propos de l'hématocèle. Vers la fin d'avril 1847, un homme de trente-six ans se présente à l'hôpital Saint-Antoine avec une hydrocèle assez grosse et transparente, à gauche. Avait-il eu antérieurement une vaginalite? Je l'ai pensé depuis; mais je n'avais pas alors les raisons que j'aurais aujourd'hui pour adresser des questions dans ce sens. Quoi qu'il en soit, j'opérai avec la teinture d'iode (un tiers pour deux tiers d'eau). L'inflammation consécutive fut modérée, et je ne tardai pas à reconnaître que l'hydrocèle n'était point guérie. Le malade quitta l'hôpital au bout de trois semaines avec une tumeur aussi transparente et presque aussi volumineuse qu'auparavant. Il revint nous voir de temps en temps, se plaignant de souffrir assez souvent, quoique la tumeur n'augmentât pas beaucoup. Enfin, le 6 juillet, il était assez incommodé pour réclamer avec instance une ponction sans injection, ses occupations ne lui permettant pas alors d'entrer à l'hôpital et de se soumettre à un traitement de quelques semaines. Je crus devoir céder à son désir. Avant de faire la ponction, je cherchai de nouveau la transparence que j'avais reconnue quelques mois auparavant; elle n'existait plus. Guidé cependant par la fluctuation, je plongeai le trocart et je fis sortir un liquide sanguin presque semblable à celui du sang de la veine pendant la phlébotomie. N'ayant pas à cette époque l'expérience que j'ai acquise depuis sur le danger de l'hématocèle ponctionnée, je laissai cet individu retourner chez lui sans lui donner d'autres conseils. Une inflammation des plus vives avec une fièvre violente ne tarda pas à se montrer, et le malade fut rapporté le 11 juillet avec ces symptômes inflammatoires locaux et généraux. Le lendemain je constatai, au niveau de la piqûre, une escarre et un orifice fistuleux donnant issue à du pus sanguinolent très-fétide; je m'empressai de faire une longue incision qui laissa échapper une notable quantité de pus sanguinolent et de caillots de très-mauvaise odeur. Je fis plusieurs injections pour vider la poche; je constatai alors très-bien que la tunique vaginale n'était pas sensiblement épaissie, mais que sa surface interne était tapissée dans toute son étendue par une couche molle, aréolaire, se détachant avec l'ongle, présentant çà et là de petites saillies très-vasculaires que j'ai considérées comme appartenant à une fausse membrane, et celle-ci était tellement vasculaire, en certains points, qu'après avoir bien vidé la poche, j'ai dû placer deux ligatures sur des endroits de la surface interne que mon bistouri n'avait certainement pas touchés. Il faut bien admettre, en présence de cette curieuse observation, qu'une vaginalite pseudo-membraneuse a eu lieu, soit avant, soit après l'injection iodée, que la fausse membrane éloignée du testicule par le liquide s'est trouvée dans de mauvaises conditions pour adhérer à ce dernier, et qu'à un certain moment elle a versé du sang dans la poche. Je rappellerai d'ailleurs cet exemple lorsqu'il sera question des suites possibles de la ponction de l'hématocèle.

III. — *Manuel opératoire de l'injection.* — Deux accidents possibles doivent préoccuper le chirurgien dans l'opération de l'hydrocèle : le premier est la piqûre du testicule, le second est l'injection dans le tissu cellulaire.

On connaît assez les moyens d'éviter le premier pour que je n'aie rien à y ajouter. Je puis seulement, d'après un fait dans lequel j'ai eu cet accident et d'après ceux dont parle M. Velpeau, déclarer qu'il n'a pas de suites sérieuses, et qu'il ne doit pas empêcher de faire l'injection iodée ; car les malades sur lesquels cette piqûre a eu lieu ont guéri aussi bien que les autres.

Quant au second, je ne saurais trop appuyer sur les deux préceptes que donne M. Curling à la page 135. On les jugera plus nécessaires encore, si l'on veut bien songer à une disposition qui favorise l'injection dans le tissu cellulaire, et dont on n'a pas jusqu'à présent assez tenu compte. L'enveloppe fibro-séreuse du testicule, c'est-à-dire celle qui résulte de l'union intime du feuillet pariétal de la séreuse avec la tunique fibreuse commune au cordon et au testicule, est unie au dartos et à la peau par un tissu cellulaire très-lâche. Sur le cadavre, on peut reconnaître que ce tissu se déchire ou se décolle aisément avec le doigt ou le manche du scalpel, et qu'alors l'enveloppe dont il s'agit s'éloigne des autres en revenant sur elle-même. Pour peu que dans une opération d'hydrocèle un pareil décollement ait lieu, il en résulte que la canule, bien qu'elle ait pénétré à cinq ou six centimètres de profondeur, n'est cependant entrée que de deux ou trois dans la cavité vaginale, qui ne s'est laissé traverser qu'après avoir été refoulée. Si, en pareil cas, le chirurgien exerce avec la main des pressions pour faciliter la sortie du liquide, la fibro-séreuse est refoulée davantage, et ce changement dans les rapports des tuniques peut être porté assez loin pour que la poche, en revenant sur elle-même, abandonne l'extrémité de la canule qui se trouve alors dans le tissu cellulaire, et pour qu'en conséquence le liquide soit poussé dans ce dernier. J'explique ainsi comment, après une issue facile de la sérosité qui devait faire croire à une bonne position de la canule, on a néanmoins injecté dans le tissu cellulaire.

Je m'assure souvent sur le vivant, en faisant l'opération avec la teinture d'iode, qu'un certain décollement s'opère. Dans ce but, je me sers d'une canule parfaitement nettoyée et brillante. La portion qui plonge dans le sac est colorée en brun par l'iode; la portion qui reste à l'extérieur est colorée de la même manière par le liquide qui s'écoule sur les téguments ou que j'y fais tomber à dessein. La portion intermédiaire aux deux précédentes, c'est-à-dire celle qui traverse l'épaisseur du scrotum, n'est pas touchée par le liquide, et en conséquence reste blanche et brillante. A l'état normal, cette épaisseur des bourses n'a pas plus de quatre à cinq millimètres, quand il n'y a pas de tuméfaction anormale; et cependant il m'est arrivé souvent de trouver à la partie restée brillante de la canule une longueur de huit, dix, douze et même quinze millimètres, surtout dans les cas où j'avais eu soin de ne pas distendre beaucoup la poche, pour ne pas la rapprocher des couches sous-cutanées.

Pour éviter d'injecter dans le tissu cellulaire, le chirurgien doit ne pas oublier les conditions que je viens de rappeler, et comme il ne dépend pas toujours de ses soins et de son habileté d'empêcher un décollement trop considérable, je recommande les précautions suivantes :

1° Avoir soin de traverser toute l'épaisseur des bourses perpendiculairement et en ligne droite. Il peut arriver, si l'on n'y prend garde, que la main, après la ponction de la peau, s'incline en bas et vienne présenter aux couches sous-jacentes l'une des facettes au lieu de la pointe du trocart, et qu'une pression violente devenant alors nécessaire pour vaincre la résistance, on décolle largement avant d'entrer dans la séreuse.

2° Se servir d'un trocart bien acéré; car s'il est émoussé, les couches profondes peuvent résister, la pointe s'incliner, se présenter latéralement, et, dans l'effort que l'on fait pour l'introduire, refouler encore, en la décollant, la tunique fibro-séreuse.

3° Avoir soin que l'extrémité de la canule, qu'on nomme aussi son épaulement, ne soit pas trop saillante, car s'il en était ainsi, elle pourrait, après l'entrée de la pointe dans la cavité vaginale, être arrêtée un moment par cette dernière et la refouler comme tout à l'heure.

4° Pousser soi-même l'injection au lieu de la faire pousser par un aide. J'ai pris depuis plusieurs années cette précaution, afin de mieux connaître le degré de résistance à la pénétration du liquide, et de m'arrêter à temps, si cette résistance était assez grande pour me faire penser que la canule a abandonné la tunique vaginale. Je commence même habituellement par injecter un peu d'eau et voir si elle ressort librement par la canule (1).

5° Dans les cas où l'introduction du trocart a présenté

(1) J'ai adopté depuis plusieurs années l'injection préalable de l'eau pour tous les kystes dans lesquels je me proposais d'injecter la teinture d'iode.

quelques difficultés, je fais entrer dans la canule, aussitôt que je vois le liquide s'écouler, une seconde canule un peu plus petite, munie d'un curseur en forme de bouchon qui vient fermer la première ; cette seconde canule peut sans inconvénient être conduite bien plus profondément que la première, et elle permet d'être sûr que le liquide injecté entrera dans la tunique vaginale, quand même celle-ci aurait abandonné la première canule. J'ai d'ailleurs employé plus souvent pour les autres kystes, et particulièrement pour ceux du corps thyroïde, que pour l'hydrocèle, ce procédé de la double canule, qui convient cependant, pour les cas dont je viens de parler et pour ceux dans lesquels la tumeur contient une petite quantité de liquide, ce qui expose davantage à la blessure du testicule.

IV. — *Parallèle de l'injection iodée et de l'injection vineuse.* — En France, la méthode de l'injection est, comme en Angleterre, celle à laquelle presque tous les chirurgiens donnent la préférence, et l'on choisit parmi les liquides irritants la teinture d'iode ou le vin chaud. Quoique le plus grand nombre aient adopté la teinture d'iode, quelques-uns cependant sont restés fidèles au vin dont l'usage était très-répandu avant les travaux de M. Velpeau. A vrai dire, si l'on ne consulte que les résultats apparents, c'est-à-dire la guérison définitive de l'épanchement, on n'a pas de raison bien sérieuse pour adopter exclusivement l'un de ces modes de traitement et rejeter l'autre. Le vin produit une inflammation plus vive, plus douloureuse et de plus longue durée que la teinture d'iode ; mais en revanche il ne donne presque jamais de récidive. L'inflammation amenée par la teinture d'iode est moins vive, moins douloureuse, n'oblige même pas tous les malades à garder le lit, mais aussi elle n'empêche pas toujours la récidive. Pourtant, si je m'en rapporte aux résultats de ma propre pratique, je n'ai pas lieu de croire la reproduction bien fréquente à la suite de l'opération par l'iode. Je compte quarante opérations d'hydrocèle faites de cette manière, en ajoutant à la teinture d'iode les deux tiers et souvent la moitié d'eau, et je ne connais que trois cas de reproduction du liquide.

Je suis convaincu que bien des partisans du vin chaud pourraient apporter une statistique tout aussi favorable, sinon plus avantageuse encore. Ce procédé mérite cependant aussi le reproche de ne pas donner infailliblement une guérison radicale ; mais je dois faire à cet égard une réflexion qui s'applique aussi bien au traitement par l'iode qu'au traitement par le vin ; c'est que les faits de récidive n'ont pas été assez étudiés pour qu'on puisse être certain que, dans tous, on ait dû s'en prendre à l'insuffisance de la phlegmasie provoquée, plutôt qu'à des modifications apportées par une vaginalite antérieure. J'ai dit tout à l'heure que, chez un homme atteint d'hydrocèle, la poche pouvait s'enflammer spontanément et se revêtir à sa face interne d'une fausse membrane qui met la séreuse dans une condition moins favorable, soit à la production des adhérences, soit à cette modification de la vitalité sur laquelle insiste avec raison M. Curling. En général, on n'a tenu aucun compte de cette circonstance. Pour moi, avant d'admettre que la récidive doit être exclusivement attribuée à l'insuffisance du traitement, je voudrais savoir si le malade a eu plus ou moins longtemps avant l'opération des symptômes de vaginalite, et j'explique

11

par cette circonstance comment, après une première injection qui a échoué, on échoue quelquefois encore par
une seconde et une troisième.

En définitive, il serait puéril de rejeter la teinture
d'iode, sous prétexte qu'elle n'empêche pas toujours la
maladie de reparaître, et non moins puéril de rejeter le
vin chaud, sous prétexte que les suites sont un peu plus
longues, et je ne trouve pas dans les arguments qui ont
été avancés des deux côtés, des motifs sérieux pour louer
outre mesure ou blâmer sévèrement ceux qui emploient
exclusivement l'un ou l'autre de ces procédés. Je donne
la préférence à la teinture d'iode pour un autre motif que,
jusqu'ici, l'on n'a pas fait intervenir; je veux parler de
la guérison sans oblitération de la séreuse. A l'époque
où j'ai commencé l'étude de la chirurgie, on nous
enseignait que l'hydrocèle ne pouvait pas guérir sans
cette oblitération, et l'inflammation qu'on provoquait
avec le vin chaud avait pour objet, et, sans aucun doute,
pour résultat de la faire naître. Depuis que les injections
iodées ont été préconisées, on a cru remarquer que l'hydrocèle guérissait souvent sans adhérences, et l'on a pu
voir à la page 145 que M. Curling admettait ce fait comme
assez habituel. Il est vrai que l'auteur anglais n'a pas
apporté en faveur de cette opinion des faits qui lui fussent
propres. Je ne puis non plus citer aucune observation
concluante et complète qui m'appartienne. J'ai bien
trouvé sur un certain nombre de cadavres l'oblitération
de la tunique vaginale, mais je n'ai pu savoir s'ils avaient
été opérés d'hydrocèle, et encore moins s'ils l'avaient été
par l'iode ou par le vin. A défaut de recherches qui me
soient personnelles, je suis heureux de citer ici celles que

M. Hutin, chirurgien en chef des Invalides, a consignées dans un mémoire adressé à l'Académie de médecine, et qui a été, de la part de M. Larrey, l'objet d'un rapport intéressant lu dans la séance du 28 juin 1853. M. Hutin a fait l'autopsie de quinze sujets qui avaient été opérés par diverses méthodes, avant l'invention des injections iodées; quatre d'entre eux en particulier avaient été soumis à l'injection vineuse. Chez tous il y avait oblitération complète de la tunique vaginale. D'un autre côté, seize malades que M. Hutin avait opérés lui-même par l'injection iodée (deux tiers d'eau et un tiers de teinture d'iode) depuis plusieurs années, et qui paraissaient bien guéris, sont morts. Huit d'entre eux avaient aussi une oblitération complète; quatre autres avaient des adhérences partielles donnant lieu à une oblitération incomplète, et les quatre derniers n'avaient aucune adhérence. MM. Velpeau, Chaumet (de Bordeaux) et Boinet (1) ont eu, de leur côté, l'occasion de constater sur le cadavre d'individus qui avaient été guéris par l'injection iodée, l'absence des adhérences. L'opinion de M. Curling est donc confirmée par tous ces faits, et l'on peut admettre aujourd'hui que la teinture d'iode a pour effet, sinon constant, au moins assez fréquent, de guérir l'hydrocèle sans oblitérer la séreuse. Dans ce résultat se trouve, selon moi, l'argument le plus important en faveur de ce moyen. En effet, lorsque j'ai constaté l'oblitération de la tunique vaginale sur le cadavre sans en connaître la cause, j'ai presque toujours constaté en même temps l'anémie testiculaire, et l'absence de spermatozoïdes que j'ai signalée à la

(1) Voyez l'ouvrage de M. Boinet sur l'iodothérapie, p. 268 et suiv.

page 83. Je crois donc que les opérations infailliblement suivies d'oblitération, comme celles qui se font avec le vin chaud, ont pour résultat, je ne dirai pas certain, mais au moins possible, de supprimer la sécrétion spermatique en déterminant un afflux trop considérable des matériaux nutritifs vers les enveloppes au détriment de la glande, et je donne la préférence à l'injection iodée, parce qu'elle peut guérir sans exposer à cet inconvénient. On comprend qu'il y a un certain intérêt à ménager la fonction sécrétoire dans tous les cas, mais surtout dans ceux où le malade est jeune, et lorsque l'autre testicule est privé de ses fonctions par une ancienne atrophie ou par une oblitération consécutive à une épididymite.

Je voudrais pouvoir donner à l'appui de ces idées une démonstration rigoureuse, en rapportant un certain nombre d'autopsies, faites par moi-même, de sujets opérés plus ou moins longtemps auparavant. Malheureusement les faits de ce genre me manquent. J'exprime du moins le vœu que les chirurgiens qui en rencontreront les examinent avec attention, et surtout qu'ils indiquent l'état de pâleur ou de rougeur de la substance testiculaire, et qu'ils recherchent, à l'aide du microscope, si le sperme contient ou non des spermatozoïdes. Ce serait le moyen de juger définitivement cette question importante dont on ne s'est pas encore préoccupé suffisamment : Quelle est l'influence des opérations d'hydrocèle sur la sécrétion spermatique ?

ARTICLE II.

HYDROCÈLE CONGÉNITALE.

Dans l'hydrocèle simple, la communication qui a lieu primitivement entre la cavité du péritoine et celle de la tunique vaginale est définitivement oblitérée ; mais quelquefois la sérosité s'accumule autour du testicule chez des sujets où cette oblitération n'a pas été complète ; il en résulte alors une variété d'hydrocèle à laquelle on a donné le nom d'*hydrocèle congénitale*. En pareil cas, l'ouverture de communication entre les deux cavités est ordinairement étroite, et n'admettrait guère qu'une plume d'oie ou de corbeau. Il est difficile de déterminer si le liquide est sécrété dans l'abdomen ou dans la tunique vaginale ; on comprend, s'il a sa source dans le péritoine, qu'il doive naturellement tendre à s'accumuler dans la cavité séreuse qui est plus déclive ; et, d'un autre côté, comme il se résorbe habituellement quand la communication a été interrompue au moyen de la compression, il est plus probable que son origine est dans l'abdomen.

Il est une variété assez rare d'hydrocèle congénitale, dans laquelle le testicule est retenu dans le ventre ou dans le canal inguinal, tandis que le péritoine, en se prolongeant un peu dans le scrotum, forme la surface interne du kyste qui contient le liquide, et que recouvrent seulement les téguments et le fascia superficialis.

L'hydrocèle congénitale se forme aussi parfois après une descente tardive du testicule, qui n'a pas été accompagnée de hernie. C'est encore là un cas rare, mais dont j'ai vu un exemple chez un jeune homme de dix-huit ans.

Symptômes. — Cette maladie apparaît ordinairement peu de temps après la naissance, sous la forme d'une tumeur unie, transparente et fluctuante, qui se prolonge dans le canal inguinal, et reçoit une impulsion quand l'enfant tousse ou fait un effort. Une pression douce refoule peu à peu la sérosité dans la cavité abdominale, et, à mesure que le liquide disparaît, le testicule devient facile à sentir dans le scrotum. Cette maladie produit les mêmes symptômes chez l'adulte que chez l'enfant. On a encore remarqué que l'hydrocèle est plus volumineuse le soir que le matin au lever du malade. M. J. Cloquet a trouvé, dans deux cas d'hydrocèle congénitale chez l'adulte, une sensation particulière de tremblotement et de frôlement au moment où il faisait rentrer le liquide dans le ventre (1).

Diagnostic. — L'hydrocèle congénitale se distingue aisément de l'hydrocèle ordinaire par la présence d'une tumeur qui n'est pas bien délimitée à sa partie supérieure; par l'impulsion que lui communique la toux, et par sa disparition sous l'influence de la pression, disparition à la suite de laquelle on sent mieux le testicule.

On pourrait prendre une hydrocèle congénitale pour une hernie intestinale réductible, qui, elle aussi, disparaît sous la pression, et reçoit une impulsion par la toux; mais la nature de la maladie est indiquée par la fluctuation et la transparence de la tumeur comme aussi par l'absence du gargouillement qui accompagne la réduction quand il s'agit de l'intestin. En outre, dans le cas d'hydrocèle, si le liquide a été refoulé dans l'abdomen pendant que le malade était couché, et qu'ensuite on le fasse lever,

(1) *Recherches sur les causes et l'anatomie des hernies abdominales,* p. 95.

en exerçant avec le doigt une pression légère sur l'anneau, le liquide revient peu à peu dans le sac et la tumeur reparaît, bien que le chirurgien n'ait rien senti passer, et qu'il soit certain que l'intestin n'a pu descendre.

J'ai rencontré chez un enfant de trois ans une hydrocèle congénitale dont le diagnostic a été entouré de difficultés peu ordinaires, et qui avait été méconnue par un chirurgien d'hôpital très-expérimenté. La tumeur, qui n'avait été remarquée que depuis quelques mois, présentait les caractères de l'hydrocèle simple ; elle ne recevait aucune impulsion par la toux, et ne se réduisait point immédiatement par la pression et le décubitus horizontal. Le père affirmait cependant qu'elle était évidemment moindre le matin que le soir ; d'ailleurs, on remarquait un peu de gonflement dans la direction du cordon. M. Buchanan, de Stepney, qui m'adressa l'enfant, me dit de plus qu'il avait réussi, en continuant longtemps la pression, à diminuer le volume de la tumeur. Je fis coucher le petit malade et j'exerçai pendant quelque temps une forte compression. Au bout d'un quart d'heure, la tumeur était évidemment plus petite ; au bout d'une demi-heure, elle avait diminué de moitié, et enfin après cinquante minutes, elle n'avait plus que le quart de son volume ; cependant je ne pus en déterminer la disparition complète, le père s'étant opposé à ce que l'opération fût continuée. Je crois que dans ce cas l'ouverture de communication avait à peine le diamètre d'un trou d'épingle ; et je ne peux expliquer autrement la lenteur avec laquelle la pression faisait disparaître la tumeur. Cette étroitesse de l'ouverture explique également le défaut d'impulsion

pendant la toux. Cette hydrocèle fut d'ailleurs complètement guérie en quelques semaines par la compression
sur le canal inguinal.

Traitement. — Dans le traitement de l'hydrocèle congénitale l'indication principale est d'amener l'oblitération
de la tunique vaginale, de manière à intercepter sa communication avec l'abdomen. Dans ce but le malade doit
constamment porter un bandage qui presse avec force
sur le canal inguinal. Lorsque des adhérences se sont
établies, le liquide disparaît habituellement ; et on peut
aider à sa disparition par l'application de compresses im-
bibées de liquides stimulants ou par l'acuponcture. Ces
moyens suffisent ordinairement chez les enfants ; mais
si, au bout de plusieurs mois, on n'a point réussi, on
ne doit pas moins laisser le bandage, non-seulement pour
empêcher le liquide de passer de l'abdomen dans le sac,
mais encore pour prévenir la formation d'une hernie et
favoriser l'oblitération ultérieure de l'ouverture.

Cette forme d'hydrocèle réclame rarement l'emploi de
l'injection, et, en tout cas, l'on ne doit jamais pratiquer
cette opération avant d'être sûr que la communication
entre le sac et la cavité du péritoine n'existe plus. Si l'injection était faite avant l'oblitération, une péritonite pourrait très-bien s'ensuivre et mettre en danger la vie du
malade. Desault, Dupuytren et quelques autres chirurgiens, après la ponction et l'évacuation de la sérosité,
ont injecté un liquide stimulant, pendant qu'on exerçait
sur l'anneau une forte pression que l'on continuait quelque temps après l'opération. Cette pratique a, dans
plusieurs cas, été suivie de succès ; mais dans d'autres une
péritonite mortelle en est résultée. Certainement il ne

serait pas difficile, avec quelques précautions, d'éviter l'injection du liquide dans le péritoine; mais, comme le but de l'opération est de provoquer l'inflammation, on court le risque de voir cette dernière s'étendre de la tunique vaginale au péritoine, sans que la compression maintenue au niveau de l'anneau puisse l'empêcher. Ce procédé n'est donc pas acceptable, et aucun chirurgien n'est autorisé à entreprendre une opération aussi dangereuse pour la cure radicale d'une affection aussi légère, à laquelle il peut remédier, au moins en partie, par d'autres moyens plus inoffensifs (1).

Il y a un motif puissant pour tenter avec persévérance dans le jeune âge, la guérison de la hernie congénitale au moyen de la compression, c'est la possibilité d'une péri-

(1) Le danger dont parle M. Curling, c'est-à-dire la péritonite, était à craindre, en effet, quand on se servait du vin chaud. Mais il est beaucoup moins à redouter avec la teinture d'iode. Non-seulement les injections faites dans le péritoine avec ce liquide pour le traitement de l'ascite ont montré qu'il n'occasionnait pas une péritonite grave, mais encore nous possédons un bon nombre de cas où une injection de la teinture d'iode a pu être poussée dans un sac herniaire sans que le liquide entrât dans le ventre, et sans que la phlegmasie se propageât au péritoine. Aux faits de ce genre qui ont été observés par MM. Velpeau, Jobert de Lamballe, Maisonneuve, j'en puis ajouter trois autres de ma propre pratique, dans lesquels j'ai fait la même injection pour essayer de guérir radicalement une hernie inguinale. Les malades n'ont pas eu le moindre symptôme de péritonite. S'il en est ainsi dans les cas de hernie, à plus forte raison en sera-t-il de même dans ceux d'hydrocèle, où l'ouverture de communication est toujours plus étroite. Aujourd'hui, d'ailleurs, les exemples d'hydrocèles congénitales guéries par l'injection iodée, sans péritonite consécutive, ne sont pas rares. M. Velpeau en avait déjà plus de dix en 1843 (*Recherches sur les cavités closes*), et presque tous les chirurgiens français pourraient en citer quelques-uns. Aussi n'hésitons-nous pas à conseiller cette opération dans les cas où la compression ne peut pas être supportée, et dans ceux où elle ne donne pas de guérison. (*Note du Traducteur.*)

tonite, dans le cas où plus tard le testicule viendrait à s'enflammer ; danger semblable à celui que nous avons signalé pour le cas d'arrêt dans la descente du testicule. M. Cloquet a fait l'autopsie d'un homme âgé de cinquante ans qui avait été affecté de hernie congénitale, et dont les viscères thoraciques et abdominaux étaient parfaitement sains ; cependant la cavité abdominale contenait trois litres d'un liquide jaune mélangé de flocons albumineux, qui paraissait avoir pour origine une péritonite consécutive à une maladie du testicule, et à l'extension de la phlegmasie de la tunique vaginale au péritoine (1).

ARTICLE III.

HYDROCÈLE ENKYSTÉE DU TESTICULE.

L'hydrocèle enkystée du testicule est celle dans laquelle le liquide est contenu dans un ou plusieurs kystes de nouvelle formation, distincts du sac vaginal. Elle peut se développer en deux points : 1° sous cette portion de la tunique vaginale qui recouvre l'épididyme ; 2° entre la tunique vaginale du testicule et la tunique albuginée, qui se trouvent de cette façon séparées l'une de l'autre. La première de ces positions est de beaucoup la plus commune, la seconde est très-rare. Ces kystes ont une enveloppe mince et délicate, et le liquide qu'ils renferment diffère de celui de l'hydrocèle simple en ce qu'il est parfaitement limpide, incolore, presque entièrement privé d'albumine, et qu'il contient une grande quantité de granules moléculaires. Cependant, quand le kyste est volumineux et correspond à l'épididyme, le liquide, au

____
(1) *Lib. cit.*, p. 144.

lieu d'être limpide, présente souvent une teinte opaline due à la présence de spermatozoïdes.

I. — De petits kystes sphériques ou ovales du volume d'un pois et même plus petits, se trouvent souvent immédiatement au-dessous de la séreuse qui recouvre la tête de l'épididyme, et produisent sur cet organe une légère dépression. Dans plusieurs cas, j'en ai trouvé sur ce point cinq ou six parfaitement distincts les uns des autres. Quelquefois un ou deux de ces petits kystes sont si profondément situés dans la substance de l'épididyme, qu'on ne pourrait les y reconnaître sans la dissection. Bien que la poche contienne habituellement une sérosité limpide, j'en ai trouvé qui étaient remplis d'un liquide laiteux, et j'y ai même observé de la matière semblable à du pus teint de sang. Ces kystes qui se développent à la partie supérieure de l'épididyme, poussent parfois au-devant d'eux la tunique vaginale, et s'isolent si bien du point où ils s'étaient primitivement développés, qu'ils n'y adhèrent plus que par un pédicule étroit formé par l'allongement de la tunique vaginale. Tel est le mode de développement de ces petits kystes pédiculés, pleins d'un liquide limpide, qu'on trouve souvent appendus à la tête de l'épididyme, et que Morgagni appelait à tort hydatides. J'ai eu maintes occasions de les observer à différents degrés de leur évolution. Ainsi, il m'est arrivé de trouver sur un point un kyste pédiculé, tandis que tout près de lui s'en voyait un autre tout à fait semblable, mais enfoui dans la substance de l'épididyme. D'autres fois, j'ai trouvé le kyste très-proéminent, mais toujours fixé par un large repli de la tunique vaginale qui ne s'était pas encore pédi-

culé. Dans tous ces cas, la continuité de la tunique vaginale sur le kyste pouvait toujours se démontrer par une
dissection un peu attentive, et l'on voyait quelques vaisseaux sanguins déliés se ramifier
entre cette membrane et la tumeur.
(Voy. fig. 7.) Ces kystes pédiculés
n'atteignent jamais un grand volume ; j'en ai rarement trouvé
qui excédassent celui d'une gro-
seille. Ils sont exposés à se rompre à la suite d'un mouvement ou
d'une pression du testicule, les
parois reviennent alors sur elles-
mêmes et se plissent ; mais le fait

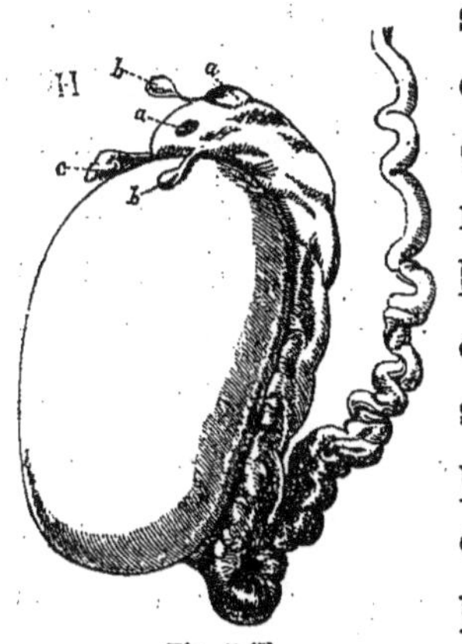

Fig. 7 (*).

n'est pas fréquent. J'ai vu le pédicule délié auquel le
kyste était appendu, long de quinze à vingt millimètres.

M. Gosselin rapporte que des kystes semblables se développent parfois dans le petit appendice de la tunique
vaginale qui se trouve souvent à la partie supérieure du
testicule (1). Pour moi, je n'en ai jamais vu en ce point.
On trouve parfois sur l'un des bords de l'épididyme et
près de sa partie moyenne, de petits kystes assez irréguliers dans leur forme et remarquablement résistants par
suite de la tension extrême de leurs parois , qui contiennent un liquide limpide, mais que leur dureté et leur
demi-transparence font beaucoup ressembler à des portions d'enchondrôme.

(1) *Archives gén. de médecine,* 4ᵉ série, t. XVI, p. 27.

(*) Fig. 7. Kystes développés dans l'épididyme. —*a a,* petits kystes qui soulèvent la tunique
vaginale. — *b b,* petits kystes pédiculés. — *c,* petite saillie, ou repli de la tunique vaginale
à la jonction de l'épididyme et du corps du testicule.

Les petits kystes de l'épididyme, avec leurs variétés de forme et de position, sont si communs, qu'il est impossible de ne point en rencontrer, pour peu qu'on examine un certain nombre de testicules d'adultes.

Suivant M. Gosselin (1), ils peuvent se développer depuis la puberté jusqu'à l'âge de trente ou trente-cinq ans, mais sont rares à cette période de la vie. Ils sont communs, au contraire, passé quarante ans, car après cet âge, il en a rencontré au moins sur les deux tiers des testicules qu'il a examinés.

II.— Quand un ou plusieurs de ces kystes, au lieu de se pédiculer, augmente au point de former dans le scrotum une tumeur appréciable, il constitue une forme d'hydrocèle qu'on a nommée, en raison de son siége primitif, *hydrocèle enkystée de l'épididyme*. J'ai observé cette forme d'hydrocèle dans toutes ses variétés, depuis le cas simple d'une tumeur unique, jusqu'au cas plus compliqué de tumeurs multiples agglomérées. Quand un kyste devient volumineux, l'épididyme s'aplatit et se déjette latéralement ; le testicule se voit en avant ou au-dessous de la tumeur, quelquefois sur le côté, mais très-rarement en arrière. Sur la figure 8, qui représente une pièce du Collége de l'hôpital de Londres, le kyste est au-dessus du testicule qui a été déplacé de telle façon que son bord antérieur se dirige en bas. La tumeur est généralement moins volumineuse que celle de l'hydrocèle simple, et la quantité du liquide dépasse rarement quatre-vingt-dix à

(1) M. Gosselin a publié, dans le seizième volume des *Archives,* un travail sur les kystes de l'épididyme. Il en décrit deux variétés, les petits et les grands, et prétend avec assez de raison que ces derniers seuls contiennent des spermatozoïdes. Les petits kystes ne sont cependant que la première période des grands.

cent grammes. J'en ai cependant une fois retiré jusqu'à six cent soixante grammes.

Lorsque l'hydrocèle est composée de plusieurs kystes, ces derniers sont rarement volumineux, mais ils forment un groupe plus ou moins compliqué et irrégulier, suivant leur volume et leur nombre. On voit, sur la figure 9,

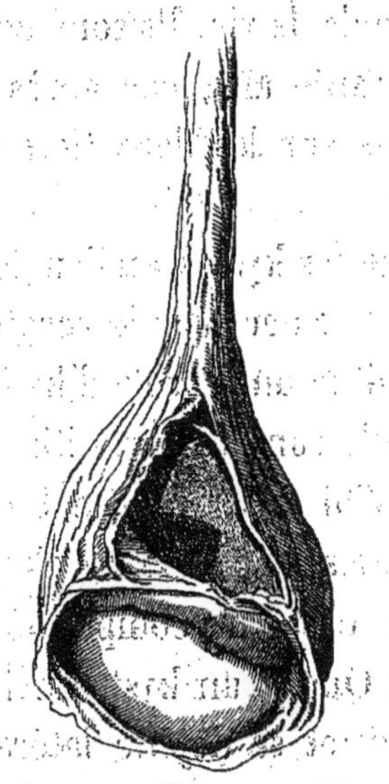
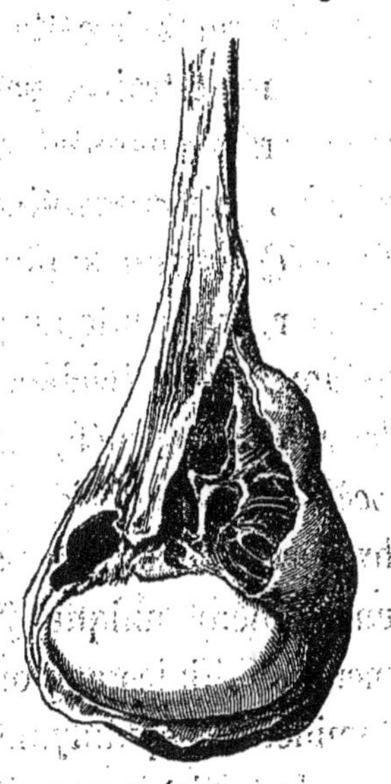

Fig. 8.   Fig. 9.

représentant une pièce du même Collége que j'ai préparée moi-même, une tumeur multiloculaire curieuse, formée par l'agglomération de kystes nombreux. Une partie des parois a été enlevée pour montrer l'intérieur des cavités.

Ces kystes sont exposés à s'enflammer, ce qui entraîne une modification plus ou moins considérable dans la nature et l'aspect du liquide qu'ils contiennent. Celui-ci peut devenir très-albumineux et prendre la couleur paille et ambrée de l'hydrocèle ordinaire ; ou bien la cavité se remplit de lymphe plastique au moyen de laquelle s'établissent des adhérences ; ou bien elle est tapissée par une fausse membrane, que circonscrit un liquide épais et trouble. Parfois encore, les kystes se remplissent de sang, et se transforment en une variété d'hématocèle.

III. — Quand une hydrocèle se forme entre la tunique albuginée et le feuillet viscéral de la tunique vaginale, le kyste est généralement simple et de petite dimension. En se développant, il sépare les deux membranes, malgré les adhérences intimes qui les réunissent à l'état normal. Cette forme d'hydrocèle est très-rare ; je n'en ai rencontré qu'un exemple sur un cadavre et je l'ai fait représenter dans la figure 10. Le kyste, qui contenait environ huit grammes de liquide, est situé le long de la face antérieure du testicule, et est un peu épaissi. On en conserve une moitié dans le musée de l'hôpital de Londres, et l'autre dans le musée de Hunter. Sir B. Brodie a fait connaître un cas tout semblable qui a été observé sur un malade de l'hôpital Saint-Georges : on a trouvé à l'autopsie une hydrocèle enkystée de

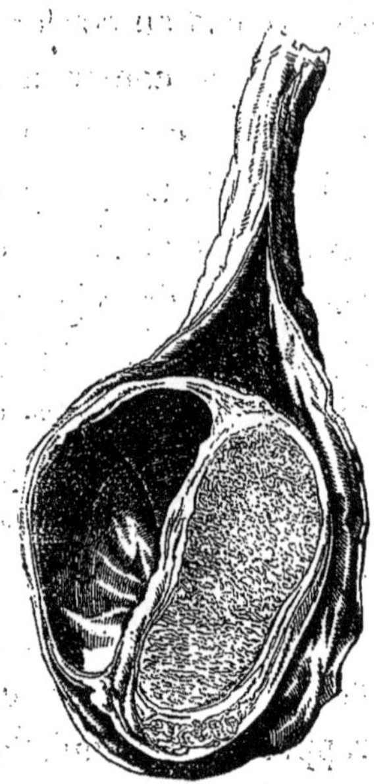

Fig. 10.

l'un des testicules ; la membrane du kyste était mince, et son contenu incolore ; il avait le volume d'une noix environ, et s'attachait à la partie antérieure du testicule au-dessous de l'épididyme ; le feuillet viscéral de la tunique vaginale recouvrait une partie de la surface externe de la poche, tandis que le reste de cette surface reposait sur le tissu fibreux de la tunique albuginée, qui la séparait de la substance glandulaire du testicule (1). Sur une des pièces du musée de l'hôpital Saint-Thomas, un kyste formé aux dépens de l'épididyme a, dans son développement ultérieur, gagné le testicule en séparant la tunique vaginale de l'albuginée.

IV. — J'ai trouvé une fois sur un testicule sain, six ou sept petits kystes du volume de grains de groseilles environ, occupant la surface libre de la tunique vaginale. Deux d'entre eux répondaient à la portion de cette membrane qui s'étend au cordon; ils faisaient saillie dans la cavité séreuse et contenaient un liquide transparent. J'ai vu deux fois depuis des kystes semblables qui avaient le volume d'un gros pois, sur la même portion de la tunique vaginale. On a également rencontré de ces kystes accidentels dans le sac d'une hydrocèle simple. Le musée de Hunter renferme une préparation de cette nature. Si un kyste de ce genre venait à acquérir certaines dimensions, il constituerait une tumeur qu'on pourrait justement nommer *hydrocèle enkystée de la tunique vaginale.*

J'ai minutieusement examiné les hydrocèles enkystées, dans le but de découvrir leur mode de formation. Les rapports intimes qu'elles affectent avec les conduits excréteurs du testicule m'avaient d'abord fait supposer qu'elles étaient produites par la dilatation morbide d'un de ces conduits, mais je me suis convaincu qu'elles n'en dépendent pas et qu'elles se forment dans le tissu cellulaire intermédiaire aux conduits excréteurs (2) et à la membrane

(1) *London med. and phys. journal,* vol. LVI, p. 522.

(2) Il s'agit sans aucun doute ici des conduits qui se rendent du

séreuse qui les revêt. Sur plusieurs pièces, on a trouvé des adhérences entre les surfaces opposées de la tunique vaginale, et, pendant la vie, j'ai vu quelquefois le kyste se former peu à peu à la suite d'une épididymite.

Un phénomène des plus intéressants qui se rattache à cette variété d'hydrocèle, c'est la présence fréquente des spermatozoïdes dans son liquide. La découverte en a été faite en 1843 par M. Liston (1). Depuis cette époque, j'en ai rencontré souvent, et même dans la plupart des cas d'hydrocèle enkystée. On les trouve sur des sujets de trente à soixante-quinze ans, et dans les kystes du volume d'une noisette comme dans ceux qui sont plus volumineux. Tantôt ces spermatozoïdes sont très-abondants, tantôt ils sont en petit nombre. Dans le premier cas, ils donnent au liquide une teinte opaline ou l'aspect du lait de coco; cette couleur est tellement caractéristique, qu'elle permet au chirurgien d'annoncer leur présence sans plus ample examen. Si on laisse reposer le liquide, les spermatozoïdes gagnent le fond du vase, et rendent la couche inférieure plus opaque que la supérieure. Ce liquide est d'ailleurs peu albumineux; contrairement à ce qui a lieu dans les cas d'hydrocèle enkystée où il est incolore et transparent. On a souvent trouvé les spermatozoïdes aussi vivaces que ceux du sperme frais. On les a plus fréquemment observés dans les kystes volumineux que dans les petits. Une fois je les ai rencontrés dans le contenu de deux kystes de l'épididyme

testicule à la tête de l'épididyme, et que nous nommons généralemeut vaisseaux efférents (*vasa efferentia testis*). (*Note du Traducteur.*)

(1) La découverte semble en avoir été faite vers la même époque et sans qu'il connût les travaux de M. Liston, par M. Lloyd. (Voyez *Medico-chirurg. transact.*, t. XXVI, p. 216, 368.)

chez un homme de soixante ans ; je les ai découverts aussi dans des hydrocèles enkystées qui venaient d'être ponctionnées pour la première fois, et dans de petits kystes du testicule trouvés après la mort. Sur un homme de soixante-quinze ans, j'ai fait sortir d'une hydrocèle enkystée qui n'avait jamais été ponctionnée, jusqu'à mille grammes d'un liquide très-riche en spermatozoïdes. Ces animalcules ont été constatés sur un homme de cinquante-cinq ans, dont le kyste existait depuis vingt ans, et qui n'avait jamais été opéré (1).

Diverses opinions ont été émises pour expliquer la présence des spermatozoïdes dans la cavité de ces hydrocèles. M. Liston admettait que le kyste était formé par la dilatation d'un conduit séminifère (2); hypothèse erronée, puisqu'on a vu que le kyste est tout à fait distinct de ces conduits, quelque intimes que soient ses rapports avec eux. D'autres ont pensé que les animalcules s'étaient accidentellement introduits dans le kyste à la suite de la blessure d'un tube séminifère dans une ponction; mais on les a rencontrés dans des kystes ponctionnés pour la première fois et dans d'autres qui n'avaient été ouverts qu'après la mort. L'explication la plus probable pour M. Paget, serait que « certains kystes situés

____

(1) Les détails qui précèdent et ceux qui vont suivre sur la présence des spermatozoïdes dans le liquide des hydrocèles enkystées, ne se trouvaient pas dans la première édition. L'auteur y avait signalé ce phénomène dans un court appendice placé à la fin de l'ouvrage et qui m'avait échappé. C'est ce qui explique pourquoi, à l'époque où j'ai publié mon travail sur les kystes de l'épididyme et du testicule (*Archiv.*, 1848), je n'ai pu faire intervenir longuement les opinions de M. Curling.   (*Note du Traducteur.*)

(2) L'auteur parle certainement encore ici d'un conduit efférent.
                    (*Note du Traducteur.*)

près de l'organe qui sécrète naturellement les matériaux du sperme, peuvent sécréter un liquide analogue (1). » Cette explication ne m'a jamais satisfait, car
les kystes à spermatozoïdes sont en rapport non pas avec
la portion sécrétoire, mais avec la portion excrétoire de
l'organe, de sorte qu'il n'y a point d'analogie entre eux
et ceux du corps thyroïde et de la mamelle, ainsi qu'on
a voulu l'établir pour soutenir cette hypothèse. Le
parfait développement des spermatozoïdes dans la plupart de ces hydrocèles, est également opposé à la théorie
d'après laquelle ils se formeraient dans le kyste (2). J'ai
donné, peu de temps après la découverte de cette variété
d'hydrocèle, l'explication suivante (3) : « La présence des
spermatozoïdes est probablement due à la rupture d'un
des tubes de l'épididyme et à l'issue du sperme dans le
sac de l'hydrocèle. » Le voisinage intime des vaisseaux
efférents et du kyste, la structure délicate des conduits,
la ténuité des parois du sac, et ce fait que dans cette région une tumeur même peu volumineuse est exposée à
des contusions et à des pressions qui peuvent la déchirer,
sont favorables à cette opinion. Et puisqu'on ne trouve
jamais ces spermatozoïdes dans les très-petits kystes,
c'est une preuve qu'ils ne s'y forment point primitive-

(1) *Medico-chirurg. transact.*, t. XXVII, p. 401, et *Surgical pathol.*,
t. II, p. 52.

(2) Il est digne de remarque que dans la maladie du testicule qui
présente le plus d'analogie avec la maladie kystique de la mamelle,
je veux dire les productions kysteuses formées par la dilatation morbide des conduits du *rete testis*, on n'a jamais trouvé de filaments spermatiques dans leur contenu.

(3) Première édition de cet ouvrage, p. 541, et *Edinb. journ. of
med. science*, sept. 1849, p. 1023.

ment, mais qu'ils s'ajoutent ultérieurement au contenu de ceux-ci (1).

En analysant les observations d'hydrocèles enkystées à spermatozoïdes qui sont venues à ma connaissance, j'ai trouvé que le plus souvent la tumeur s'était formée peu à peu à la suite d'une blessure du testicule ; et, dans deux cas, il était évident qu'une petite tumeur avait long-temps existé sans s'accroître et avait augmenté après une légère contusion ; de telle sorte qu'il était très-probable que la contusion avait déterminé la rupture d'un conduit, et que l'inflammation consécutive à cette blessure et peut-être à l'arrivée des spermatozoïdes dans le liquide de la tumeur, avait entraîné l'accroissement ultérieur de cette dernière. Après avoir plusieurs fois tenté de constater anatomiquement l'existence d'une communication entre les conduits efférents et le sac de l'hydrocèle, et l'avoir fait sans succès à cause de la difficulté que j'éprouvais à injecter les conduits de la tête de l'épididyme, j'ai récemment, avec l'aide de M. John Quekett, réussi à découvrir une communication dans deux cas. — Un homme de cinquante-trois ans mourut à l'hôpital de Londres en juillet 1854. Ses testicules, qui paraissaient tuméfiés, furent enlevés. A l'ouverture de la tunique vaginale, je trouvai sur ces deux organes un kyste contenant environ quinze grammes d'un liquide lactescent, et fixé à la tête de l'épididyme. Sur ma demande, M. Quekett plaça un tube dans chacun des canaux déférents et injecta les testicules au mercure. Le métal passa

______

(1) Dans plusieurs cas où M. Gosselin a réussi à injecter les conduits de l'épididyme au mercure et à la térébenthine, il n'a jamais trouvé la moindre trace d'injection dans les petits kystes.

des deux côtés dans l'épididyme, et tomba librement dans le kyste. Les conduits de l'épididyme, distendus par le mercure, se ramifiaient sur les parois du kyste, tiraillés et déroulés qu'ils étaient par le développement de la tumeur, comme on le peut voir dans la figure 11, qui re-

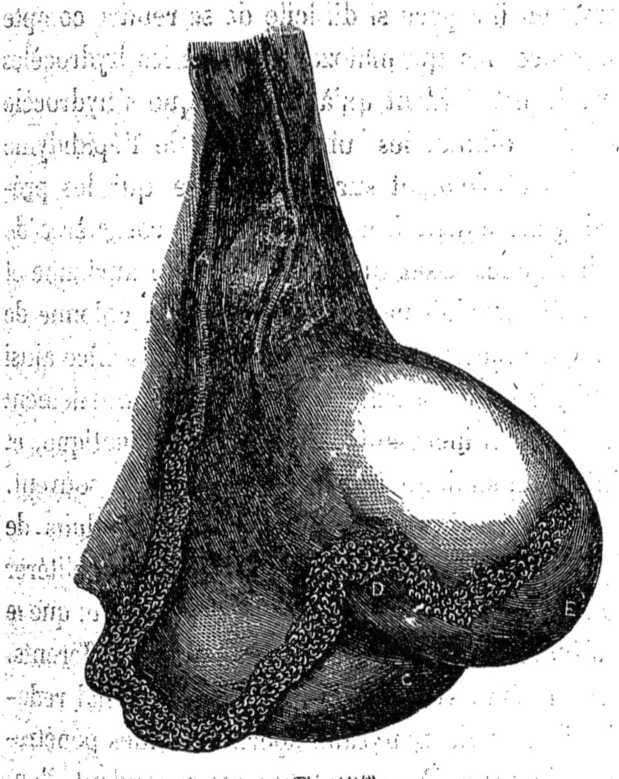

Fig. 11 (*).

présente un de ces testicules conservés dans le musée de Hunter. En examinant l'intérieur de ces kystes, on distinguait manifestement l'orifice par lequel le mercure s'était échappé de l'épididyme : c'était une ouverture ovale, à bords lisses et arrondis, du centre de laquelle on voyait

(*) Fig. 11. A, canal déférent. — C, testicule. — D, épididyme, dont les conduits sont épanouis sur le kyste. — E, le kyste.

sortir les globules mercuriels versés par celui des canaux efférents qui était déchiré. On peut voir très-bien sur la pièce cet orifice, dans lequel on a introduit une soie de sanglier.

L'examen de ces deux testicules explique parfaitement comment il a paru si difficile de se rendre compte de la présence des spermatozoïdes dans les hydrocèles enkystées. Il est évident qu'à mesure que l'hydrocèle augmente de volume, les tubes minces de l'épididyme sont tiraillés et s'étalent sur le kyste, ce qui les prédispose singulièrement à la rupture. Les caractères de l'orifice indiquent assez qu'il était de date ancienne et n'avait pas été produit par la pression de la colonne de mercure. On objectera que s'il existait un orifice ainsi béant, l'hydrocèle devrait s'accroître continuellement par l'introduction incessante du liquide spermatique, et non point rester stationnaire, comme cela arrive souvent. Mais il est facile de comprendre que les conduits de l'épididyme, après avoir été ouverts, peuvent s'oblitérer par la compression qu'exerce le kyste distendu, et que le sperme s'écoule alors par les autres conduits efférents. Si l'hydrocèle était vidée par la ponction, le canal redeviendrait libre et de nouveaux spermatozoïdes pénétreraient dans le kyste. Dans quelques cas cependant, l'ouverture du conduit paraît s'être définitivement fermée, de telle façon qu'après la ponction du kyste, il n'y a pas eu récidive de l'hydrocèle ; tel est le cas suivant : Un vieillard me consulta pour une hydrocèle volumineuse qui remontait jusqu'à l'anneau inguinal, en laissant le testicule distinct au fond du scrotum. Cette hydrocèle, qui était à droite, avait mis huit ans à se former, et n'avait jamais été ponctionnée; j'en fis sortir, à l'aide du trocart, mille grammes d'un liquide lactescent renfermant des myriades de spermatozoïdes. Je revis ce malade deux mois après et je sentis au côté droit du scrotum le sac encore revenu sur lui-même; l'hydrocèle n'avait point reparu (1).

Les conduits de l'épididyme, lorsqu'ils sont étalés sur le kyste, comme on le voit dans la figure 11, non-seulement doivent être plus exposés à se rompre sous l'influence d'une légère contusion, mais encore peuvent être piqués dans une ponction; cet accident doit avoir eu lieu quelquefois, et en particulier dans le cas suivant : — Un homme de cinquante et un ans avait une hydrocèle enkystée; un de mes collègues, qui le ponctionna, en fit sortir trente grammes de sérosité limpide qui provenait de deux kystes distincts. Un mois après, le même chirurgien fit une nouvelle ponction, et, pas plus que la première fois, on ne vit des spermatozoïdes dans le li-

____

(1) L'explication précédente de la présence des spermatozoïdes dans les hydrocèles est complétement d'accord avec les observations intéressantes du professeur H. Luschka, publiées dans un mémoire *Sur les parties appendiculaires du testicule* (*Wirchow's Archiv für path. Anat. u. Physiol*, vol. VI, p. 310), mémoire dont je dois la connaissance à M. Busch, qui l'a cité dans une note de sa traduction récente de l'*Histologie pathologique de Wedl*, p. 465. (*Syd. soc.*). Luschka prétend que, dans beaucoup de cas, la cavité communique si librement avec le canal séminifère, qu'on peut comparer à une hydatide la dilatation vésiculaire de l'extrémité de ce dernier, faisant saillie au-dessous de l'épididyme. Quand elle est plus étroite, la communication n'en peut pas moins toujours être démontrée par l'introduction d'une soie de sanglier ou l'injection du mercure. Mais il n'est pas rare de ne trouver aucune communication, auquel cas les kystes ne contiennent point de spermatozoïdes. Le professeur Luschka semble avoir éprouvé moins de difficulté que moi à trouver la communication avec un conduit séminal.

quide: Quelques semaines plus tard, ce malade vint me trouver pour une récidive de sa tumeur, qui était très-gênante. Je pratiquai l'acuponcture en trois points, et dans les gouttes de liquide qui s'échappèrent, je trouvai des spermatozoïdes.

On a dit avoir rencontré deux ou trois fois des spermatozoïdes dans le liquide retiré de la tunique vaginale. Il n'est pas impossible que, dans ces cas, on ait eu affaire à des hydrocèles enkystées qu'on a prises pour des hydrocèles simples. En effet, le diagnostic est parfois très-difficile, et dans le fait examiné par M. Paget, cette erreur avait été commise avant la mort par un chirurgien d'hôpital. J'ai cependant trouvé des spermatozoïdes dans la tunique vaginale, et le cas suivant en expliquera la présence : — Un homme de cinquante-quatre ans mourut à l'hôpital de Londres d'une maladie des reins, de l'un des urètères et de la vessie, survenue à la suite d'un coup violent reçu dans la région lombaire six semaines auparavant. La tunique vaginale de l'un des testicules contenait soixante-quinze grammes d'un liquide légèrement opaque, dans lequel on trouva quelques spermatozoïdes. Trois petits kystes à contenu liquide étaient accolés à l'épididyme, et sur un point on voyait une membrane irrégulièrement déchirée et due évidemment à la rupture d'un autre kyste. Il est probable que les spermatozoïdes s'étaient échappés de ce dernier qui, probablement, s'était rompu au moment de la contusion. J'ai examiné, dans un grand nombre de cas, le liquide de la tunique vaginale sans y rencontrer ces animalcules, et je crois que leur présence est extrêmement rare dans l'hydrocèle vaginale.

Symptômes. — L'hydrocèle enkystée du testicule ou

de l'épididyme commence par être très-petite, et s'accroît peu à peu, généralement sans causer de douleur. Quand elle a atteint un certain volume, celui d'un grain de raisin ou d'une noix, par exemple, sans déterminer ni gêne, ni douleur, le kyste, qu'on sent alors à travers le scrotum, donne au testicule une forme irrégulière, et ferait croire que cet organe est double. Un examen attentif permet cependant de reconnaître qu'il proémine latéralement, en haut ou en arrière du testicule, et qu'il forme une tumeur tendue et fluctuante, adhérente à celui-ci et mobile avec lui. D'autres fois, le kyste, en continuant à s'accroître, arrive à former une saillie dure, élastique, deux, trois et même quatre fois grosse comme le testicule, mais qui acquiert rarement le volume de l'hydrocèle ordinaire. Lorsqu'il a pris un volume notable, on peut, comme dans l'hydrocèle simple, reconnaître la position du testicule, par l'exploration avec une lumière, par la différence de consistance de la tumeur en un point, et par la douleur spéciale que détermine la pression sur ce même point. Quand l'hydrocèle est constituée par deux ou un plus grand nombre de kystes, la tumeur scrotale présente une forme lobulée, mais on peut généralement distinguer alors les kystes de la glande, parce qu'ils sont plus élastiques et plus fluctuants qu'elle. La gêne que cause cette forme d'hydrocèle est en rapport avec son volume. Quand ce dernier est considérable, la tumeur se dessine sous les vêtements et est exposée aux contusions; elle est d'ailleurs pesante et produit du malaise. J'ai remarqué, dans plusieurs cas, une douleur plus forte que celle qu'on observe dans les autres formes d'hydrocèle; elle s'irradiait jusqu'aux reins et n'était pas soulagée par la suspension ni par la position horizontale. J'attribue cette douleur à la distension de la portion de tunique vaginale qui tapisse l'épididyme, et à la pression qui en résulte pour ce dernier organe ; elle est presque toujours diminuée par la ponction.

Pendant plusieurs années, un homme d'environ soixante ans est venu chez moi toutes les six semaines pour se faire pratiquer la ponction d'une hydrocèle enkystée, constituée par deux kystes, qui devenaient douloureux lorsqu'ils avaient acquis un certain volume et une tension proportionnée. Dans le cas suivant, la douleur était encore plus grande qu'à l'ordinaire.

M. L..., âgé de quarante-cinq ans et bien portant, fut admis à l'hôpital de Londres en 1846, dans le service de feu M. Andrews, pour une tumeur douloureuse du testicule droit ; trois kystes, gros comme des noix, occupaient la partie supérieure de cette tumeur. Le malade racontait que son testicule avait été frappé par une corde sept ans environ auparavant, et qu'il s'en était suivi une inflammation pour laquelle il avait été obligé de garder le lit plusieurs jours. Le gonflement s'était formé un peu plus tard, et le malade avait dû prendre quatre ou cinq fois le lit à cause des douleurs qu'il éprouvait et qui remontaient le long du cordon jusqu'aux reins. Les kystes furent ponctionnés, l'opération fut suivie d'une légère douleur, d'un peu d'inflammation, et les tumeurs reparurent. M. Andrews s'était alors décidé à inciser les kystes ; mais, une fois placé sur le lit à opération, le patient avait réclamé avec instance l'ablation du testicule au lieu de cette incision qui pouvait l'exposer à une nouvelle récidive et à de nouvelles souffrances. On pratiqua donc la castration et le malade guérit. La tunique vaginale contenait un petit cartilage libre, et en un point, celui où probablement avait pénétré le trocart, les surfaces étaient adhérentes. Les parois des trois kystes attachés à l'épididyme étaient si résistantes qu'elles ne s'affaissèrent pas après avoir été ouvertes. Il y avait encore d'autres petits kystes sur cet organe.

Diagnostic.—L'hydrocèle enkystée du testicule se distingue de l'hydrocèle simple par la position différente du testicule, qui se trouve habituellement en avant ou au-dessous de la tumeur ; par le plus petit volume de cette dernière, et par la couleur moins foncée du liquide. Mais comme la position du testicule est sujette à varier dans l'hydrocèle ordinaire, on ne peut pas toujours déterminer avec certitude le diagnostic de l'affection, avant qu'une ponction ait fait connaître la nature du liquide.

Dans un cas d'hydrocèle enkystée peu volumineuse, compliquée d'un varicocèle assez gros, que j'ai eu l'occasion d'observer, le diagnostic était extrêmement difficile, parce que les veines dilatées cachaient le kyste, rendaient la fluctuation obscure, et empêchaient de constater la transparence. La nature de la tumeur fut indiquée par la ponction avec une aiguille, qui donna issue à quelques gouttes d'un liquide lactescent contenant des spermatozoïdes. D'un autre côté, quand l'hydrocèle est multiloculaire, la fluctuation et la transparence sont généralement peu distinctes.

Traitement.—On doit abandonner à elle-même l'hydrocèle enkystée du testicule quand elle est peu volumineuse et qu'elle ne cause ni gêne ni douleur. Mais quand elle est douloureuse ou gênante par son volume, on peut la faire momentanément disparaître par l'acuponcture ou par la ponction avec le trocart pratiquée à la partie postérieure ou latérale de l'hydrocèle, afin d'éviter le testicule, dont on doit préalablement avoir déterminé la position. À la suite de cette opération, la guérison est parfois permanente, comme dans l'hydrocèle volumineuse mentionnée à la page 182; mais, le plus souvent, le liquide se reproduit et l'on est obligé de recourir à quelque procédé de cure radicale. J'ai employé pendant plusieurs années le séton de la manière indiquée p. 133. Il n'en résultait habituellement qu'une inflammation modérée, et l'opération réussissait. Dans un cas cependant, j'eus une suppuration de la tunique vaginale, et dans un autre où l'hydrocèle enkystée était volumineuse, un abcès se forma dans le scrotum en dehors de la tunique vaginale, et donna lieu à une fistule qui fut longue à guérir. Il est évident que, le séton traversant la tunique vaginale et le kyste, il y a double chance pour que l'inflammation devienne suppurative. Les résultats obtenus dans les cas que je viens de citer m'ont engagé à essayer les injections iodées, et les effets en ont été si satisfaisants que j'ai, depuis, invariablement adopté cette méthode pour la cure radicale de cette forme d'hydrocèle; dans aucun cas je n'ai eu à m'en repentir.

Quand l'hydrocèle est composée de deux ou d'un plus grand nombre de kystes, le chirurgien a lieu d'espérer que l'inflammation excitée dans l'un d'entre eux s'étendra aux autres, et en déterminera l'oblitération. Bien que ce résultat ne soit pas constant, il vaut cependant mieux en opérer d'abord un seul et attendre les suites, avant d'agir sur les autres. C'est ce que j'ai fait dans le cas suivant, que j'eus à traiter avant l'époque où j'ai donné la préférence à l'injection pour les hydrocèles enkystées :—J. H..., âgé de trente-deux ans, fut admis à l'hôpital, en 1846, pour une grosse tumeur lobulée du testicule gauche. Cette tumeur était constituée par trois kystes de volume différent fixés à la tête de l'épididyme. Le plus volumineux contenait deux cent cinquante grammes de liquide. Chacun des deux autres avait environ le volume d'une châtaigne. On les ponctionna tous trois, et l'on en fit sortir du liquide à spermatozoïdes. Le cordon spermatique passait en avant de la tumeur et au côté externe de l'un des plus petits kystes. Lorsque les tumeurs furent remplies de nouveau, je passai un séton, composé de six brins de soie, dans toute la longueur du kyste le plus volumineux. Il en résulta une inflammation modérée ; mais comme, le troisième jour, la tumeur était devenue solide, j'enlevai le séton. L'induration et la tuméfaction diminuèrent lentement. Un mois après cette opération, je passai un séton de quatre brins dans le kyste de moyen volume. L'inflammation fut si aiguë le jour suivant que j'enlevai le séton dans la soirée pour prévenir la suppuration. La douleur et la tuméfaction diminuèrent graduellement, et au bout de peu de temps il devint évident que les deux petits kystes s'étaient oblitérés en même temps, par l'extension de l'inflammation de celui qui avait été opéré à celui qui ne l'avait pas été. Le traitement dura en tout sept semaines.

Dans le cas rapporté p. 186, le chirurgien se proposait d'abord d'inciser les kystes. On ne doit pas entreprendre à la légère cette opération, qui, nécessitant l'ouverture de la tunique vaginale, peut occasionner une inflammation grave et des troubles généraux. M. Laing, d'Aberdeen, a publié, il y a quelques années, deux exemples d'une affection qu'il appelait « maladie cystique ou hydatoïde du testicule, » mais dans laquelle il s'agissait évidemment d'une hydrocèle enkystée multiple remarquable par le grand nombre des kystes. Le chirurgien ponctionna ces kystes, après avoir préalablement incisé la peau. Les suites de l'opération furent graves dans les deux cas, et même, dans l'un d'eux, l'inflammation s'étendit au scrotum et en produisit le sphacèle (1).

ADDITION DU TRADUCTEUR SUR L'HYDROCÈLE ENKYSTÉE DU TESTICULE.

La maladie que M. Curling décrit dans l'article précédent, est celle dont je me suis occupé en 1848, dans un travail publié par les *Archives générales de Médecine* (4ᵉ série, t. XVI).

Sans revenir ici sur tous les caractères distinctifs que j'ai établis alors entre les petits kystes et les grands, je rappellerai seulement que les premiers apparaissent habituellement sur la face postéro-supérieure de l'épididyme, et que les seconds prennent leur origine à la face antéro-inférieure, au-dessous de la tête, dans un point où les petits kystes sont rares. De plus, tandis que ces derniers se développent sous la séreuse épididymaire, là où elle est trop tendue et trop résistante pour se prêter à un accroissement considérable, les grands se développent au contraire dans le tissu cellulaire qui accompagne les

(1) *London med. gazette,* vol. XXVII, p. 456, 457.

vaisseaux efférents et quelques-uns des vaisseaux sanguins, c'est-à-dire, entre les deux feuillets de la séreuse
qui sont adossés l'un à l'autre au-dessous de la tête de
l'épididyme ; ce tissu cellulaire est lâche, se prête à l'extension, et a, comme celui qui existe tout le long du cordon, une certaine tendance à la formation des kystes.
Pour ces raisons, je crois toujours que les grands kystes
ont un point de départ et un siége spécial, qu'ils sont
primitivement sous-épididymaires et ne résultent pas de
l'accroissement des petits, qui sont à leur origine et restent presque toujours sus-épididymaires.

Les grands kystes diffèrent les uns des autres par ce
caractère, que les uns renferment un liquide citrin sans
spermatozoïdes, et les autres un liquide opalin rempli de
spermatozoïdes. A l'époque où j'ai publié mon travail,
je n'avais rencontré que la seconde variété, mais depuis,
j'ai eu plusieurs fois l'occasion de trouver la première,
tant sur le cadavre que sur le vivant.

I. — L'hydrocèle enkystée contenant des spermatozoïdes est la plus curieuse et celle qui a présenté
dans son étiologie le plus de difficultés ; elle est assez
importante pour mériter un nom spécial, et je ne vois
aucun inconvénient à l'appeler, avec M. Sédillot (1), *hydrocèle spermatique*, ou, avec M. Marcé (2), *hydrocèle
enkystée spermatique*. Jusqu'ici, j'ai admis pour leur formation une théorie un peu différente de celle de M. Curling. On a vu (page 180) que cet auteur indiquait deux
phases, une première pendant laquelle le liquide est citrin
et sans spermatozoïdes, et une seconde dans laquelle il est

____

(1) Communication à l'Académie des sciences, année 1853.
(2) *Thèses de Paris*, 1835.

devenu opalin par suite de l'arrivée du sperme dans la cavité. Il suppose qu'à une certaine époque, l'un des vaisseaux efférents en contact avec la poche s'est rompu et a permis au sperme de s'y épancher et de se mélanger avec la sérosité, et il appuie cette manière de voir sur les résultats des deux injections faites par M. Quekett. J'ai pensé au contraire, et j'ai dit dans mes publications sur ce sujet, que le kyste était probablement consécutif à la rupture d'un canal efférent, que cette rupture laissait passer quelques gouttes de sperme dans le tissu cellulaire, et que la présence de ce liquide provoquait ultérieurement la formation d'une membrane accidentelle autour de lui. Quelques faits observés depuis cette époque m'avaient confirmé dans cette opinion. Plusieurs malades fort intelligents m'ont en effet raconté qu'à une époque où la tumeur n'existait pas ils avaient fait un effort, et avaient senti un craquement ou une déchirure dans la région scrotale, et qu'à partir de ce moment, le kyste n'avait pas tardé à se montrer. Aujourd'hui je me sens ébranlé par les investigations de M. Quekett et l'autorité de M. Curling, et je me demande si leur théorie doit absolument et définitivement remplacer la mienne. En consultant les faits, je trouve qu'ils ne répondent pas d'une manière satisfaisante à cette question. D'un côté, j'ai observé des malades chez lesquels aucune lésion traumatique n'avait été signalée avant la formation de la poche accidentelle ; d'un autre, j'ai plusieurs fois, sur des cadavres, injecté l'épididyme avec la térébenthine, liqueur plus pénétrante et moins sujette à produire des ruptures que le mercure, sans rien faire arriver dans le kyste ; M. Marcé cite dans sa thèse un cas dans lequel il a obtenu le même résultat.

En réunissant donc les documents qui me sont fournis par mes propres observations, j'en vois qui sont favorables à la théorie des auteurs anglais, et d'autres qui confirmeraient plutôt la mienne. Mais en définitive, le plus grand nombre des faits ne peuvent servir à faire adopter exclusivement ni l'une ni l'autre, tantôt parce que les commémoratifs sont incomplets, et tantôt parce que les détails anatomiques manquent. Dans cet état de choses, ce qu'il y a de plus rationnel, c'est de considérer les deux opinions comme admissibles, et comme applicables chacune à certains cas. En somme, toutes les causes prédisposantes qu'il nous est permis de saisir et d'apprécier sont également favorables à l'une et à l'autre. Autour des vaisseaux séminifères efférents (1), le tissu cellulaire est lâche et se prête à la formation des kystes. Ces vaisseaux eux-mêmes sont très-minces et faciles à déchirer ; toutes les fois que la continence a duré quelques jours, ils se rompent encore plus facilement sous l'influence d'une pression tant soit peu exagérée. Ces conditions expliquent donc très-bien la possibilité d'un épanchement du sperme en dehors de ses voies naturelles ; et l'on comprend que cet épanchement puisse avoir lieu aussi bien après la formation d'un kyste dans l'épaisseur des parois duquel un ou plusieurs vaisseaux efférents se trouvent compris, qu'avant la formation de la tumeur.

Reste une autre difficulté : que devient la petite ouver-

---

(1) On n'oubliera pas que nous désignons sous le nom de *vaisseaux séminifères efférents*, ceux qui, partant du testicule, au niveau de l'extrémité antérieure du corps d'Hygmor, se dirigent de bas en haut pour gagner la tête de l'épididyme, et former, en s'y contournant, les cônes de cette région.

ture résultant de la rupture soit préalable, soit consécutive du vaisseau efférent? Il est probable que tantôt elle subsiste, tantôt elle s'efface. Elle subsiste dans les cas où le liquide, après avoir été évacué par une ponction, se reproduit avec les mêmes caractères, c'est-à-dire, avec la teinte opaline et les spermatozoïdes. Je possède deux observations dans lesquelles les choses se sont passées de cette manière. Après une première ponction, sans injection, le liquide n'a pas tardé à se reproduire, et celui qui s'est échappé après la seconde ponction renfermait, comme le premier, des spermatozoïdes. Sur un troisième malade que j'ai observé l'année dernière à l'hôpital Cochin, j'avais fait non-seulement la ponction, mais encore l'injection iodée; la récidive a eu lieu, et le liquide renfermait encore des spermatozoïdes. J'avais pensé, il y a quelques années que la présence des animalcules dans le kyste récidivé pouvait s'expliquer par la persistance de quelques gouttelettes de sperme dans la poche, et par la multiplication des spermatozoïdes qui restaient. Aujourd'hui, éclairé par les faits de M. Quekett, je crois plutôt que l'orifice anormal du conduit efférent s'est maintenu dans ces cas. Il est probable au contraire que cet orifice a disparu plus ou moins longtemps après la rupture, dans ceux où, une première ponction simple ayant été faite, et le liquide s'étant reproduit, il ne s'est plus trouvé de spermatozoïdes. Je possède deux observations de ce genre, et je puis en rapprocher les faits assez nombreux dans lesquels je n'ai pas réussi sur le cadavre à remplir le kyste en injectant l'épididyme. Ce dernier résultat est celui qui doit avoir lieu le plus souvent, car un pertuis qui donne issue à une quantité aussi faible de liquide, doit se cicatriser facilement, et d'autre part le vaisseau lui-même s'oblitère souvent dans toute sa longueur par la compression que la poche lui fait éprouver. Je comprends aussi qu'à la rigueur plusieurs des vaisseaux efférents puissent successivement s'ouvrir dans le kyste et ensuite s'oblitérer, ce qui explique d'une autre manière la récidive avec reproduction d'un liquide à spermatozoïdes.

Il résulte de tout ce qui précède que l'histoire étiologique des hydrocèles spermatiques est de moins en moins obscure, et qu'elle peut se résumer de la manière suivante : rupture d'un vaisseau efférent et épanchement de sperme soit dans un kyste déjà formé, soit dans le tissu cellulaire qui s'organise en kyste autour du liquide, ultérieurement persistance ou oblitération de cette rupture.

II. — Au premier abord, on s'étonne que le sperme puisse se dissoudre dans la sérosité du kyste aussi complétement que cela a lieu dans ces hydrocèles. J'ai donné dans mes leçons cliniques (1) l'explication de ce phénomène, en m'appuyant, d'une part, sur les travaux de MM. Robin et Verdeil (2), qui ont démontré que le liquide de tous les kystes renferme des matières grasses, et d'autre part, sur les recherches de M. Longet (3), qui nous font savoir que le sperme émulsionne les matières grasses; j'ai donc pensé que le sperme versé dans le kyste et mélangé avec la sérosité, formait avec elle une sorte d'émulsion.

III. — Beaucoup de malades ne demandent pas à être

(1) *Gazette des hôpitaux*, 1855.
(2) *Chimie pathologique*, 1855.
(3) Communication à l'Académie des sciences, 1855.

débarrassés de l'hydrocèle enkystée spermatique, parce que la tumeur est pendant de longues années trop petite pour être douloureuse et même gênante. Mais lorsqu'ils consultent, on doit faire intervenir, en faveur de l'opération cette circonstance que l'hydrocèle abandonnée à elle-même peut, en se développant, dérouler et plus tard effacer tous les vaisseaux efférents, et intercepter ainsi toute communication entre l'épididyme et le testicule. J'ai décrit (1) une pièce sur laquelle l'injection à l'essence de térébenthine avec l'appareil à pression mercurielle dont je me suis servi pour toutes mes recherches (2), a parfaitement rempli l'épididyme en entier, mais n'a pu arriver jusqu'au testicule, parce que les vaisseaux efférents avaient tous été effacés par le développement d'un kyste gros comme une noix, entre l'épididyme et le testicule.

ARTICLE IV.

HYDROCÈLE DIFFUSE DU CORDON SPERMATIQUE.

Pott a donné une admirable description de cette maladie, qu'il appelle *hydrocèle des cellules de la tunique commune* (3). Scarpa l'a aussi particulièrement décrite (4).

(1) *Gazette médicale*, 1850.

(2) J'ai donné la description de cet appareil dans mon premier travail sur les oblitérations des voies spermatiques. (*Archives*, 4ᵉ série, t. XIV.)

(3) Voyez son *Treatise on hydrocele*.

(4) *Memoria sull' idrocele del cordone spermatico*. Bertrandi, chirurgien italien, dans un mémoire publié par l'Académie française de chirurgie, en 1778, a donné une description soignée de cette affection, qu'il ne distingue cependant pas suffisamment de l'hydrocèle enkystée du cordon. Il a disséqué sur un cadavre une hydrocèle diffuse qui contenait 600 grammes de liquide.

Cette maladie n'est autre chose qu'un œdème, c'est-à-dire une infiltration de liquide aqueux dans le tissu cellulaire du cordon spermatique, infiltration circon-scrite par la gaîne fibreuse que recouvre le muscle crémaster. A la dissection, on trouve cette gaîne disten-due, et plus ou moins épaissie quand la maladie a duré quelque temps. Le tissu cellulaire sous-jacent est infiltré de sérosité limpide et albumineuse, d'une teinte blan-che ou jaunâtre, qui s'écoule pendant la dissection. C'est parce que le liquide est retenu par cette enveloppe que la tumeur présente une surface lisse et une forme définie. Les mailles normales infiltrées de sérosité sont trans-formées en de larges cellules, dont quelques-unes sont assez grosses pour admettre le bout du doigt. Ces cellu-les sont plus volumineuses, et leurs parois plus délicates au bas de la tumeur que dans les autres points ; quel-quefois même les cloisons disparaissent entièrement, de telle sorte qu'il n'y a plus qu'une cavité considérable ; ces dispositions sont dues à la tendance qu'a le liquide à s'accumuler dans la par-tie la plus déclive. La base de la tumeur correspond au point où les vaisseaux sper-matiques atteignent le tes-

Fig. 12.

ticule ; en cet endroit, une cloison épaisse empêche

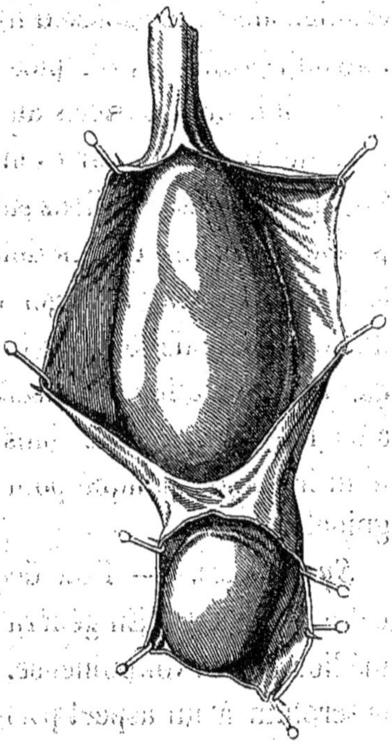

toute communication entre elle et la tunique vaginale.
L'infiltration se prolonge quelquefois tout le long du cordon jusque dans l'abdomen, comme dans un cas remarquable rapporté par Pott. Dans la figure 12, qui a été em-
pruntée à Scarpa, la gaîne du crémaster est ouverte, et
laisse voir la tumeur pyramidale, enveloppée dans sa tunique fibreuse ; on voit en bas le testicule et la tunique
vaginale.

Dans l'anasarque générale le tissu cellulaire du cordon
spermatique et du scrotum est fréquemment distendu
par de la sérosité ; mais l'œdème limité au cordon est au
contraire très-rare. Sir A. Cooper n'en fait pas mention,
et Pott, à qui nous devons une si bonne et si exacte description de cette espèce d'hydrocèle, en a probablement
rencontré plus d'exemples qu'aucun autre chirurgien
depuis lui. Les obstacles au retour du sang du testicule,
ceux qui résultent, par exemple, de l'induration et de la
tuméfaction des ganglions sur le trajet du cordon, en sont
probablement les causes déterminantes. J'ai vu deux ou
trois fois survenir un léger œdème du cordon à la suite
d'une orchite aiguë, mais il a toujours disparu à mesure
que l'inflammation s'apaisait. On assure aussi que cette
affection a été causée dans certains cas par la pression
d'un bandage appliqué pour la guérison d'une hernie inguinale.

Symptômes. — Pott décrit ainsi les symptômes de
cette maladie : « En général, dit-il, quand la tumeur est
médiocrement volumineuse, elle présente l'état suivant :
le scrotum a un aspect parfaitement normal, si ce n'est
que, dans les moments où la peau n'est pas ridée, il
semble plus plein et descend un peu plus bas que celui du

côté sain ; et que, soulevé dans la main, il paraît plus pesant. On peut sentir distinctement au-dessous de cette tumeur le testicule et l'épididyme qui ne sont aucunement modifiés ; le cordon spermatique est beaucoup plus volumineux qu'il ne devrait l'être, et ressemble à une varice ou à une hernie épiploïque, suivant que la tumeur est plus ou moins volumineuse. Sa forme est pyramidale ; elle est plus large en bas qu'en haut, et semble disparaître peu à peu ou remonter sous l'influence d'une pression douce et continue, mais elle redescend immédiatement quand on cesse la pression, et cela aussi librement dans la position horizontale que dans la station verticale ; elle s'accompagne de très-peu de douleur ou de malaise, et ce malaise est ressenti non plus dans les bourses, où se trouve la tumeur, mais dans les reins. Si l'infiltration est limitée à la portion extrà-abdominale du cordon spermatique, l'anneau inguinal externe n'est nullement dilaté, et l'on peut sentir distinctement le cordon qui le traverse ; mais si la couche celluleuse qui enveloppe les vaisseaux spermatiques dans la paroi abdominale est affectée, l'anneau est élargi, la membrane qui le traverse est distendue, volumineuse, et donne au toucher une sensation assez analogue à celle d'une hernie épiploïque (1). » A son début, la tumeur est de forme cylindrique, mais à une période plus avancée, et à mesure que son volume s'accroît, elle devient pyramidale, surtout quand le malade est debout. S'il se place dans la position horizontale, la tumeur change un peu de forme, devient plus oblongue et présente un volume presque uniforme,

____

(1) *Lib. cit.*, p. 370.

depuis l'anneau jusqu'au testicule. Quel que soit d'ailleurs ce volume, le pénis ne paraît jamais aussi rétracté que dans une hydrocèle simple d'égale dimension.

Diagnostic. — On pourrait confondre une hernie épiploïque ou une hydrocèle enkystée avec l'hydrocèle diffuse. A l'égard de la première, Scarpa fait observer que « l'hydrocèle diffuse du cordon, lorsqu'elle pénètre dans l'anneau, ressemble tellement à une hernie épiploïque qu'il est très-difficile de distinguer les deux maladies. L'une et l'autre ont une forme cylindrique et s'étalent dans l'anneau. Elles se ressemblent par la consistance et le degré de sensibilité, autant que par la difficulté de leur réduction. Pott enseigne que l'épiploon, une fois réduit, reste dans la cavité abdominale jusqu'à ce que le malade reprenne la position verticale ou fasse quelque effort ; tandis que, dans l'hydrocèle diffuse, la tumeur redescend immédiatement. J'ai cependant vu l'épiploon redescendre rapidement dans certaines hernies épiploïques, et l'hydrocèle diffuse, repoussée en haut, ne pas se reproduire immédiatement dans quelques cas. J'ai remarqué que la tumeur est plus ferme et plus irrégulière à sa surface dans l'épiplocèle que dans l'hydrocèle diffuse, et que cette dernière est plus volumineuse en bas qu'en haut, tandis que c'est l'inverse dans la hernie (1). » M. Lawrence fait observer « que l'on peut distinguer ces deux affections aux caractères suivants : dans la hernie, impulsion imprimée par la toux ; réduction complète de la tumeur et possibilité de sentir l'épiploon qui remonte dans l'abdomen ; issue de cet organe hors de la cavité ; saillie

(1) *Sull' ernie*, mém. I, § xxxii, cité d'après Lawrence, *On hernia*, 5e édit., p. 251.

appréciable par la vue et le toucher, quand au moment de la toux la hernie se reproduit, enfin intégrité du cordon et de l'anneau quand la tumeur a été réduite ; dans l'hydrocèle, fluctuation diffuse du cordon à la partie inférieure de la tumeur ; absence d'impulsion par la toux ; réduction incomplète au moyen de la pression, de telle sorte qu'on ne peut jamais sentir le cordon dans son état normal, parfois enfin élargissement notable du canal inguinal et des parties environnantes quand le liquide est repoussé en haut (1). » Une épiplocèle irréductible serait plus facilement prise pour une hydrocèle diffuse, car plusieurs des signes distinctifs manquent. Dans les cas difficiles et douteux, on ne doit se prononcer qu'avec réserve, et on ne saurait être trop prudent dans l'opération qu'on adopte. Scarpa avoue franchement que notre art est fort imparfait en ce qui concerne le diagnostic de ces affections (2).

L'hydrocèle diffuse se distingue de l'hydrocèle enkystée du cordon par la forme pyramidale et un peu diffuse de la tumeur, qui s'étend jusqu'à l'anneau ; par l'altération de forme qu'y produit la pression, et par l'absence de fluctuation à sa partie supérieure.

La possibilité de sentir le testicule dans l'hydrocèle diffuse du cordon, ne permettra pas de la confondre avec l'hydrocèle simple. Il n'est pas possible non plus de la confondre avec le varicocèle, dont les symptômes caractéristiques sont trop évidents pour que l'erreur soit possible.

Traitement. — A l'égard du traitement de l'hydro-

(1) *Lib. cit.*, p. 252.
(2) *Treatise on hernia,* trad. de Wishart, p. 99.

cèle diffuse du cordon, Pott fait observer que, tant qu'elle est peu volumineuse, elle est à peine du ressort de la chirurgie, car la douleur ou la gêne qu'elle produit est si faible que peu d'individus, pour s'en débarrasser, se soumettraient à une opération : pourtant la guérison radicale est rare sans opération. Mais quand elle est volumineuse, ou qu'elle affecte le tissu cellulaire dans l'intérieur du canal inguinal comme au dehors, elle constitue une difformité évidente très-incommode par son volume et par son poids ; et cependant la seule méthode de guérison qui lui soit applicable est loin d'être sans danger, comme le reconnaîtra tout homme qui sait observer, et qui connaît la nature de l'inflammation plastique ou de l'absorption, et les résultats fréquents des blessures faites aux parties purement membraneuses (1). Cette forme de l'hydrocèle peut être soulagée momentanément, sinon définitivement guérie, avec moins de danger peut-être que ne le supposait Pott ; car, les mailles du tissu cellulaire communiquant entre elles, il n'est pas nécessaire de faire une large incision pour l'évacuation du liquide ; une ou deux piqûres d'aiguille à la partie déclive de la tumeur suffisent pour permettre à la sérosité de s'échapper dans le tissu cellulaire du scrotum, où il est bientôt repris par l'absorption. Le danger des larges incisions dans le tissu cellulaire distendu vient de ce qu'elles peuvent exciter une inflammation diffuse, susceptible de s'étendre le long du cordon au tissu cellulaire du bassin, et de se terminer par la gangrène, surtout chez les sujets débilités. Scarpa et Pott

(1) *Lib. cit.*, p. 371.

ont vu des cas dans lesquels l'incision a eu des suites
fatales. Ce dernier a rapporté une observation malheureuse d'hydrocèle diffuse, chez un homme de trente-
cinq ans : la tumeur avait un volume si prodigieux qu'elle
descendait plus qu'à mi-cuisse et formait une saillie considérable dans la région inguinale. Le diagnostic était
extrêmement difficile. On fit une incision qui donna
issue à cinq litres et demi de liquide. Celui-ci se reproduisit ; Pott fendit alors le scrotum en totalité de bas en
haut, et l'opération entraîna la mort du malade (1).

ARTICLE V.

HYDROCÈLE ENKYSTÉE DU CORDON SPERMATIQUE.

On donne ce nom à une tumeur produite par le développement d'un kyste à contenu liquide, dans le tissu
cellulaire du cordon. Ce kyste a pour paroi une membrane mince et transparente, qui présente les caractères
propres aux séreuses. Son contenu est un liquide aqueux
et limpide qui ne renferme point d'albumine, et qui
parfois cependant a une couleur jaune comme le liquide
de l'hydrocèle simple. Le kyste a une forme ovale ;
son volume est variable ; il dépasse rarement celui d'un
œuf de poule et même est habituellement plus petit. Il
est uni par un tissu cellulaire lâche aux vaisseaux du
cordon qui sont situés derrière lui et sont souvent disso-
ciés et déplacés. Il est recouvert par la peau, le fascia
superficialis, la gaîne musculo-aponévrotique du crémaster et le fascia transversalis. Il peut se rencontrer
immédiatement au-dessus du testicule, à la partie

____

(1) *Lib. cit.*, cas x, p. 377.

moyenne du cordon, juste au-dessous de l'anneau, ou même dans le canal inguinal. La tumeur est ordinairement unique, mais quelquefois il s'en est développé plusieurs qui forment une chaîne le long du cordon. Le kyste et son contenu sont susceptibles de se modifier consécutivement à une inflammation.

L'hydrocèle enkystée du cordon doit habituellement son origine à une oblitération partielle ou incomplète du prolongement péritonéal, qui accompagne le testicule au moment de sa descente. Si en effet l'oblitération n'a pas eu lieu sur un ou plusieurs points, un certain nombre de poches persistent le long du cordon, et si un épanchement de liquide se fait dans une de ces cavités, il en résulte une hydrocèle enkystée. Tel est certainement le mode d'origine de cette affection chez les enfants, et sans aucun doute elle se produit de la même manière chez les adultes. M. J. Cloquet a remarqué que ces poches formées par les restes du prolongement péritonéal, qui accompagne les testicules dans leur descente, se rencontrent chez les individus de tout âge; et il mentionne, comme une circonstance singulière, qu'on les trouve presque aussi souvent chez les vieillards que chez les jeunes sujets (1). Mes propres dissections sont d'accord avec celles de cet habile anatomiste. Sur une préparation conservée à l'hôpital de Londres et provenant d'un adulte, on voit la tunique vaginale qui se prolonge dans l'étendue d'environ six centimètres, le long du cordon, et immédiatement au-dessus une hydrocèle enkystée.

En disséquant le corps d'un jeune homme de dix-huit

____

(1) *Description des parties intéressées dans les hernies inguinale et fémorale*, trad. par M. Whinnie, p. 25.

ans, j'ai trouvé une hydrocèle enkystée du cordon au-dessus du testicule, et en contact avec la tunique vaginale. Immédiatement au-dessus du kyste, mais tout à fait distinct de lui, existait un sac séreux, étroit et vide, long de huit à neuf centimètres, à collet rétréci, et communiquant avec l'abdomen. Ces détails sont représentés dans la figure 13 : le sac herniaire est ouvert et une partie de la paroi du kyste a été enlevée pour en faire voir l'inté-rieur ; la position du testicule est changée de telle façon que son bord antérieur se dirige en bas. A l'autopsie d'un homme qui était mort d'une maladie du cœur, j'ai trouvé, au-dessous de l'anneau inguinal, une poche séreuse, épaisse et vide, longue de quatre à cinq centimètres. Immédiate-ment au-dessous de cette poche se

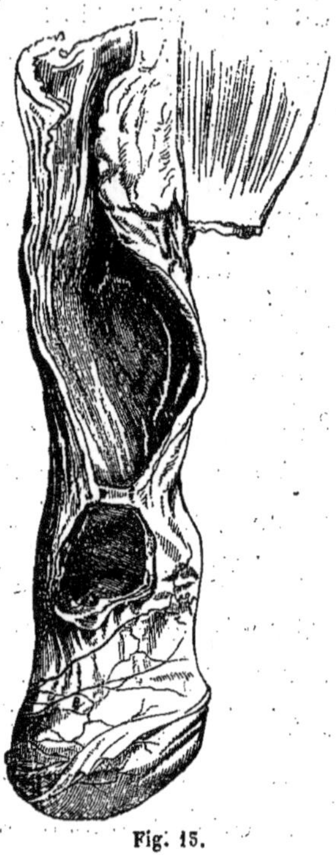

Fig. 15.

trouvait un kyste indépendant, gros comme une noix, sem-blable pour la structure à un sac herniaire, mais tapissé par une fausse membrane mince. La tunique vaginale, dont le tissu était sain, s'étendait le long du cordon jus-qu'au kyste, dont elle était séparée par une cloison épaisse et résistante. A l'autopsie d'un marin, mort d'une as-cite, je remarquai près de l'anneau inguinal interne un petit kyste transparent et pédiculé, gros comme une noisette, qui faisait saillie dans la cavité abdominale ; au milieu du cordon spermatique se trouvait un kyste séreux, plus volumineux, qui occupait le canal inguinal et contenait une petite quantité de liquide transparent ; il s'ouvrait, à sa partie supérieure, par un orifice étroit, dans le kyste pédiculé, qu'on reconnut alors pour un prolongement du kyste du cordon. J'ai représenté, fig. 16, une hernie inguinale combinée avec une hydrocèle enkystée très-allongée du cordon et, fig. 19, un exemple d'hématocèle enkystée du cordon, avec défaut d'oblitération de la tunique vaginale jusqu'au niveau du kyste ; un sac herniaire existe immédiatement au-dessus de ce dernier. Ces dissections confirment l'opinion d'A. Cooper, généralement adoptée aujourd'hui, sur le mode d'origine des hydrocèles enkystées du cordon chez l'adulte.

Symptômes. — On ne découvre guère une hydrocèle de ce genre que lorsqu'elle a atteint un volume un peu considérable ; car son développement est insensible, et ne s'accompagne ni de gêne ni de douleur. Elle forme, sur le trajet du cordon spermatique, une tumeur ovale, bien circonscrite et distincte du testicule ; cette tumeur est lisse et tendue, manifestement fluctuante, indolente à la pression, plus ou moins transparente, et parfaitement mobile de haut en bas et de bas en haut. La distance qui la sépare de l'anneau inguinal et du testicule varie suivant les cas, et est d'ailleurs sujette à des modifications momentanées par suite des contractions irrégulières du muscle crémaster. On peut habituellement sentir les vaisseaux spermatiques à la partie postérieure du kyste. Cette affection se rencontre le plus communément chez les enfants, et je l'ai vue dans la première quinzaine après la naissance ; mais elle se montre aussi à d'autres âges.

Diagnostic. — On ne peut guère prendre une hydro-cèle enkystée du cordon pour une hydrocèle vaginale, mais il est parfois difficile de la distinguer d'une hydro-cèle enkystée du testicule. Je connais même des faits qui ont été décrits comme des exemples d'hydrocèles du cordon, dans lesquels le liquide contenait des spermato-zoïdes, et qui étaient en réalité des hydrocèles enkystées de l'épididyme. Quand la tumeur est située à la partie supérieure du cordon, la distinction est facile; mais quand, en raison de son grand volume, elle enveloppe plus ou moins le testicule, on peut très-facilement la prendre pour une hydrocèle enkystée du testicule, et le diagnostic n'est pas toujours possible. Le signe distinctif caractéristique, c'est que, quelle que soit la connexion apparente du kyste du cordon avec le testicule, on peut l'en isoler, et démontrer ainsi qu'il est indépendant de cet organe et de l'épididyme; tandis que si l'on repousse vers l'anneau une hydrocèle enkystée de l'épididyme, le testicule accompagne toujours la tumeur et se meut avec elle.

On peut aussi confondre une hydrocèle enkystée avec une hernie inguinale. Elle en diffère cependant par le volume uniforme et l'exacte circonscription de la tumeur, qui ne s'étend pas en haut jusqu'à l'anneau ; par sa trans-parence, sa grande mobilité, et le défaut d'impulsion par la toux; enfin, par l'absence du gargouillement et des autres symptômes de la hernie. Quand elle est de petit volume et située près de l'anneau, la tumeur peut être repoussée dans le canal inguinal, circonstance qui rend le diagnostic un peu difficile. Toutefois on peut reconnaître la nature de l'affection par la facilité avec laquelle on sent les vaisseaux du cordon, quand la tumeur est redescendue, et que les parties comprises entre elle et l'anneau sont saisies entre le pouce et l'index; mais si, comme il arrive quelquefois, le kyste est situé dans le canal inguinal ou dans l'anneau même, il est extrêmement difficile de distinguer la tumeur d'avec une hernie, car cette tumeur disparaît par la pression, est très-apparente quand le malade est debout, s'efface ou est moins visible quand il se trouve dans la position horizontale. Le diagnostic est plus clair, si l'on observe que, bien qu'on ne puisse faire descendre la tumeur au-dessous de l'anneau externe, on ne peut pas non plus la repousser complétement dans l'abdomen, comme on ferait d'une portion d'intestin. Enfin le kyste étant logé dans le canal inguinal, il reste toujours à l'aine, derrière le tendon de l'oblique externe, une tumeur qui, malgré sa situation profonde, est encore perçue par l'œil et les doigts d'un chirurgien habile.

Le fait suivant est un exemple rare d'hydrocèle aiguë du cordon, dans lequel on éprouva de la difficulté à établir le diagnostic. — Un jeune garçon de quinze ans fut admis à l'hôpital pour une maladie qu'on croyait être une hernie étranglée. A l'âge de trois ans, ce malade avait été affecté d'une hernie du côté droit; il avait porté un bandage pendant deux ans, puis en avait cessé l'usage parce que la hernie lui avait paru guérie. Le matin de son admission, il avait été pris, au milieu de son travail, d'une douleur dans l'aine droite, où le toucher lui fit reconnaître l'existence d'une petite tumeur. La douleur continuant, il regagna son logis et ne tarda pas à vomir. Un chirurgien, qui fut appelé, pratiqua le taxis, et ne pouvant réduire ce que, d'après les commémoratifs et l'examen, il considérait comme une hernie, il dirigea le malade sur l'hôpital, où on l'examina de nouveau. Après l'avoir placé dans un bain chaud, on m'envoya chercher pour pratiquer l'opération. Je trouvai le malade avec la face anxieuse et des nausées. Juste au-dessous de l'anneau inguinal se trouvait une tumeur ovale, grosse comme un petit œuf de poule, extrêmement tendue et sensible ; elle avait un collet rétréci qui s'étendait dans le canal inguinal, ne recevait aucune impulsion par la toux, et était située au-dessus du testicule qui en était indépendant. Examinée à la lumière transmise, cette tumeur était parfaitement transparente. J'en conclus immédiatement que c'était une hydrocèle aiguë du cordon spermatique ; et les symptômes furent amendés par l'application de sangsues et de glace sur la tumeur, et par l'administration du calomel et de l'opium. Le malade fut renvoyé au bout de quelques jours ; le liquide avait alors presque entièrement disparu. Au-dessus de la tumeur se trouvait une petite hernie pour laquelle un bandage fut ordonné.

Traitement. — Il est très-ordinaire que, chez les enfants, l'hydrocèle enkystée du cordon, comme l'hydrocèle simple, disparaisse spontanément ; les moyens chirurgicaux sont donc rarement nécessaires pour en amener la guérison. Toutefois elle est fréquemment une source d'inquiétude pour les parents, qui sont disposés à la prendre pour une hernie. On peut leur dire en toute assurance que, non-seulement l'affection est sans danger, mais que, si la tumeur ne disparaissait pas spontanément ou par un traitement simple, et qu'elle prît un développement trop considérable, l'opération qui deviendrait alors nécessaire serait sans gravité. Il vaut mieux d'ailleurs ne pas intervenir chirurgicalement pour une hydrocèle enkystée du cordon, aussi bien chez les adultes que chez les enfants, tant qu'elle est de petit volume et qu'elle ne cause pas de douleur.

On peut badigeonner la tumeur avec la teinture d'iode tous les deux ou trois jours ; si, au bout de deux ou trois semaines, elle n'a pas disparu sous l'influence de ce traitement, et qu'elle continue à être gênante par son volume, on peut pratiquer l'acupuncture. Ce moyen suffit habituellement dans le jeune âge pour donner la cure radicale. Si la tumeur se reproduit, ce qui arrive presque toujours chez l'adulte, il faut recourir à d'autres moyens.

La cure radicale peut être obtenue par divers procédés, tels que l'excision partielle du kyste, l'incision, le séton, et la tente. L'injection, l'incision et le séton ne sont point sans danger, car ils peuvent amener une inflammation diffuse du tissu cellulaire de la région ; Pott a rapporté une observation dans laquelle l'incision fut suivie de la mort le septième jour, par suite de l'extension de l'inflammation au tissu cellulaire du bassin et des lombes ; il est vrai que le malade était depuis longtemps d'une mauvaise santé (1). Feu M. Morton m'a fait connaître un cas dans lequel l'inflammation du tissu cellulaire, à la suite de l'introduction d'un séton, composé d'un simple fil de soie, chez un jeune sujet, fut tellement violente, qu'il y eut suppuration jusque dans la fosse iliaque, et que la

____

(1) *Lib. cit.,* cas XIV, p. 390.

vie du malade fut compromise pendant quelque temps ; il finit cependant par se rétablir (1).

L'injection iodée convient parfaitement pour cette forme d'hydrocèle. C'est le mode de traitement que je recommande, parce qu'il est tout à la fois efficace et sans danger.

ARTICLE VI.

COMPLICATIONS DE L'HYDROCÈLE.

L'hydrocèle peut offrir les complications suivantes :

1° L'hydrocèle vaginale peut être combinée avec l'hydrocèle enkystée du testicule ;

2° Avec l'hydrocèle enkystée du cordon ;

3° Avec l'hydrocèle diffuse du cordon ;

4° Enfin, l'hydrocèle vaginale et l'hydrocèle enkystée du cordon peuvent être combinées avec la hernie inguinale.

1° Il n'est pas rare que l'hydrocèle vaginale coïncide avec l'hydrocèle enkystée du testicule. J'ai souvent trouvé dans mes dissections dix à douze, et parfois trente à soixante grammes de sérosité dans la tunique vaginale, en même temps que deux ou un plus grand nombre de

---

(1) M. Peter m'a communiqué une observation intéressante d'épididymite violente développée au voisinage d'une hydrocèle enkystée traitée par le séton. Le malade âgé de cinquante-deux ans était entré dans le service de Gerdy à l'hôpital de la Charité, pour des accidents syphilitiques ; il portait en même temps une hydrocèle enkystée du cordon à droite. Gerdy passa à travers la tumeur un séton formé d'un double fil de soie. Au bout de quarante-huit heures l'inflammation était tellement vive qu'il devint nécessaire d'enlever le fil. L'épididyme s'enflamma lui-même violemment par voisinage et forma une tumeur très-douloureuse. Le kyste suppura et fut guéri au bout de cinquante jours, mais l'épididymite laissa une induration rebelle au niveau de la queue de l'organe.   (*Note du Traducteur.*)

petits kystes distincts étaient implantés sur la tête de l'épididyme ; et deux fois j'ai rencontré cette complication des deux côtés sur le même individu. Les kystes m'ont paru être la maladie primitive, et l'épanchement dans la tunique vaginale résulter de l'irritation qu'ils avaient occasionnée. Dans quelques cas, la tumeur formée par le kyste est unie ; dans d'autres, elle est irrégulière ; ces différences dépendent de leur volume. Quand l'épanchement dans la tunique vaginale est peu abondant, on peut parfois reconnaître cette complication, mais quand la quantité de liquide est considérable, la distension de la séreuse masque entièrement les kystes développés sur le testicule ou l'épididyme, et ne permet de reconnaître la nature de l'affection qu'après l'évacuation du liquide contenu dans la tunique vaginale. Les hydrocèles ainsi combinées atteignent quelquefois un volume assez grand pour que la ponction devienne nécessaire ; et j'ai tout lieu de penser que quelques-uns des cas d'opération d'hydrocèles multiloculaires mentionnés par les auteurs, ont été des combinaisons de ce genre. Il peut arriver, en pareil cas, que le trocart introduit à la partie antérieure de la tumeur, donne issue à de la sérosité citrine, que la tumeur diminue sans disparaître entièrement, et que l'instrument enfoncé dans la collection fluctuante qui reste, donne issue à un nouveau liquide limpide ou blanchâtre.

Un homme de cinquante-quatre ans me consulta pour une hydrocèle. Je fis sortir cent vingt grammes de sérosité jaunâtre de la tunique vaginale et découvris alors un kyste adhérent à l'épididyme. Je ponctionnai ce kyste avec un trocart fin et j'en retirai huit grammes de liquide opalin contenant des spermatozoïdes. Ni l'une ni l'autre de ces hydrocèles n'avait reparu au bout de deux mois. Cependant il n'y eut pas d'autre traitement consécutif que l'usage des suspensoirs et le badigeonnage avec la teinture d'iode. Il est permis de supposer que, l'hydrocèle enkystée n'ayant point récidivé, l'irritation qui avait produit l'hydrocèle vaginale avait disparu avec elle. La facilité du diagnostic et de la guérison dans ce cas contraste avec les difficultés qui se sont rencontrées dans le fait suivant, dont je dois les détails à M. Hamilton, chirurgien de l'hôpital de Richmond, à Dublin. M. B., jeune homme de vingt ans, consulta M. Hamilton pour une hydrocèle de moyen volume du côté gauche, datant de deux ans, qui avait été traitée par l'acupuncture, et en outre, plusieurs fois ponctionnée ; on en avait aussi tenté la cure radicale par l'injection iodée et le séton sans aucun résultat. M. Hamilton pensa que le testicule était malade, et provoqua la salivation avec le mercure ; mais il ne vit pas diminuer la tumeur. Il donna ensuite issue à environ deux cents grammes de liquide jaune pâle, et constata alors que le testicule était volumineux, très-irrégulier et bombé, et que la partie inférieure de l'épididyme se prolongeait considérablement en bas. Comme le malade avait une constitution scrofuleuse, que deux de ses frères étaient morts phthisiques à l'âge de la puberté, on vit là une affection scrofuleuse du testicule avec dépôts tuberculeux considérables dans l'épididyme. La castration fut proposée et pratiquée, et le malade guérit. L'été dernier, M. Hamilton me montra cette tumeur à Dublin. La tunique vaginale était épaissie, mais dépourvue d'adhérences. Le testicule était sain et refoulé latéralement par une hydrocèle multiloculaire de l'épididyme, médiocrement volumineuse. Il y avait de plus un petit kyste entre la tunique vaginale testiculaire et l'albuginée. Ce fait est intéressant et utile pour la pratique; car la constitution scrofuleuse du malade, l'irrégularité de la tumeur de l'épididyme et la résistance de l'hydrocèle au traitement ordinaire ont fait croire à une maladie sérieuse de l'organe, et ont conduit à son ablation. Dans un cas de ce genre, l'examen de la tumeur avec une lumière dans une chambre obscure, permettrait probablement de reconnaître la véritable nature de la maladie, non sans difficulté toutefois, si, comme chez le malade précédent, la tunique vaginale était épaissie, et si l'hydrocèle enkystée était multiloculaire.

Le fait suivant s'est présenté à mon collègue M. Adams. Il ressemble au précédent en ce que l'insuccès du traitement curatif de l'hydrocèle vaginale paraît avoir été dû à la coexistence d'une hydrocèle enkystée. — Un homme de vingt-deux ans, fut admis à l'hôpital de Londres en février 1855, pour une hydrocèle qui s'était développée à la suite d'une contusion du testicule droit, et qui avait déjà été ponctionnée cinq ou six fois. M. Adams injecta sans succès de la teinture d'iode dans la tunique vaginale. Trois mois après, il ouvrit le sac qui était épaissi, et il vit alors trois kystes transparents, gros comme des noisettes à peu près, fixés à l'épididyme. Ces kystes furent également incisés. L'opération fut suivie d'une inflammation assez vive avec tuméfaction, puis tout s'apaisa; et la plaie guérit par granulation dans l'espace de trois semaines.

2° La combinaison de l'hydrocèle vaginale avec l'hydrocèle enkystée du cordon, est assez rare. Quand elle a lieu, la tumeur formée par l'épanchement dans la tunique vaginale, est au-dessous et un peu en avant de celle qui occupe le cordon spermatique, et la ligne de démarcation est indiquée par un sillon qui se voit sur le scrotum. Il y a au collège de l'hôpital de Londres, deux exemples de cette double lésion : sur l'une des pièces, la tunique vaginale est restée non oblitérée dans l'étendue d'environ six centimètres le long du cordon spermatique, et l'hydrocèle enkystée se voit immédiatement au-dessus d'elle; sur l'autre, on voit que les deux poches ont été enflammées, car elles contiennent des fausses membranes, et le testicule est volumineux. J'ai soigné à l'hôpital un enfant de six ans pour une hydrocèle volumineuse du côté droit, qui remontait jusqu'auprès de l'anneau. Trois ponctions furent faites dans la tumeur, et en dix jours tout le liquide avait disparu ; mais voyant alors qu'une petite tumeur restait encore au niveau du cordon spermatique, je fis un examen plus approfondi, et je découvris juste au-dessus du testicule une hydrocèle enkystée du cordon, qui, dans le principe, avait été masquée par le liquide amassé dans la tunique vaginale. La peau qui recouvrait cette tumeur, fut badigeonnée deux fois par semaine avec la teinture d'iode; mais la diminution n'arrivant pas aussi vite que je le désirais, je ponctionnai plus tard avec une aiguille. L'acupuncture fut répétée deux ou trois fois. Au bout de quinze jours, cette hydrocèle enkystée du cordon avait disparu, et je crois qu'elle n'a pas récidivé.

On trouve rapporté, dans la *Gazette médicale de Londres*, un exemple de la même complication chez un enfant âgé seulement de quelques semaines (1).

3° La combinaison de l'hydrocèle vaginale avec l'hydrocèle diffuse du cordon est également rare. Les principaux signes de cette maladie sont le volume remarqua-

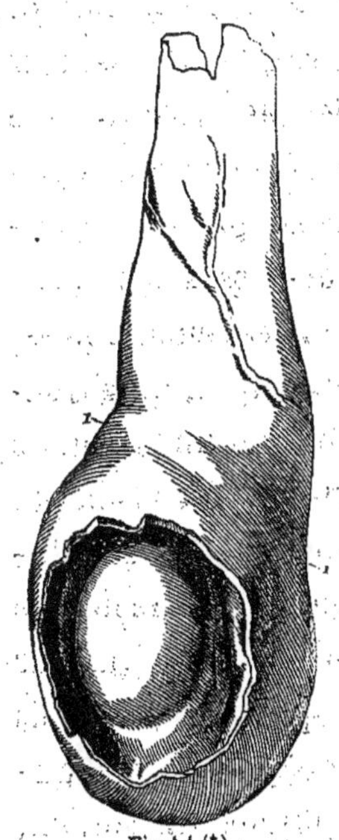

ble du collet de la tumeur, avec dilatation de l'anneau inguinal ; la forme irrégulière de cette tumeur, et la présence, sur la partie antérieure du scrotum, d'un sillon oblique qui correspond à la limite supérieure de la tunique vaginale distendue, et qui est situé plus haut ou plus bas, suivant la quantité de liquide. Dans l'hydrocèle simple en forme de sablier on voit aussi une tumeur divisée en deux par un sillon, mais elle est bien limitée à la partie supérieure et n'a pas de collet, et la fluctuation se transmet facilement d'un lobe à l'autre. Le diagnostic dans un cas de cette espèce ne laissera aucun doute, si, après la ponction et l'évacuation du liquide de la tunique vaginale, on voit persister la tumeur produite par l'hydrocèle diffuse du cordon.

Fig 14 (*).

L'hydrocèle enkystée, combinée avec l'hydrocèle simple, se distingue aussi de la complication actuelle par la délimitation de la tumeur à sa partie supérieure ; et de

(1) Vol. XXIX, p. 757.

(*) Fig. 14. Hydrocèle simple combinée avec une hydrocèle diffuse du cordon (d'après Scarpa). 1, 1, sillon indiquant la ligne de démarcation entre les deux tumeurs.

l'hydrocèle vaginale en forme de sablier par la fluctuation limitée à chacune des bosselures.

4° Une hernie scrotale peut coïncider avec une hydrocèle vaginale, et chacune de ces maladies se présenter avec les symptômes qui lui sont propres. Lorsqu'une hydrocèle volumineuse n'est point soutenue par un bon suspensoir, elle favorise la production d'une hernie et l'allongement de son sac par la traction qu'elle exerce sur le péritoine.

M. Jules Cloquet a disséqué le corps d'un vieillard, qui avait une hernie inguinale du côté droit. Le sac était long de douze centimètres, son orifice était large et arrondi, et sa cavité séparée en deux parties par un cercle fibreux saillant. Au-dessous de ce dernier le péritoine était épais, blanchâtre, et très-adhérent aux enveloppes extérieures ; au-dessus il était mince et transparent, comme dans l'abdomen. La descente du collet, et conséquemment l'allongement du sac, semblaient avoir été produits par le poids d'une volumineuse hydrocèle vaginale qui adhérait intimement à la partie inférieure de la tumeur herniaire. Une anse d'intestin grêle, longue de sept centimètres, et non adhérente, occupait la division supérieure du sac. M. Cloquet a publié les détails d'un autre cas de hernie inguinale, compliquée d'hydrocèle très-volumineuse, dans lequel il suffisait de soulever l'hydrocèle et de repousser doucement le péritoine vers l'abdomen, pour que le sac herniaire rentrât ou diminuât d'étendue. Ce sac contenait de l'épiploon réductible, et la hernie était située derrière l'hydrocèle (1).

(1) *Recherches pathologiques sur les causes et l'anatomie des hernies abdominales*, p. 22.

La coïncidence de ces deux maladies n'est pas rare ; dans le plus grand nombre des cas que j'ai rencontrés, l'hydrocèle était placée au-dessous de la hernie et indépendante d'elle ; dans quelques-uns cependant elle se trouvait en avant. Je n'ai jamais vu le sac herniaire

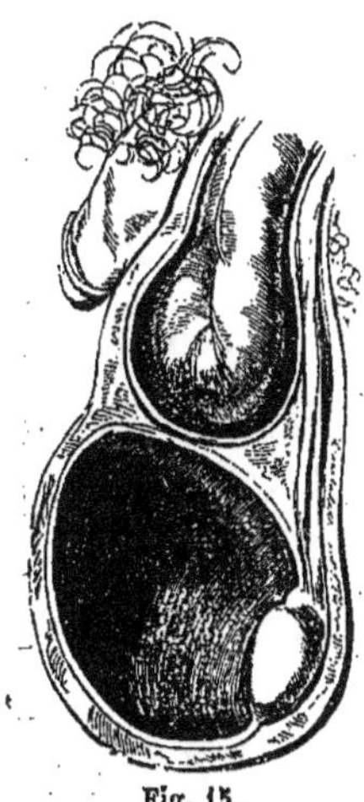

Fig. 15.

recouvrir la partie antérieure d'une hydrocèle. J'ai d'ailleurs fait représenter dans la figure 15, les rapports ordinaires de l'hydrocèle et de la hernie scrotale. D'autre part, j'ai fait voir, dans la figure 4 (1), le sac d'une hernie inguinale placée à peu de distance au-dessus d'une hydrocèle de petit volume. Dupuytren prétend que quelquefois, dans les cas où l'hydrocèle est placée en avant de la hernie, une portion d'épiploon ou d'intestin vient faire saillie dans l'hydrocèle, avec une enveloppe que lui forment et le sac herniaire et un repli de la tunique vaginale ; outre qu'il a eu six fois l'occasion d'observer des faits de ce genre, il a, dans deux cas, reconnu que les symptômes d'étranglement dépendaient d'une constriction au niveau du point où les viscères étaient refoulés vers la poche séreuse du testicule (2). Cette complication appartient à la variété de maladie décrite sous le nom de *hernia infantilis*, par M. Hey, et sous celui de *hernie enkystée de la tunique vaginale*, par A. Cooper.

Lorsque l'hydrocèle est volumineuse et la hernie irréductible, le diagnostic est parfois difficile, à cause de la

(1) Voy. p. 95.
(2) *Leçons orales*, édit. de Bruxelles, t. IV, p. 233.

pression que la tumeur herniaire exerce sur la partie supérieure de la poche vaginale, et à cause de l'impulsion
que la toux communique à tout le liquide contenu dans
cette dernière. Mais on reconnaîtra toujours la nature de
l'affection au moyen de l'examen à la lumière transmise.

La coïncidence de la hernie et de l'hydrocèle ne contre-indique pas en général la cure radicale de cette dernière. Cependant le chirurgien doit veiller à ne pas provoquer trop d'inflammation ; et même, dans les cas où la
contiguïté des deux sacs est intime et étendue, dans ceux
où le sac herniaire fait saillie dans l'hydrocèle il doit
conseiller aux malades de s'en tenir au traitement palliatif. Dans tous les cas, la hernie doit toujours être
réduite, autant que possible, avant que la ponction soit
faite.

Une hydrocèle volumineuse qui remonte jusqu'à l'anneau, non-seulement s'oppose à l'application d'un bandage, mais encore peut le rendre inutile, en bouchant
l'orifice inguinal et empêchant efficacement la descente
des viscères. Dans un cas de ce genre, où la ponction
donna issue à huit ou neuf cents grammes de liquide,
une hernie volumineuse se produisit aussitôt que l'hydrocèle eut diminué, et dans le cours même de l'opération.

Scarpa cite l'exemple suivant de hernie inguinale étranglée, compliquée d'hydrocèle enkystée du cordon dans lequel l'opération devint nécessaire. Un étudiant, âgé de
vingt-neuf ans, fut pris de symptômes d'étranglement. Il
portait, depuis plus de quinze ans, une hernie scrotale gauche pour laquelle il n'avait jamais pu trouver un bandage
convenable. La tumeur était tendue et d'un volume plus

qu'ordinaire, sa partie inférieure était relevée et comme poussée en haut par un corps situé derrière elle et qui n'était évidemment pas le testicule, car on sentait distinctement cet organe au fond du scrotum, au-dessous de la hernie. Les symptômes étant très-pressants, le malade fut immédiatement opéré en présence de Scarpa. On trouva que le sac herniaire contenait une très-petite quantité d'eau, et une anse d'intestin grêle de couleur brunâtre et longue d'environ huit à dix centimètres. Après le débridement et la réduction de l'intestin, il restait au-dessous de l'anneau une tumeur molle, élastique et évidemment pleine de liquide. Une incision faite sur cette tumeur, donna issue à une certaine quantité de liquide séreux, et ensuite à une substance gélatineuse; on vit donc clairement que la hernie scrotale était en rapport avec une hydrocèle enkystée du cordon. Au bout de six semaines, le malade fut complétement guéri de ces deux affections (1).

La complication d'étranglement est assez rare, et je n'en ai rencontré que peu d'exemples. Mais il est à remarquer que dans tous les cas la tumeur était à droite, et que les malades étaient des adultes. Sur l'un d'entre eux, qui mourut de péritonite, et dont la hernie ne fut pas opérée, je fis la dissection des parties. Le sac herniaire était très-épais et tapissé de lymphe plastique; il contenait une petite anse d'intestin et de la sérosité trouble. Immédiatement au-dessous se trouvait une hydrocèle du cordon de forme oblongue, et de plus de cinq centimètres de longueur, dont la paroi contrastait avec celle du sac

______

(1) *Treatise on hernia,* trad. de Wishart; p. 231.

herniaire par sa minceur et sa transparence. Le testicule descendait plus bas que de coutume, et s'était déplacé de telle sorte que son bord antéro-inférieur regardait directement en bas (fig. 16). [Dans un autre cas, le malade avait vingt ans, l'hydrocèle et la hernie étaient toutes deux récentes et s'étaient formées à peu près à la même époque.

Quand il y a hydrocèle enkystée du cordon, les parties sont dans des conditions favorables à la production d'une hernie ; en effet, le kyste résultant de ce que le péritoine a peu de tendance à s'oblitérer sur le trajet du cordon après la descente du testicule, il arrive souvent que le prolongement de cette membrane qui se trouve au-dessus de

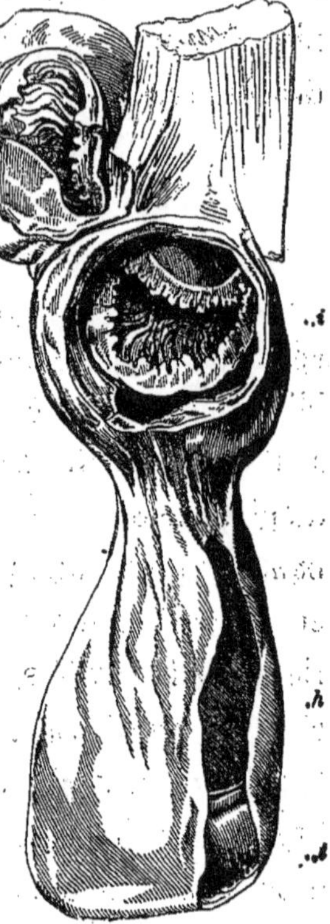

Fig. 16 (*).

l'hydrocèle reste lui-même ouvert et en communication avec la cavité abdominale. C'est ainsi que j'ai rapporté page 205, deux cas d'hydrocèle enkystée dans lesquels j'ai trouvé, à la dissection, un sac herniaire vide au-dessus du kyste. Si l'hydrocèle remontait trop haut, elle s'opposerait à l'application d'un bandage et devrait en conséquence être guérie avant l'emploi d'aucun appareil. C'était le cas d'un homme d'un certain âge qui m'a-

---

(*) Fig. 16. *ii.* Anse intestinale ouverte dans le sac herniaire. — *h.* Hydrocèle enkystée du cordon. — *t.* Testicule.

vait été adressé par M. Avery, et dont l'hydrocèle placée
à droite, à peu de distance de l'anneau inguinal externe,
empêchait de porter le bandage nécessaire pour sa hernie ; c'est pourquoi je conseillai l'injection, quoique l'hydrocèle fût petite et n'occasionnât aucune gêne.

ARTICLE VII.

HYDROCÈLE DU SAC HERNIAIRE.

Un sac herniaire peut se remplir de sérosité, lorsqu'il a
cessé de communiquer avec l'abdomen par suite de l'o-
blitération de son collet, ou parce que des adhérences se
sont établies entre ce dernier et une portion d'intestin ou
d'épiploon qui l'obture. L'application continuelle d'un
bandage détermine parfois l'oblitération du collet du sac
et la guérison radicale de la hernie ; mais la partie inférieure de la cavité restant libre, il peut s'y faire un épanchement de sérosité. Un homme fut admis à l'hôpital de
la Charité, à Paris, dans le service de Boyer, pour une
tumeur de l'aine droite, qu'on reconnut être une hydrocèle dans un ancien sac herniaire. La hernie avait été
guérie par l'oblitération du sac au niveau de son collet,
et la poche séreuse, après être restée quelque temps plis-
sée le long du cordon, était devenue plus tard le siége
d'une hydropisie (1). Pott a rapporté deux observations
intéressantes d'épanchement liquide dans le sac d'une
hernie congéniale (2). L'entrée du sac était fermée, dans
l'une de ces observations, par une adhérence de l'épiploon, dans l'autre, par une adhérence de l'intestin.

Pelletan cite, de son côté, deux cas d'hydrocèle du

(1) *Lancette française*, fév. 1857.
(2) *Lib. cit.*, p. 463, cas. XXXIV et XXXV.

sac herniaire (dont un congénital), dans lesquels la communication avec l'abdomen était fermée par l'adhérence de l'épiploon (1).

L'hydrocèle du sac herniaire est une affection rare, et je n'en ai, pour ma part, rencontré qu'un petit nombre d'exemples. Dans un cas qui s'est présenté il y a quelques années à l'hôpital de Londres, la tumeur était double; des deux côtés elle était très-volumineuse, et entièrement indépendante du testicule. Ces hydrocèles avaient été produites par l'emploi d'un double bandage pendant trente-cinq ans. Ledran a rapporté un remarquable exemple d'hydrocèle triple du même côté; il y avait une hydrocèle du sac herniaire, une hydrocèle du cordon et une hydrocèle vaginale; les trois tumeurs réunies avaient le volume d'un petit melon; l'hydrocèle du sac herniaire avait été consécutive à la guérison radicale d'une hernie, dont le collet du sac avait été oblitéré par la pression d'un bandage (2).

Diagnostic. — Dans l'hydrocèle du sac herniaire, le diagnostic est rendu obscur par la ressemblance de plusieurs symptômes, tels que l'absence de limite définie à la partie supérieure de la tumeur, l'existence de celle-ci au niveau de l'anneau et l'impossibilité de sentir le cordon spermatique, avec ceux de la hernie scrotale; mais la transparence de la tumeur, la fluctuation et l'étude des commémoratifs permettent d'éviter l'erreur. Il n'y a habituellement aucune impulsion par la toux; quelquefois, cependant, la poche remontant jusque dans le canal in-

____

(1) *Clinique chirurgicale,* t. III, p. 22 et 108.
(2) *Observations on Surgery,* tr., cas. LXXV, p. 260.

guinal, reçoit, par la contraction des muscles abdominaux, une impulsion qui augmente la difficulté du diagnostic. Le prolongement de la tumeur jusqu'à l'anneau
inguinal et la possibilité de trouver le testicule qui en
est bien distinct, au fond du scrotum, suffisent pour
distinguer l'hydrocèle du sac herniaire de l'hydrocèle
simple. Il est facile de confondre une petite hydrocèle
du sac herniaire avec une hydrocèle enkystée du cordon située un peu haut : toutes deux sont distinctes
du testicule, et se ressemblent par leur situation relative
et leur mode de formation, avec cette seule différence
que le prolongement péritonéal dans lequel se forme la
première a autrefois contenu de l'intestin ou de l'épiploon.
On peut cependant arriver au diagnostic, à l'aide des caractères suivants : l'hydrocèle du sac herniaire apparaît
à une époque un peu avancée de la vie; elle a ordinairement un volume assez considérable et contient un liquide
de couleur ambrée ou sombre, tandis que l'hydrocèle
enkystée du cordon apparaît généralement avant la puberté, est peu volumineuse et contient presque toujours
un liquide incolore et à peine albumineux.

Le fait suivant donnera une idée des difficultés du diagnostic : — J. B..., cordonnier, âgé de cinquante-huit
ans, entra dans mon service à l'hôpital de Londres, le
25 mars 1843, pour une tumeur douloureuse de l'aine
gauche. Cette tumeur, qui était tendue et grosse comme
un œuf de poule, se trouvait juste au-dessous de l'anneau inguinal externe et à cinq centimètres environ au-
dessus du testicule dont elle était complétement isolée.
Elle ne recevait pas d'impulsion par la toux, était obscurément fluctuante et très-sensible au toucher. On pouvait

suivre le cordon depuis le testicule jusqu'à sa partie postérieure. Bien délimitée par en bas, elle se prolongeait en haut dans le canal inguinal. Le malade ayant été placé dans l'obscurité, je constatai de la transparence ; le défaut de saillie et le petit volume de la tumeur rendaient ce mode d'examen très-difficile. Le malade nous fit savoir que ce gonflement avait commencé deux ans auparavant, à la suite d'un coup qu'il avait reçu dans l'aine en se heurtant contre un poteau. L'augmentation s'était faite peu à peu dans le mois qui avait suivi l'accident, et depuis lors la tumeur n'avait pas disparu. Le malade avait été pris, trois jours avant d'entrer à l'hôpital, de vomissements, et de douleurs qui s'irradiaient de la tumeur dans le ventre ; il souffrait en outre, si l'on pressait dans le voisinage de l'anneau. Il avait éprouvé neuf mois auparavant des accidents du même genre. Je pensai qu'il s'agissait d'une hydrocèle du sac herniaire avec adhérence au collet d'une portion d'intestin ou d'épiploon, légèrement enflammée. Le siége de la douleur à la partie la plus élevée de la tumeur, et l'impossibilité de circonscrire cette dernière par en haut, m'autorisaient à croire que ce n'était point une hydrocèle enkystée du cordon. Je fis mettre huit sangsues à la partie supérieure de la tumeur, puis des linges mouillés d'eau froide ; le malade prit de l'huile de ricin et garda le repos au lit. Le 28 mars, la tumeur avait diminué de volume et était moins sensible ; le ventre lui-même était moins douloureux ; nouvelle application de cinq sangsues et continuation des compresses froides. Le 3 avril, nouvelle diminution ; toute sensibilité avait disparu ; application d'un vésicatoire. A partir de ce moment la tumeur continua de décroître ;

le 17 avril, tout le liquide avait disparu ; la main placée sur l'aine sentait distinctement, quand le malade toussait, une impulsion qui lui était communiquée par une petite hernie. Un bandage fut appliqué, et le malade fut renvoyé guéri, ne conservant plus aucune tumeur le long du cordon spermatique.

Traitement. — Lorsque l'hydrocèle du sac herniaire arrive après la guérison radicale d'une hernie, par l'oblitération définitive du collet du sac au moyen d'adhérences, elle doit être traitée d'après les mêmes principes et de la même manière que l'hydrocèle simple. Mais dans les cas où l'on a lieu de croire que l'ouverture de communication du sac avec le péritoine est fermée par une portion d'épiploon ou d'intestin, il faut plus d'attention, et l'on doit se contenter des moyens palliatifs.

J'ai vu, il y a quelques années, une hydrocèle du sac herniaire à travers laquelle on avait passé un séton pour en obtenir la cure radicale. La mort s'ensuivit et l'on trouva à l'autopsie le collet du sac fermé par l'épiploon. Celui-ci était fortement enflammé, et l'on voyait à son niveau et dans son voisinage les lésions de la péritonite.

Hydrocèle fausse du sac herniaire. — Il ne faut pas confondre les cas dans lesquels une hernie scrotale s'accompagne d'un épanchement séreux dans le sac, avec l'hydrocèle dans un ancien sac herniaire qui a cessé de communiquer avec l'abdomen, par suite d'adhérences de ses parois à elles-mêmes ou à quelque portion d'intestin ou d'épiploon. On peut donner à la première de ces affections le nom de *fausse hydrocèle du sac herniaire*, en comprenant sous le nom d'hydrocèle tous les épanchements séreux dans le sac, que la communication avec la cavité

péritonéale persiste ou non, et que par conséquent le liquide soit réductible ou ne le soit pas. Le second cas,
rapporté par Pott, et auquel j'ai déjà fait allusion, semble
être un exemple de cette affection. Des symptômes d'é-
tranglement survinrent chez un homme de vingt-deux
ans qui avait souvent vu paraître une hernie. Pott incisa
les téguments, au-devant de la tumeur, comme dans
l'opération de la hernie; et il fit sortir, par l'ouverture du sac, un quart de litre environ d'un liquide limpide, dont l'évacuation entraîna la disparition complète
de la tumeur scrotale ; on crut alors que le chirurgien s'était trompé et avait pris une hydrocèle pour une
hernie ; mais il restait du gonflement et de la dureté près
de l'anneau, et l'introduction du doigt permit de sentir en
haut une petite portion d'intestin engagée dans l'anneau
abdominal où elle était fortement serrée. Pott débrida ;
mais il ne put réduire qu'après avoir découvert et détruit
une bride qui fixait l'intestin au bord inférieur de l'anneau. Le malade guérit.

Scarpa fait observer que « si cette complication rend
« difficile le diagnostic de la hernie scrotale quand
« elle est réductible, elle n'apporte aucune difficulté
« pour le traitement lorsque la hernie s'étrangle ; en
« effet, les symptômes de l'étranglement intestinal indi-
« quent clairement la nature de la maladie principale, et
« conduisent à l'opération qui, tout à la fois, met en évi-
« dence l'hydrocèle compliquant la hernie, et permet de
« guérir radicalement les deux maladies (1). » Il rapporte un exemple d'hydrocèle aiguë dans un sac herniaire

(1) *Treatise on Hernia*, trad. de Wichart, p. 230.

contenant une anse intestinale, qui fait voir la difficulté
du diagnostic dans ces cas. Un homme de vingt-cinq ans,
robuste et très-gras, était affecté d'une hernie scrotale
étranglée, d'un énorme volume. Cette hernie datait de huit
ans. Le jour qui précéda l'étranglement, le malade avait
été obligé de faire à cheval un voyage rapide ; son bandage
s'était rompu en route, et en mettant pied à terre il avait
trouvé son scrotum extraordinairement volumineux ;
bientôt s'étaient manifestées des nausées et une douleur
aiguë dans l'aine. La tumeur avait au moins quarante-
deux centimètres de circonférence et cachait presque entièrement le pénis ; elle était large à sa base, étroite à sa
partie supérieure vers l'anneau, élastique, lisse et unie sur
presque toute sa surface. Elle ressemblait à une hydrocèle volumineuse, pour laquelle on aurait pu en effet la
prendre, s'il n'y avait eu des signes évidents d'étranglement intestinal. « Il m'était difficile de croire, dit Scarpa,
que cette tumeur volumineuse fût exclusivement constituée par un épanchement de sérosité dans la tunique vaginale ou dans le sac herniaire, car le malade n'avait
jamais eu le moindre symptôme d'épanchement dans le
scrotum ; et de plus il affirma, à diverses reprises, que la
hernie, dans le cours de huit années, n'avait jamais dépassé le volume d'un œuf de poule ; il n'y avait d'ailleurs
aucune raison de supposer qu'une aussi grande quantité
de liquide fût descendue de la cavité abdominale dans le
scrotum, puisque ce jeune homme était, à part cet accident, très-robuste et d'une santé parfaite. Je soupçonnai
plutôt, en tenant compte, d'autre part, de l'embonpoint
du malade que, dans sa course à cheval, les efforts avaient
fait descendre une grande masse d'épiploon, bien qu'il

fût difficile encore de comprendre comment, en aussi peu de temps, le sac herniaire avait pu se prêter à une aussi grande distension, et que, d'ailleurs, la tumeur eût plutôt l'apparence et l'élasticité d'une hydrocèle volumineuse, que celles d'une hernie entéro-épiploïque. » Il n'y avait pas de doute sur l'impossibilité de réduire autrement que par l'opération, et, les symptômes d'étranglement augmentant rapidement, on y procéda de suite. Dès qu'on eut incisé le sac herniaire, quinze cents grammes environ d'une sérosité jaunâtre s'en échappèrent, et l'on vit qu'on n'avait affaire qu'à une entérocèle, car à la partie supérieure du sac se trouvait une anse d'intestin grêle, de cinq centimètres environ de longueur, sans épiploon. Le débridement fut fait, et l'intestin réduit. La plaie se cicatrisa et le malade fut guéri en sept semaines.

M. Than, de l'hôpital de Middlesex, a fait connaître (1) un cas assez analogue de hernie scrotale étranglée, remarquable par son volume considérable qui était dû à un épanchement abondant de sérosité dans le sac.

Rien n'est plus commun que la présence du liquide dans le sac d'une hernie étranglée; mais il est rarement assez abondant pour entraîner, comme dans les faits précédents, quelque obscurité dans le diagnostic. J'ai rencontré trois cas de hernie scrotale étranglée dont le sac contenait, en même temps que les viscères herniés, une grande quantité de sérosité, et dans lesquels, la hernie étant congéniale, on ne pouvait distinguer le testicule; mais les antécédents, la présence d'une tumeur à l'anneau abdominal et les symptômes bien marqués de l'étran-

____

(1) *Lib. cit.*, p. 144.

glement indiquaient suffisamment la véritable nature de la maladie. Chez un de ces malades opéré par M. Hamilton, le débridement fut fait sans ouvrir le sac, et le liquide, qui avait masqué l'intestin, l'épiploon adhérent et le testicule, resta après l'opération, mais se résorba peu à peu à mesure que le malade revint à la santé. Si Scarpa avait, dans le cas cité plus haut, examiné la tumeur à la lumière transmise, il n'aurait pas cru que le volume de cette tumeur était dû à l'épiploon.

Lorsque, dans une fausse hydrocèle du sac herniaire, le liquide et l'intestin ou l'épiploon sont réductibles, on peut découvrir la complication en refoulant le contenu du sac dans l'abdomen, pendant que le malade est dans la position horizontale. Si l'on applique alors le doigt sur l'anneau sans trop appuyer, pendant qu'on fait lever le patient, le liquide redescend dans le scrotum et y produit une tumeur transparente ou une hydrocèle; puis, si l'on cesse entièrement la pression, on sent l'intestin ou l'épiploon redescendre aussi à son tour dans les bourses. Dans le fait suivant, que m'a montré M. Adams, les symptômes présentés par la fausse hydrocèle du sac d'une hernie congéniale ressemblaient beaucoup à ceux d'une hydrocèle congéniale. — Un garçon de douze ans vint consulter à l'hôpital de Londres, pour un gonflement au côté gauche du scrotum. C'était une tumeur transparente, fluctuante, de forme ovalaire, remontant jusque dans le canal inguinal, remplissant complétement le scrotum, et qui recevait une impulsion par la toux. On ne pouvait sentir le testicule gauche. Sous l'influence d'une pression légère, la tumeur disparaissait presque subitement, et on pouvait alors distinguer le testicule, qui était moitié moins gros que celui de droite. La poche dans laquelle était contenu le liquide, paraissait très-épaisse au toucher. La tumeur, au dire de l'enfant, existait depuis l'âge de deux ans. Il y avait là toutes les apparences d'une hydrocèle congéniale, et l'on en voyait les symptômes habituels, si ce n'est que la tumeur disparaissait subitement et non pas graduellement par la pression ; on conseilla donc au malade de porter un bandage qui comprimât l'anneau inguinal. Après trois semaines de l'emploi de ce moyen, on trouva que le liquide avait entièrement disparu du sac ; car il n'en descendait plus lorsqu'on ôtait le bandage. Cependant, quand l'enfant toussait, une petite hernie intestinale se montrait ; il devint alors évident qu'on avait eu à faire à une fausse hydrocèle du sac herniaire ; et ainsi s'expliqua le seul symptôme qui ne fût pas propre à l'hydrocèle congéniale, c'est-à-dire, la disparition brusque de la tumeur par la pression ; le liquide rentrait dans l'abdomen en même temps que l'intestin, qu'il avait complétement masqué à l'observation.

M. J. Cloquet a publié les détails nécroscopiques d'une hernie inguinale congéniale du côté droit, chez un homme de trente ans mort d'une ascite, et qui avait porté un bandage. Le testicule s'était arrêté immédiatement au-dessous de l'anneau abdominal, et y formait une valvule qui laissait bien arriver le liquide dans le sac, mais s'opposait à sa rentrée dans le ventre (1). Le testicule semble avoir agi dans ce cas à peu près comme le repli valvulaire du péritoine qui existe à l'anneau chez beaucoup de mammifères.

(1) *Recherches sur les causes et l'anatomie des hernies abdominales*, p. 67.

On doit procéder avec la plus grande prudence lorsque l'on ponctionne une hydrocèle dans laquelle on a lieu de soupçonner l'existence d'une portion d'intestin ou d'épiploon.

Monro, l'ancien, rapporte le fait suivant (1) : « Un vieillard portait depuis longtemps une hernie qui n'avait pas été réduite depuis bien des années. La tumeur avait fini par atteindre un volume monstrueux ; elle descendait presque jusqu'au genou, et avait une largeur proportionnée ; le malade était forcé de garder le lit dans le décubitus dorsal ; il éprouvait de violentes douleurs dans la tumeur et dans les reins, et avait perdu de son embonpoint et de ses forces. On percevait en quelques endroits une fluctuation évidente, sans mélange des parties solides et inégales que l'on sentait dans les autres points. On ne pouvait repousser dans l'abdomen ni le liquide ni les parties solides. La tumeur ayant été comprimée, de manière à tendre et à faire saillir autant que possible les points au niveau desquels la fluctuation était le plus évidente et les téguments le plus amincis, on introduisit lentement un trocart, de la grosseur d'une plume de corbeau, à travers les téguments et dans le kyste. Ce dernier une fois traversé, on retira la pointe et l'on poussa un peu en avant la canule, par laquelle sortirent trois litres de sérosité limpide ; on sentit alors manifestement les circonvolutions de l'intestin et les inégalités de l'épiploon, mais on ne put réduire ni les unes ni les autres. » Le malade fut très-soulagé de sa douleur, et on ne jugea pas convenable de pratiquer d'autre opération.

(1) *Medical essays and observations*, t. V, p. 314.

A moins que le liquide ne s'accumule, comme dans ce fait remarquable, en quantité assez grande pour occasionner des inconvénients sérieux, l'opération n'est pas indiquée, car le chirurgien n'est pas autorisé à ouvrir, sans motifs graves, un sac péritonéal contenant une portion des viscères abdominaux. Si cependant il devenait nécessaire d'évacuer le liquide, je crois que l'acupuncture serait le procédé le plus convenable. Si l'intestin ou l'épiploon était réductible, l'application d'un bandage serait indiquée.

CHAPITRE V.

HÉMATOCÈLE.

On donne le nom d'*hématocèle* à la tumeur formée par un épanchement de sang dans la tunique vaginale ou dans un kyste voisin du testicule. On l'applique également à des tumeurs produites par une collection sanguine dans le tissu cellulaire du cordon spermatique, ou dans le sac d'une hydrocèle enkystée de cette partie. Le tableau synoptique suivant fait voir les différentes formes de cette affection.

HÉMATOCÈLE ..... {	DU TESTICULE.. {	vaginale {	simple. associée à l'hydrocèle.
		enkystée	
	DU CORDON.... {	diffuse.	
		enkystée.	

ARTICLE I.

HÉMATOCÈLE DU TESTICULE.

Dans l'hématocèle de la tunique vaginale, qui est de beaucoup la plus commune, l'épanchement sanguin peut

se faire au milieu de parties saines, succéder à l'hydrocèle ou se combiner avec elle.

La première variété est due à la rupture accidentelle
de quelque vaisseau sanguin. Elle est ordinairement produite par un coup. C'est ainsi qu'elle peut être causée
par le froissement du testicule contre le pommeau de la
selle chez les cavaliers, ou bien par de violents efforts,
comme ceux qu'on fait pour soulever un fardeau pesant.
En pareil cas, les bourses augmentent subitement de volume, quelquefois de plus du double, par suite de l'accumulation du sang dans la tunique vaginale.

La seconde variété d'hématocèle, celle dans laquelle l'épanchement sanguin vient s'ajouter à l'hydrocèle, est plus fréquente que la première. Elle peut être
causée par un coup ou par la blessure d'un vaisseau
pendant la ponction. Le testicule, en raison de sa grande
mobilité, est peu accessible à l'action des violences extérieures; mais quand une hydrocèle existe, la saillie et
le volume de la tumeur l'exposent nécessairement aux
chocs et aux blessures. Un coup peut déterminer la déchirure de quelque point de la tunique vaginale et de
quelques-uns des vaisseaux habituellement dilatés qui
s'y distribuent; le sang qui s'en échappe, arrive dans le
sac, se mêle au liquide de l'hydrocèle, et produit une
augmentation brusque du volume de la tumeur. La quantité de sang épanché varie d'ailleurs suivant les sujets;
quelquefois elle est à peine assez grande pour rou-
gir la sérosité; mais le plus souvent elle est assez considérable pour former des caillots qui ne se dissolvent
pas dans le liquide. L'hématocèle est produite par la
ponction de l'hydrocèle de deux manières : 1° elle peut

résulter de la blessure accidentelle de l'un des vaisseaux
qui se ramifient en dehors de la tunique vaginale, lorsque
le sang, au lieu de s'écouler à l'extérieur ou dans le tissu
cellulaire du scrotum, se porte vers la cavité de l'hydrocèle ; cet accident a lieu quelquefois quand l'opération est
pratiquée avec un trocart ; mais il arrive plutôt lorsqu'on
se sert de la lancette ; 2° elle survient aussi lorsque le
trocart ou la lancette pénètre trop avant et va blesser le
testicule ou l'artère spermatique. Scarpa cite un cas dans
lequel l'hématocèle fut occasionnée par la blessure de
l'artère (1).

M. Fergusson a rapporté l'observation d'un homme
qui avait l'habitude de pratiquer sur lui-même l'acupuncture avec plusieurs épingles, et qui en laissa un
jour tomber une dans le sac ; il s'ensuivit bientôt une
hématocèle ; la tunique vaginale fut incisée et l'épingle
extraite ; le malade guérit (2). Dans l'hématocèle consécutive aux blessures, on n'a guère l'occasion de découvrir la source de l'hémorrhagie. Quand les parties sont
saines, le sang vient probablement de la rupture de l'un
des vaisseaux qui se ramifient entre la tunique albuginée
et le feuillet testiculaire de la tunique vaginale. Dans les
cas d'hydrocèle, la portion pariétale de la tunique vaginale est déchirée, et le sang est versé par les vaisseaux
du scrotum. Chez un homme qui portait depuis longtemps une hydrocèle, et qui avait reçu un coup violent
sur le scrotum, d'où étaient résultées une augmentation
subite de la tumeur, une ecchymose et une vive douleur,
sir A. Cooper fit une incision qui donna issue à une

<hr>

(1) *Treatise on hernia*, trad. de Wishart, p. 76.
(2) *Lond. and Edinb. monthly journal*, juillet 1843.

grande quantité de sérosité et de sang coagulé, et trouva sur la tunique vaginale une déchirure longue de trois à cinq centimètres et couverte de caillots (1).

Le sang épanché agit souvent comme un corps étranger et fait naître une inflammation aiguë dans la tunique vaginale. Il se dépose alors de la lymphe plastique qui se mêle au sang et à la sérosité, et modifie l'aspect du contenu du kyste en le rendant plus floconneux et moins foncé. L'inflammation peut se terminer par suppuration ; souvent elle s'étend de la tunique vaginale aux tissus cellulaire et fibreux ambiants, qui s'infiltrent dès lors, surtout pendant les premiers temps, de sérosité et de lymphe plastique. Dans un cas d'hématocèle qui avait été produite par la blessure d'un vaisseau pendant la ponction et pour lequel je fus consulté, l'inflammation consécutive amena, dans l'espace d'une quinzaine de jours, un épaississement considérable des tissus extérieurs au sac, et un abcès du scrotum. Au lieu d'être aiguë, la phlegmasie de la séreuse, aussi bien que celle des tissus extérieurs, peut se montrer à l'état chronique ; dans ce cas, la face interne de la tunique vaginale est tapissée de lymphe plastique ; au lieu de présenter sa surface lisse et polie, elle est devenue inégale, granuleuse, irrégulière, parfois aussi consistante que du cuir, et a perdu tous les caractères d'une séreuse. Le sac et les tissus environnants, non-seulement sont très-denses et très-fermes, mais encore sont épaissis à tel point qu'on les a vus acquérir jusqu'à deux centimètres d'épaisseur.

Dans les anciennes hématocèles, le sang se transforme

____

(1) *Lib. cit.*, p. 212.

en une substance qui ressemble à du marc de café, de couleur rouge brun ou chocolat, et qui est plus ou moins fluide. Les caillots présentent quelquefois l'apparence celluleuse ou en rayon de miel, et les cellules sont remplies de sérosité rougeâtre. Dans d'autres cas, le sang est converti en une substance fibrineuse solide et assez résistante, de couleur jaune ou fauve, et disposée en couches semblables à celles que forment les caillots dans la cavité d'un anévrisme.

Dans cette maladie le testicule conserve habituellement avec le reste de la tumeur les mêmes rapports que dans l'hydrocèle simple, c'est-à-dire qu'il est situé en arrière et un peu au-dessous de la partie moyenne des bourses. Cependant sa position peut être modifiée, comme dans l'hydrocèle, et sous l'influence des mêmes causes. J'ai été un jour témoin d'un fâcheux accident dû à ce que le chirurgien ignorait que le testicule n'était pas dans sa position habituelle. C'était chez un jeune homme qui, ayant une inversion du testicule, fut affecté d'hydrocèle (1), que la blessure d'un vaisseau pendant la ponction transforma en hématocèle. Une inflammation suppurative s'ensuivit, et il devint nécessaire d'ouvrir le sac. Le chirurgien, en prolongeant son incision à la partie inférieure de la tunique vaginale, coupa le canal déférent, et divisa presque en deux moitiés le testicule qui était sain, et dont l'épaississement du sac ne lui avait pas permis de reconnaître la situation anormale. Ce fâcheux incident obligea l'opéra-

---

(1) Dans la première édition de cet ouvrage, j'ai à tort attribué l'inversion du testicule, dans ce cas, à une adhérence de la glande à la partie antérieure du sac vaginal. J'ai, depuis, examiné les parties, et je me suis convaincu de l'existence d'une inversion.

teur à pratiquer la castration, au lieu de l'incision simple
qu'il s'était proposé de faire. Quand je parlerai un peu
plus loin des difficultés que l'on éprouve à reconnaître
la position du testicule, j'aurai l'occasion de mentionner
un autre exemple d'hématocèle avec inversion, dans lequel cet organe fut également blessé pendant l'incision,
et ensuite enlevé.

On a dit que dans l'hématocèle chronique le tissu glanduleux du testicule disparaissait quelquefois comme dans
les vieilles hydrocèles, et que cette atrophie résultait de la
compression prolongée qu'exerçait le sang épanché. En
examinant le corps d'un vieux nègre qui mourut à l'hôpital Saint-Georges, d'une affection des poumons, sir
B. Brodie trouva du côté droit du scrotum une tumeur
volumineuse que formait la tunique vaginale, distendue
par trente-cinq grammes environ d'un liquide qui avait
l'aspect du marc de café, et dans lequel flottaient de
nombreuses masses de substance solide, évidemment formées par des caillots. La tunique vaginale était elle-même
très-épaissie. La substance du testicule, la tunique albuginée et le feuillet viscéral de la séreuse étaient si complétement détruits, qu'on ne pouvait en découvrir aucun
vestige. Le canal déférent adhérait à la partie postérieure
de la tumeur et se terminait insensiblement au niveau du
point où il atteint ordinairement le testicule. Sir B. Brodie a rencontré un autre cas dans lequel la dissection a
donné les mêmes résultats ; mais ici encore il n'a malheureusement pas été possible d'avoir des rensignements sur
la maladie avant la mort (1). Si j'en juge par mes

______

(1) *Lond. med. and phys. journal*, t. LVIII, p. 299.

propres observations, la disparition complète du testicule
est rare. A l'examen d'une hématocèle volumineuse datant de plusieurs années, et pour laquelle on avait pratiqué la castration, dans la pensée qu'il s'agissait d'une
tumeur solide du testicule, j'ai trouvé la tunique vaginale
épaisse de plus d'un centimètre et pleine d'une substance
molle et friable de couleur chocolat ; le testicule, qui
était situé à la partie postérieure de la cavité, était un
peu aplati, et partiellement enfoui dans l'épaisseur du
kyste ; mais la substance glanduleuse était parfaitement
saine et l'organe à peine moins gros qu'à l'état normal.
Cette pièce est représentée fig. 17; on y voit le sac et

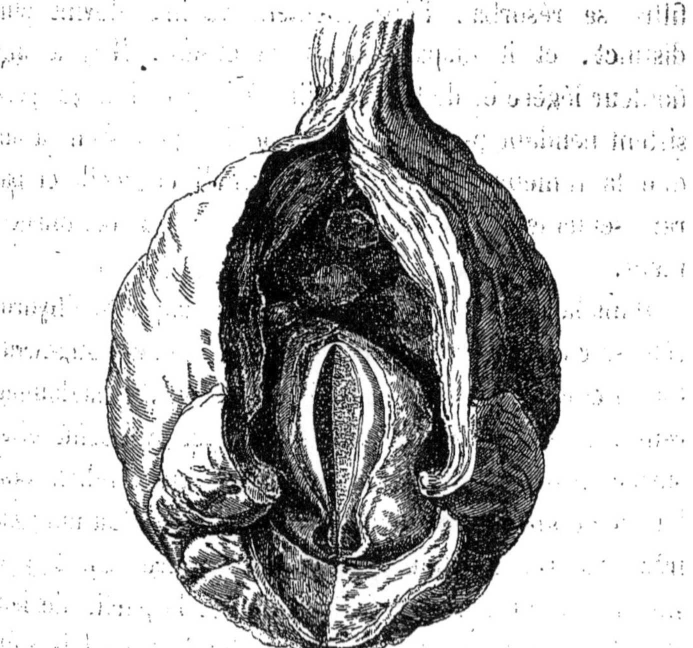

Fig. 17.

le testicule incisés. Il est en effet assez ordinaire que le
tissu du testicule reste sain dans l'hématocèle ; mais

pourtant sa nutrition finit par s'altérer quand la maladie devient ancienne.

Symptômes. — La première variété d'hématocèle apparaît tout à coup à la suite d'un effort ou d'une contusion. Le scrotum double rapidement de volume, et forme une tumeur ovale, tendue, obscurément fluctuante et sensible à la pression. Quand la maladie est occasionnée par un coup, l'augmentation de volume s'accompagne d'une infiltration dans le tissu cellulaire, qui masque l'hématocèle. Dans un cas dont j'ai été témoin, l'infiltration était si abondante, que l'hématocèle fut méconnue pendant huit jours ; à mesure que le sang infiltré se résorba, l'épanchement vaginal devint plus distinct, et il disparut plus lentement. Il y a une douleur légère et de la sensibilité à la pression qui persistent pendant plusieurs jours, puis disparaissent avant que la tumeur se soit beaucoup modifiée ; celle-ci paraît seulement un peu plus solide qu'au commencement.

Dans la seconde variété, celle dans laquelle l'hydrocèle se convertit en hématocèle, la tumeur augmente tout à coup de volume, e devient plus ou moins douloureuse. Elle conserve encore son aspect pyriforme et sa surface lisse et unie ; mais elle est plus tendue, plus lourde et plus solide qu'auparavant, et la fluctuation y est très-obscure. Au bout de quelques heures ou le jour suivant, il survient de l'inflammation, la partie devient chaude et sensible, le scrotum se tend et parfois s'injecte, et le volume de la tumeur s'accroît encore. Ces symptômes s'accompagnent d'une fièvre plus ou moins intense ; quelquefois la douleur devient excessive, l'état fébrile est très-violent, et l'inflammation marche vers la suppuration. Dans d'autres cas, la tumeur, d'abord indolente, devient plus ferme et plus solide, et semble plus lourde qu'auparavant, mais sans changer de volume. Elle peut rester ainsi stationnaire plusieurs années, sans produire d'autre gêne que celle qui résulte de son volume et de son poids, parfois très-considérables.

Diagnostic. — On peut distinguer l'hématocèle vaginale de l'hydrocèle par l'absence de transparence, la fluctuation obscure de la tumeur, son poids constaté par la main qui la soulève, et sa production instantanée à la suite d'un accident.

Dans les hématocèles anciennes, lorsque la tunique vaginale et ses enveloppes sont très-épaissies et indurées, la tumeur est tellement ferme, et paraît si lourde et si solide, qu'on est exposé à la prendre pour une tumeur solide du testicule; et le diagnostic, difficile dans tous les cas, ne peut, dans quelques-uns, être parfaitement établi sans la ponction, alors même qu'on en fait l'examen le plus minutieux, et que les mains du chirurgien sont le plus expérimentées. Les annales de la chirurgie ont enregistré des cas nombreux dans lesquels on a pratiqué la castration, par suite d'une erreur de diagnostic; j'en ai vu, pour ma part, trois exemples. Dans les tumeurs solides du testicule, qu'elles soient malignes ou non, l'organe perd la plus grande partie de sa sensibilité naturelle; mais, dans l'hématocèle, la pression à la partie postérieure, où se trouve ordinairement la glande, occasionne la douleur spéciale que fait éprouver la compression de cette dernière. S'il existe le moindre doute, on doit toujours s'éclairer par l'introduction d'une lancette ou d'un trocart, avant d'entreprendre aucune autre opération.

Enfin, le scrotum peut se tuméfier assez rapidement à la suite d'un coup par l'infiltration du sang dans son tissu cellulaire lâche. La tumeur qui en résulte ne doit pas être confondue avec celle que forme l'épanchement sanguin dans la tunique vaginale. Ses limites mal circonscrites, son extension aux deux côtés de la région, la difficulté plus ou moins grande de sentir les deux testicules, la sensation d'empâtement et la couleur rouge ou noire de la peau, sont des caractères qui indiquent trop clairement la nature de l'affection pour qu'on puisse s'y tromper.

Traitement. — 1° Dans la première variété d'hématocèle, s'il y a peu de sang épanché, le traitement sera simplement antiphlogistique. Le malade gardera le lit, son testicule sera soulevé; on appliquera des lotions froides sur la partie, et l'on tiendra le ventre libre. Si la douleur était vive ou qu'il survînt des symptômes d'inflammation, on appliquerait quelques sangsues au scrotum, ou à l'aine correspondante, s'il y avait une forte contusion des bourses. On peut, à l'aide de ces moyens, prévenir ou modérer l'inflammation; avec le temps, le sang épanché se résorbe; mais c'est toujours peu à peu et très-lentement, et il s'écoule souvent plusieurs semaines avant que son entière disparition ait eu lieu. Si la quantité de sang épanché est assez considérable pour distendre fortement la tunique vaginale, causer une vive douleur et nuire à la nutrition du testicule, il devient nécessaire d'inciser et de faire sortir le sang. La guérison se fait alors par granulations. Je n'ai, dans aucun cas de blessure, eu l'occasion de pratiquer cette opération, qui est, je crois, rarement indiquée.

2° Autrefois, pour l'hématocèle qui suivait ou venait compliquer une hydrocèle, on incisait de suite la tunique vaginale et on la vidait. En général, cette opération n'est pas nécessaire ; car le sang épanché, surtout s'il est peu abondant, ne produit souvent qu'une faible irritation, et comme il se mélange avec la sérosité de l'hydrocèle, on peut l'évacuer au moyen de ponctions que l'on renouvelle de temps en temps, jusqu'à ce que le liquide cesse d'être rouge. Lors même qu'une inflammation survient, on ne doit pas trop se hâter d'ouvrir la tunique vaginale, car cette inflammation peut céder et l'opération être évitée par la ponction qui diminue la tension de la tumeur, par le repos et le traitement anti-phlogistique. Le fait suivant en est un exemple : — J. D...., garçon d'écurie, âgé de quarante-trois ans, entra à l'hôpital pour une tumeur scrotale, lourde et volumineuse, qui était vivement enflammée, œdémateuse et très-sensible. On apprit qu'il avait depuis plusieurs années une hydrocèle, et qu'un chirurgien avait fait la ponction. Quand plus tard le gonflement se fut reproduit, le malade s'en débarrassa en ponctionnant lui-même avec un canif, ce qui n'eut aucun résultat fâcheux. Il avait répété cette opération un mois environ avant son entrée à l'hôpital, mais avec moins de bonheur cette fois, car les bourses n'avaient pas tardé à devenir douloureuses et à se tuméfier ; peu de temps après, la tumeur s'était encore accrue à la suite d'un coup de pied de cheval. Je le gardai au lit, je fis mettre des sangsues sur le scrotum et appliquer des linges mouillés d'eau froide pendant trois jours. Comme la tumeur continuait à augmenter, je la ponctionnai enfin avec un gros trocart et j'en tirai deux cent quarante grammes d'un sang liquide et brunâtre, mêlé de petits caillots, puis je fis prendre du calomel et de l'opium pour la nuit. La tumeur se reforma rapidement, mais la douleur fut moindre et l'œdème diminua. Quatre jours plus tard je tirai de nouveau cent cinquante grammes de sang plus liquide. La partie se tuméfia de nouveau pendant quelques jours; puis elle diminua progressivement jusqu'à ce que tout le liquide eût disparu, et le malade sortit guéri tout à la fois de son hydrocèle et de son hématocèle, dix-sept jours après son entrée. Dans un autre cas d'hématocèle traumatique, où l'inflammation était moins intense, l'hydrocèle, qui était ancienne, disparut après que l'on eut évacué deux fois le sang et que l'inflammation eut cédé.

Lorsque la quantité de sang épanché est considérable et l'inflammation très-aiguë, que la tumeur est volumineuse et continue de s'accroître, on ne peut espérer la résolution; tout retard dans l'incision conduirait à la formation du pus. On ouvre la tunique vaginale à sa partie supérieure avec une lancette; puis sur une sonde cannelée ou sur le doigt introduit par la plaie, on divise le sac de haut en bas dans toute son étendue avec un bistouri. On a soin de prolonger l'incision jusqu'à la partie inférieure, afin d'éviter la stagnation du pus. On doit, d'ailleurs, procéder avec précaution, afin d'éviter la lésion du testicule.

Lorsqu'il y a un épaississement considérable du sac, il est très-difficile de découvrir préalablement la position exacte du testicule. En effet, le seul guide, en pareil cas, est la sensation particulière que cause la compression de l'organe ; or, quand il est petit, atrophïé et caché au milieu de tissus denses et épais, ou quand la tumeur est tellement sensible et le malade tellement pusillanime que la moindre pression du scrotum, en quelque point que ce soit, provoque des plaintes, il est à peu près impossible de déterminer exactement la position de la glande. Il est donc tout simple, si le testicule n'est pas à sa place naturelle, qu'il soit exposé à être blessé dans l'incision que peut nécessiter l'hématocèle. J'ai déjà parlé, page 64, d'un cas d'inversion dans lequel l'organe avait été intéressé pendant l'opération. Le fait suivant a présenté des difficultés qui auraient embarrassé le chirurgien le plus habile et le plus expérimenté : — Un juif portugais, âgé de vingt-six ans, récemment arrivé en Angleterre, vint me consulter pour une maladie du scrotum à droite. Cette région était trois fois plus volumineuse qu'à l'état normal. La tumeur était opaque, résistante, pesante, et donnait une sensation vague de fluctuation. Cet homme paraissait bien portant et disait que la tumeur, qui datait de douze ans, avait beaucoup augmenté depuis peu. Pensant trouver du liquide, je plongeai vers la partie supérieure un fin trocart explorateur, mais il ne sortit que quelques gouttes de sang. Le malade prit du mercure jusqu'à salivation, sans aucun résultat. Toujours convaincu de l'existence d'un liquide, j'introduisis de nouveau le trocart explorateur au bas de la tumeur, mais je ne vis rien sortir de plus que la première fois. Les piqûres, d'ailleurs, n'augmentèrent en rien les souffrances. Sur ces entrefaites, le malade entra à l'hôpital de Londres, où l'on réunit pour lui une consultation. Le chirurgien le plus ancien ayant pensé que la maladie pouvait provenir d'une orchite chronique, on entoura la tumeur de bandelettes et on donna pendant quinze jours de l'iodure de potassium à l'intérieur; mais le gonflement, au lieu de diminuer, ayant un peu augmenté, on cessa l'emploi de ces moyens. A une seconde consultation, il fut décidé que, puisque la tumeur n'avait pas cédé au traitement, elle serait enlevée. On supposait alors qu'il s'agissait d'une maladie kystique du testicule. Je fis un examen très-minutieux, je comprimai fortement la tumeur en divers points, afin de déterminer, s'il était possible, la position du testicule; mais comme le malade était très-pusillanime et très-sensible et que, d'ailleurs, il ne parlait pas anglais, je ne pus obtenir de cette exploration aucun renseignement. Le chloroforme fut administré, et, comme mesure de précaution, je plongeai un gros trocart à hydrocèle à la partie supérieure et antérieure de la tumeur où la fluctuation semblait manifeste. L'instrument, après avoir d'abord traversé des tissus solides d'une épaisseur considérable, ne trouva plus ensuite aucune résistance, et, quand le trocart fut retiré, il s'échappa une petite quantité de liquide rouge foncé, mêlé de grumeaux, et chargé de cholestérine. Soupçonnant alors qu'il s'agissait d'une hématocèle, je fis une large incision à la partie antérieure de la tumeur, immédiatement au-dessous de la piqûre; à ce moment, je vis paraître des vaisseaux séminifères, ce qui me démontra que la maladie était ou une affection kystique avec expansion du tissu glandulaire à la surface, ou une hématocèle dans laquelle le testicule occupait une position anormale à la partie antérieure de sa poche séreuse.

Cette dernière affection paraissait la plus probable ; mais comme la glande avait été gravement lésée par la ponction et l'incision, et que les tuniques étaient en très-mauvais état, la castration fut proposée et immédiatement pratiquée. Nous vîmes alors que nous avions eu affaire à une hématocèle chronique avec inversion du testicule. Le canal déférent passait au-devant du sac pour se rendre au testicule, qui était sain, mais aplati et épanoui de manière à occuper une grande partie de la face antérieure du sac épais et dense comme du cuir, dans lequel il était enfoui. Le trocart en avait transpercé la partie supérieure. Le malade guérit ; mais s'il avait été possible de déterminer la nature du cas et la position du testicule avant l'opération, on aurait pu inciser la tumeur à sa partie postérieure et conserver le testicule.

S'il s'agissait d'une hématocèle récente dans laquelle l'artère spermatique ou un vaisseau de certain calibre aurait été blessé et donnerait du sang, on pourrait aisément lier après l'incision faite. On se rappelle que dans le cas rapporté par Scarpa et dont j'ai parlé plus haut, on vit, après l'ouverture de la tunique vaginale, que l'artère spermatique donnait du sang.

Après l'incision, le pansement doit consister dans l'application de cataplasmes ou de linges mouillés d'eau froide. On peut mettre de la charpie entre les lèvres de la plaie pour empêcher leur réunion par première intention ; mais on ne doit pas en placer au fond de la poche, et au contact de la membrane séreuse. Des symptômes graves et une réaction générale intense résultent parfois de cette opération, et sont causés par l'inflammation aiguë du sac dont il a fallu mettre à nu la surface interne, d'autant plus étendue que la tumeur avait été plus volumineuse et plus remplie. Mais en général l'inflammation est heureusement modifiée par l'incision et la perte de sang qui en résulte, et l'irritation locale diminue bientôt sous l'influence d'un traitement approprié. Chez les vieillards, une gangrène a été quelquefois la suite de l'incision d'une hématocèle; et à l'époque où l'on avait coutume de bourrer la plaie de charpie ou d'autres corps étrangers, afin d'obtenir une inflammation suffisante, l'opération n'était pas sans danger, surtout lorsque la tumeur était volumineuse et le sujet débile.

J'ai rapporté dans les *Medico-chirurgical Transactions* (1), l'observation d'un vieillard de soixante-dix-neuf ans auprès duquel j'avais été appelé pour une rétention d'urine due à une hypertrophie de la prostate. Il portait de plus au côté gauche, une ancienne hématocèle vaginale tellement volumineuse qu'elle mettait obstacle à l'introduction de la sonde. La tumeur descendait jusqu'à la partie moyenne des cuisses, et le pénis y était si complétement enfoui qu'il me fut impossible d'atteindre la fosse naviculaire au milieu des téguments et d'introduire la sonde. Je n'eus d'autre parti à prendre que d'ouvrir l'hématocèle, d'où il s'écoula un litre et demi de sang noir et caillé. L'épaississement du sac s'opposa à son affaissement après l'incision. Le malade mourut au bout de huit jours. C'est là le seul exemple d'hématocèle terminée fatalement qui soit venu à ma connaissance.

Dans l'hématocèle chronique très-volumineuse, avec épaississement et induration considérables du sac, chez

____

(1) T. XXXIII, p. 241.

les sujets avancés en âge, la meilleure opération est l'ablation de toute la tumeur. En pareil cas, la perte du testicule est sans importance, et le scrotum revient tellement sur lui-même après l'ablation de tumeurs volumineuses, que non seulement la plaie est comparativement petite et beaucoup moindre que celle de l'incision de l'hématocèle, mais encore se cicatrise rapidement au lieu d'être le siége d'une suppuration prolongée. Ce procédé a été adopté par M. Bowman, dans le fait suivant, qu'il a bien voulu me montrer à l'hôpital de King's College, en janvier 1853 : — Un laboureur âgé de cinquante ans, avait reçu deux ans auparavant un coup sur le testicule gauche, qui avait acquis peu à peu le volume d'un œuf d'oie. La tumeur avait été heurtée de nouveau, et à dater de ce moment elle avait pris un accroissement très-rapide. Elle était pyriforme, dure, tendue, opaque et tout à fait indolente; elle descendait presque jusqu'à la moitié de la cuisse. Une forte pression, exercée à sa partie postérieure, me permit de déterminer la position du testicule. M. Bowman fit une ponction avec le trocart et donna issue à quinze cents grammes environ d'un liquide rouge brun, en partie coagulé et contenant quantité de globules rouges. Au bout d'une semaine la tumeur était revenue à son volume primitif. Après avoir évacué par la ponction un demi-litre environ de liquide brun foncé, M. Bowman enleva toute la tumeur, lia un grand nombre de vaisseaux, et enfin réunit la plaie par des points de suture. Le malade guérit dans l'espace d'un mois environ. La tunique vaginale était très-épaissie par le dépôt de couches fibrineuses à sa surface interne; le testicule était sain, mais aplati et caché au milieu de ces couches.

ADDITION A L'HÉMATOCÈLE VAGINALE

PAR LE TRADUCTEUR.

L'étude de l'hématocèle restera obscure tant que l'on persistera à confondre dans une même description et dans une même pensée l'épanchement de sang qui est produit par une lésion traumatique intense, et celui qui arrive à la suite d'une violence très-légère, ou même sans cause extérieure appréciable. Quelques auteurs ont établi cette distinction en désignant les deux variétés sous les noms d'hématocèle traumatique et d'hématocèle spontanée, et notre infortuné confrère Ernest Cloquet avait fait de cette dernière, le sujet de sa dissertation inaugurale (1). Mais, soit que ce dernier travail n'ait pas été suffisamment connu, soit qu'il ait paru difficile d'admettre une origine spontanée pour un épanchement sanguin, maladie que nous nous sommes habitués à attribuer à la rupture des vaisseaux capillaires par une violence appréciable, cette définition n'a pas pris rang dans la science et dans la clinique. J'ai essayé, il y a quelques années (2), de faire mieux sentir les différences fondamentales entre les hématocèles en opposant celles qui sont franchement traumatiques, c'est-à-dire qui se produisent à la suite d'un coup, chez un sujet dont la tunique vaginale n'avait pas encore été malade, à celles qui sont accompagnées d'une fausse membrane,

(1) *Thèses de Paris*, 1846, n° 6.
(2) *Archives générales de médecine*, 4° série, t. 27.

et qui, se produisant sans cause très-violente et seulement à la suite des secousses légères de l'état normal, doit être expliquée par une lésion préalable de la séreuse ; et comme la fausse membrane est parsemée de vaisseaux de nouvelle formation, il m'a paru naturel de croire que le sang provenait de ces vaisseaux faciles à déchirer à l'époque où ils sont récents. Dans ce dernier cas, l'hématocèle est consécutive ; le point de départ et la nature réelle de la maladie est une vaginalite pseudo-membraneuse, dont l'épanchement sanguin n'est qu'un épiphénomène. Pour bien faire apprécier ces différences, je me servirai des mots hématocèle franche ou traumatique, et hématocèle pseudo-membraneuse ou consécutive.

§ I. *Hématocèle franche ou traumatique.* — J'appelle ainsi celle qui est produite par un coup ou toute autre violence extérieure capable de déchirer soit la tunique vaginale, soit l'albuginée et les vaisseaux qui s'y trouvent. Chaque année, nous voyons passer dans nos services d'hôpitaux deux ou trois malades qui, après avoir reçu un coup de pied sur les bourses ou être tombés sur le périnée, ont une ecchymose considérable du scrotum, et une tumeur dont la fluctuation ne devient évidente qu'au bout de quelques jours. J'ai à faire sur les cas de ce genre deux remarques.

La première, c'est qu'il ne m'est pas démontré que, dans tous la collection fluctuante occupe, ainsi qu'on le pense habituellement, la cavité vaginale elle-même. Plusieurs fois, et notamment sur trois malades dont j'ai les observations sous les yeux, j'ai constaté que le liquide, au lieu d'entourer le testicule, comme je l'avais cru pendant les premiers jours, se trouvait distinct de lui, et placé dans une poche accidentelle du tissu cellulaire ; le fait a été d'autant mieux établi que, la résolution ayant tardé à s'opérer, j'ai dû inciser ; j'ai ainsi reconnu que le doigt n'arrivait pas sur le testicule, ce qui aurait eu lieu, si la tunique vaginale avait été ouverte. M. Velpeau a depuis longtemps (1) appelé l'attention sur cette variété d'hématocèle en dehors de la tunique vaginale, que M. Béraud a désignée avec raison sous le nom d'hématocèle pariétale (2). J'en ai moi-même publié une observation intéressante, en 1853 (3). Or, depuis que j'y regarde avec plus d'attention, je n'ai pas eu une seule fois l'occasion d'observer d'autre hématocèle traumatique que celle-là. Sans nier la possibilité de l'hématocèle vaginale, je la crois au moins très-rare. En effet, un épanchement traumatique dans la cavité séreuse ne peut se produire que de deux façons : ou bien, par la rupture des capillaires de la membrane, ou par la déchirure, soit de la membrane elle-même, soit du testicule. Or, la rupture des capillaires normaux ne suffirait pas pour donner lieu à des tumeurs aussi volumineuses que celles qu'on observe en pareil cas, car les vaisseaux dont il s'agit sont trop petits et trop peu nombreux à l'état normal pour donner un pareil résultat. D'un autre côté, la rupture de la séreuse et celle du testicule, quoique possibles et démontrées par les faits, notamment par celui d'A. Cooper, cité par M. Curling (page 235), sont cependant trop difficiles et trop rares pour qu'on soit

____

(1) *Leçons orales de clinique chirurgicale*, t. II.
(2) *Arch. de méd.*, 4e série, t. XXV.
(3) *Arch*, 4e série, t. XXVII.

autorisé à admettre qu'elles ont eu lieu dans les cas assez nombreux où l'on a cru à une hématocèle vaginale.

La seconde remarque est relative aux suites de ces épanchements traumatiques. On fait en général ce raisonnement : les hématocèles anciennes, avec épaississement, doivent avoir, eu pour point de départ un coup, puisqu'elles contiennent du sang ; ce liquide, au lieu de se résorber, a donc séjourné dans la poche vaginale ; il l'a enflammée, en agissant sur elle à la manière d'un corps étranger, et a amené la formation des dépôts fibrineux et pseudo-membraneux. Mais ce raisonnement ne s'appuie pas sur des preuves positives. D'abord, bien peu de chirurgiens ont eu l'occasion de voir cette succession de phénomènes que tous admettent comme irrécusable, savoir : la contusion suivie d'une hématocèle vaginale, puis la persistance de cette dernière. Pour moi, j'ai vu un assez grand nombre d'épanchements traumatiques des bourses, et la plupart, quelle qu'ait été leur position, ont disparu dans l'espace de quelques semaines ou de quelques mois. Je ne connais aucun cas dans lequel le même chirurgien ait pu voir une hématocèle franchement traumatique s'invétérer ; je ne déclare pas le fait impossible, je dis seulement qu'il est trop rare pour qu'on doive l'accepter pour tous les cas dans lesquels on l'a invoqué. Ensuite, comme il arrive habituellement, quand une hématocèle ancienne se présente, que les malades ne rapportent pas l'origine de leur affection à un coup ou à une violence quelconque, on admet presque toujours que cette violence a eu lieu à une certaine époque et qu'ils n'en ont pas conservé le souvenir. Or, est-il possible qu'une déchirure assez étendue pour donner

lieu à un épanchement de sang dans la séreuse soit produite par un accident qui ne laisse aucune trace dans la
mémoire du malade ?

Je me résume donc sur ce point, en déclarant que l'hématocèle traumatique est plus souvent pariétale que vaginale, et que dans les cas rares où elle a occupé la séreuse, il n'est pas démontré que le sang ait séjourné
longtemps sans se résorber.

§ II. *Hématocèle consécutive.* — 1° Je donne ce nom
à l'hématocèle qui se forme à la suite d'une vaginalite.

Dans le travail dont j'ai parlé plus haut, j'ai établi que
l'hématocèle ancienne, celle qu'Ernest Cloquet a décrite
sous le nom d'hématocèle spontanée, était toujours accompagnée d'une fausse membrane doublant le feuillet
pariétal de la séreuse, et qui jusque-là n'avait pas été
suffisamment décrite ; j'ai de plus examiné la question de
savoir lequel de ces deux produits, le sang et la fausse
membrane, précédait et amenait l'autre. Je n'ai pas accepté
l'opinion de notre illustre maître M. Velpeau, savoir que
l'épanchement de sang avait lieu d'abord, et que le séjour
de ce liquide amenait ultérieurement l'inflammation de la
séreuse et ses conséquences. Les faits dont j'ai été témoin
depuis la publication de mon travail n'ont pas changé mes
idées à cet égard. N'ayant pas trouvé, comme je l'ai dit
tout à l'heure, l'épanchement traumatique dans la séreuse très-fréquent, et comprenant, d'après les raisons
que j'ai exposées, qu'il doit être rare lorsque la tunique vaginale est dans une intégrité parfaite, je suis plus
que jamais convaincu que la vaginalite pseudo-membraneuse précède l'épanchement sanguin, et que ce dernier
est dû à la rupture des vaisseaux de la fausse membrane,

à l'époque où leurs parois sont encore trop faibles ou trop incomplétement formées pour résister aux chocs et aux froissements journaliers. En conséquence, au lieu de regarder l'épanchement de sang comme le point de départ, je le considère dans la plupart des cas comme un résultat.

2° Je ne veux pas reproduire ici les descriptions anatomo-pathologiques que j'ai faites en 1851, et qui se trouvent d'ailleurs indiquées en très-grande partie par M. Curling, page 237. Je tiens seulement à ajouter deux notions anatomiques nouvelles auxquelles j'ai été conduit par des recherches plus récentes.

A. La première est relative à la lésion concomitante du testicule. Dans la plupart des cas, non-seulement cet organe est aplati et déformé, mais encore il est remarquable par son anémie, c'est-à-dire par la pâleur de sa substance séminifère et l'absence des spermatozoïdes qui l'accompagne habituellement (1). J'ai bien constaté ce fait sur deux pièces qui m'ont été montrées en 1855, l'une par M. Godard et l'autre par M. Dolbeau. Je me rappelle que la même lésion existait sur les pièces que j'ai eues à ma disposition à l'époque où j'ai publié mon mémoire. Sans avoir le droit de conclure encore que cette anémie est constante dans l'hématocèle consécutive, il m'est permis au moins d'avancer qu'elle se voit souvent, et je comprends qu'il en doit être ainsi dans les cas où la tunique vaginale, doublée par une fausse membrane plus ou moins épaisse, appelle vers elle la plus grande partie du sang artériel envoyé à la région. Il se passe là

____

(1) Voyez page 81.

quelque chose d'analogue à ce qui a lieu dans beaucoup de tumeurs blanches où nous voyons les os pâlir et s'amoindrir en raison de la vascularisation anormale de la séreuse ; à ce que nous voyons encore dans la plupart des ostéites, où certains points de l'os sont pâles, décolorés et même privés de vie à côté d'autres qui sont rouges et congestionnés. Il serait intéressant de savoir si, à la suite d'une opération d'hématocèle dans laquelle on a conservé le testicule, ce dernier reprend consécutivement sa vascularisation normale et avec elle ses fonctions. D'après ce que j'ai dit à la page 83, des suites possibles de l'oblitération de la tunique vaginale, on doit penser déjà que cette disparition de l'anémie n'est pas probable ; car l'hématocèle ne peut guérir que par l'entière suppression de la séreuse ; je puis d'ailleurs citer un fait dans lequel la disparition n'avait pas eu lieu au bout de trois ans, c'est celui du nommé Pierre B... que j'ai opéré le 10 janvier 1851 par décortication, et dont j'ai donné, dans mon mémoire, l'observation comme un exemple de l'utilité de ce mode opératoire. Il est resté parfaitement guéri, et a vécu sans éprouver la moindre douleur ni le moindre retour de gonflement dans la région scrotale, jusqu'au 25 mars 1854, époque à laquelle il a succombé par suite des progrès incessants d'un esthiomène, ou cancroïde rongeant de la partie du thorax, dont il était déjà affecté en 1851. A l'autopsie, j'ai trouvé que le testicule gauche était confondu avec les enveloppes extérieures, sans intermédiaire d'aucune membrane séreuse ; sa tunique albuginée était légèrement épaissie ; en le fendant, j'ai trouvé la substance séminifère très-pâle, et j'ai pu l'apprécier comparativement à celle du testicule droit qui était beaucoup plus colorée par le sang. Comme le malade était depuis longtemps affaibli, je n'ai trouvé de spermatozoïdes ni d'un côté ni de l'autre, en sorte que je ne puis affirmer que la sécrétion spermatique manquait à cause de l'anémie. En pressant l'épididyme et le canal déférent j'ai fait sortir une certaine quantité de liquide, ce qui prouve qu'au moins il y avait encore un peu de sécrétion.

2° L'autre notion anatomique est relative à la présence du sang, non pas seulement dans la cavité, mais dans l'épaisseur même de la fausse membrane, lorsque cette épaisseur est un peu considérable. En fendant la couche fibreuse animale, on trouve alors en un certain nombre de points des foyers sanguins, plus ou moins volumineux, qu'on peut comparer à des foyers apoplectiques. Lorsqu'ils sont très-rapprochés de la surface interne du sac, ils n'en sont séparés que par une lame extrêmement mince qui peut se déchirer facilement. Dans l'une des observations que je cite plus loin, il est évident que plusieurs de ces épanchements interstitiels s'étaient ouverts récemment, car on voyait une lamelle déchirée, et derrière elle une surface recouverte d'un caillot rouge et mince, qui ne se retrouvait pas sur les autres points. J'ai trouvé ces feuillets apoplectiques sur la portion testiculaire aussi bien que sur la portion pariétale de la fausse membrane. La première fois que j'ai constaté leur présence, c'était pendant une opération ; le foyer testiculaire s'était ouvert peu de temps auparavant, en sorte qu'après avoir bien vidé la poche, je trouvai sur le testicule, une solution de continuité semblable à une ulcération ; je crus tout d'abord que j'avais affaire à quelque altération de la glande elle-même; mais, la décortication une fois opérée, je constatai sur la fausse membrane pariétale, un certain nombre de foyers apoplectiques, et je pensai dès lors qu'une lésion analogue existait sur le testicule. On devra être prévenu de cette circonstance, afin de ne pas se laisser aller à croire à une maladie grave du testicule, lorsqu'il s'agit seulement d'une lésion spéciale occupant la fausse membrane à son niveau.

La connaissance de ces hémorrhagies interstitielles de la fausse membrane confirme ce que j'ai dit du mode de production de l'hématocèle. Si les vaisseaux de nouvelle formation peuvent, en se rompant, donner lieu à des épanchements interstitiels, à plus forte raison seront-ils susceptibles de verser du sang dans la cavité vaginale elle-même.

Elle nous sert aussi à comprendre un phénomène qu'on observe quelquefois, c'est-à-dire, l'augmentation brusque de la tumeur à la suite d'une compression ou d'une secousse plus grande qu'à l'ordinaire. N'est-il pas probable qu'à ce moment un ou plusieurs foyers apoplectiques s'ouvrent et versent dans la poche une nouvelle quantité de liquide, dont l'arrivée occasionne une distension plus grande, et par suite la souffrance?

3° Pour le diagnostic, j'appelle l'attention sur un signe dont on ne s'est pas assez occupé, et que j'ai déjà indiqué dans une note, à la page 113, savoir : la possibilité de sentir une résistance dure à très-peu de distance de la peau sur tous les points de la tumeur; dans les tumeurs solides, il y a toujours quelque endroit, particulièrement en avant, au niveau duquel on refoule une couche de liquide avant de rencontrer la résistance du testicule.

4° Il importe de rappeler aux chirurgiens les accidents qui peuvent survenir à la suite d'une simple ponction. Sur le sujet de la cinquième observation de mon travail, la ponction exploratrice a été suivie d'une fièvre intense avec anxiété, insomnie, formation rapide de gaz dans la tunique vaginale, et d'un amaigrissement très-rapide. Ces symptômes m'ont donné de l'inquiétude pendant cinq jours. J'ai dit à la page 155 que, dans un cas d'hématocèle consécutive à une hydrocèle, j'avais également observé des accidents inflammatoires sérieux, à la suite d'une ponction évacuatrice faite à la consultation. M. Péter m'a parlé aussi d'un malade de l'hôpital de la Charité, qui, après la ponction d'une hématocèle, fut pris d'accidents généraux analogues à ceux d'une fièvre typhoïde, et pour lesquels on l'a fait passer d'un service de chirurgie dans celui de M. Cruveilhier, où il a succombé quelques jours après.

Dans une observation de M. Soulé, chirurgien de l'hôpital Saint-André, à Bordeaux, une ponction exploratrice est faite le 6 juillet 1853; il s'écoule une matière semi-liquide, noirâtre, analogue à du chocolat très-épais. « Dès le soir, dit ce chirurgien, des phénomènes inflammatoires apparaissent. La tumeur devient douloureuse, le pouls large et fréquent. Ces symptômes n'ayant fait que s'aggraver jusqu'au 8, je me décidai à opérer. » On avait reconnu, avant l'incision, la présence de gaz dans la cavité, et on les entendit s'échapper avec bruit au moment où l'incision fut faite (1).

C'est une chose très-digne de remarque que cette in-

____

(1) *Gazette des hôpitaux*, 1853, p. 625.

tensité de la phlegmasie qui arrive quelquefois après la ponction, de même qu'après l'incision des hématocèles tant soit peu volumineuses, et il est tout naturel qu'on en cherche l'explication. J'ai pensé d'abord qu'elle se trouvait dans la nature même de la production pseudo-membraneuse, qui aurait la propriété de contracter des inflammations de mauvaise nature au contact de l'air. Aujourd'hui, en comparant les accidents qui ont lieu dans ces cas avec ceux des abcès froids, des abcès par congestion et même de certains foyers sanguins, lorsqu'ils sont ouverts, je suis plutôt porté à croire que les symptômes graves sont dus, comme dans ces maladies, à l'altération des liquides organiques, et à la résorption de matériaux délétères résultant de cette altération. On pourrait objecter qu'après la ponction, l'air ne peut pas séjourner dans la poche et se mêler avec le sang ; l'objection serait valable, si la fausse membrane était tellement mince qu'elle pût revenir sur elle-même en même temps que les autres couches du scrotum, et empêcher ainsi la formation d'un vide qui favorise l'entrée de l'air par la canule, au moment où l'évacuation du liquide se termine. Mais si la fausse membrane est, comme cela a lieu souvent, rigide et peu flexible, elle ne revient pas sur elle-même à mesure que le sang s'échappe, et un moment arrive où, un vide se faisant, l'air extérieur se précipite.

Quelle que soit, d'ailleurs, l'explication, le fait reste, et le chirurgien doit en tirer cette conséquence, qu'il ne faut pas faire à la légère la ponction exploratrice dans une tumeur qu'il soupçonne être une hématocèle consécutive. Cette ponction ne doit être pratiquée qu'au moment même où l'on est préparé, et où le malade a consenti à subir l'opération ultérieure dont la ponction aura démontré l'utilité, soit l'injection, soit la castration, soit l'excision. En procédant ainsi, on n'exposera le malade qu'aux dangers de l'opération curative, et on lui évitera ceux de l'opération exploratrice.

5° Du moment où il est reconnu que l'exposition de la fausse membrane et des caillots au contact de l'air peut faire naître des accidents, l'opération qui convient à l'hématocèle doit être combinée de façon à prévenir ce danger. Il ne faut pas compter sur les injections irritantes, parce que la séreuse n'est plus dans les conditions favorables à l'emploi de cette méthode. L'incision et le séton ont quelquefois réussi, particulièrement dans les cas où la fausse membrane n'était pas très-épaisse ni très-rigide; mais dans ceux où sa transformation fibreuse ou fibro-cartilagineuse était devenue évidente, elles ont souvent donné lieu à des accidents sérieux et à la mort. Aux exemples que j'en ai rapportés dans mon travail, je puis en ajouter deux autres qui m'ont été communiqués par MM. les docteurs Marcé et Boureau en 1854 et 1855, alors qu'ils étaient internes à l'hôpital de la Charité. Dans les deux cas, des accidents inflammatoires graves sont survenus après l'ouverture de la poche et se sont terminés par la mort.

Aujourd'hui, il n'est plus permis d'exposer autant la santé et la vie des sujets atteints d'hématocèle, car l'expérience a suffisamment prouvé qu'en enlevant la fausse membrane on met le malade à l'abri des accidents. Or, cette ablation peut être faite de deux manières: par la castration ou par la décortication. Il est des chirur-

giens qui, à l'exemple de MM. Philippe Boyer et Denonvilliers, préfèrent la première. Je continue, pour mon
compte, à choisir la seconde, toutes les fois qu'elle peut
être exécutée, parce qu'elle a le grand avantage de ne pas
priver le malade de son testicule. Je sais bien que si celui-
ci est anémié, il ne sécrétera plus de spermatozoïdes ; et
en conséquence ne sera pas d'une grande utilité, mais
d'une part, on n'est pas certain que cette anémie ait
lieu dans tous les cas, ou, si elle existe, qu'elle ne dispa-
raîtra pas un jour ; et d'autre part, il est avantageux de
laisser au malade, avec son testicule, la satisfaction de
croire qu'il n'a rien perdu de ses facultés viriles.

Je ne reviendrai pas sur tous les détails que j'ai donnés
ailleurs sur cette opération. Il me suffira de citer les nouveaux faits qui en ont démontré les avantages. D'abord
M. Demarquay a annoncé à la Société de chirurgie (1)
qu'il l'avait faite trois fois avec succès, MM. Broca et
Bauchet m'ont communiqué chacun une observation
dans laquelle ils ont réussi de même. De mon côté, j'ai
eu deux fois l'occasion de l'exécuter depuis la publication
de mon mémoire, et la guérison a également eu lieu.

Le premier malade est un fermier âgé de quarante-
trois ans, fort et bien constitué, que j'ai opéré le 18 juin
1854, avec mon ami M. Legendre, médecin de l'hôpital
Sainte-Eugénie. Cet homme nous a raconté que, depuis
quinze ou vingt ans, il portait une tumeur du testicule
gauche, que cette tumeur avait grossi très-lentement,
sans occasionner de douleur, jusqu'à ces derniers temps.
Il y a une vingtaine de jours que, sans cause connue,

____

(1) *Bull. de la Soc. de chirurg.*, tom. VI.

sans aucune violence extérieure appréciable, elle est devenue tout à coup douloureuse un matin. Les douleurs n'ont pas cessé depuis ce temps, se sont accompagnées d'une fièvre intense, et ont été inutilement traitées par les sangsues, les cataplasmes et le repos ; en même temps le volume de la tumeur s'est augmenté d'environ un quart. Aujourd'hui elle a la forme et le volume d'une grosse poire ; est très-dure, lourde, inégale et bosselée à sa surface, très-obscurément fluctuante et dépourvue de transparence. La dureté est partout superficielle ; cependant les inégalités de la tumeur, la continuité des douleurs depuis quelques jours, et l'amaigrissement du sujet me font craindre un sarcocèle cancéreux. M. Legendre, qui a vu plusieurs fois le malade et l'a observé très-attentivement, ne doute pas, au contraire, de l'existence d'une hydro-hématocèle avec épaississement. Nous décidons qu'une ponction exploratrice sera faite, et que, séance tenante, nous procéderons soit à la castration, soit à la décortication, suivant les indications qui nous auront été fournies par la ponction.

Je plonge le trocart, et nous voyons sortir par la canule une grande quantité de liquide chocolat, rempli de paillettes de cholestérine. Il n'y a plus de doute alors sur l'exactitude du diagnostic de M. Legendre ; j'incise, couches par couches, la partie antérieure du scrotum, en examinant si par hasard le testicule ne serait pas anormalement situé en avant. Je ne le trouve pas, et j'arrive bientôt dans la cavité, d'où je fais sortir encore du liquide et une grande quantité de caillots. Je cherche sur la coupe, le feuillet le plus interne, celui qui doit être formé par la pseudo-membrane : je le reconnais à sa couleur un peu plus grise que celle des autres enveloppes. Je le saisis avec mes pinces, et je le décolle, en tirant le reste des bourses en sens opposé avec une autre pince. J'achève ensuite le décollement avec les doigts, et je sépare ainsi de chaque côté une membrane épaisse et dense jusqu'au niveau du testicule. Je la vois bien se continuer sur ce dernier, mais là elle est tellement adhérente que je ne puis la décoller. J'enlève avec des ciseaux tout ce qui a été décollé et j'ai ainsi le fond de la plaie constitué par une membrane celluleuse souple, à la place de la couche fibro-cartilagineuse rigide qui a été enlevée. En examinant cette dernière, j'ai trouvé en trois points des épanchements sanguins interstitiels; deux d'entre eux étaient recouverts d'une pellicule très-mince qui n'aurait sans doute pas tardé à se déchirer. Sur un autre point, j'ai trouvé une lamelle déchirée au-dessous de laquelle se voyait un caillot mince légèrement adhérent; il est probable qu'un foyer sanguin s'était ouvert en ce point peu de temps avant l'opération. Le malade a eu les jours suivants une inflammation assez vive; la suppuration s'est établie; deux abcès se sont formés, l'un au périnée, l'autre dans l'épaisseur du scrotum, mais néanmoins la guérison a eu lieu au bout de quelques semaines, et le malade nous a souvent exprimé sa satisfaction d'avoir pu conserver son testicule.

Le 14 décembre 1854 est entré dans mon service, à l'hôpital Cochin, le nommé Antoine G..., âgé de vingt ans, d'une bonne santé habituelle, quoique d'apparence lymphatique. Il nous apprend que son testicule gauche a commencé à se tuméfier vers l'âge de douze ans, sans aucune cause appréciable, que depuis cette époque il n'en a jamais souffert, si ce n'est ces jours derniers. Le 11 décembre, en effet, après avoir marché un peu plus que de coutume, il croit avoir été gêné dans son pantalon, et il attribue à cette cause les douleurs et la tuméfaction qui sont survenues. La tumeur est un peu plus grosse que le poing, dure, pesante et sans transparence ; elle offre une fluctuation qui paraît profonde et que l'on sent partout à travers une paroi épaisse. En fixant la tumeur et la pressant successivement sur tous ses points, on ne refoule pas de liquide avant de sentir la résistance dure, et il me paraît bien positif que partout cette résistance est rapprochée de la peau. C'est cette dernière circonstance qui me décide à établir que nous avons affaire à une hydro-hématocèle. Le 19 décembre, le malade est amené à la salle d'opération : je commence par faire une ponction avec le trocart sur la partie antérieure de la tumeur ; nous voyons s'écouler un verre de liquide qui a la couleur et la consistance du chocolat au lait, et qui est mélangé de quelques grumeaux fibrineux. Je constate alors positivement que les enveloppes sont épaissies et reviennent incomplétement sur elles-mêmes à cause de leur rigidité. Avant de retirer la canule, je pousse une injection d'eau pour distendre la poche et faciliter l'opération ultérieure que j'avais décidé le malade à subir immédiatement. Je fais une longue incision sur la partie antérieure du scrotum ; l'eau que j'ai injectée met le testicule à l'abri de toute lésion ; je termine enfin par la décortication, en saisissant avec une pince à disséquer les enveloppes normales, et avec une autre, la fausse membrane que je reconnais à sa couleur, et en exerçant une traction en sens inverse. Les adhérences cèdent ensuite facilement à l'action du doigt et de la spatule ; quelques-unes cependant, un peu plus fortes que les autres, réclament l'intervention du bistouri. Il m'est impossible de continuer la décortication sur le testicule même ; cependant la fausse membrane s'y prolongeait ; car nous avons trouvé sur cet organe une surface inégale et rugueuse semblable à celle du feuillet qui venait d'être enlevé, et de plus, nous y avons vu une solution de continuité, sorte d'ulcération, recouverte de quelques lambeaux minces et de caillots sanguins, que nous avons enlevés avec l'ongle, et au-dessous desquels nous avons trouvé non pas la substance séminifère, mais une couche fibreuse présentant l'aspect saignant d'une plaie fraîche ; c'était sans aucun doute encore un épanchement sanguin interstitiel qui s'était ouvert depuis peu de temps dans la cavité vaginale. Sur la pièce qui a été montrée à la Société anatomique par M. Bauchet (1), on voyait dans un point une infiltration sanguine interstitielle semblable à la précédente, mais encore close de toutes parts. Les symptômes inflammatoires consécutifs ont été assez modérés ; le pouls n'a pas monté au delà de 90 ; le malade n'a souffert que pendant deux jours ; la suppuration a été peu abondante. Le 13 janvier, il ne restait plus qu'une très-petite ouverture ; le malade, se trouvant très-bien, demande sa sortie, et nous remercie d'avoir pu lui conserver son testicule dont il avait cru le sacrifice nécessaire.

(1) *Bull. de la Soc. anat.*, 1854, p. 374.

ARTICLE II.

HÉMATOCÈLE ENKYSTÉE DU TESTICULE.

L'hématocèle enkystée du testicule se forme quand un kyste de l'épididyme devient le siége d'un épanchement de sang qui remplace le liquide primitivement contenu. Elle peut être produite par une violence externe, comme dans le cas suivant. Mon ancien collègue, M. Hamilton, me pria d'examiner une tumeur douloureuse du testicule chez un malade de son service. Cet individu était juif, âgé de dix-huit ans, et avait reçu trois mois auparavant un coup sur le testicule gauche. Il raconta que le scrotum s'était d'abord beaucoup tuméfié, et que la tumeur avait ensuite été observée. Celle-ci avait, quand je la vis, le volume d'une noix, était située juste au-dessus du testicule, parfaitement mobile dans le scrotum, mais fixée à la partie supérieure de la glande par un petit pédicule. Elle était consistante, mais donnait une sensation obscure de fluctuation. La pression causait de la douleur. M. Hamilton ponctionna le kyste avec une lancette et en fit sortir une masse de caillots bruns, renfermés dans une poche épaisse, résistante et tapissée par une fausse membrane rugueuse. La plaie guérit par granulations. Le malade ne se rappelait pas avoir eu de tumeur du testicule avant le coup ; mais comme, très-fréquemment, de petits kystes de l'épididyme existent à l'insu de celui qui les porte, je crois qu'il en a été ainsi dans ce cas, et que le coup a été suivi d'un épanchement de sang dans le kyste, puis d'une inflammation et d'un épaississement du sac, d'où la sensibilité et le gonflement de la tumeur.

Le fait suivant nous offre l'exemple de deux hématocèles enkystées, l'une ancienne et l'autre récente, du
même côté. — En 1853, un homme de quarante-neuf
ans entra dans mon service, à l'hôpital de Londres, pour
une tumeur du testicule gauche qu'il portait depuis
treize ans, et qui, depuis peu, avait augmenté de volume
et était devenue très-douloureuse. Elle descendait jusqu'au milieu de la cuisse, était lourde, résistante et très-
sensible. Comme elle offrait une fluctuation obscure, je
la ponctionnai avec un trocart, et j'en fis sortir plus de
sept cents grammes d'un liquide brun, épais et grume-
leux. Il resta néanmoins un gonflement notable à la
partie supérieure, qui était aussi très-douloureuse à la
pression , et on sentit le testicule au-dessous du sac
épaissi. La tumeur revint bientôt à un volume presque
aussi considérable qu'auparavant. Six jours après, j'en
fis sortir par une nouvelle ponction trois cents grammes
d'un liquide semblable au premier, puis je pratiquai une
large incision à la partie antérieure en traversant des
tissus très-épais et très-denses. De la partie supérieure
de la tumeur était sortie une certaine quantité de caillots
récents, mous, et de couleur brune; sa partie-inférieure
était constituée par un autre kyste volumineux tapissé
de couches de lymphe plastique épaisses et résistantes,
et dont la surface interne était inégale et d'une couleur
brun rougeâtre. Les parois de la tumeur ne s'affaissèrent
point. Pensant alors que la castration ferait courir
moins de dangers que la suppuration de ces parties,
chez un homme assez mal portant, d'ailleurs, et qui se
souciait peu de garder son testicule, j'enlevai toute la
masse morbide. A la dissection je trouvai que le gros

kyste était une hydrocèle enkystée de l'épididyme convertie en une hématocèle déjà ancienne, et que des caillots
récents étaient logés entre les couches épaisses de la
fausse membrane qui tapissait la cavité. Le testicule se
trouvait au-dessous du sac, mais en était parfaitement
indépendant, et n'était point englobé au milieu des parois épaissies, comme cela a lieu dans les cas d'hématocèle vaginale. Les deux faces opposées de la tunique
vaginale étaient réunies par des adhérences dont les
unes étaient anciennes et les autres récentes. L'épididyme était refoulé en haut et se perdait sur les parois
du gros kyste. Des dépôts récents en forme de chapelet
se voyaient dans le testicule, dont les conduits étaient
remplis d'une substance granuleuse, provenant d'une
transformation graisseuse. La guérison se fit longtemps
attendre.

Sir A. Cooper a rapporté un cas d'hématocèle qui avait
été d'abord une hydrocèle enkystée du testicule ; c'est
du moins ce qui résulte pour moi de sa description, car
l'illustre chirurgien ne semble pas avoir reconnu le
véritable caractère de la maladie (1).

Cette forme d'hématocèle est très-peu connue et peut
être prise pour une hématocèle de la tunique vaginale
ou du cordon. On la distinguera généralement de la
première par la présence du testicule au-dessous ou en
avant de la tumeur dont elle est indépendante, car dans
les cas mêmes où le sac est dense et très-épaissi, cet organe n'est point englobé et perdu au milieu de la masse
morbide comme dans l'hématocèle vaginale, et un exa-

_____

(1) *Lib. cit.*, p. 210.

men attentif le fait découvrir sur quelque point à la surface de la tumeur.

Le traitement est, d'ailleurs, le même pour l'hématocèle enkystée du testicule que pour l'hématocèle vaginale.

ARTICLE III.

HÉMATOCÈLE DU CORDON SPERMATIQUE.

L'hématocèle du cordon se montre sous forme diffuse ou sous forme enkystée.

L'*hématocèle diffuse*, mentionnée pour la première fois par Pott, peut être due à la rupture accidentelle d'une veine spermatique à la suite d'un effort violent et soudain, comme celui qu'on fait pour soulever un fardeau pesant; le sang s'échappe immédiatement alors dans le tissu cellulaire du cordon qu'il infiltre, et où il s'accumule, autant que le permet la résistance de l'aponévrose d'enveloppe. Pott a rapporté trois cas qui tous sont survenus de cette manière.

L'hématocèle diffuse du cordon résulte aussi quelquefois d'une contusion. Dans l'un et l'autre cas, cette affection peut se manifester chez des individus bien portants et dont les organes génitaux sont sains; ou bien être préparée par l'état variqueux des veines et la transformation graisseuse des artères. Cette affection est d'ailleurs assez rare.

Les symptômes ressemblent beaucoup à ceux de l'hydrocèle diffuse du cordon; ils s'en distinguent par l'apparition brusque de la tumeur, et, s'il y a eu contusion, par l'ecchymose concomitante du scrotum et de l'aine. J'ai rencontré plusieurs fois une hématocèle légère du cordon, accompagnée d'une infiltration plus ou moins considérable de sang dans le tissu cellulaire des bourses. La tuméfaction de ces dernières n'empêchait pas de découvrir l'existence d'une tumeur circonscrite sur le trajet du cordon. Dans un cas cependant, l'hématocèle diffuse resta méconnue pendant plusieurs jours, parce que l'infiltration sanguine du scrotum ne permettait pas de la découvrir.

Pott rend compte du fait suivant : un manouvrier, qui était tombé avec une charge sur le dos, fut apporté à l'hôpital Saint-Barthélemy avec une tumeur inguino-scrotale, qui s'était montrée immédiatement après l'accident, et qu'on supposait être une hernie. Elle paraissait occuper tout le cordon spermatique, et ce dernier était tellement augmenté de volume qu'on ne pouvait le sentir au niveau de son passage à travers l'anneau inguinal ; mais le testicule était parfaitement distinct au-dessous. L'aspect de la tumeur, son apparition brusque, la possibilité de sentir le testicule au-dessous d'elle, l'absence de garde-robes depuis deux jours, portèrent M. Freke à croire à l'existence d'une hernie et à agir en conséquence. Après d'inutiles efforts de réduction, il se détermina à opérer. Il divisa les couches superficielles et l'anneau inguinal externe, et tenta plusieurs fois, mais en vain, de faire rentrer, sans ouvrir le sac, ce qu'il supposait être l'intestin. Obligé enfin d'inciser la membrane d'enveloppe, il en vit jaillir avec force une grande quantité de sang, en partie liquide et en partie coagulé, après quoi la tumeur s'affaissa complètement. On abstergea et on chercha, mais sans pouvoir le trouver, le vaisseau qui donnait du sang. La plaie fut pansée et le malade guérit (1). Il me semble que, dans ce cas, aucun symptôme ne rendait l'opération urgente ; la constipation n'était qu'une coïncidence fortuite, et on aurait pu la faire cesser promptement au moyen d'un purgatif. Il est très-rare que l'hématocèle diffuse réclame une opération. En l'abandonnant à elle-même, le sang se résorbe au bout d'un certain temps. La seule indication à remplir est de prévenir l'inflammation. Si cependant la tumeur continuait d'augmenter et le sang d'infiltrer le tissu cellulaire, il pourrait devenir nécessaire d'inciser, afin de lier les vaisseaux ouverts. Cette augmentation me paraît avoir eu lieu dans le fait suivant, rapporté par Pott. Un jeune homme éprouva, en faisant des efforts de défécation, une douleur instantanée dans l'aine gauche, et trouva bientôt une tumeur qui s'étendait de cette région jusque dans le scrotum. Croyant alors avoir une hernie, il s'adressa de suite à un opérateur qui, après des tentatives infructueuses de réduction, appliqua un brayer. Pott vit ce malade quelques jours après. La tumeur n'avait pas cessé d'être douloureuse et d'augmenter ; elle était volumineuse et donnait à peu près la sensation d'une hernie épiploïque ; l'anneau inguinal semblait dilaté ; le testicule était assez distinct au bas de la tumeur ; la douleur était très-vive quand le malade était debout, mais faible, quand il était couché. Il n'y avait ni chaleur, ni fréquence du pouls, ni hoquet, ni vomissements, et trois selles avaient eu lieu le jour même. Malgré la saignée et le séjour au lit, la douleur et la tumeur augmentèrent encore et la fluctuation devint manifeste. Dans la pensée que le liquide pourrait

____

(1) *Lib. cit.,* cas **XXX**, p. 456.

bien être amassé dans le sac d'une épiplocèle, Pott fit une ponction avec la lancette et donna issue à une certaine quantité de sang liquide. L'hémorrhagie ayant continué pendant trois ou quatre jours, il fit une longue incision dans l'aine et trouva le tissu cellulaire du cordon spermatique gorgé de sang extravasé. On pansa la plaie avec de la charpie imbibée d'une substance astringente ; mais l'hémorrhagie s'étant reproduite au point de devenir alarmante, Pott se décida à pratiquer la castration (1). Les chirurgiens modernes n'admettront pas volontiers que la castration « ait été le seul moyen à mettre en usage dans ce cas. » Si l'on avait bien cherché le vaisseau ouvert, je pense qu'on aurait pu le trouver et le lier.

M. Bowman a rapporté (2) un cas remarquable d'hématocèle du cordon, dans lequel la tumeur avait atteint un volume extraordinaire et qui se termina fatalement. Le sujet était un fermier, âgé d'environ soixante ans ; dix années avant sa mort, il avait été jeté à bas de son cheval et avait reçu un coup à l'aine droite ; il en était résulté une tumeur limitée au canal inguinal et semblable à une hernie. Elle n'était cependant pas réductible, ne recevait point d'impulsion par la toux, et s'accompagnait d'ecchymose. La douleur et l'ecchymose diminuèrent ; le malade reprit ses occupations habituelles, et la tumeur, qui était grosse comme un œuf, ovale, ferme et élastique, resta à peu près stationnaire pendant sept ans ; au bout de ce temps, elle devint tout à coup plus grosse et plus pesante à la suite d'une marche prolongée, et en même temps une infiltration abondante de sang eut lieu dans le scro-

(1) *Lib. cit.*, cas XXXI, p. 458.
(2) *Lib. cit.*

tum. Après la disparition de cette ecchymose, la tumeur
paraissant encore augmenter, un chirurgien y introduisit
un trocart qui donna issue à un flot de sang. La piqûre
se cicatrisa, mais la tumeur continua à s'accroître et atteignit un volume tellement considérable que le malade

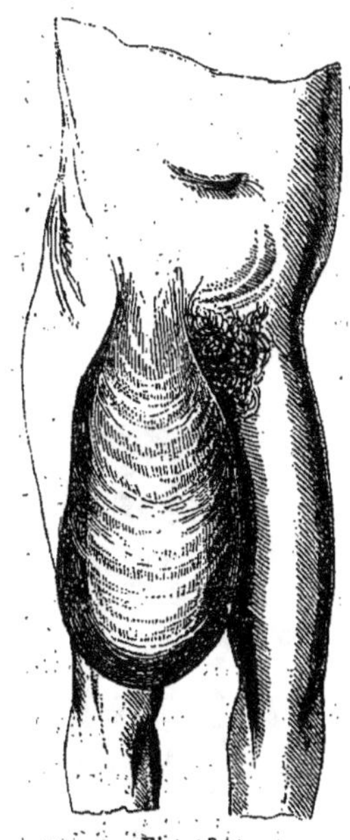
Fig. 18.

était réduit à garder le lit par l'impossibilité où il était de marcher
avec une masse aussi pesante.
M. Bowman constata que la tumeur
atteignait la rotule (fig. 18), et était
si lourde qu'on ne pouvait la soulever qu'à deux mains et au moyen
d'un effort assez considérable. Sa
surface était sillonnée par de très-
grosses veines. Le testicule droit
était distinct à la partie inférieure
de la tumeur, et se trouvait au niveau du genou. La partie supérieure de cette masse offrait de la
sonorité et paraissait formée par

un mélange de gaz et de liquide. Ce signe, joint à
un léger mouvement fébrile, fit penser que le contenu de la tumeur s'était altéré depuis la dernière ponction. On jugea donc convenable de l'ouvrir largement
pour donner issue au gaz et aux autres matières putrides.
M. Bowman fit une incision de sept centimètres et demi,
et vit sortir une grande quantité de sang putréfié, brun
foncé, ayant la consistance de la mélasse, et mélangé à
de gros caillots anciens, le tout pouvant remplir deux
grandes cuvettes. Dans l'état de faiblesse où se trouvait
le malade, le chirurgien pensa qu'il ne serait pas prudent

de tenter l'extirpation de la tumeur. Il fit seulement une contre-ouverture en bas, sans intéresser le testicule. Les parois, qui étaient résistantes, s'affaissèrent peu. Le malade ne survécut que cinq jours à l'opération. On n'a pas fait l'autopsie, en sorte qu'on n'a pu savoir si l'hématocèle devait son origine à une hémorrhagie artérielle ou veineuse.

Hématocèle enkystée du cordon. — Le Musée pathologique de l'hôpital Saint-Barthélemy (1) possède un exemple de cette affection. Le kyste est vide, mais on le décrit comme ayant contenu du sang, et ses parois ont une couleur qui rappelle celle de ce liquide en voie de décomposition. La membrane qui le tapisse est ridée et couverte de granulations volumineuses; les couches ambiantes sont épaissies, carnifiées et confondues les unes avec les autres. Il existe au Musée de Hunter, au n° 2460, un cas d'ancienne hématocèle enkystée du cordon (fig. 19). Le kyste est tapissé par une membrane polie et un peu ridée, et contient une matière granuleuse, de couleur fauve, semblable au sang altéré et coagulé qu'on trouve dans l'hématocèle ordinaire, après une macération prolongée dans l'alcool. Les tissus qui l'entourent sont épaissis et indurés, exactement comme ceux qui enveloppent une ancienne hématocèle du testicule. Immédiatement au-dessus se trouve

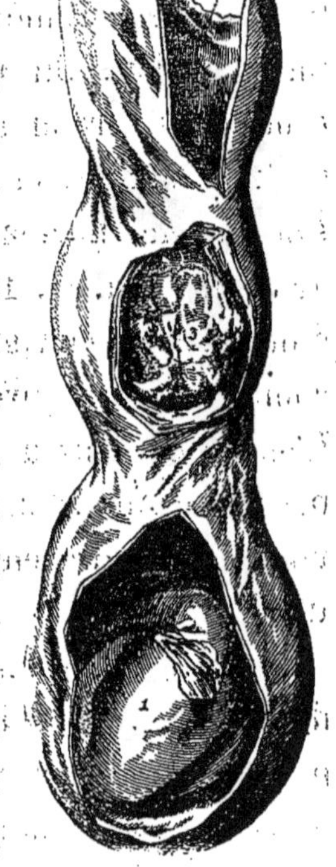

Fig. 19.

(1) 22ᵉ série, n° 11 du catalogue imprimé.

un sac herniaire, et au-dessous une hydrocèle, dont on voit le sac ouvert dans une certaine étendue le long du cordon, jusqu'au niveau de l'hématocèle ; cette dernière ne communique certainement ni avec la tunique vaginale ni avec le sac herniaire. Il existe également au Musée Dupuytren, à Paris, un exemple de cette affection qui s'est présenté dans le service de Blandin.

Cette forme d'hématocèle est très-rare ; en effet, l'hydrocèle enkystée du cordon étant peu volumineuse et peu exposée aux chocs, on comprend que son contenu doit rarement se mélanger de sang ou être remplacé par ce dernier. Le diagnostic en est d'ailleurs très-difficile et ne peut même être établi positivement que par une ponction. On peut la soupçonner lorsqu'une hydrocèle du cordon a augmenté tout à coup, a perdu sa transparence, est devenue plus douloureuse, moins évidemment fluctuante, plus ferme et plus solide qu'auparavant. M. Béraud (1) rapporte deux exemples d'hématocèle enkystée du cordon, qui ont été reconnus après l'ouverture du kyste, pendant la vie. L'un de ces faits a été observé par M. Velpeau, l'autre par le docteur Cabaret. Dans le dernier, il y avait complication d'hydrocèle vaginale et de gonflement du testicule.

On doit traiter l'hématocèle du cordon comme celle du testicule. Dans les cas légers, le repos et les antiphlogistiques suffiront. Si la tumeur devenait douloureuse et s'enflammait, ou qu'elle eût peu de tendance à se résorber, on devrait donner issue au sang par une incision et faire cicatriser le kyste du fond vers la surface. Ce

(1) *Archives générales de médecine,* 4ᵉ série, t. XXV, p. 299.

traitement a été employé avec succès dans les deux cas mentionnés par M. Béraud.

CHAPITRE VI.

ORCHITE.

L'inflammation du testicule peut se présenter sous forme aiguë ou sous forme chronique. Elle débute soit dans le parenchyme ou portion sécrétante de l'organe, soit dans l'épididyme. Celle qui commence par le parenchyme peut être idiopathique ou être occasionnée par une violence extérieure; la maladie est d'abord limitée à l'intérieur de l'organe, l'épididyme et la tunique vaginale ne s'enflamment que secondairement, et quelquefois échappent à l'inflammation.

L'orchite est beaucoup plus souvent secondaire que primitive, et l'inflammation lui est transmise par l'urèthre et le canal déférent. Dans cette forme, qu'on désigne vulgairement sous le nom de *hernia humoralis* (1), l'épididyme est atteint le premier et la tunique vaginale participe presque toujours à la maladie.

ARTICLE I.

ORCHITE AIGUE.

Il est peu de pathologistes qui aient examiné un testicule atteint d'inflammation aiguë, et je ne connais aucune description authentique des altérations de structure

____

(1) L'expression de *hernia humoralis* des Anglais correspond à celle de *chaude-pisse tombée dans les bourses.* (*Note du traducteur.*).

qu'entraîne l'inflammation primitive du corps de la glande (1). Au contraire, j'ai eu deux fois, il y a quelques années, l'occasion d'examiner un testicule affecté d'orchite secondaire ; et c'est à ces deux cas, ainsi qu'à la dissection de deux testicules affectés d'inflammation blennorhagique et dont M. Gaussail a publié l'observation (2) que je dois les détails d'anatomie pathologique qui vont suivre.

La tunique vaginale est plus ou moins distendue par de la lymphe, ou de la matière albumineuse infiltrée de sérosité rougeâtre, qui établit des adhérences molles entre les surfaces opposées de la membrane. Ces adhérences sont si peu résistantes qu'on les déchire facilement avec le doigt. La séreuse est pourvue d'une multitude de vaisseaux rouges et déliés, qui se portent dans diverses directions, et forment un réseau très-serré ; à une période plus avancée, on voit un certain nombre de ces vaisseaux se porter de la surface libre de la tunique vaginale aux fausses membranes qui forment les adhérences.

Le volume de la glande est peu augmenté, souvent même il ne l'est pas du tout, et la tumeur est, en réalité, constituée par le gonflement de l'épididyme et

---

(1) J'ai appelé depuis quelques années l'attention sur une variété d'orchite parenchymateuse qui se développe dans le cours de la variole, et qui est due au dépôt dans la substance testiculaire d'une matière plastique analogue à celle qui infiltre souvent les poumons dans cette maladie. Mais s'il m'a été donné d'étudier les caractères anatomiques de cette *orchite varioleuse*, je dois ajouter que je n'ai pas trouvé qu'elle donnât lieu pendant la vie à aucun symptôme appréciable. (Voy. *Mém. de la Soc. de biologie*, 1852.)

(Note du traducteur.)

(2) Mémoire sur l'orchite blennorrhagique, *Archives générales de médecine*, t. XXVII, p. 210.

l'épanchement dans la cavité séreuse. Si l'on coupe le testicule, il paraît d'un rouge plus foncé que dans l'état normal, à cause de la congestion de ses vaisseaux.

L'épididyme, et spécialement sa partie inférieure, a doublé, quelquefois triplé de volume, et paraît épaissi et induré. Sa tuméfaction est due à l'exsudation d'un dépôt brunâtre dans le tissu cellulaire qui entoure les circonvolutions de son conduit, particulièrement celles qui forment la queue de l'épididyme. Les tuniques du canal déférent sont épaissies, et les vaisseaux qui s'y ramifient sont quelquefois injectés dans toute la longueur du canal. C'est parce que l'épididyme est la partie la plus constamment affectée dans l'orchite consécutive, qu'on a souvent donné à cette maladie le nom d'*épididymite* (1).

En traitant des modifications que l'inflammation aiguë amène dans la tunique vaginale, page 95, j'ai fait re-

(1) M. Marcé a publié en 1854, dans la *Gazette des hôpitaux* (p. 597), une observation d'épididymite blennorrhagique, avec autopsie. Le malade, âgé de vingt-deux ans, avait été pris du choléra dix-huit jours après le début de la maladie testiculaire, au moment où la résolution était commencée et même assez avancée, et il était mort au bout de huit jours. Sur la pièce que j'ai attentivement examinée avec M. Marcé, nous avons constaté que la queue de l'épididyme conservait seule des traces de l'inflammation ; elle était encore gonflée et formait une masse dure du volume d'un gros haricot. Après avoir été fendue, elle nous a offert une substance jaune, uniforme, dépourvue de vaisseaux sanguins, au milieu de laquelle on distinguait cependant les flexuosités de l'épididyme augmentées de volume, et nous avons pu reconnaître que la coloration jaune était due au dépôt de matière plastique, dans la cavité même et dans la paroi de ces circonvolutions, mais qu'il ne se trouvait pas de dépôt semblable dans le tissu cellulaire extérieur. Cette matière plastique, examinée par M. Robin et par moi-même au microscope, renfermait beaucoup de granulations graisseuses, des globules granuleux d'inflammation, et quelques globules de pus. Dans ce fait, par conséquent, il a été positif pour nous que l'exsudation inflammatoire occupait la cavité même et la paroi du canal

marquer que l'action inflammatoire s'étendait souvent à la substance de l'épididyme, et non au corps du testicule; et j'ai signalé la loi pathologique d'après laquelle M. Gendrin explique cette circonstance. Nous voyons de même l'inflammation de l'épididyme se propager à la tunique vaginale beaucoup plus facilement que celle dont le siége primitif est la substance glanduleuse du testicule. Quand l'inflammation débute par le corps de la glande séminale, le gonflement s'opère avec lenteur et ne devient considérable que si la maladie dure longtemps. Ce phénomène s'explique par la résistance de la tunique albuginée, et par cette circonstance que la tunique vaginale reste intacte. La suppuration a quelquefois lieu dans cette variété d'orchite, tandis qu'elle est très-rare dans l'orchite consécutive. Je ne prétends pas dire que, dans cette dernière, la substance glanduleuse du testicule ne soit jamais affectée; mais d'après mes observations, le testicule échappe habituellement à l'inflammation, et celle-ci reste limitée à l'épididyme.

L'inflammation du testicule se termine rarement par suppuration; quand celle-ci a lieu, le pus arrive lentement à l'extérieur, à cause de l'épaisseur et de la densité de la tunique albuginée; tantôt il est infiltré dans la glande, dont il désorganise la structure délicate, tantôt il s'enkyste et donne lieu à un abcès distinct. Dans

épididymaire, ce qui permet de comprendre que l'oblitération ait lieu dans les cas où cette exsudation intra-tubulaire passe à l'état fibreux. Il est probable que, dans beaucoup de cas, le dépôt occupe aussi le tissu cellulaire extérieur aux circonvolutions, mais cette circonstance ne se rencontrait pas sur la pièce de M. Marcé. Ce fait confirme d'ailleurs un détail anatomo-pathologique souvent indiqué par M. Curling, savoir la couleur jaune des produits de l'inflammation dans l'épididyme.   (*Note du traducteur.*)

l'un et l'autre cas, lorsque l'inflammation a cessé, les particules les plus fluides du pus se résorbent, et les autres restent indéfiniment en formant une masse concrète indolente, qu'on a souvent prise, après la mort, pour un dépôt tuberculeux. En effet, le pus ainsi solidifié rappelle, à première vue, la matière tuberculeuse crue; mais un examen plus attentif fait voir qu'il est contenu dans un kyste distinct, dont on peut aisément l'isoler; tandis que, dans l'affection tuberculeuse, le dépôt morbide est en contact immédiat avec la substance tubuleuse désorganisée. On pourrait aussi prendre le pus concret pour la matière jaune et ferme qui s'épanche dans l'inflammation chronique; il en diffère cependant par sa friabilité et la facilité avec laquelle il se désagrège, aussi bien que par son enkystement; la substance fibrineuse jaune, au contraire, est homogène et consistante, et est intimement infiltrée dans la substance tubuleuse qui l'environne.

Pour reconnaître les caractères distinctifs qui viennent d'être décrits, on n'a qu'à comparer avec les figures 22 et 27, la figure 20, qui représente du pus concret enkysté dans un testicule provenant de la collection de sir A. Cooper. J'ai examiné les testicules, augmentés de volume, d'un homme qui mourut presque subitement d'une affection du larynx. Tous

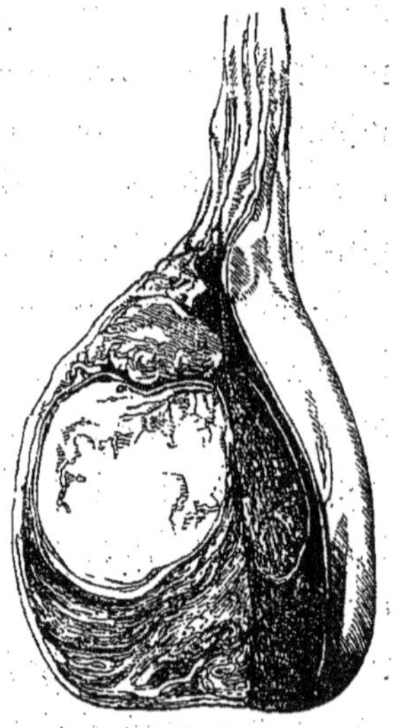

Fig. 20.

deux avaient été autrefois atteints d'inflammation aiguë, et depuis quelques mois ils n'avaient pas cessé d'être douloureux. Sur le gauche, qui était le plus gros, et dans sa partie centrale, il y avait huit à dix grammes de pus jaune et épais entouré d'un kyste distinct ; il ne restait aucune trace des vaisseaux séminifères, et on ne voyait autour du kyste que du tissu fibreux ; le sac de la tunique vaginale était oblitéré par des adhérences intimes. Du côté droit, la cavité de la séreuse contenait au moins quinze grammes de liquide jaunâtre ; et au centre du testicule se trouvait une petite collection purulente solidifiée ; mais la substance tubuleuse était apparente et très-peu altérée. Du pus ainsi concrèté ou épaissi peut être pendant longtemps pour le testicule une cause habituelle d'irritation et de douleur, en même temps qu'il l'expose à de fréquentes récidives d'inflammation.

La suppuration a lieu aussi quelquefois dans l'épididyme : si, par exemple, l'orchite blennorrhagique est mal soignée, un abcès peut se former dans le tissu cellulaire qui avoisine la queue de cet organe et la portion réfléchie du canal déférent, et s'ouvrir à la partie la plus déclive du scrotum.

Je n'ai jamais vu l'orchite aiguë se terminer par gangrène. Cependant feu M. Harvey-Ludlow, dans un travail qui a été couronné, en a rapporté un exemple pris sur un homme de l'hôpital Saint-Barthélemy, dont la constitution était débile et qui avait beaucoup souffert d'un rétrécissement avant d'être atteint d'orchite aiguë. M. Stanley fut conduit par l'intensité et la persistance de la douleur à inciser le testicule. Il ne sortit qu'une très-petite quantité de pus ichoreux ; mais l'incision fit voir que les parois de la cavité qu'on venait d'ouvrir étaient formées par la substance testiculaire noirâtre et gangrenée, et exhalaient une odeur fétide. L'examen microscopique d'une portion de cette substance noire permit de constater qu'elle était formée par des tubes séminifères, dans la cavité et à l'extérieur desquels se trouvaient des bulles d'air. Plus tard le testicule fit hernie, et après la mort, qui fut surtout causée par une péritonite, on reconnut que près de la moitié de la glande était sphacélée; l'épididyme était intact, et l'inflammation gangréneuse limitée au corps de l'organe.

Dans la plupart des cas, lorsque l'orchite aiguë a cédé, le testicule revient à son état normal; dans d'autres, des modifications permanentes d'un caractère sérieux en sont la conséquence. J'ai remarqué sur des testicules qui avaient été affectés d'inflammation peu de temps auparavant, que les cloisons paraissaient plus distinctes et entraient pour une plus large part dans la composition de la glande; qu'en même temps les tubes séminifères étaient moins nombreux et moins apparents, et qu'une grande partie de l'organe était convertie en un tissu fibreux, dense et blanc, sans apparence de canaux séminifères. Dans ces cas, la lymphe plastique épanchée au milieu du tissu cellulaire intermédiaire aux tubes, au lieu de se résorber, se transforme en cette substance fibreuse et blanche qui vient d'être décrite.

L'atrophie complète est un des résultats les plus graves de l'inflammation aiguë du testicule. J'ai signalé, dans le chapitre II, comme la cause la plus commune de l'atrophie, le trouble qu'apporte l'inflammation dans l'organisation de cette glande, et j'en ai cité plusieurs exemples. L'orchite consécutive, surtout lorsqu'on l'a négligée à son début, se termine rarement sans laisser après elle des traces distinctes de son existence, qui ne disparaissent jamais entièrement. Fréquemment l'épididyme reste volumineux et offre une tumeur noueuse, irrégulière et indurée, ordinairement située à sa partie inférieure, et qui est due à l'infiltration d'une matière ferme et dense entre les circonvolutions du conduit et autour de la portion réfléchie du canal déférent. En incisant l'épididyme ainsi altéré, j'ai souvent observé que son conduit était non-seulement épaissi, mais encore très-dilaté ; de telle sorte qu'on pouvait y introduire, sans difficulté, la pointe d'un stylet fin ; son calibre était quadruplé ou quintuplé.

Cette dilatation remarquable est due à la distension du canal de l'épididyme par le liquide séminal, et cette distension elle-même est consécutive à l'oblitération de la queue de l'épididyme et de la portion réfléchie du canal déférent, par l'exsudation fibrineuse. La fréquence de ces oblitérations a été pleinement confirmée par les recherches de M. Gosselin, qui, en examinant un assez grand nombre de testicules pris sur des cadavres, a trouvé le canal de l'épididyme dilaté, tandis que la queue de cet organe présentait une induration absolument imperméable aux injections les plus fines (1).

Dans les cas invétérés, la queue de l'épididyme acquiert une densité considérable, et devient parfois le siége de dépôts calcaires. On voit rarement ces altérations sans qu'elles s'accompagnent d'anciennes adhérences, oblitérant en partie ou en totalité la cavité de la tunique vaginale. On trouve également les tuniques du canal déférent épaissies et indurées dans une certaine étendue. On a

(1) *Archives générales de médecine,* 4e série, t. XIV et XV.

signalé, dans certains cas, une altération du corps du
testicule coïncidant avec celle de l'épididyme ; mais, le
plus souvent, le tissu glandulaire est intact. Je n'ai remarqué une véritable atrophie de l'organe que dans deux
cas d'oblitération de l'épididyme (1).

Les observations citées dans le chapitre Ier, art. 2,
suffisent pour montrer qu'une oblitération du conduit
excréteur du testicule peut avoir lieu, sans nuire à la
nutrition de l'organe, ni modifier les désirs vénériens et
le pouvoir de les satisfaire. Mais cette oblitération,
quand elle est complète, s'oppose nécessairement à
l'issue du sperme, et entraîne la stérilité, si elle existe
des deux côtés. M. Gosselin a fait, sur ce sujet, des re-

(1) On a discuté, dans le *Brit. and for. med. Review*, vol. XVII,
p. 771, la question de savoir si la structure glandulaire du testicule
se modifie à la suite de l'orchite consécutive, et l'on a invoqué l'opinion d'A. Cooper qui s'exprime en ces termes : « J'observe en général que lorsqu'il y a des traces d'inflammation sur les tuniques du
testicule, des adhérences, par exemple, le tissu de la glande est lui-
même modifié, les cloisons sont beaucoup plus évidentes qu'à l'état
normal, les tubes séminifères paraissent moins nombreux, sont évidemment moins volumineux, et beaucoup d'entre eux sont passés à
l'état de cordons pleins. » L'orchite consécutive est si commune, et
l'inflammation de la tunique vaginale et de l'épididyme si fréquemment provoquée dans le traitement de l'hydrocèle, que la question en
litige est d'une grande importance. Après avoir approfondi de nouveau le sujet, j'en reviens à mon opinion première, savoir, « que,
dans la grande majorité des cas, le tissu glandulaire reste intact ; » et
qu'il en est de même de ses fonctions sécrétoires. Je ne nie pas que,
si les orchites se répètent plusieurs fois, dans le cours des maladies
de l'urèthre, elles ne puissent à la fin porter atteinte à la structure du
testicule et en altérer les fonctions ; je montrerai au contraire, en
traitant de l'orchite chronique, que cette succession d'inflammations
(qui a lieu surtout à la suite des maladies de l'urèthre), entraîne ordinairement plus ou moins de désorganisation dans la glande. L'opinion que j'ai exprimée s'applique seulement à l'orchite consécutive
ordinaire, celle qui se rencontre si fréquemment dans la pratique.

cherches curieuses (1). Il a examiné avec soin le sperme
de vingt individus qui avaient eu une double épididymite
blennorrhagique. Sur quinze d'entre eux, chez lesquels
la maladie était de date récente, il existait une induration
à la queue de l'épididyme au moment où on les considérait
comme guéris; chez tous, les fonctions génitales semblaient complétement rétablies et le sperme normal;
mais ce dernier, examiné à diverses reprises et à des intervalles de plusieurs semaines, ne contenait pas de
spermatozoïdes; M. Gosselin a perdu de vue ces quinze
malades, à l'exception de deux, et, chez ces derniers, le
retour des spermatozoïdes dans le sperme s'effectua au
bout de plusieurs mois, et coïncida avec la disparition
complète de l'induration d'un des épididymes. Dans les
cinq derniers cas, la double épididymite avait eu lieu
plusieurs années auparavant. Chez un homme de quarante-cinq ans, dont la maladie remontait à vingt années,
et qui n'avait plus d'induration à gauche, on trouva des
spermatozoïdes dans le liquide séminal. Chez un autre,
dont la maladie avait eu lieu cinq ans auparavant et avait
laissé une induration considérable à la partie inférieure
de chaque épididyme, et dont la santé générale était
d'ailleurs excellente, on ne trouva pas de spermatozoïdes.
Dans les trois autres cas, la maladie s'était manifestée
dix, six et quatre ans auparavant : l'induration persistait
des deux côtés; les testicules n'étaient pas autrement
altérés; les marques extérieures de la virilité étaient tout
à fait satisfaisantes et le sperme présentait son aspect
accoutumé; or, tous ces individus étaient mariés depuis
plusieurs années, et aucun d'eux n'avait eu d'enfant; le

____

(1) *Archives générales de médecine*, 5ᵉ série, t. II.

sperme, examiné attentivement, fut trouvé sans spermatozoïdes ; un de ces malades avait eu des enfants d'une première femme avant d'avoir été atteint de sa double épididymite. Mon observation personnelle me porte à douter que, dans l'épididymite, et par suite de l'organisation de la lymphe plastique épanchée autour des circonvolutions du canal de l'épididyme et dans son intérieur, l'obstacle au cours du sperme ait lieu, soit temporairement, avant la disparition de l'induration, soit définitivement, aussi souvent que les recherches de M. Gosselin pourraient le faire croire. Je ne puis apporter des documents semblables aux siens ; mais j'ai rencontré plusieurs cas de double épididymite, avec tuméfaction et induration considérables, sans que les individus aient perdu leur pouvoir fécondant. Cet observateur ayant d'ailleurs démontré par ses recherches que l'induration qui oblitère le canal peut disparaître au bout de trois, quatre, cinq et même huit mois, en laissant au sperme la liberté de son cours, la rareté de ces oblitérations dans ma pratique personnelle peut s'expliquer par les soins que j'ai pris pour en éviter la production. Aussi je m'associe complétement à cette conclusion pratique de M. Gosselin, qu'il importe, dans ces cas, d'obtenir l'absorption de la lymphe épanchée ; car, ainsi qu'il l'a clairement prouvé par ses investigations anatomiques (1), les épanchements plastiques qui s'effectuent entre les circonvolutions du canal de l'épididyme, dans le cours de l'épididymite, peuvent à la rigueur produire des oblitérations permanentes de ce canal (2).

(1) *Archives*, 4e série, t. XIV et XV.

(2) Je tiens à rappeler ici que je n'ai pas donné la double oblitéra-

L'orchite aiguë survient sous l'influence de causes variées. Elle peut être produite par une contusion, comme celle qu'occasionne un coup de pied, le choc contre le pommeau de la selle, dans un mouvement brusque du corps en avant, la compression qui résulte du croisement des cuisses, ou toute autre violence accidentelle. Elle paraît due quelquefois aux influences atmosphériques et présente alors un caractère rhumatismal. Une vive excitation des organes sexuels, non suivie de satisfaction, peut aussi la déterminer. Dans beaucoup de cas, enfin, elle survient sans cause évidente.

Le testicule peut s'enflammer au déclin d'une inflammation parotidienne ou oreillon. L'orchite est alors ordinairement légère, et ne réclame guère qu'un traitement adoucissant.

Dans une relation bien faite d'une épidémie d'oreillons

---

tion et la stérilité comme une conséquence obligée de l'épididymite bilatérale, j'ai tenu au contraire à prouver que l'oblitération pouvait disparaître au bout d'un certain temps, et à montrer aux chirurgiens qu'il fallait se préoccuper d'obtenir ce résultat. J'insiste sur ce point avec d'autant plus de raison que l'on m'a souvent fait dire ce qui n'était nullement dans mes écrits ni dans ma pensée, savoir : que la double épididymite entraînait infailliblement la perte du pouvoir fécondant. Depuis la publication de mon dernier travail sur ce sujet, il m'a été donné de recueillir cinq nouvelles observations ; dans deux d'entre elles, les spermatozoïdes, après avoir manqué pendant plusieurs mois, ont reparu ; dans une troisième je n'ai pu examiner le sperme que deux fois dans l'espace de trois mois, je n'y ai pas trouvé de spermatozoïdes, mais j'ai perdu le malade de vue. Dans les deux dernières, il s'agit d'individus qui, ayant eu l'épididymite bilatérale dans leur jeunesse, et ayant conservé une induration de chaque côté, sont venus me consulter après plusieurs années de mariage, pendant lesquelles ils n'avaient pas eu d'enfant. Chez l'un et l'autre, les facultés viriles ne paraissaient pas amoindries, mais le sperme était absolument dépourvu de spermatozoïdes. (*Note du traducteur.*)

qui survint à Genève en 1848 et 1849 (1), M. Rilliet a noté que l'orchite se montrait habituellement le sixième ou le huitième jour de la parotide, et atteignait son maximum au bout de quatre à six jours. C'était plutôt le corps du testicule que l'épididyme qui était attaqué, et quand ce dernier fut affecté, il le fut moins que le testicule et ne présenta jamais l'induration qu'on observe dans l'orchite blennorrhagique ; le cordon fut parfois un peu tuméfié. Le plus grand nombre des individus atteints avaient de vingt-trois à trente-huit ans ; le plus jeune avait quatorze ans et le plus âgé quarante-cinq. On suppose que l'orchite survient, dans les oreillons, par la translation de l'inflammation, de la parotide au testicule. Mais M. Rilliet n'a observé aucun cas de *métastase* proprement dite, pas plus que la disparition soudaine de l'orchite avec retour de l'oreillon. L'orchite était le plus souvent unilatérale, tandis que l'oreillon était double. Sur vingt-trois cas, elle se montra treize fois à droite, six fois à gauche et quatre fois elle fut double. Dans deux cas, il y eut orchite sans oreillon. On croit généralement que l'atrophie du testicule est un résultat fréquent de cette maladie. Sir A. Cooper dit n'en avoir pas rencontré un seul exemple dans sa pratique ; il ne s'en est présenté non plus aucun à mon observation (2), ni à celle des différents collègues que j'ai interrogés à cet égard. Le docteur R. Hamilton, le pre-

(1) *Gazette médicale de Paris*, t. I, p. 42.

(2) Un homme marié, d'un âge moyen, entré à l'hôpital de Londres pour un abcès de la région lombaire, avait un testicule complétement atrophié, ce qu'il attribuait à des oreillons qu'il avait eus dans sa jeunesse ; mais je n'ai eu aucun moyen de m'assurer de l'exactitude de son allégation.

mier qui ait donné une description spéciale de cette affection, a cependant rapporté deux cas d'atrophie du testicule à la suite de l'orchite par oreillons. L'un d'entre eux est relatif à un homme de quarante ans environ, dont un testicule commença à se tuméfier le quatrième jour après le début des oreillons. Le cinquième jour, les deux testicules étaient pris, le droit plus fortement que le gauche. Après la cessation des accidents, le droit, qui avait été le plus malade, commença à s'atrophier, et il diminua peu à peu jusqu'à être réduit à son enveloppe, et à ne plus représenter qu'un sac vide. Le second cas est celui d'un jeune homme de vingt-cinq ans, chez lequel la tuméfaction de la région parotidienne ayant disparu tout à coup, les testicules commencèrent à se prendre. L'un d'eux fut beaucoup plus tuméfié que l'autre, et se trouva, quand le gonflement eut diminué, moitié plus petit qu'à l'état normal; il avait encore ce volume deux mois plus tard (1). M. Rilliet a noté, dans deux cas observés à Genève, une diminution marquée dans le volume du testicule. Chez un des malades l'organe avait diminué de moitié, et l'atrophie persistait encore dix mois après l'attaque.

J'ai déjà fait observer que l'inflammation du testicule est une affection beaucoup plus souvent consécutive que primitive : cet organe est directement en rapport avec l'appareil urinaire par l'intermédiaire du canal déférent, car la membrane qui tapisse ses conduits nombreux et délicats se continue avec la muqueuse de l'urèthre. Toute irritation de la portion du canal dans laquelle se ter-

____

(1) *Trans. of royal Society of Edinburg*, t. II, art. ix, p. 59.

minent les canaux déférents, est donc susceptible de se propager aux testicules et d'en déterminer l'inflammation. Il en est ainsi dans la blennorrhagie, lorsque l'inflammation a atteint la portion prostatique de l'urèthre; dans les rétrécissements, lorsque ce conduit est malade en arrière de l'obstacle; ou bien encore quand il a été irrité par des corps étrangers, tels que des calculs ou des instruments, quand la prostate est hypertrophiée ou que les vésicules séminales sont malades. L'orchite peut enfin avoir pour point de départ une affection de la portion prostatique de l'urèthre par des excès de masturbation ou de coït, ou la blessure de cette même partie dans l'opération de la taille.

De toutes ces causes, la blennorrhagie est de beaucoup la plus commune. L'orchite blennorrhagique est même tellement fréquente que la plupart des auteurs n'ont eu qu'elle en vue dans la description de cette affection, et que peu de pathologistes ont bien distingué cette forme de la forme idiopathique et accidentelle. Elles diffèrent cependant l'une de l'autre sous beaucoup de rapports importants.

L'orchite peut survenir à toutes les périodes de l'écoulement blennorrhagique, aussi bien à son début et pendant son acuité qu'à sa fin. Cependant elle se montre de préférence à l'époque où la douleur et l'écoulement commencent à diminuer. Il est ordinaire qu'au moment où l'inflammation du testicule arrive, la douleur de la miction et l'écoulement uréthral cessent ou diminuent sensiblement pour revenir aussitôt que l'orchite s'apaise; c'est là ce qui a donné naissance à la doctrine de la métastase, c'est-à-dire à celle du transport brusque de l'inflammation de l'urèthre vers le testicule. Cette doctrine a été adoptée trop facilement et sans motifs suffisants. Il est extrêmement douteux en effet que les choses se passent de cette manière dans la majorité des cas, puisque l'on peut suivre pas à pas la marche de l'inflammation le long du canal déférent jusqu'à l'épididyme. Il est vrai cependant que la douleur et l'écoulement uréthral diminuent, sinon constamment, au moins presque toujours pendant la première période de la maladie.

Plusieurs auteurs français ont fait des recherches sur la relation qu'on suppose exister entre l'écoulement et l'inflammation du testicule. Dans soixante-sept cas, sur soixante-treize observés par M. Gaussail, l'écoulement et les autres symptômes de la blennorrhagie diminuèrent plus ou moins, à dater de la première manifestation de l'orchite. Chez cinquante-huit malades sur quatre-vingt-un signalés par M. Aubry, il y eut encore une diminution considérable de l'écoulement au commencement de l'attaque (1). M. d'Espine rapporte que dans six cas sur vingt-neuf, l'écoulement ne subit aucune modification au début de l'orchite ; dans vingt-deux autres, il fut modifié en plus ou en moins, ou complétement supprimé ; mais le plus souvent, ces modifications se manifestèrent avant ou après l'orchite, et l'amélioration de cette dernière ne fut généralement pas suivie du retour de l'écoulement tel qu'il se trouvait avant l'inflammation du testicule ; dans trois cas seulement, l'écoulement, après avoir été supprimé au début, reparut et augmenta à me-

____

(1) *Recherches sur l'épididymite blennorrhagique. Arch. gén. de mé-dec.* Mai 1841.

sure que les symptômes de l'orchite s'apaisèrent (1).
Hunter dit avoir vu des sujets chez lesquels l'écoulement
était devenu plus fort après le gonflement du testicule,
et d'autres chez lesquels, la tuméfaction étant survenue
après la cessation de l'écoulement, celui-ci reparaissait
avec violence et persistait aussi longtemps que l'inflammation testiculaire (2).

Le retour de la douleur et de l'écoulement, à la fin de
l'orchite, n'est pas un argument puissant en faveur de
la doctrine de la métastase ; et d'un autre côté, l'amélioration marquée des symptômes blennorrhagiques, au début, ne peut pas non plus en être regardée comme une
preuve suffisante. On sait que quand une partie devient
le siége d'une inflammation aiguë, au moment où une
autre est déjà enflammée, les symptômes deviennent ordinairement moins intenses dans cette dernière, surtout
lorsqu'elle est voisine de la première, sans que les deux
parties soient directement en rapport ou continues l'une
à l'autre. Les effets des vésicatoires et des autres révul-
sifs qui soulagent l'inflammation des organes internes,
viennent à l'appui de cette remarque. J'ai eu une fois
l'occasion d'observer pendant une orchite produite par
un coup, la diminution des symptômes de la blennorrhagie dont le malade était affecté au moment de l'accident,
comme on le voit souvent dans l'orchite consécutive. Il
est évident que Hunter ne croyait pas beaucoup à l'influence de la métastase, qu'on admettait généralement de
son temps ; car il fait observer que « bien qu'un état mor-

(1) *Mémoire analytique sur l'orchite blennorrhagique, Mémoires de
la Société médicale d'observation,* t. I, p. 494.

(2) *Treatise on the venereal disease,* in-4°, p. 55.

bide de l'urèthre soit la cause éloignée de l'orchite, cependant il est toujours impossible de dire si la cessation de cet état morbide est la cause du gonflement du testicule, ou en est l'effet (1). »

L'inflammation attaque fréquemment l'épididyme et le testicule d'individus affectés de blennorrhagie, sans que le canal déférent paraisse se prendre d'abord; c'est dans ces cas seulement que l'orchite pourrait être attribuée à une métastase. Mais quand on considère avec quelle facilité l'inflammation se propage d'une partie à une autre le long d'une surface membraneuse non interrompue, comme cela a lieu de la muqueuse vésicale à celle des reins; avec quelle rapidité peut s'opérer ce transport sans que l'inflammation reste fixée assez long-temps sur un des points du trajet pour y produire des signes évidents de la maladie; combien il est rare de voir les symptômes de la blennorrhagie cesser entièrement en même temps que l'orchite se développe; et combien il est également rare de voir apparaître l'orchite lorsque l'écoulement est brusquement guéri par des remèdes spécifiques ou des injections; on ne peut admettre volontiers que l'orchite doive habituellement son origine au transport de la maladie de l'urèthre au testicule, et donner son assentiment à la doctrine de la métastase.

Dans cette forme sympathique de l'orchite blennorrhagique à laquelle nous venons de faire allusion, et dans laquelle le testicule est atteint sans affection préalable du canal déférent, en général l'inflammation commence encore par l'épididyme. Cette variété de la maladie, quoique

(1) *Lib. cit.*, p. 55.

moins commune que l'autre, est cependant loin d'être rare. Dans cent quatre cas d'orchite blennorrhagique notés par M. Aubry, trente et une fois l'inflammation fut sympathique ; dans les soixante-treize autres, elle atteignit d'abord le canal déférent.

Un grand nombre de chirurgiens pensent que l'orchite survient souvent parce que l'écoulement a été arrêté trop vite par l'administration du cubèbe ou du copahu, ou par l'emploi des injections astringentes. On a peut-être attribué à ces remèdes plus d'inconvénients qu'ils n'en ont. J'ai prescrit le copahu et le cubèbe, séparément ou simultanément, à toutes les périodes de la blennorrhagie, et je n'ai pas trouvé les malades auxquels je les avais administrés, plus exposés à l'orchite que ceux qui étaient traités d'une autre manière. Quant aux injections, mon expérience personnelle me porte à conclure qu'employées à un état de concentration convenable, elles sont peu capables de provoquer l'orchite. C'est seulement lorsqu'on les emploie d'une manière inopportune, c'est-à-dire trop fortes ou trop souvent répétées, de manière à aggraver ou à supprimer brusquement l'inflammation uréthrale, qu'elles tendent à produire l'inflammation du testicule. D'après mon observation, celle-ci survient habituellement parce qu'on a laissé durer trop longtemps l'affection de l'urèthre, faute d'avoir employé convenablement les remèdes en question, et surtout parce que la partie prostatique du canal est devenue malade. Quelques pathologistes ont été jusqu'à dire que les chances d'orchite augmentaient en raison directe de la durée de la maladie de l'urèthre. Il est certain, et tous les praticiens l'ont reconnu, que l'apparition de l'orchite dans la période récente et aiguë de la blennorrhagie est comparativement rare.

Dans la blennorrhagie chronique, les rétrécissements, et les états morbides de la portion prostatique de l'urèthre, les malades sont sujets, surtout la nuit, à des érections douloureuses, accompagnées d'une excitation sexuelle anormale et de pollution. Dans ces cas, le testicule paraît souvent lourd, incommode et sensible à la pression ; cet état d'irritation le prédispose à s'enflammer ; aussi voyons-nous alors des causes légères, qui, en tout autre temps, n'amèneraient aucun effet fâcheux, telles que de faibles chocs ; une pression modérée, l'exercice du cheval, un excès de boissons stimulantes, l'oubli d'un suspensoir, suffire à provoquer l'orchite. On ne peut douter, d'ailleurs, que certains sujets ne soient naturellement plus prédisposés que d'autres à cette maladie. Il en est qui ne peuvent contracter une blennorrhagie, sans que celle-ci soit suivie de l'inflammation du testicule en dépit des précautions prises pour en empêcher le développement ; beaucoup d'autres, au contraire, n'ont jamais d'orchite malgré des blennorrhagies répétées. Nous ne voyons pas non plus que ceux qui souffrent le plus violemment de la b'ennorrhagie y soient les plus exposés. Les sujets spécialement prédisposés à cette affection sont les scrofuleux, les hommes d'une constitution faible, tous ceux enfin qui, bien que souffrant peu dans le principe, se débarrassent avec peine de l'écoulement, et éprouvent de fréquentes rechutes ; au contraire, les personnes robustes, d'une bonne et forte constitution, qui, lorsqu'elles contractent une blennorrhagie, ressentent de bonne heure les symptômes de la forme aiguë, se débarrassent plus tôt de la maladie, et échappent plus souvent à ses conséquences ultérieures, l'orchite et les rétrécissements.

On admet généralement que l'orchite secondaire survient plus souvent à gauche qu'à droite, mais des recherches statistiques montrent que cette opinion est erronée. Ainsi, sur soixante-treize cas observés par Gaussail, la maladie fut quarante-cinq fois à droite, et vingt-quatre fois à gauche; dans quatre cas elle fut double. Sur vingt-neuf orchites blennorrhagiques, M. d'Espine en a trouvé douze à droite, onze à gauche, et six doubles. Je n'ai pris note que d'un petit nombre des faits de ma pratique. Sur trente-six orchites consécutives, vingt et une étaient à droite, quatorze à gauche; une seulement fut double. Mes observations s'accordent donc avec celles des auteurs précédents pour faire penser que le testicule droit est le plus fréquemment attaqué. Si nous groupons les trois séries, nous avons un ensemble de cent trente-huit cas d'orchite, dans lesquels la maladie fut soixante-dix-huit fois à droite, quarante-neuf fois à gauche et onze fois des deux côtés. Dans les orchites qui proviennent d'une affection chronique de l'urèthre, les deux testicules sont pris plus souvent que ne le montrent ces statistiques.

Symptômes. — Un testicule atteint d'inflammation aiguë se tuméfie en quelques heures, devient dur et sensible, et semble pesant et douloureux. Il acquiert un volume double ou triple, sans que sa forme ovale soit changée. La sensation de pesanteur qui accompagne cette augmentation de volume, s'accroît beaucoup dans la station verticale. La douleur est continue et sourde; et s'étend jusqu'aux reins, où elle est souvent très-intense ; quelquefois aussi elle s'irradie en sens inverse et retentit vers la hanche, la partie supérieure de la cuisse et la crête de l'os iliaque, dans la direction des nerfs lombaires. A mesure que l'affection marche, le testicule tuméfié devient si douloureux que le malade ne peut le laisser toucher, ni même supporter le contact de sa cuisse. Le scrotum s'injecte, et devient rouge, chaud, lisse et légèrement œdémateux.

Les symptômes généraux varient beaucoup et sont parfois graves. Le pouls est rapide et dur, la peau chaude, la langue blanche et chargée ; quelquefois aussi le malade est tourmenté par des nausées et des vomissements. Après avoir persisté de quarante-huit heures à une semaine ou davantage, les symptômes aigus commencent à diminuer, en suivant dans la période de déclin une marche plus lente que dans la période d'invasion. L'activité de la médication et la santé du sujet ont une grande influence sur la durée de la maladie ; chez beaucoup d'individus, surtout quand leur constitution est faible ou leur âge avancé, l'inflammation prend, dès le début, une forme sub-aiguë ; le gonflement s'opère sans produire beaucoup de souffrance, puis diminue lentement. Souvent, dans ces cas, l'affection est rebelle, de longue durée et sujette à récidive.

L'orchite consécutive est ordinairement précédée de malaise le long du canal déférent ; quelquefois le malade éprouve de l'angoisse et de l'irritation vers la vessie, avec une envie fréquente d'uriner ; bientôt surviennent des douleurs sourdes et une légère sensation de plénitude dans l'aine ; le cordon spermatique est empâté, parfois œdémateux ; le canal déférent est douloureux et gonflé, sa tuméfaction peut même être telle, que le conduit égale presque le volume du petit doigt. Ensuite l'épididyme se gonfle et devient douloureux ; sa tuméfaction commence par la partie inférieure et augmente très-rapidement jusqu'à ce qu'il vienne à former une tumeur irrégulièrement allongée ou en croissant, en arrière du testicule ; cette tumeur est plus dure et plus volumineuse que celui-ci, et extrêmement douloureuse, tandis que le corps de la glande, situé en avant, peut souvent être pressé sans qu'on détermine de souffrance. L'affection peut rester localisée à l'épididyme quelques heures et même un ou deux jours ou davantage, avant de s'étendre plus loin ; elle peut même ne jamais atteindre la tunique vaginale ou le corps de la glande, si on l'a combattue à temps. Souvent, au contraire, la tunique vaginale se prend ; et il en résulte alors une telle tuméfaction que la masse enflammée constitue une tumeur uniforme, dans laquelle on distingue difficilement l'épididyme et les autres parties, mais à la partie antérieure de laquelle on peut ordinairement sentir de la fluctuation. Dans la forme sympathique de l'orchite consécutive, l'épididyme se tuméfie sans qu'on observe les symptômes d'une affection préalable du canal déférent.

Il y a beaucoup de variétés dans l'intensité des symptômes. Parfois on remarque simplement une petite douleur sourde avec un gonflement modéré du testicule, et une réaction générale à peine marquée. D'autres fois la tuméfaction est, dès le début, très-considérable, l'organe triple ou quadruple de volume, la douleur est aiguë et continuelle, et la fièvre symptomatique intense.

Dans d'autres cas, la tumeur, bien que considérable, est tout à fait indolente, et les progrès en sont lents et de longue durée. Mais, en général, les symptômes augmentent d'intensité jusqu'au septième ou huitième jour; à cette époque ils commencent à disparaître; la fièvre, la douleur et la tuméfaction cèdent peu à peu. A mesure que le gonflement diminue, l'épididyme devient distinct et forme à la partie postérieure du testicule une tumeur indurée, bosselée et irrégulière, qui persiste presque toujours pendant plusieurs mois, et souvent pendant toute la vie du malade. Dans quinze cas observés par M. d'Espine, et qui furent suivis de guérison, la durée moyenne de la maladie a été de trente-trois jours et demi. Ce résultat s'accorde parfaitement avec celui des observations de M. Gaussail qui a trouvé que la durée moyenne, dans soixante-treize cas, avait varié entre trente et trente-cinq jours. Mais d'après mon expérience personnelle, la durée ordinaire de l'orchite aiguë, quand elle est convenablement traitée, est moindre. La guérison de la maladie peut d'ailleurs être entravée et sa durée prolongée par des rechutes, qu'amène souvent la négligence ou l'imprudence du malade.

Un testicule qui a été atteint d'inflammation est par la suite plus exposé qu'auparavant à s'enflammer. Il reste aussi quelquefois plus sensible à la moindre pression, ou quand le sujet tombe malade; ou bien encore il devient douloureux et se tuméfie sous l'influence des causes les plus légères.

L'orchite aiguë survient parfois chez les jeunes enfants. Les symptômes sont très-intenses, et le gonflement considérable; mais la maladie cède rapidement et reste pres-

que toujours limitée à un seul testicule. Un petit juif, de
cinq mois, me fut apporté à l'hôpital de Londres, pour
une tumeur de l'aine gauche et du scrotum. La mère
l'avait vue pour la première fois la veille en lavant son
enfant, qui avait crié presque toute la nuit. Cette tumeur
s'étendait de l'anneau externe au fond du scrotum ; elle
avait bien six fois le volume du testicule droit, était ferme
et dure, et ne recevait pas d'impulsions par les cris ou
les efforts de l'enfant. Le scrotum était distendu, très-
rouge et très-chaud. J'ordonnai l'application d'une sangsue et des lotions froides, et je fis prendre huit grammes
d'huile de ricin. En deux jours la tumeur diminua d'un
tiers environ, et devint moins douloureuse au toucher ;
l'enfant parut même débarrassé de ses souffrances. Je fis
donner chaque soir vingt centigr. d'*hydrargyrum cum
cretâ* (mercure éteint avec la craie). Sous l'influence
de ce traitement la tuméfaction et la dureté cédèrent
rapidement, et au bout d'une semaine le testicule était
à peu près revenu au même volume que l'autre, mais
le cordon restait toujours épaissi et dur. Trois semaines après le début de cette affection, les parties se
retrouvaient dans leur état normal. — En 1842, je fus
appelé à voir en consultation un jeune garçon de deux
ans qui, dans la convalescence d'une inflammation thoracique et encéphalique, fut atteint d'une affection du
testicule. Il paraît qu'avant sa maladie il avait une petite
hydrocèle à droite. Quelques jours avant ma visite, le
scrotum était devenu rouge, sensible et œdémateux. Je
trouvai à droite une tumeur qui avait presque le volume
d'un œuf de poule, et qui était fluctuante en avant, solide
en arrière, très-chaude et très-sensible. Je considérai

cette maladie comme une inflammation aiguë de la tunique vaginale et du testicule. L'enfant était faible, irritable et amaigri; il avait d'ailleurs pris depuis quelque temps une assez grande quantité de mercure. J'ordonnai l'application d'une sangsue au scrotum, des fomentations répétées ainsi que le soulèvement de la partie, et je fis mettre le malade dans la position horizontale. Je le revis au bout d'une semaine. La tunique vaginale avait suppuré; une ouverture s'était faite à la partie antérieure du scrotum, et avait donné issue à une grande quantité de pus. La tumeur avait beaucoup diminué de volume, mais le testicule et le cordon étaient toujours volumineux et indurés. Une petite quantité de pus continuait à s'écouler. Je prescrivis de la quinine et un régime fortifiant; et j'appris un mois après que l'ouverture s'était fermée, que l'enfant avait recouvré la santé, et qu'il ne restait plus qu'une légère induration à la partie postérieure du testicule. J'ai vu plusieurs autres cas de cette espèce.

— Diagnostic. — Il n'est pas difficile de distinguer la tuméfaction inflammatoire du testicule de la hernie inguinale étranglée. Dans ces deux maladies, il y a une tumeur scrotale, accompagnée de douleur et de sensibilité du ventre, de vomissements, de constipation opiniâtre, et de troubles généraux marqués. Lorsque ces symptômes existent, il sera toujours possible de reconnaître l'existence d'une orchite par l'absence de tension de l'abdomen, par la concentration de la douleur d'un seul côté, par l'impossibilité de sentir le testicule avec son volume normal au-dessous de la tumeur (en supposant que la hernie ne soit pas congéniale, auquel cas les antécédents feraient cesser tous les doutes); enfin par ce fait, que la tumeur est plus dure, plus solide et plus douloureuse au toucher que ne le serait une tumeur herniaire, et qu'elle est parfaitement limitée à sa partie supérieure, à moins qu'il n'y ait un gonflement notable du cordon spermatique. Le diagnostic est plus difficile, lorsqu'un testicule, retenu dans l'aine, vient à s'enflammer; car il existe alors à la région inguinale une tumeur qui s'accompagne de nausées, de douleurs dans le ventre et quelquefois de constipation. Il suffira, en pareil cas, de constater l'absence du testicule dans le scrotum pour éveiller les doutes, et d'un purgatif énergique pour les dissiper.

L'acuité des symptômes ne permet pas de confondre l'orchite aiguë avec les affections chroniques de l'organe.

L'orchite consécutive diffère de l'inflammation qui débute dans le corps du testicule, en ce qu'elle est généralement précédée de tuméfaction et de sensibilité sur le trajet du cordon spermatique et du canal déférent; en ce que l'épididyme est invariablement la partie de l'organe affectée la première, en ce que la tumeur se forme plus rapidement et acquiert un plus grand volume; en ce que la maladie a une marche plus lente, et que la douleur et la réaction générale sont moins intenses. Elle entraîne rarement la suppuration, la désorganisation ou l'atrophie de la glande, mais laisse ordinairement après elle un gonflement et une induration de l'épididyme.

Traitement. — L'orchite aiguë doit être traitée par les moyens antiphlogistiques; et ces derniers doivent être proportionnés à l'intensité de l'inflammation et à la constitution du malade. Dans la forme blennorrhagique, tous les moyens auxquels on aurait pu songer pour arrêter l'écoulement doivent être abandonnés. Dans tous les cas où le malade peut s'y soumettre sans trop d'inconvénients, je l'engage, dès le début, à garder la position horizontale, sur un canapé ou dans son lit. Lorsque l'inflammation est très-aiguë, j'élève même le bassin au moyen d'un oreiller placé sous les fesses. Je fais de plus soulever le scrotum avec un suspensoir. Mais le meilleur moyen de soutenir cette partie est un mouchoir de soie, ou mieux encore de batiste, plié en triangle, à la partie moyenne de la base duquel on a cousu un morceau de double ruban ; on applique cette partie moyenne sur le périnée, les trois angles ramenés en avant sont attachés à une bande préalablement roulée autour de la taille, et les deux bouts du ruban sont fixés en arrière à cette même bande, afin d'empêcher tout l'appareil d'être attiré en avant.

Certains malades s'imaginent que la position horizontale permet de s'abstenir de suspensoir ; mais c'est là une erreur, car on procure un grand soulagement et l'on évite mieux les effets de la pesanteur, lorsqu'on empêche le testicule de reposer sur les cuisses ou entre elles. Dans beaucoup d'orchites blennorrhagiques, les malades ne jugent pas convenable de garder le lit, et se contentent d'un suspensoir, ce qui suffit en effet dans les cas légers. On fait suivre un régime sévère, et l'on donne quelques purgatifs doux. L'orchite aiguë, quand on la traite de bonne heure par le tartre stibié à doses nauséeuses, cède ordinairement avec rapidité ; cette méthode permet de ne point recourir aux saignées locales ; et comme l'influence dépressive de ce remède n'est que momentanée, le malade a bientôt recouvré sa santé et sa vigueur.

J'ai arrêté une orchite très-aiguë et je l'ai jugulée dans l'espace de trente heures, en entretenant des nausées continuelles avec l'émétique. Je prescris ordinairement cette substance dans une mixture camphrée, et je l'associe à de petites doses de sulfate de magnésie et de teinture de jusquiame. On soulage beaucoup la douleur et les symptômes généraux par l'administration, le soir, de dix à quinze centigrammes de calomel combiné avec trente à quarante centigrammes de poudre de Dower, ou deux centigrammes et demi de morphine. Dans toutes les formes de l'orchite aiguë, on obtient un très-bon résultat de l'emploi du mercure. Lors donc qu'on aura agi suffisamment sur le tube digestif, que le pouls sera tombé sous l'influence de l'émétique, on pourra donner le mercure et le continuer jusqu'à ce que les gencives commencent à se prendre. Je suis convaincu que ce mode de traitement abrége la durée de la maladie, et, ce qui n'est pas sans importance, qu'il laisse après lui beaucoup moins d'induration et d'épaississement de l'épididyme et expose moins à l'oblitération permanente du canal excréteur, que quand le mercure est employé plus tard.

Dans la pratique particulière on doit, autant que possible, éviter la saignée locale ; mais dans les cas graves ou rebelles, une émission sanguine devient souvent nécessaire. On applique de six à douze sangsues, suivant l'intensité de l'inflammation, et on y revient, si elles n'ont pas apporté de soulagement, au bout de douze ou seize heures. Je fais ordinairement appliquer les sangsues sur le trajet du cordon, juste au-dessus du testicule, après avoir préalablement rasé les parties ; les piqûres produisent en ces points moins d'irritation que sur le scrotum lui-même. On peut, après la chute des sangsues, faciliter l'écoulement du sang par un bain de siége chaud ou un léger cataplasme. Quelques chirurgiens, pour éviter l'embarras que causent les sangsues, la démangeaison et l'irritation que produisent leurs piqûres, préfèrent saigner les veines du scrotum. Dans ce but, on fait lever le malade et on fait sur les bourses des fomentations chaudes; puis on pique avec une lancette trois ou quatre des veines distendues. Quand on a tiré assez de sang, on fait coucher le malade et on tient le scrotum élevé. En général, le sang cesse immédiatement de couler ; si pourtant une hémorrhagie avait lieu, on l'arrêterait en comprimant les plaies avec de petites serres-fines. La phlébotomie locale réussit ordinairement assez bien ; mais dans quelques cas dont j'ai été témoin, le sang n'a pas coulé facilement, et je n'ai pu en obtenir une quantité suffisante. En effet, le scrotum n'est pas toujours assez ferme et assez distendu, ni les veines assez apparentes pour que la petite opération puisse réussir.

Le topique le plus avantageux est la charpie imbibée d'eau chaude ou d'infusion de têtes de pavots, et recouverte de taffetas gommé pour entretenir l'humidité. Ce topique est commode et adoucissant, en même temps qu'il excite les fonctions de la peau. Les lotions froides ne conviennent généralement pas; on ne pourrait les employer utilement que si le malade restait au lit, en tenant les draps éloignés des bourses. Dans les cas d'orchite aiguë grave, traumatique ou spontanée, où la douleur était considérable et la réaction générale intense, j'ai employé avec un avantage marqué l'application locale de la glace. Pour mettre ce moyen en usage, on tient le malade au lit, le testicule est soutenu par un mouchoir, comme il a été dit plus haut, ou, ce qui vaut mieux, par un coussin placé transversalement sous les bourses ; les chefs d'une bande fixée aux extrémités de ce coussin, sont ramenés au-dessus de la crête iliaque et fixés autour du corps. On applique sur le testicule la glace renfermée dans une petite vessie ou dans un sac en caoutchouc à collet rétréci, et l'on a soin de renouveler la glace pour entretenir une température basse. On donne au malade deux vessies ou sacs de rechange, afin de remplacer l'un par l'autre aussitôt que la glace est fondue. Les effets de cette application sont remarquables. Le scrotum pâlit, revient sur lui-même et se ride ; la douleur et la chaleur sont immédiatement enlevées, et au bout de quelques heures la tuméfaction du testicule a beaucoup diminué. Ce traitement a pour avantage de déterminer un soulagement rapide et complet de la douleur par l'engourdissement que produit le froid ; d'exercer une action antiphlogistique prononcée, par l'abaissement de la température et la compression égale et soutenue qu'exerce sur le testicule la contraction tonique du dartos ; enfin de ménager les forces du malade en lui évitant toute émission sanguine, puisque les seuls autres moyens adjuvants sont le régime et la purgation. Toutefois, ce mode de traitement, pour être efficace, doit être employé de bonne heure et continué sans interruption pendant une période de temps qui varie entre vingt-quatre et cinquante-deux heures. Quand l'orchite dure depuis un jour ou deux, l'application de la glace ne me paraît pas devoir réussir.

On facilite beaucoup la guérison de l'orchite aiguë

avec la *compression*, moyen qui procure du soulagement dans l'inflammation de beaucoup d'autres parties du corps. La compression a pour but de soutenir les vaisseaux affaiblis, et elle se montre souvent très-efficace, quand l'inflammation a envahi les téguments et que l'appareil a été assez bien appliqué pour ne pas entraîner l'arrêt de la circulation. Le docteur Fricke, de Hambourg, a le premier conseillé ce mode de traitement pour l'orchite aiguë et l'orchite chronique, et a fait la compression avec le diachylon. Dans le compte rendu qu'il a publié récemment sur cette pratique, il a dit que sur cinquante et un cas d'orchite aiguë, dix-huit ont été traités par les moyens ordinaires, et trente-trois par la compression. Dans ces derniers, la durée moyenne de la maladie a été de neuf jours, tandis que dans les premiers, elle a été de treize. Dans des cas traités plus récemment, et après que le mode d'application de la compression eut été amélioré, le résultat a été encore plus favorable (1). Cette pratique a été adoptée sur une grande échelle, tant en Angleterre que sur le continent. Il faut apporter beaucoup de soin dans la manière dont on place les agents de compression ; pour moi, je procède de la manière suivante. Le malade étant couché, je fais soulever le testicule, qu'on maintient trois ou quatre minutes dans cette position, afin de permettre aux vaisseaux de se vider autant que possible. Les parties ont été rasées, et l'on a découpé du diachylon en bandelettes d'environ deux centimètres de largeur et de quinze à vingt de longueur. Le testicule opposé et le côté correspondant du scrotum étant écartés du

____

(1) *Zeitschrift für die gesammte Medicin,* cité dans la *Gazette médicale de Paris,* année 1846, p. 182.

testicule malade, de manière à tendre complétement les téguments de ce dernier, on place la première bandelette circulairement autour du cordon, juste au-dessus du testicule, et on la serre autant que le malade peut le supporter. On interpose de la charpie entre le bord de la bandelette et la peau du scrotum, pour prévenir l'irritation de cette dernière. On place la seconde bandelette dans une direction opposée, c'est-à-dire d'arrière en avant, du

Fig. 21.

côté correspondant à la cloison du dartos. La troisième s'applique au-dessous de la première, de manière à la recouvrir en partie ; la quatrième est placée de même en dedans de la seconde ; et ainsi successivement jusqu'à ce que les bandelettes verticales et horizontales se rencontrent, et que le testicule soit recouvert et uniformément comprimé. On applique ensuite quelques bandelettes additionnelles, pour maintenir les autres en place et bien consolider l'appareil. Les parties sont enfin soutenues par un suspensoir. Les bandelettes doivent, en général, être renouvelées au bout de vingt-quatre heures. Quand le malade se lève après l'application de ce pansement, il se trouve complétement soulagé de la douleur et de la sensation de pesanteur. On a recommandé l'emploi de la compression dès le début de l'inflammation ; mais en général, il est mieux de commencer par le tartre stibié, la glace ou une émission sanguine, et de ne recourir à la compression que quand les symptômes aigus diminuent. A cette période, elle facilite souvent beaucoup la guérison en provoquant une

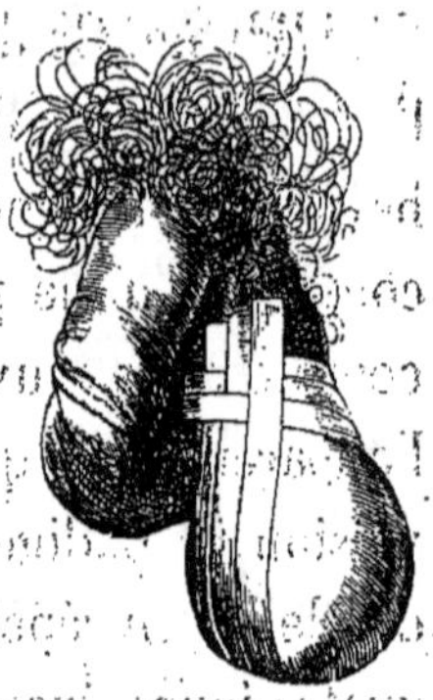

diminution rapide de la tuméfaction, ainsi que la disparition de l'exsudation plastique et de l'épaississement de
l'épididyme. Ce dernier résultat est d'ailleurs favorisé par
l'administration du mercure à petites doses. Quand il y a
beaucoup d'épanchement dans la tunique vaginale, la
compression ne paraît pas très-efficace. Dans ces cas,
comme dans ceux où il est contre-indiqué de renouveler
l'appareil après qu'il s'est relâché, on peut faire une révulsion en badigeonnant le scrotum avec de la teinture
d'iode, et en répétant cette application tous les trois ou
quatre jours, jusqu'à ce que le testicule soit revenu à son
état normal.

On a récemment tenté, dans les cas d'orchite, d'obtenir par l'application du collodion sur le scrotum le
même résultat que par la compression. Cette application
a surtout été faite par des chirurgiens français, dont
quelques-uns en ont parlé favorablement. Je l'ai essayée
dans plusieurs cas, mais elle ne m'a point réussi. Le collodion, étalé sur le scrotum, détermine une certaine contraction dont les effets s'exercent surtout sur la peau et
le tissu cellulaire sous-cutané, et qui ne comprime que
très-faiblement la glande enflammée elle-même. Cette
substance est d'ailleurs très-susceptible de produire une
irritation considérable, d'ulcérer même le scrotum.
C'est pour éviter ces inconvénients qu'on a conseillé le
collodion élastique, celui qui est formé par un mélange
de collodion et d'huile de ricin. Je l'ai également mis en
usage ; il est certainement moins irritant que le collodion
ordinaire, mais d'un autre côté, il a un pouvoir compressif
encore moins énergique.

On a fait beaucoup de tentatives ingénieuses pour construire un appareil capable d'exercer une compression uniforme sur le testicule. M. Hutchinson, entre autres, a inventé un sac en caoutchouc, dont la cavité peut être diminuée autant que possible par l'insufflation de ses parois. Par ce moyen, on exerce sur le testicule une compression égale et permanente sans être obligé d'enlever l'appareil. Mais ce dernier a l'inconvénient d'emprisonner la perspiration, d'entretenir l'humidité à la surface de la peau, et de produire une sensation de chaleur. Il convient cependant parfaitement quand on veut combiner la compression avec les applications topiques ; tandis qu'on ne peut pas bien comprimer avec les bandelettes, si on les place par-dessus la charpie et les pommades mercurielles ou iodées.

Chez certains individus prédisposés par leur constitution, après que les symptômes les plus aigus de l'orchite ont cédé, l'inflammation se prolonge sous une forme moins intense et passe à l'état chronique. C'est ce qu'on observe surtout sur les sujets délicats, ordinairement pâles, et qui ne semblent pas jouir d'une bonne santé habituelle. Chez eux l'orchite, même à son début, n'est souvent ni aiguë, ni accompagnée d'une réaction générale marquée. Les saignées locales, pas plus que l'application de la glace, n'ont alors d'action sur le testicule enflammé ; les pertes de sang ne l'empêchent pas d'être tuméfié et douloureux, tandis qu'elles affaiblissent le malade, le rendent plus irritable, et retardent son rétablissement.

Dans ces cas où l'orchite est sub-aiguë, le régime doit être nourrissant, mais non pas stimulant. On peut donner matin et soir quinze à vingt centigrammes de pilules bleues (1), combinées avec une égale quantité d'extrait de jusquiame, ou vingt-cinq centigrammes d'*hydrargyrum cum cretâ*, et de *pulvis ipecacuanhæ comp.* Je me suis encore bien trouvé de la décoction de quinquina ou de salsepareille additionnée de trois milligrammes de sublimé trois fois par jour. On comprimera soigneusement le scrotum avec des bandelettes ; mais si le gonflement de l'épididyme s'accompagnait d'un épanchement dans la tunique vaginale, on ne pourrait faire la compression avec avantage, qu'après avoir obtenu la résorption en badigeonnant le scrotum avec la teinture d'iode.

Le conseil donné par Bromfield et d'autres chirurgiens de son temps, d'introduire, dans les cas d'orchite blennorrhagique, une bougie dans l'urèthre, ou d'inoculer le pus blennorrhagique, afin de ramener l'écoulement, était fondé sur cette idée fausse, que les symptômes de l'orchite aiguë ne disparaissent qu'après le rétablissement de l'écoulement uréthral. Ce sont là des erreurs que le bon sens des chirurgiens modernes a complétement bannies de la pratique. On n'emploiera cependant pas le copahu, le cubèbe, ni les autres remèdes de cette nature, pas plus que les injections, tant qu'une inflammation très-aiguë persistera dans le testicule,

____

(1) Les pilules bleues sont composées de mercure métallique incorporé dans de la conserve de roses et de la poudre de réglisse. Nous en reproduisons ici la préparation telle que la donne M. le professeur Bouchardat, dans son formulaire :

Mercure.......... }
Conserve de roses.. } aa 3 grammes.
Poudre de réglisse.   1 gramme.

Triturez ensemble et faites, après l'extinction du mercure, des pilules de 15 centigrammes (2 à 5 par jour).   *(Note du traducteur.)*

ni même aussitôt que tous les symptômes de cette inflammation auront disparu. On ne doit administrer ces médicaments qu'avec précaution et modérément. Bien que je les aie rarement vus occasionner l'orchite, je sais qu'employés très-judicieusement, ils ont quelquefois occasionné une rechute pour avoir été donnés peu de temps après que l'inflammation testiculaire avait cessé.

En 1811, M. Ramsden a publié quelques observations (1), destinées à prouver que le gonflement et l'induration chroniques du testicule, qu'il nommait *sclérocèle*, dépendaient d'une affection de l'urèthre et réclamaient une médication capable de modifier l'état de ce canal. Ces vues n'ont jamais fait une grande impression sur le public médical. Théoriquement, M. Ramsden avait tort de regarder la maladie de l'urèthre comme la cause nécessaire de l'affection du testicule, au lieu de la considérer seulement comme une des causes occasionnelles; pratiquement, il avait plus tort encore de diriger sa médication vers la partie qu'il supposait être le point de départ primitif de la phlegmasie, au lieu de traiter l'organe actuellement malade; et de considérer l'emploi de la bougie comme faisant partie essentielle du traitement. Cependant les observations de M. Ramsden ont été utiles en ce qu'elles ont appelé l'attention sur la coïncidence fréquente des états pathologiques de l'urèthre et du testicule, coïncidence qui existe plus souvent qu'on ne le supposait à cette époque. Il arrive fréquemment, qu'après une attaque d'orchite aiguë, dans le cours d'un rétrécissement, l'épididyme reste pendant plusieurs semaines, plusieurs

(1) *Practical observations on the sclerocele and other morbid enlargements of the testicle,* etc.

mois même assez sensible et assez tuméfié pour inquié-
ter le malade, par suite de la persistance d'une inflammation sourde. Dans plusieurs de ces cas, après la guérison du rétrécissement par un traitement chirurgical,
l'affection du testicule a disparu sans autre médication
que l'emploi d'un suspensoir. Je pense aussi que, toutes
les fois que l'inflammation de cet organe a de la tendance
à récidiver, ou qu'une rechute a lieu, il existe dans l'urèthre une maladie ou une source d'irritation. Dans le traitement de l'orchite consécutive à forme indolente ou rebelle, il est donc prudent d'introduire une bougie pour
s'assurer de l'état du canal.

Si la suppuration a lieu, on appliquera sur le scrotum
des cataplasmes ou des fomentations, et aussitôt que l'on
aura trouvé de la fluctuation, on donnera issue au pus
au moyen d'une incision, afin d'éviter les trajets fistuleux que pourrait occasionner le séjour du pus dans l'intérieur des enveloppes. On peut, dans l'orchite consécutive, prendre pour des abcès de petites collections de
sérosité circonscrites par des fausses membranes de la
tunique vaginale, au niveau desquelles la fluctuation est
distincte, et qui souvent ont peu de tendance à disparaître. Pour faire cesser les doutes, s'il en existe, on
n'a qu'à introduire une aiguille cannelée. Après l'incision, lorsqu'il aura été nécessaire d'en pratiquer une, on
aura soin de ne pas laisser fermer trop tôt l'ouverture
qui donne issue au pus.

Je n'ai fait aucune différence entre le traitement de
l'orchite primitive et celui de l'orchite consécutive,
parce que les mêmes principes généraux s'appliquent
aux deux formes de la maladie. Mais la distinction pa-

thologique qui a été faite n'est pas sans intérêt pratique, et l'on ne doit pas entièrement la perdre de vue
dans le traitement. Comme l'inflammation qui débute
dans le corps du testicule est plus destructive, c'est-à-dire
entraîne plus de troubles dans la structure de l'organe,
que celle qui commence par l'épididyme ; comme, d'autre
part, la douleur et les troubles généraux sont plus grands
dans la première que dans la seconde, le traitement de
l'orchite primitive devra, règle générale, être plus actif
que celui de l'orchite consécutive (1). Cette forme de la

(1) M. Curling ne parle pas de deux opérations qui ont été conseil-
lées en France pour le traitement de l'orchite aiguë : savoir : la ponction de la tunique vaginale, et le débridement de l'albuginée.

1° *Ponction de la tunique vaginale.* Cette petite opération a été
préconisée par M. le professeur Velpeau ; elle a pour objet de vider
la sérosité épanchée dans la tunique vaginale et de faire disparaître
ainsi la douleur qu'occasionnent la distension de cette dernière et la
pression du liquide sur le testicule. Pour la pratiquer, on embrasse
et on tend le scrotum avec la main gauche placée en arrière, et on
plonge rapidement en avant la lancette tenue de la main droite. On
voit aussitôt s'échapper la sérosité, et on abandonne la plaie à elle-
même. Il est clair que la ponction ne doit être faite que si l'on a positivement constaté la présence du liquide, et que l'opération devrait
être pratiquée en arrière, si l'on trouvait l'épididyme en avant.

J'ai fait assez souvent la ponction de la tunique vaginale, et j'en ai
obtenu les résultats suivants : 1° L'évacuation du liquide fait cesser la
douleur, même lorsqu'elle a résisté au repos et aux narcotiques ;
2° elle n'empêche pas la maladie de suivre son cours habituel, et n'accélère pas la guérison. Je conseille donc de réserver cette opération
exclusivement pour les cas assez rares, dans lesquels l'orchite aiguë
est très-douloureuse. Inutile dans les autres cas, elle pourrait
avoir l'inconvénient, en laissant seule dans la poche la matière
plastique qui était mélangée avec le sérum, de favoriser l'agglutina-
tion des deux faces opposées de la séreuse, et la formation de ces
adhérences étendues que nous avons vues se compliquer habituellement d'une anémie testiculaire.

2° *Débridement de la tunique albuginée.* — Notre regrettable confrère, Vidal de Cassis, a beaucoup insisté sur un mode de traitement

maladie réclame plus généralement les saignées locales.
Pour les raisons qui précèdent, le pronostic de l'orchite
primitive est moins favorable que celui de l'orchite con-

qui lui paraissait applicable à certains cas d'orchite parenchymateuse, ceux en particulier dans lesquels les douleurs étaient violentes,
et les symptômes généraux intenses, et qui paraissaient devoir se terminer promptement par suppuration, avec destruction et même
gangrène de la substance séminifère. En faisant avec le bistouri ou la
lancette une incision d'un centimètre et demi à la tunique albuginée,
il se proposait de débrider cette enveloppe fibreuse, c'est-à-dire, de
lever l'obstacle qu'elle apporte au gonflement, et qu'il considérait
comme la source principale de la douleur et de l'imminence de gangrène. Cet auteur assure (*Traité des Maladies vénériennes*, 1re édition,
p. 76) avoir pratiqué 400 fois cette opération, sans aucun inconvénient et toujours avec avantage pour le malade ; il dit avoir obtenu,
dans presque tous les cas, une cessation prompte des douleurs et
avoir arrêté la tendance à la suppuration.

Vidal de Cassis, selon moi, n'a pas toujours bien interprété les faits
dont il a été témoin. D'abord il a attribué souvent à l'orchite parenchymateuse des symptômes locaux et généraux qui étaient dus bien
plutôt à l'épididymite et à la vaginalite concomitante. En effet, presque toutes ses observations ont été prises sur des sujets atteints d'orchite blennorrhagique. Or, l'expérience de tous les jours démontre que
cette inflammation occupe spécialement l'épididyme et la tunique
vaginale, et que, si le testicule y participe, c'est dans une trop faible
proportion, ou trop légèrement pour donner lieu aux accidents sérieux
qui semblent indiquer le débridement. Je suis certain, d'ailleurs, d'a-
voir vu et bien étudié des sujets chez lesquels une orchite blennorrhagique ordinaire, c'est-à-dire sans participation très-grande du parenchyme testiculaire à la maladie, donnait lieu aux douleurs et aux
symptômes annoncés par Vidal comme propres à l'orchite parenchymateuse. Ensuite, si les opérés ont été soulagés, et personne ne peut
nier ce fait, ils l'ont été peut-être bien plus par l'ouverture de la séreuse et l'écoulement du liquide, que par l'ouverture de la tunique
albuginée. Je vais même plus loin, je doute que dans tous les faits
cités par Vidal, la tunique albuginée ait été ouverte, car il faisait la
ponction à peu près comme M. Velpeau ; or, comment pouvait-il
savoir, lorsqu'une couche de liquide se trouvait au-devant du testicule, si son instrument arrivait ou non sur ce dernier, et d'un autre
côté, est-il possible que la tunique albuginée ait été ouverte si souvent,
sans qu'il y ait jamais eu de hernie immédiate, ni d'élimination con-

sécutive; mais d'un autre côté, après la cessation de l'inflammation, cette dernière est plus sujette aux rechutes, et le gonflement ainsi que l'induration de l'épididyme qui l'accompagnent cèdent moins facilement et moins rapidement que dans la première.

J'ai déjà signalé (chap. i, art. 3) le cas où un testicule retenu dans l'aine s'enflamme, et où la tumeur qui en résulte peut être confondue avec une hernie étranglée ou un bubon. Il me reste à ajouter ici qu'on doit, dans cette circonstance, faire un traitement énergique, pour s'opposer à la production d'une péritonite avec toutes ses conséquences.

ARTICLE III.

ORCHITE CHRONIQUE.

L'orchite chronique succède parfois à l'orchite aiguë ; mais souvent aussi elle arrive spontanément. Cette forme d'inflammation a de l'importance ; car, abandonnée à elle-même, elle tend à désorganiser le testicule et à entraîner sa perte.

Le principal caractère anatomique de cette maladie

sécutive de la substance séminifère? N'est-il pas probable, si surtout l'opération avait été faite dans un cas d'orchite avec imminence de suppuration, que le parenchyme testiculaire se serait quelquefois échappé?

Pour les cas du genre de ceux auxquels il est fait allusion ici, je pense donc que la ponction de la tunique vaginale est suffisante. Mais s'il était démontré qu'il y a orchite parenchymateuse avec étranglement et menace de gangrène, les observations de notre confrère prouvent qu'on pourrait sans crainte ouvrir la tunique albuginée. Je n'ai pas eu, pour ma part, une seule fois l'occasion de pratiquer cette opération.

(Note du Traducteur.)

est l'exsudation, dans le parenchyme du testicule, d'une
matière jaune et homogène, qui, molle d'abord, devient
plus tard ferme et solide, et qui, en même temps, adhère
si fortement à la substance propre de l'organe qu'on ne
peut l'en séparer qu'avec beaucoup de difficulté. Le plus

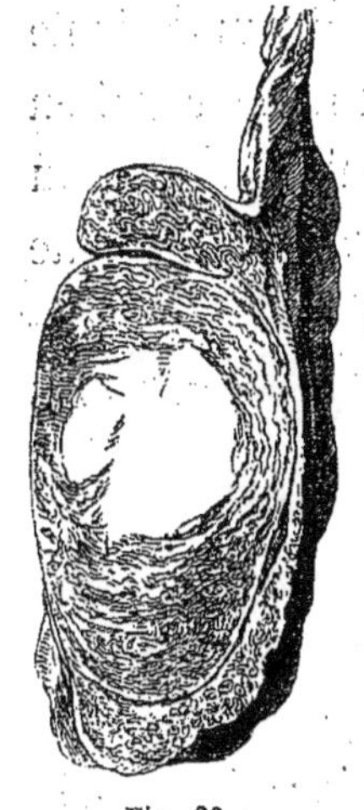

Fig. 22.

souvent, cette matière se dépose en
un seul point, au centre de la glande,
comme le montre la figure 22. Dans un
cas de tuméfaction chronique des deux
testicules, chez un malade qui était
mort d'un ramollissement de la moelle,
j'ai trouvé six ou sept dépôts de ce
genre dans le testicule droit, et un seul
dans le gauche. Il est assez rare qu'on
trouve ainsi plusieurs amas distincts
les uns des autres ; le plus souvent, les
petites masses, d'abord isolées, se réunissent en grossissant, et ne forment plus qu'une masse
unique qui s'accroît jusqu'à ce que le testicule soit complétement envahi, et dont l'aspect est d'un blanc jaunâtre uniforme. Je n'ai jamais réussi à injecter ces dépôts ni à trouver de vaisseaux dans leur intérieur ; tandis qu'habituellement les vaisseaux du testicule lui-même
sont dilatés.

Quand l'inflammation a débuté par l'épididyme, on
trouve cet organe épaissi et tuméfié par suite du dépôt de
la matière plastique entre ses circonvolutions. Dans la
plupart des cas cependant, l'épididyme reste intact. Il y
a souvent un épanchement de sérosité dans la tunique
vaginale, mais qui ne dépasse guère soixante à quatre-
vingts grammes ; parfois aussi l'on y trouve une exsuda-

tion de lymphe plastique ; enfin cette cavité peut être
en partie ou en totalité oblitérée par des adhérences.

Si l'on fait un examen minutieux des testicules ainsi
affectés, on reconnaît que la principale lésion résulte de
l'exsudation, dans le tissu cellulaire intertubulaire, d'une
lymphe résistante, à base fibrillaire, dépourvue de corpuscules microscopiques ou cellules, ou n'en ayant que
très-peu ; mais, d'un autre côté, les tubes séminifères
eux-mêmes sont remplis d'une autre substance qui est
jaune foncé, friable, pourvue d'un grand nombre de corpuscules, et semblable à de la matière tuberculeuse. Au
voisinage de la masse principale on a quelquefois trouvé
les parois des tubes épaissies, et leur cavité remplie
par de la matière jaune sans qu'il y eût encore de tuméfaction. On en a trouvé aussi qui étaient ouverts dans
leur longueur, de manière à permettre le mélange des
deux matières intra et extratubulaire. Dans un cas d'orchite très-ancienne, j'ai constaté que les tubes séminifères
avaient subi la transformation fibreuse, qu'ils étaient devenus imperméables, et que leurs extrémités se perdaient
dans la matière fibrillaire déposée au sein de l'organe (1).

Il y a donc, en définitive, dans cette maladie, deux produits morbides distincts : l'un, qui est épanché entre
les tubes séminifères, est de nature fibrillaire ; l'autre,
qui se dépose dans l'intérieur des conduits, renferme
beaucoup de corpuscules et ressemble à de la matière
scrofuleuse. Cependant l'orchite chronique est essentiellement différente de l'affection tuberculeuse ; or,

____

(1) Les faits de ce genre sont rares ; la maladie étant susceptible de
guérison, je n'ai pu en voir un grand nombre d'exemples, surtout à
l'état récent.

comme les deux maladies ont souvent été confondues, et qu'elles réclament un traitement différent, il importe d'en faire la distinction. Dans l'orchite chronique, on n'observe pas la dilatation irrégulière des tubes séminifères qui a lieu dans l'affection tuberculeuse (voir p. 370); en outre, et ce caractère a plus de valeur, le produit morbide ne se ramollit point ultérieurement. D'un autre côté, au lieu de se montrer surtout dans l'épididyme et d'être disséminé comme le tubercule, le dépôt de l'orchite se fait dans le corps de la glande, et lors même qu'il est abondant, il forme presque toujours une masse unique ou isolée. Quand nous indiquerons la marche de la maladie, nous trouverons de plus qu'elle survient rarement dans le jeune âge; qu'abandonnée à elle-même, elle n'entraîne point ordinairement, comme l'affection tuberculeuse, la rupture et la dissociation des tubes séminifères; qu'elle ne donne pas lieu, comme celle-ci, à des abcès; qu'elle conduit plutôt soit à l'atrophie, par suite de la pression qu'exerce la lymphe épanchée et de l'obstacle qu'elle apporte à la nutrition, soit à la transformation fibreuse. Ici se présente une question intéressante, celle de savoir si les deux produits, l'un intratubulaire, l'autre extratubulaire, sont de simples modifications d'une même exsudation, c'est-à-dire si cette substance, qui a la forme fibrillaire entre les tubes, se modifie à ce point en traversant leur paroi, qu'elle perd sa tendance à prendre cette forme, pour devenir corpusculaire; ou si, ce qui me paraît plus probable, les deux produits sont différents : l'un, qui est déposé le premier, étant constitué exclusivement par de la lymphe plastique; l'autre, qui se développe dans l'intérieur des canaux par suite du trouble de leur nutrition, étant réellement de nature scrofuleuse, mais en différant en ce qu'il se produit sous l'influence de conditions purement locales et non point sous l'influence de causes constitutionnelles.

La substance jaune exsudée dans l'orchite chronique a été quelquefois appelée *tubercule jaune du testicule*; mais comme l'orchite chronique diffère de l'affection tuberculeuse sous plusieurs rapports essentiels, et qu'elle ne doit pas être regardée comme une manifestation locale de la diathèse scrofuleuse, ce terme est vicieux et peut induire en erreur. Cette matière jaune peut se résorber entièrement sous l'influence d'un traitement approprié et le testicule rester apte à l'accomplissement de ses fonctions.

Il arrive parfois que la peau et les autres enveloppes du testicule s'ulcèrent, et qu'une végétation d'aspect fongueux s'échappe peu à peu à travers la solution de continuité. Cette excroissance fongueuse, appelée avec raison *fongus bénin*, a parfois aussi reçu le nom de *tumeur granuleuse*, ou celui de *hernie du testicule*, parce qu'elle se forme de la même manière que la *hernie du cerveau*, dans laquelle la substance de cet organe s'échappe à travers une ulcération de la dure-mère. Il semble que le dépôt de matière jaune détermine au bout de quelque temps l'ulcération d'un certain point de la tunique albuginée; puis, que la tunique vaginale et la peau, s'enflammant, se confondent intimement en ce point, et s'ulcèrent à leur tour. L'obstacle apporté par la résistance de la tunique albuginée n'existant plus, le produit accidentel pousse peu à peu au dehors la substance tubuleuse qui forme alors une tumeur saillante, constituée par un mélange de tubes séminifères, de matière jaune

et de bourgeons charnus. La hernie de la substance
tubuleuse est parfois tellement considérable qu'il en
reste à peine dans l'intérieur de la tunique albuginée.
Celle-ci se renverse en partie, et le scrotum, débarrassé
de la tension qu'il subissait, se rétracte autour de l'ulcération par l'action du dartos. (1).

Il est facile de démontrer par la dissection et l'examen
microscopique que la masse fongueuse herniée se compose, quand elle est volumineuse, de tubes séminifères et
de lymphe plastique, en même temps que de bourgeons
charnus qui s'élèvent des tubes séminifères voisins de la surface. Les
fongosités les plus petites sont simplement formées par le tissu de la
glande chassé de la tunique albuginée qui se renverse, et dont la
surface est d'ailleurs couverte de
granulations. La figure 23, qui représente une pièce du collége de
l'hôpital de Londres, montre la
coupe d'un fongus bénin, dans le-
quel presque toute la substance tubuleuse de l'organe

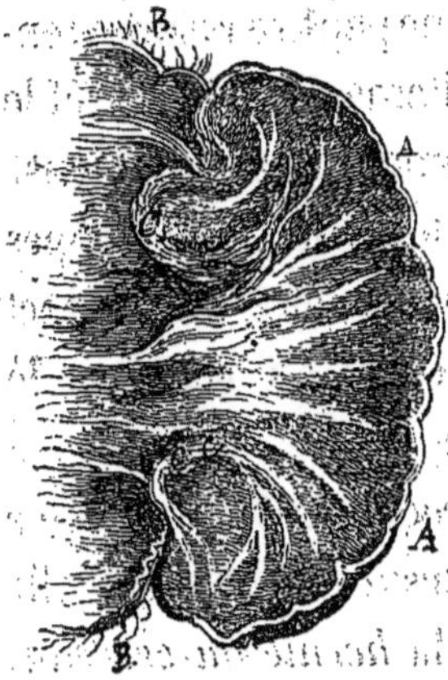

Fig. 23.

(1) M. Jarjavay a publié dans les *Archives générales de médecine*
(4ᵉ série, t. XX) un bon travail sur le fongus du testicule. La description et l'explication qu'il donne du fongus parenchymateux,
d'après les faits dont il a été témoin, sont conformes à celles de
M. Curling. Mais il distingue avec raison du fongus parenchymateux
le fongus superficiel, dont les granulations végètent sur la séreuse du
testicule, sans que la tunique albuginée soit ouverte et laisse passer la
substance séminifère.

Dans un mémoire plus récent (*Moniteur des hôpitaux*, 1853),
M. Deville a cherché à prouver qu'il n'y avait pas de fongus paren-

* Fig. 23. Coupe d'un fongus bénin. — AA fongus saillant. — BB scrotum. — CC tunique
albuginée renversée en dehors.

est en dehors du scrotum, et le médiastinum testis au-dessus du niveau des téguments. En examinant attentivement ces fongus, j'ai rarement trouvé que la quantité de matière plastique exsudée y fût très-abondante. Quant à l'ulcération des enveloppes du testicule et à la hernie qui en est la conséquence, elles semblent avoir une influence heureuse sur la nutrition de la substance glandulaire. En effet, les tubes séminifères et les vaisseaux sanguins se trouvant à l'abri de la compression, la circulation se rétablit; souvent même, la lymphe plastique se résorbe et le produit déposé dans l'intérieur des tubes séminifères disparaît. La tunique albuginée s'épaissit ordinairement autour de l'ulcération et ses bords se renversent; dans les cas où la maladie est ancienne, le scrotum lui-même est induré et épaissi autour du fongus; quelquefois aussi il est légèrement décollé.

C'est dans ces dernières années seulement que la hernie ou fongus bénin du testicule a particulièrement attiré l'attention. En 1808, M. Lawrence en a expliqué la véritable nature, dans un travail basé sur plusieurs observations (1); et ses remarques sur les causes, les symptômes et la marche de la maladie ont été confirmées par tous les auteurs qui ont écrit sur les affections du testicule (2).

chymateux, tel que l'ont compris les auteurs anglais et M. Jarjavay, et que la hernie indiquée par ces observateurs était toujours formée par le testicule non ouvert et granuleux à sa surface, mais non par une issue de sa substance à travers l'albuginée. Cette opinion est trop exclusive, et ne me paraît pas suffisamment justifiée.

(Note du Traducteur.)

(1) *Edinb. med. and surg. journal*, vol. IV, p. 257.

(2) Cette maladie a été, en 1852, à l'Académie de médecine de Paris, le sujet d'une discussion longue et animée, provoquée par la

Bien que le fongus bénin survienne presque toujours à une époque avancée de l'orchite chronique, il est cependant quelquefois consécutif à une inflammation aiguë entée sur l'affection chronique et qui se termine par la suppuration de la substance glanduleuse. Dans un cas de cette espèce, il y a, outre la tumeur fongueuse, des sinus plus ou moins nombreux, qui sillonnent le parenchyme de la glande et donnent issue à du pus mêlé avec la matière jaune. Une orchite primitivement aiguë, marchant vers la suppuration, peut également être suivie d'une hernie fongueuse de la substance sécrétante du testicule; seulement, dans ce dernier cas, l'excroissance n'est pas aussi exubérante, parce qu'il n'entre pas de matière jaune dans sa composition; mais on voit habituellement des fistules d'où s'écoule du pus, parfois mêlé de sperme.

Après avoir été légèrement tuméfié par l'inflammation chronique, un testicule reste souvent dans cet état pendant des années, en même temps qu'il est indolent et ne cause que très-peu de gêne; si alors on examine l'organe, on trouve que le dépôt jaune accidentel présente

lecture d'un mémoire de M. Malgaigne sur le traitement des ulcères tuberculeux des testicules. Ce chirurgien décrivait un fongus spécial lié à l'existence des fistules tuberculeuses, et qui réclamait l'excision. Je ne puis admettre d'excroissance de ce genre dans l'affection tuberculeuse des testicules. La lymphe plastique qui, dans l'orchite chronique, tend à chasser au dehors la substance tubuleuse après ulcération de ses tuniques, est déposée dans le tissu cellulaire extérieur aux tubes séminifères; elle ne les détruit donc pas facilement; elle est d'ailleurs généralement limitée au corps de l'organe. Au contraire, les tubercules se développent, comme je le montrerai plus loin, à l'intérieur des tubes, et affectent plus fréquemment l'épididyme que le corps de la glande; les deux appareils sécréteur et excréteur sont plus ou moins détruits.

une fermeté et une consistance considérables ; la tunique albuginée est épaissie ; elle a même, dans quelques points, la dureté et la densité du cartilage ; enfin les surfaces opposées de la tunique vaginale sont intimement unies par d'anciennes adhérences. La substance glanduleuse est atrophiée par la pression qu'exerce la matière jaune ; au bout de quelque temps toutes deux se convertissent en tissu fibreux et s'atrophient lentement, de telle sorte qu'un testicule ainsi tuméfié et induré diminue peu à peu, jusqu'à ce qu'il n'en reste plus guère autre chose qu'un simple noyau du volume d'une noix dans lequel se termine le cordon spermatique. A l'autopsie d'un homme qui, quelques années auparavant, avait souffert d'une inflammation chronique des testicules, j'ai trouvé ces deux organes très-indurés, mais ayant à peu près leur volume normal ; sur tous les deux la substance tubuleuse était très-amoindrie et remplacée par un tissu fibreux dense ; à la partie supérieure du testicule droit se trouvait un dépôt jaunâtre, presque aussi dense que du cartilage, et très-peu vasculaire. Le testicule ainsi altéré est habituellement indolent, et donne à la main qui l'explore une sensation de dureté analogue à celle de la pierre. On rangeait autrefois dans la catégorie des *squirrhes* les tuméfactions de ce genre. Dans ces indurations du testicule, l'épididyme échappe souvent à l'altération morbide qui se limite au corps de la glande ; quelquefois, cependant, on trouve aussi l'épididyme bosselé, dur et irrégulier.

On peut voir, par les observations précédentes, que cette maladie chronique tend à détruire graduellement l'intégrité du testicule : si l'inflammation est arrêtée dans sa première période, la glande reste intacte ; si elle n'est arrêtée qu'à une période plus avancée, la substance tubuleuse se désorganise en partie et diminue de volume ; mais quand on laisse marcher la maladie sans lui opposer aucun traitement, l'organe est entièrement détruit, soit par la suppuration et l'ulcération, soit par le procédé plus lent de l'atrophie et de la transformation fibreuse, et si les deux testicules sont ainsi altérés, les désirs et la puissance sexuels s'affaiblissent en proportion des lésions produites.

— L'inflammation chronique du testicule reconnaît des causes variées. Elle arrive souvent après une contusion légère, dont les premiers effets avaient été si insignifiants que le malade y avait fait peu d'attention, le testicule n'ayant commencé à se tuméfier et à devenir douloureux que quelques semaines après l'accident. D'autres fois elle survient peu de temps après la cessation de la période d'acuité d'une orchite, surtout lorsque le malade a fait quelques excès de table ou de coït. Ceux qui ont un rétrécissement ou toute autre affection des voies urinaires entraînant un peu d'inflammation dans l'urèthre, y sont plus particulièrement exposés ; et, bien qu'elle soit habituellement idiopathique, l'inflammation a cependant quelquefois une marche que l'on peut suivre le long du canal déférent jusqu'à l'épididyme et au testicule, comme dans l'orchite secondaire. Elle peut se montrer même pendant une attaque de goutte, et chez des rhumatisants ; en pareil cas, elle présente des caractères analogues à ceux de ces maladies constitutionnelles.

Sir A. Cooper avait une idée juste de cette maladie, quand il la faisait dépendre surtout d'une santé altérée et d'une constitution affaiblie. « Quant aux causes de cette affection, dit-il, on aurait tort de la considérer simplement comme locale ; car elle ne survient que chez les personnes qui y sont prédisposées par une mauvaise santé antérieure, chez ceux, par exemple, qui ont été scrofuleux dans leur jeunesse, ou dont la constitution a été détériorée par l'intempérance, ou qui ont fait longtemps usage du mercure ; chez les sujets enfin dont les forces vitales sont diminuées, et chez lesquels nous voyons le tissu cellulaire se mortifier sous une forme analogue à celle du charbon chronique. L'exposition habituelle à l'humidité, au froid ou à la fatigue, et la satisfaction immodérée des passions y prédisposent également. Mais la cause occasionnelle la plus fréquente est une maladie de l'urèthre, soit que ce canal ait seulement une légère irritation, réagissant par sympathie sur le testicule, soit que sa membrane muqueuse ait une lésion organique. Plusieurs des causes que j'ai mentionnées à propos de l'orchite aiguë interviennent, en définitive, dans la production de cette maladie ; c'est l'état de la constitution qui amène les principales différences dans la nature et la production des deux affections (1). »

Symptômes. — L'orchite chronique est toujours à peu près indolente. Au début, le testicule est légèrement sensible ; peu de temps après le malade remarque une légère augmentation de volume, et une induration irrégulière sur quelque point de l'organe. Cette induration commence à la partie inférieure de l'épididyme, non pas toujours cependant, ni même aussi fréquemment que l'ont supposé beaucoup de pathologistes. Le corps de la glande

______
(1) *Lib. cit.*, p. 39.

et l'épididyme sont bientôt confondus en une seule tumeur unie, ferme, non élastique, de consistance uniforme, de forme ovale et un peu aplatie sur les côtés. L'augmentation de volume marche lentement, mais toujours peu à peu, jusqu'à ce que l'organe ait au moins doublé de volume. La tumeur devient le siége d'une douleur légère, obtuse, ainsi que d'une sensation de pesanteur dans la partie et dans les reins. La pression augmente peu cette douleur, et même, si la maladie dure sept ou huit semaines ou davantage, l'organe perd en grande partie sa sensibilité spéciale. En général, le cordon spermatique ne s'indure pas ; mais il semble plein, et ses veines sont un peu gonflées. On donnait autrefois indistinctement le nom de *sarcocèle* à cet état morbide et à d'autres engorgements du testicule de nature très-différente. Il en résultait une confusion qui a fait abandonner cette expression ; aussi ne la trouve-t-on plus dans les ouvrages de pathologie externe. Il se fait souvent un épanchement dans le sac vaginal autour du testicule gonflé ; de là résulte l'affection qu'on a nommée *hydro-sarcocèle*. L'épanchement ne devient jamais considérable, je l'ai vu rarement dépasser soixante à quatre-vingts grammes ; il s'amasse quelquefois en un point circonscrit, des adhérences s'opposant à ce qu'il se forme dans toute l'étendue de la cavité.

Quelquefois les deux testicules se prennent, soit que l'inflammation les envahisse à peu de distance l'un de l'autre, soit qu'elle occupe le second, après avoir cessé dans le premier. Quelquefois il ne s'épanche de liquide que d'un côté ; d'autres fois une hydrocèle double coïncide avec le gonflement des deux testicules.

Cette affection cause ordinairement si peu de gêne, que le testicule acquiert souvent un volume considérable, avant qu'on y fasse sérieusement attention. Peut-être le soulagement est-il dû à l'usage du suspensoir ; quoi qu'il en soit, le malade continue ses occupations habituelles et son genre de vie, sans y prendre garde davantage, jusqu'à ce qu'une inflammation plus vive soit provoquée par une légère contusion ou un excès de boisson ou de femmes ; les symptômes augmentant tout à coup, le malade est forcé de recourir à l'assistance de l'art.

Au bout de quelques semaines ou de quelques mois, la peau du scrotum s'amincit, ordinairement en avant, et se soulève en même temps qu'elle rougit et s'enflamme. Elle s'ulcère ensuite, et il s'en échappe alors une substance d'aspect fongueux et quelquefois une petite quantité de pus ; bientôt il se produit une hernie de la substance testiculaire, hernie qui augmente graduellement jusqu'à ce que la partie présente l'aspect caractéristique du fongus bénin (fig. 24). Celui-ci consiste en une masse saillante, d'aspect cendré ou blanc jaunâtre, parsemée de taches irrégulières rouge pâle, qui sont formées par du sang épaissi. Tantôt les saillies sont plus ou moins proéminentes, comme celles des autres surfaces granuleuses, tantôt elles sont peu distinctes, la surface de la tumeur étant lisse et unie. Cette excroissance fongueuse est

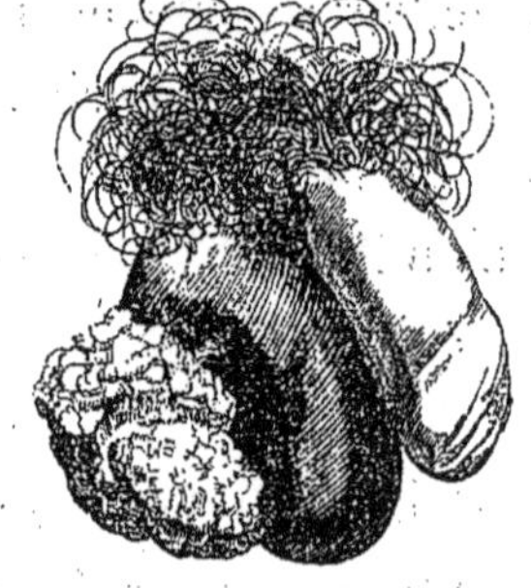

Fig. 24.

entourée et quelquefois étroitement embrassée par la peau du scrotum, dont les bords ulcérés sont épaissis et renversés. Elle fournit un écoulement sanieux peu abondant et clair, parfois mêlé à du fluide séminal. Elle est à peine sensible au toucher, à l'action des caustiques et à l'instrument tranchant. Le cordon spermatique peut être suivi jusqu'à la base de la tumeur. Cette hernie de la glande devient parfois tellement considérable que c'est à peine s'il en reste une portion dans les bourses. A cette période, la maladie est tout à fait indolente ; et, si l'on n'intervient pas, elle dure plusieurs mois sans éprouver aucun changement appréciable. Aussitôt que le scrotum a cédé, non-seulement toute douleur cesse, mais aussi la tumeur scrotale disparaît en partie.

Bien que l'orchite chronique affecte assez souvent les deux testicules, on a rarement observé le fongus bénin des deux côtés en même temps. Je n'ai, pour ma part, rencontré qu'un exemple de ce genre. M. Lawrence cite, dans son mémoire original, deux cas dans lesquels les deux testicules furent successivement atteints d'une inflammation chronique suivie de hernie fongueuse.

Dans ces dernières années, il n'est venu à ma connaissance qu'un très-petit nombre de cas de cette affection. Elle paraît, en effet, moins fréquente aujourd'hui qu'autrefois ; il faut l'attribuer sans doute à ce que les maladies du testicule sont généralement mieux connues, et à ce qu'on les traite avec plus de soin à leur début.

J'ai parlé à la page 281 des dépôts qui se font au milieu du parenchyme du testicule et de l'épididyme dans certaines orchites aiguës ; j'ai signalé la forme concrète que prennent ces dépôts, et la persistance de la maladie à l'état chronique, après qu'ils se sont formés. Dans la variété d'orchite chronique que je décris maintenant, la suppuration peut avoir lieu en même temps que les dépôts de matière jaunâtre ; dans un cas de ce genre, j'ai même trouvé des globules de pus jusque dans les vaisseaux séminifères. Le pus et la lymphe plastique peuvent être infiltrés ensemble dans la substance du testicule ; ou bien la lymphe se dépose dans le testicule, tandis que l'épididyme suppure seul. La formation du pus, en pareil cas, est une aggravation sérieuse de la maladie, et compromet beaucoup le testicule. Épanché dans le corps de cet organe, le pus en désorganise la texture délicate ; et quand, l'ulcération s'en étant suivie, la matière s'échappe au dehors, il en résulte des fistules qui communiquent avec l'intérieur de l'organe, et qui ont peu de tendance à se fermer. Ces fistules laissent écouler un pus clair, mêlé dans quelques cas à de la liqueur séminale, et forment alors des *fistules spermatiques* (1).

Sir A. Cooper a remarqué que chez les très-jeunes enfants le testicule se tuméfiait quelquefois et devenait dur, sans causer ni gêne, ni douleur ; c'est par hasard que les parents ou les domestiques s'en aperçoivent ; le testicule reste indolent, quoique gonflé, pendant des semaines, des mois et même des années ; puis, la constitution se fortifiant, la tuméfaction disparaît et l'organe revient à son état naturel (2). Il y a quelques années, feu mon collègue M. Hamilton m'a montré un enfant de dix mois,

(1) Il ne m'est pas démontré qu'il y ait de véritables fistules spermatiques, c'est-à-dire, des orifices anormaux laissant sortir avec le pus de la matière séminale. Sur le vivant, j'ai souvent examiné au microscope le liquide fourni par des fistules, soit de l'épididyme, soit du testicule, sans y trouver jamais de spermatozoïdes. Sur le cadavre, je n'ai pu faire passer l'essence de térébenthine par les fistules, et il m'a toujours paru qu'autour de ces dernières les vaisseaux séminifères étaient oblitérés. (*Note du Traducteur.*)

(2) *Lib. cit.*, p. 57.

placé dans son service à l'hôpital de Londres, pour un gonflement de ce genre occupant les deux testicules. On avait remarqué à la naissance que ces glandes étaient déjà volumineuses ; mais elles avaient beaucoup augmenté depuis. Le testicule droit était presque aussi gros qu'un œuf de pluvier ; le gauche était un peu plus petit. Tous deux étaient ovoïdes, très-durs, avaient une surface lisse et unie, et ne paraissaient nullement sensibles au toucher. L'enfant se portait d'ailleurs assez bien. Pendant trois semaines qu'il est resté en observation, le gonflement a été stationnaire. J'ai vu, depuis, deux ou trois cas analogues, mais je n'ai pu déterminer la nature pathologique de cette tuméfaction chronique du testicule chez les jeunes enfants ; je doute que sir A. Cooper ait raison de décrire cette maladie comme étant de nature tuberculeuse ; il n'est guère permis d'admettre une pareille opinion, quand on voit l'organe tuméfié revenir habituellement à son volume normal, et la tumeur être toujours lisse et uniforme.

Jusqu'à la fin de l'année 1854, je n'avais pas vu l'orchite chronique des jeunes enfants se terminer par un fongus bénin ; mais à cette époque, pendant que j'étais à Dublin, le docteur Fleming, chirurgien de l'hôpital de Richmond, m'a montré un exemple de fongus bien prononcé sur un enfant d'environ deux ans, et de plus, le dessin du scrotum d'un autre enfant atteint de la même lésion. Dans les renseignements qu'il a bien voulu me communiquer depuis peu, le docteur Fleming me fait savoir qu'il a vu plusieurs cas d'orchite chronique simple ou double, et à différents degrés, chez des enfants confiés à ses soins, à l'institution Netterville. Le dessin indiqué tout à l'heure a été pris sur un garçon de vingt mois, né de parents sains, qui eut une orchite chronique, d'abord à gauche, puis à droite, six semaines ou deux mois avant le moment où il fut traité. A cette époque, les signes locaux de la double maladie étaient aussi tranchés que dans les cas les plus incontestables chez l'adulte ; le testicule gauche, sensiblement augmenté de volume, sortait à travers une ulcération du scrotum, et présentait l'apparence de la tumeur granuleuse ou fongus. Le côté droit du scrotum était rouge, œdématié et adhérait en un point au testicule. Pendant le séjour de cet enfant à l'hôpital, la maladie s'améliora sous l'influence du traitement habituel, mais il partit avant que la guérison fût complète. Le docteur Fleming a vu deux autres exemples de fongus bénin sur des enfants d'environ trois ans, chez lesquels un seul testicule était malade. Dans aucun des cas qu'il a observés, il n'a pu rapporter la maladie à une infection syphilitique constitutionnelle provenant des parents. Le traitement a consisté dans l'administration de la poudre grise combinée avec la rhubarbe et le carbonate de soude, puis dans l'emploi de l'iodure de potassium associé au sirop de quinquina et de salsepareille, ou au sirop d'iodure de fer. Localement, on employa le sulfate de cuivre et les bandelettes. Ce traitement parut très-avantageux (1).

Diagnostic. — On peut prendre une orchite chronique pour un cancer encéphaloïde ou pour une hématocèle.

Elle diffère de l'encéphaloïde par sa surface plus ré-

____

(1) Dans le texte anglais, cet alinéa se trouve dans l'Appendice, à la page 516.

gulière et plus uniforme, par son moindre volume et par l'absence de toute affection concomitante du cordon et des ganglions inguinaux. Dans quelques cas, le début par l'épididyme sert aussi à indiquer la nature de la maladie. Toutefois, pendant la première période du cancer encéphaloïde, les caractères de la tumeur sont tellement semblables à ceux de l'orchite chronique que le diagnostic est extrêmement difficile, et nous n'avons souvent d'autres moyens de nous guider que les résultats obtenus par la médication. — Il y a quelques années, un habitant de la province vint à Londres consulter pour une affection du testicule datant de dix-huit mois. L'organe était très-tuméfié, très-dur et très-pesant; il y avait une petite quantité de liquide dans la tunique vaginale. La santé générale était un peu altérée. Ce malade avait pris, sans que la tumeur eût diminué de volume, du mercure, de l'iodure de potassium, de l'iodure de fer, et avait employé localement les mercuriaux et les iodés. Il vit alternativement sir B. Brodie, M. Lawrence et moi-même : aucun de nous ne se hasarda à formuler une opinion positive sur la nature du mal ; mais nous inclinions à la regarder comme maligne. Comme il n'y avait point eu antérieurement de stomatite mercurielle, on conseilla d'essayer de nouveau le mercure jusqu'à salivation, et, si la tumeur ne diminuait pas par ce traitement, d'enlever le testicule. Mais la maladie, que je présume avoir été une orchite chronique, céda aux mercuriaux, et le malade guérit en trois mois.

L'orchite chronique forme une tumeur plus solide et moins élastique que l'hématocèle, et atteint très-rarement un volume aussi considérable, sans causer l'ulcération de la tunique albuginée, et la hernie fongueuse de la substance testiculaire. On apprend, d'ailleurs, par les commémoratifs, que la tumeur est survenue très-lentement et non tout à coup, à la suite d'un accident ou par le fait d'une hydrocèle, comme cela a lieu pour l'hématocèle. Le diagnostic est ordinairement très-facile ; je n'ai même jamais vu un seul cas d'orchite chronique qu'on ait eu de la difficulté à distinguer de l'hématocèle.

On ne peut distinguer l'hydrosarcocèle d'une hydrocèle qu'en examinant la tumeur après avoir évacué le liquide, à moins que l'épanchement de sérosité ne soit peu abondant, ou que le sac ne soit lâche et incomplétement distendu. Dans ce cas, on peut sentir au milieu du liquide la glande tuméfiée et indurée.

On est très-exposé à confondre l'orchite chronique avec l'affection tuberculeuse du testicule ; nous donnerons plus loin le moyen de distinguer les deux maladies.

On a généralement, jusqu'à ces dernières années, confondu le fongus bénin du testicule avec l'affection fongoïde maligne de l'organe. Une telle méprise ne peut être faite aujourd'hui par un chirurgien instruit. L'aspect granuleux de la masse fongueuse, sa consistance et l'absence d'hémorrhagie indiquent manifestement la nature de la tumeur. En outre, la compression exercée sur cette dernière produit la douleur habituelle du testicule comprimé, tandis qu'il n'en est pas ainsi dans l'affection cancéreuse.

Traitement. — Soignée de bonne heure, l'orchite chronique cède ordinairement assez vite. Les moyens antiphlogistiques sont rarement nécessaires. On applique avec avantage quelques sangsues, lorsque l'inflammation a pris tout à coup plus d'intensité. Pourtant, même dans ce cas, la saignée locale est rarement nécessaire. Le mercure est le remède principal, et son action est ordinairement très-efficace avant la période de suppuration. Aussitôt qu'il commence à manifester son influence sur la constitution, la douleur et la sensibilité cessent, la tumeur diminue et l'induration disparaît peu à peu. On peut donner deux fois par jour vingt-cinq centigrammes de pilules bleues, avec un centigramme et demi d'opium, en augmentant ou diminuant ultérieurement la dose suivant les effets; on peut encore remplacer les pilules par les onctions mercurielles. On n'atteint pas le but lorsqu'on provoque une violente stomatite; mais il est bon que les gencives s'affectent légèrement, et que le malade reste soumis à l'influence du médicament jusqu'à ce que toute tumeur ait cessé, et que l'induration ait presque disparu ; ces résultats s'obtiennent lentement et demandent ordinairement quatre ou cinq semaines. Il ne faut pas oublier que l'inflammation locale est peu grave, et qu'en même temps la santé du sujet est toujours quelque peu débilitée. C'est pourquoi le régime doit être nourrissant : on permettra de la viande une fois par jour, et, dans quelques cas, de la bière ou du vin. Aux malades dont la constitution est très-faible, on donnera avec beaucoup d'avantage, durant le cours du traitement mercuriel, le sulfate de quinine à la dose de dix centigrammes deux ou trois fois par jour. Il ne faudrait pas croire que l'orchite chronique ne puisse pas être guérie sans mercure; mais ce médicament est si éminemment avantageux que, toutes les fois qu'il peut être supporté, il doit entrer pour une grande part dans le traitement. En général, je recommande d'abord au malade de garder constamment la position horizontale sur un lit ou sur un sofa ; mais cette précaution n'est pas absolument nécessaire et l'on peut s'en dispenser surtout quand l'inflammation est légère. La compression, au moyen de bandelettes appliquées de la manière déjà indiquée, peut faciliter l'absorption du dépôt accidentel et hâter la résolution de la tumeur. L'efficacité du mercure est si grande que j'ai rarement employé la compression sans lui, tandis que j'ai plusieurs fois combiné les deux moyens avec un avantage très-marqué. Dans ces cas, j'emploie généralement les bandelettes d'*emplastrum ammoniaci cum hydrargyro* (1). On peut également favoriser la résolution de la tumeur et de l'induration par l'application sur le scrotum, de l'onguent iodé du Codex ou de l'onguent mercuriel du Codex, ou encore en badigeonnant tous les deux jours le scrotum avec la teinture d'iode. Ces moyens locaux sont particulièrement applicables aux cas dans lesquels la présence du liquide dans la tunique vaginale s'oppose aux bons effets de la compression. Bien qu'il soit nécessaire de continuer les topiques et l'usage interne du mercure à petites doses pendant plusieurs semaines avant que les lésions aient complétement disparu, le malade ne doit cependant pas être condamné à garder rigoureusement la chambre tout ce temps ; il peut se livrer chez lui à ses occupations habituelles et prendre un exercice modéré en plein air ; c'est même un des avantages de la compression de dispenser presque toujours de la position horizontale. Lorsqu'on est obligé de cesser l'usage du mercure, en raison de ses fâcheux effets sur la constitution, on peut

(1) *Lancet*, vol. II, 1839-40, p. 640.

22

donner très-avantageusement la décoction de salsepareille additionnée de vingt-cinq à trente centigrammes d'iodure de potassium, et triompher encore de la tuméfaction et de l'induration. Dans ces cas, l'iodure de quinine et l'iodure de fer sont aussi des médicaments utiles. Enfin, dans le cours du traitement, le malade doit rigoureusement s'abstenir de toute excitation vénérienne.

Le succès de la médication dépend nécessairement beaucoup de la période à laquelle le chirurgien est appelé. Si l'orchite n'existe que depuis cinq à six semaines, on obtient facilement le retour du testicule à son état normal; si la maladie date de plus longtemps, le tissu de l'organe, quoique plus sérieusement altéré, peut cependant encore être sauvé d'une destruction totale; si enfin, on a laissé l'inflammation persister plusieurs mois, la désorganisation du testicule est irrémédiable, et il ne reste plus d'autre espoir que d'arrêter les progrès d'une affection qui est une source de souffrance, en même temps qu'elle entretient l'irritation et qu'elle tend à altérer la santé générale; dans quelques cas même, l'exsudation plastique étant trop considérable pour pouvoir être jamais reprise par l'absorption, il n'y a plus d'autre alternative que d'enlever la glande. Toutefois, cette opération est rarement nécessaire, et je n'ai eu, pour ma part, à y recourir dans aucun cas d'orchite chronique non suppurée.

A mesure que l'inflammation du testicule cède, le liquide épanché dans la tunique vaginale se résorbe; aussi l'hydrocèle concomitante réclame-t-elle rarement des moyens de traitement différents de ceux qu'on emploie pour faire disparaître l'orchite. Quelquefois, cepen-

dant, ces moyens sont insuffisants et l'opération de l'hydrocèle devient nécessaire. Mais il ne faut pas y recourir trop tôt, car souvent la sérosité disparaît peu à
peu à mesure que le malade se rétablit. Si enfin, après
la disparition de l'orchite la quantité de liquide reste
assez considérable pour que la tumeur soit gênante par
son volume, le chirurgien doit pratiquer l'acupuncture ou introduire un trocart; puis, le liquide évacué,
attendre le résultat. Si un nouvel épanchement se formait, on pourrait alors recourir à l'injection iodée faite
avec plus de précaution que d'habitude, afin de ne point
exciter une nouvelle inflammation du testicule. Dans
un cas récent, dans lequel j'ai employé l'injection six
mois environ après la guérison d'une orchite chronique, il se forma une tumeur solide et volumineuse à la
suite de l'opération; je donnai des mercuriaux, puis les
toniques, après quoi la tumeur diminua lentement, mais
d'une manière incessante.

Le fait suivant éclaire plusieurs points de l'histoire et
du traitement de cette affection. Un capitaine de vaisseau, au teint hâlé, fortement musclé, et âgé de vingt-
sept ans, qui revenait d'un voyage aux Indes occidentales, me fut amené le 1ᵉʳ octobre 1840, par un confrère
qui voulait avoir mon avis sur l'état des testicules de
ce malade; il paraît que le testicule droit avait commencé
à se tuméfier environ un an auparavant, que six mois
plus tard le gauche avait aussi augmenté de volume,
et que tous deux avaient depuis continué à grossir. Il
en était résulté une gêne si légère que le malade n'avait
pas pris garde à cette affection dont sa santé ne paraissait
pas souffrir. Ayant été, quelques jours après son arrivée,

engagé pour un autre voyage, il avait jugé à propos de
consulter son médecin ordinaire avant de rejoindre son
bâtiment. Je trouvai à droite une hydrocèle de volume
modéré, et je pus facilement reconnaître que le testicule
était malade, d'après la solidité et la rénitence insolite de
la tumeur en arrière. Il y avait aussi à gauche une hydrocèle de forme oblongue, qui remontait un peu le long
du cordon ; mais la laxité du sac et la faible quantité de
liquide épanché me permirent de sentir le testicule gauche
qui était évidemment tuméfié et induré. L'incommodité
légère qu'éprouvait le malade me sembla due au poids et
au volume de ses tumeurs. Je fis sortir, à l'aide d'un
trocart, quatre-vingt-dix grammes environ de sérosité
de couleur paille de l'hydrocèle droite, et je trouvai le
testicule plus gros que le gauche et également très-dur.
Des deux côtés le corps de la glande était évidemment
induré. Le malade prétendait n'avoir eu aucune affection
des organes urinaires dans le cours des deux années précédentes, et attribuait l'origine de sa maladie à des excès vénériens. Après avoir obtenu, non sans peine, qu'il renonçât
au voyage projeté, nous adoptâmes le traitement suivant :
— Repos dans la position horizontale, trois pilules bleues
de 0,25 c. par jour, application d'onguent mercuriel sur
le scrotum. — Le 17 octobre, la bouche était à peine
affectée par le mercure, bien que les pilules eussent été
portées à quatre par jour. Les testicules étaient moins
douloureux et avaient un peu diminué de volume. L'hydrocèle du côté droit avait reparu quelques jours après l'o-
pération. On ordonna des frictions avec quatre grammes
d'onguent mercuriel à la partie interne des cuisses, soir
et matin, et deux pilules mercurielles chaque jour. Le

22, la bouche était un peu malade, et le liquide entièrement résorbé à gauche; le testicule de ce côté était plus mou et un peu moins volumineux; à droite le testicule et l'hydrocèle avaient aussi diminué de volume. Le traitement fut continué. —Le 3 novembre, la bouche était très-malade; les pilules avaient été supprimées depuis le 27 octobre; les testicules étaient très-diminués; mais ils restaient irréguliers, plus pesants et plus durs qu'à l'état normal; il y avait encore à droite une petite quantité de liquide dans la tunique vaginale. Je prescrivis la décoction de salsepareille avec vingt-cinq centigrammes d'iodure de potassium trois fois par jour, et de nouvelles pilules mercurielles, et je fis badigeonner tous les deux jours le scrotum avec la teinture d'iode. Ce traitement fut continué quinze jours environ. J'avais conseillé en même temps au malade de suivre un bon régime, et de prendre de l'exercice; à mesure que sa santé se rétablit, tout épanchement disparut, et les deux testicules revinrent à leur état normal. Dix semaines après ma première visite, il ne restait plus qu'une légère induration.

Autrefois, quand il y avait un fongus bénin, la castration était le mode de traitement auquel on avait recours. La pratique s'est nécessairement améliorée depuis que l'on connaît mieux l'évolution de la maladie, et on la regarde actuellement comme habituellement curable sans excision. Ce progrès est dû à M. Lawrence qui fait observer que si, dans beaucoup de cas, on abandonnait entièrement la maladie à elle-même, on verrait la tumeur s'affaisser, les fongosités revenir sur elles-mêmes et une guérison complète avoir lieu sans aucune intervention de l'art. Il doit cependant en être rarement ainsi, parce

que les mêmes conditions anatomiques qui favorisent la
production du fongus, s'opposent au rétablissement de
l'état normal. La saillie de la masse fongueuse se trouvant
être l'obstacle principal à la cicatrisation, il était naturel de
supposer que la première indication était de ramener les
fongosités au niveau de la peau. Dans ce but, on a eu
recours à la compression et à l'application de divers
caustiques ; on réussissait bien de la sorte à affaisser les
fongosités et à amener la cicatrisation de la peau, surtout
quand on employait simultanément les deux moyens ;
mais le traitement était long et dans quelques cas inefficace. Aussi M. Lawrence en arriva-t-il à conseiller
l'ablation du fongus avec le bistouri, comme le mode de
traitement le plus court et le plus efficace. Sir A. Cooper
pratiqua également une opération par laquelle, dit-il, on
excise la partie malade sans léser ni l'épididyme ni le testicule. Mais ce procédé opératoire de l'illustre chirurgien ne
sauve certainement pas de l'extirpation la portion sécrétante de l'organe. Puisque les fongosités sont en partie
constituées par les tubes séminifères eux-mêmes, et comprennent souvent la presque totalité de la substance
glanduleuse du testicule, leur excision n'est en réalité qu'une castration incomplète. On peut douter, il est
vrai, que la substance sécrétante ainsi herniée puisse
jamais se rétablir au point de redevenir apte à remplir
ses fonctions ; mais pourtant il ne paraît pas que, dans
la plupart de ces cas, le tissu glandulaire, bien que plus
ou moins lésé, ait été détruit sans ressource, et même la
présence des spermatozoïdes au milieu du produit de la
suppuration, a plusieurs fois démontré que les tubes séminifères sont encore aptes à sécréter lorsqu'ils font

saillie hors du scrotum ; or, s'il en est ainsi, pourquoi ces mêmes tubes sécréteurs ne pourraient-ils pas continuer leurs fonctions après le retour du testicule dans sa position normale et la cicatrisation de la plaie ? J'ai été une fois à même d'examiner l'organe plusieurs semaines après la guérison d'un fongus volumineux sans excision, il n'y avait aucune apparence d'atrophie et j'ai toute raison de croire que la plus grande partie, pour ne pas dire la totalité de la substance tubuleuse, avait conservé son aptitude fonctionnelle (1). Le chirurgien doit faire tous ses efforts pour remettre autant que possible l'organe malade dans sa position et ses conditions normales ; plus on approchera de ce résultat, plus le traitement aura été satisfaisant. D'après cela, l'extirpation d'une partie de la glande me paraît mauvaise, d'autant plus que la cicatrisation s'obtient tout aussi bien par tout autre traitement que par l'excision. Pour la même raison, je rejette la ligature appliquée à la base de la tumeur fongueuse, en vue d'en produire l'étranglement et la mortification ; ce mode de traitement serait non-seulement plus long, mais aussi plus douloureux que l'excision (2).

J'ai dit que, quand le fongus faisait hernie, le tissu

---

(1) On conserve, au Collége de l'hôpital de Londres, des modèles en cire de ce fongus et de l'organe après guérison, modèles dont j'ai présenté des exemplaires à l'Académie de médecine de Paris. L'autre testicule étant sain, je n'ai pu savoir si le sperme était sécrété aussi bien par celui qui avait été autrefois malade que par le précédent. On trouvera, page 362, les détails de ce fait, dans lequel la maladie était d'origine syphilitique.

(2) Dans le neuvième cas rapporté par M. Lawrence, il est dit que la ligature produisit une vive douleur, qui fut suivie de nausées et de douleur s'irradiant le long du cordon jusqu'aux reins ; ces accidents indiquaient que la ligature intéressait la substance tubuleuse.

glandulaire se trouvant alors libre de toute pression, l'affection primitive perdait de son acuité, diminuait souvent
et cessait d'être douloureuse. Il ne faut cependant pas en
conclure que la lymphe exsudée, bien qu'elle cesse d'exercer une compression fâcheuse, se résorbe toujours, et que
le tissu du testicule revienne aussitôt à l'état normal.
D'abord l'altération de la constitution, qui est le point de
départ de la maladie, persiste habituellement, et de plus,
comme le volume du fongus est plus considérable que
s'il était dû exclusivement à des granulations tapissant la
surface des vaisseaux séminifères herniés, c'est une raison
pour croire à la présence d'un dépôt accidentel dans l'é-
paisseur même de l'organe. Il semble que l'on ait perdu
de vue ces considérations dans le traitement, jusqu'au
moment où sir B. Brodie a conseillé l'emploi des remèdes
ordinaires de l'orchite chronique, en même temps que
l'usage des caustiques (1). J'ai moi-même, dès 1843,
préconisé ces moyens, combinés avec la compression par
les bandelettes, la pratique m'en ayant démontré l'efficacité (2).

M. Syme, d'Édimbourg, qui semble croire que le traitement généralement adopté est l'excision et la cautérisation du fongus, a fait connaître (3) un procédé qu'il
présente comme un perfectionnement de la thérapeutique, parce qu'il permet de conserver l'intégrité du
testicule et d'abréger la durée du traitement. Ce procédé
qu'il a décrit comme un mode d'application de la com-

____

(1) Voyez *Medical Gazette*, vol. XIII, p. 222.
(2) Voyez la première édition de cet ouvrage, p. 318, où le traitement par la ligature et l'excision se trouvait fortement condamné.
(3) *London and Edinb. month. journal*, janvier 1845.

pression, consiste à enfermer le fongus dans l'enveloppe scrotale, au moyen d'une opération. Il incise circulai-rement autour de la tumeur, en prolongeant son incision en haut et en bas, de manière à lui donner une forme elliptique ; puis il dissèque de chaque côté les tégu-ments, et les ramène sur le fongus où il les fixe par des points de suture. Le scrotum est enfin soutenu par du diachylon et un bandage. M. Syme prétend que la surface du fongus recouverte de granulations, s'unit aux téguments aussitôt que ceux-ci se recouvrent de lymphe plastique. Pour faciliter la cicatrisation, il recommande de plus l'excision du bourrelet de peau indurée, à tra-vers lequel le fongus s'est fait jour. Il rapporte deux ob-servations : dans l'une, la cicatrisation eut lieu en quatre semaines, et dans l'autre, en trois.

A l'appui de cette opération, et comme preuve de l'importance qu'il y a à s'efforcer de conserver la glande dans le fongus bénin, je puis citer le fait suivant rap-porté par le docteur Duncan (1). Un homme de vingt-huit ans fut admis à l'infirmerie royale d'Edimbourg avec un fongus du testicule gauche, qui avait le volume d'une grosse noix, et qui paraissait formé par une grande partie, sinon par la totalité de la glande. Cette affection datait de quatre mois. Le testicule droit avait été lui-même malade autrefois, et il ne restait aucune trace de cet or-gane. Le scrotum fut incisé de chaque côté, et le testicule remis à sa place, conformément au conseil donné par M. Syme. Une partie de la plaie se réunit par première intention, et au bout de six semaines le malade quitta

(1) *Northern journal of medicine*, juin 1855.

l'hôpital, complétement guéri. M. Duncan m'a assuré qu'à cette époque les désirs sexuels du sujet n'étaient point affaiblis; et plus tard, on a eu des raisons pour penser qu'il avait donné des preuves de sa puissance virile. Le résultat du traitement paraît avoir été satisfaisant. Cependant comme le fait était encore récent, et que le liquide spermatique n'a pas été examiné, nous ne pouvons être certain que l'organe avait recouvré entièrement sa propriété sécrétoire (1).

Bien que, dans beaucoup de cas, l'opération de M. Syme ne soit point indiquée, puisque la maladie peut guérir sans elle, l'idée en était heureuse, et le procédé était susceptible d'amener ou d'activer chez certains sujets la cicatrisation. Mais lorsque, par suite de l'abondance du dépôt plastique dans le testicule, il y a une tuméfaction considérable de l'organe, cette opération est impraticable, au moins jusqu'à ce qu'on ait obtenu une réduction partielle du fongus par le traitement général et le repos. Dans plusieurs des cas opérés à Londres, et sur lesquels j'ai eu des renseignements, les lambeaux de peau ne se réunirent point aisément sur le fongus, mais revinrent sensiblement sur eux-mêmes après l'écartement de la suture, et permirent encore un certain degré de protrusion, de sorte que la plaie guérit par cicatrisation de proche en proche, comme dans le traitement par la compression et les caustiques.

Maintenant que, pour faire ressortir les améliorations successives de la thérapeutique du fongus du testicule, j'ai donné un aperçu rapide de divers modes de traite-

_____

(1) Dans le texte anglais, cet alinéa se trouve à l'Appendice, p. 517.
(Note du Traducteur.)

ment mis en usage depuis que M. Lawrence a publié la véritable explication de cette maladie, je vais indiquer le traitement que je crois le mieux approprié.

Dans les cas récents, je conseille au malade de garder le lit, et, s'il existe de la sensibilité ou de la douleur dans le testicule, de prendre vingt ou vingt-cinq centigrammes de pilules bleues soir et matin, jusqu'à disparition de ces phénomènes morbides. Je place sur la partie un plumasseau de charpie assez grand pour couvrir la plaie, et préalablement plongé dans une forte solution de nitrate d'argent, dans la proportion de cinquante centigrammes pour trente grammes d'eau ; un ou deux plumasseaux de charpie sèche sont appliqués sur celui-ci, puis j'exerce une compression solide avec plusieurs bandelettes de diachylon, et je maintiens le tout avec un bandage approprié. Le même pansement est renouvelé chaque jour. A mesure que les fongosités se réduisent, le scrotum est attiré au-devant d'elles, et l'on rapproche de plus en plus les lèvres de la plaie à l'aide d'étroites bandelettes de diachylon. Sous l'influence de ce traitement, la cicatrisation s'effectue, et le testicule reprend peu à peu sa place dans le scrotum, en restant solidement adhérent à la cicatrice. Dans les cas où il n'existe pas de tuméfaction et où il n'y a pas lieu d'employer le mercure, ou lorsqu'on a cessé l'usage de ce dernier à cause de l'état de la santé générale, j'emploie concurremment avec ces moyens locaux, le sulfate de quinine, l'iode, ou les ferrugineux à l'intérieur.

D'autres escharotiques sont également capables de réprimer les granulations et d'exciter la cicatrisation; telles sont une solution de sulfate de cuivre, les onctions au nitrate acide de mercure, ou à l'iodure rouge de mercure. Quand le fongus cesse de faire saillie, la lotion noire est un bon topique.

Dans les cas où le fongus fait une saillie considérable, et où son collet est étranglé par le scrotum, de même que dans ceux où, la maladie étant ancienne, les téguments ambiants sont épaissis et altérés, l'opération pratiquée par M. Syme serait plus avantageuse et abrégerait la durée du traitement. Je me suis contenté, chez quelques sujets, d'aviver les bords épaissis de la peau qui entourait le fongus et de faire à la partie postérieure, là où la base de la tumeur était le plus bridée, une incision de quatre à cinq centimètres de longueur, puis de disséquer de chaque côté un lambeau triangulaire, et enfin de laisser la solution de continuité se cicatriser de proche en proche, à mesure que le fongus était refoulé par le pansement compressif.

J'ai dit que la suppuration du testicule était quelquefois suivie de la formation de trajets fistuleux. On ne doit évidemment point traiter ces trajets, comme on le ferait en d'autres parties, par l'injection ou l'incision du fond vers la surface. On ne peut que s'efforcer de faire disparaître, au moyen de la médication ordinaire de l'inflammation chronique, toute maladie existante, dans l'espoir que, si la santé générale s'améliore, ces fistules tendront vers la guérison. Celle-ci peut d'ailleurs être facilitée par la compression exacte du testicule au moyen des bandelettes. Quelquefois les trajets fistuleux sont tellement rebelles, et altèrent à tel point l'état général, que la castration devient nécessaire. J'ai vu pratiquer une fois cette opération chez un homme âgé pour un cas de cette nature ; on trouva l'épididyme enchatonné par la membrane séreuse, très-indurée et très-épaissie ; la tunique vaginale contenait beaucoup de sérosité ; il y avait sur trois points différents de l'épididyme, des collections de pus épais, et, à la queue de cet organe, une cavité suppurante, tapissée par une membrane d'aspect rugueux, et qui s'ouvrait à l'extérieur par un trajet fistuleux aboutissant à la partie inférieure du scrotum. Le corps du testicule était complétement sain. La maladie datait de huit mois, et avait résisté au traitement ordinaire. D'autres fois, le pus épanché dans le testicule ne trouvant aucune issue à l'extérieur, il y a une tuméfaction presque indolente et très-rebelle de l'organe, qui est une cause incessante d'ennui et d'inquiétude. Le malade finit même par désirer qu'on le débarrasse de son testicule pour revenir à la santé et reprendre ses occupations habituelles. — Je fus appelé, en mars 1841, chez un capitaine de vaisseau âgé de quarante-trois ans, affecté d'une tuméfaction chronique du testicule droit, qui s'était développée graduellement depuis plusieurs mois. On avait, sans aucun résultat pour la maladie, déterminé une stomatite mercurielle, et appliqué localement divers topiques stimulants. Cet homme ne souffrait pas beaucoup et désirait retourner à son navire ; mais M. Arthur, son médecin, considérait comme une imprudence de reprendre la mer avec une pareille affection. La tumeur n'ayant point cédé aux remèdes qui avaient été judicieusement essayés et continués, je conseillai l'ablation de l'organe, ce à quoi le malade consentit plutôt que de garder plus longtemps le repos. Je pratiquai donc l'opération, et le patient guérit assez vite pour pouvoir reprendre son navire au bout d'un mois. Le testicule avait plus que triplé de volume ; les surfaces opposées de la tunique vaginale étaient extrêmement adhérentes. La tumeur incisée ne laissait voir aucune trace de la structure normale de la glande, que remplaçaient des masses irrégulières de lymphe et des collections purulentes, séparées par d'épaisses cloisons de tissu fibreux.

Dans certains cas où le pus est emprisonné dans le testicule, cet organe reste tuméfié, sensible, et cet état se prolonge parce que le pus est une source continuelle d'irritation. On peut amender ces symptômes par le repos, des déplétions locales et les mercuriaux ; mais les avantages n'en sont généralement que momentanés, le malade continue à souffrir plus ou moins et éprouve de fréquentes rechutes. Il n'y a guère, pour cet état de l'organe, d'autre remède que la castration ; tel est le fait suivant rapporté par sir A. Cooper : « Un chirurgien de cavalerie eut une inflammation avec tuméfaction chronique du testicule, qu'on avait à plusieurs reprises soulagée par le repos au lit, des déplétions locales et l'usage des mercuriaux ; mais toutes les fois qu'il se livrait de nouveau aux exercices nécessités par sa profession, les symptômes reparaissaient. Fatigué de ces retours incessants qui le rendaient incapable de continuer son état, il me pria de lui faire l'ablation de l'organe, et j'y consentis. En examinant le testicule, je trouvai dans son centre un abcès chronique, qui avait entretenu l'irritation de la partie et produit les inflammations répétées (1). » On ne peut pas, dans les faits de ce genre, s'assurer avec exactitude de la présence du pus. En tout cas, aucun chi-

____

(1) *Lib. cit.*, p. 44.

rurgien n'aurait l'idée de recourir à la castration avant
d'avoir essayé avec persévérance la médication habituelle
de l'orchite chronique (1).

ADDITION SUR L'ORCHITE CHRONIQUE

ET LE FONGUS DU TESTICULE, PAR LE TRADUCTEUR.

L'article qu'on vient de lire est un de ceux qui éton-
neront le plus les chirurgiens français, parce que les détails présentés par l'auteur sur l'orchite chronique et
le fongus bénin du testicule ne sont pas en rapport avec
les notions qui ont cours parmi nous sur ces deux sujets.
Il semble en effet résulter des travaux de M. Curling,
que ces maladies sont fréquentes et admises sans contes-
tation en Angleterre. Or, nous sommes accoutumés en
France à considérer, au contraire, l'orchite chronique

(1) M. le professeur Nélaton a observé à l'hôpital des Cliniques un
fait analogue à celui d'A. Cooper. Ce fait est publié dans le *Moniteur
des Hôpitaux* (1855, p. 156) sous le titre : *abcès chronique ou kyste suppuré du testicule*. Le malade, âgé de 35 à 40 ans, avait vu paraître
deux années auparavant sur le testicule droit une tumeur qui s'était
accrue peu à peu, sans donner lieu à aucune douleur ; elle était fluctuante, et l'existence d'une crépitation particulière qui était due au
frottement des deux feuillets opposés de la séreuse, recouverts de
fausses membranes, et qui était incompatible avec l'idée d'un épanchement vaginal, fit penser à M. Nélaton que la collection était bien
dans la tunique albuginée. La castration fut faite, et l'on put reconnaître qu'il s'agissait d'un kyste renfermant du pus et contenu, en
effet, dans la cavité même de la tunique albuginée, où il ne restait
plus que quelques traces du tissu de l'organe vers la partie supérieure.
M. Robin a donné une longue description des caractères microscopiques de ce kyste.

M. le professeur Denonvilliers a rencontré un cas du même genre à
l'hôpital Saint-Louis. Il a pratiqué la castration, et, sur la pièce que
j'ai vue à la Société de chirurgie, on a pu reconnaître un abcès volumineux enkysté dans l'intérieur de la tunique albuginée.

(Note du Traducteur.)

simple comme rare, et le fongus comme exceptionnel.

I.— Pour ce qui est de l'orchite chronique, nous voyons en effet des individus qui nous présentent les symptômes indiqués par M. Curling, mais nous parvenons presque toujours, en étudiant bien leur constitution et leurs antécédents, à rapporter la maladie à la diathèse syphilitique. D'un autre côté, si l'on tient compte de la confiance que les chirurgiens anglais accordent dans ces cas au traitement mercuriel, et des succès qu'ils en obtiennent; et si, comparant la description faite par M. Curling de l'orchite chronique simple avec celle qu'il donne de l'orchite syphilitique dans l'article suivant, on fait attention à la ressemblance qui existe entre elles, on arrive à se demander, comme nous, si, en effet, l'orchite chronique n'est pas le plus souvent d'origine syphilitique. Pour moi, en cherchant dans mes souvenirs et dans mes observations, je trouve à peine deux exemples positifs d'orchite chronique. Tous les autres engorgements à marche lente qu'il m'a été donné de rencontrer, étaient ou tuberculeux, ou cancéreux, ou syphilitiques. Le fait m'a été démontré, soit par la marche ultérieure de la maladie, soit par l'examen anatomique après la castration, soit enfin par les résultats du traitement.

J'ai bien entendu quelques-uns de mes collègues parler d'engorgements chroniques qu'ils attribuaient à un épaississement partiel ou général d'origine inflammatoire de la tunique albuginée, mais ils signalaient les faits de ce genre comme extrêmement rares, et comme habituellement rebelles à toute espèce de traitement.

La divergence d'opinion qui me paraît exister sur ce sujet, entre les chirurgiens anglais et français, s'explique nécessairement par l'une des deux causes que voici : ou bien les premiers considèrent comme simplement inflammatoires des engorgements qui, en réalité, sont syphilitiques, et qui guérissent parce qu'on les traite par les mercuriaux ; ou bien les seconds ont le tort de considérer comme syphilitiques des engorgements chroniques, par la raison qu'ils les font disparaître assez facilement avec le mercure, et surtout avec l'iodure de potassium. Il ne m'appartient pas de décider laquelle de ces deux opinions doit être admise. Je ne dissimule pas que j'incline vers la première, et que je suis très-disposé à considérer l'orchite simple comme extrêmement rare. En tout cas, il m'a paru indispensable de mettre sous les yeux du lecteur les doutes que ce sujet soulevait dans mon esprit.

II. — Pour ce qui est du fongus bénin, j'ai à présenter deux remarques : la première, c'est que cette lésion singulière, après avoir été observée assez fréquemment en Angleterre, où elle a donné lieu aux travaux de MM. Lawrence, A. Cooper, Syme et Curling, paraît être devenue depuis quelques années beaucoup plus rare, d'après l'indication même de l'auteur à la page 330. La seconde, c'est qu'elle a toujours été, et est encore aujourd'hui extrêmement rare en France ; jusqu'à ces derniers temps on ne la mentionnait pas dans nos ouvrages classiques, et la plupart de nos contemporains en avaient à peine entendu parler à l'époque où M. Jarjavay a publié son intéressant mémoire sur ce sujet. On pourrait croire que jusque-là les faits avaient échappé, faute d'une description suffisante et avaient été à tort considérés comme des cancers. Mais depuis la publication de M. Jarjavay, l'attention des chirurgiens français est éveillée ; les observations faites en

Angleterre sont connues de tous ; il n'est donc pas probable que de nouveaux faits seraient passés inaperçus, sans être livrés à la publicité. Il est certain cependant que, depuis 1849, les recueils français n'ont fait connaître aucune nouvelle observation de fongus, et aucun des chirurgiens que j'ai consultés à cet égard n'en a observé dans les hôpitaux de Paris. Pour mon compte, je n'en ai jamais vu qu'un exemple, mais c'était avant 1849, et c'est celui du malade dont l'observation est rapportée par M. Jarjavay. J'ai cru un instant, dans le cours de l'année dernière, qu'il allait m'être donné d'assister à la formation d'un fongus. Un homme de quarante ans, qui n'avait jamais eu de maladie syphilitique, et qui avait eu quatre mois auparavant une fièvre typhoïde, avait vu survenir pendant sa convalescence un gonflement du testicule gauche ; ce gonflement s'était accru peu à peu sans être jamais très-douloureux ; il avait fini par acquérir le volume d'un œuf de dinde et par devenir très-dur. Quelques jours avant l'entrée à l'hôpital Cochin, qui eut lieu le 12 juin 1855, la tumeur était devenue un peu plus douloureuse ; elle ne tarda pas sous nos yeux à se ramollir en avant, et à présenter les caractères d'un abcès en communication avec la tunique albuginée. Le 17 juin, la peau étant fort amincie, je l'incise avec précaution de façon à être sûr que la tunique albuginée n'a pas été touchée par l'instrument. Le pus s'échappe avec peine, et nous voyons se présenter derrière lui une petite masse grisâtre au milieu de laquelle je reconnais facilement des vaisseaux séminifères. Comme il restait un gonflement et une induration considérables, j'ai pensé que peut-être un fongus ne tarderait pas à paraître. Mais il n'en a pas été ainsi. Le pus a entraîné tous les jours des pelotons de substance séminifère ; la tunique albuginée s'est ainsi vidée peu à peu, de telle sorte que le 28 juin, le malade ne conservait plus que son épididyme. J'ai vu en 1847, à l'hôpital de la Charité, un cas analogue au précédent, dans lequel l'orchite parenchymateuse s'était également développée à la suite d'une fièvre typhoïde, et avait eu une marche chronique avant d'arriver à suppuration. La substance séminifère fut entraînée peu à peu avec le pus, mais ne forma pas de fongus.

Comment donc expliquer les apparentes bizarreries d'une lésion qui, après avoir été assez commune en Angleterre, y devient rare, et qui continue à se montrer exceptionnellement en France ? Je laisse à chacun le soin de se prononcer à cet égard ; et je hasarde seulement l'opinion suivante. Le fongus bénin n'est probablement, dans beaucoup de cas, qu'une phase éloignée de l'orchite syphilitique, et ne se montre pas quand les malades n'arrivent point à la cachexie ou quand l'engorgement précurseur est traité convenablement et à temps. Si cette lésion est plus rare aujourd'hui qu'autrefois en Angleterre, c'est peut-être parce qu'on traite mieux le sarcocèle syphilitique, et surtout parce qu'on associe l'iodure de potassium au mercure. Si, d'un autre côté, la maladie a toujours été rare en France, c'est peut-être parce qu'autrefois on amputait comme cancéreux les testicules syphilitiques, et parce qu'aujourd'hui le sarcocèle syphilitique est mieux connu, et surtout beaucoup mieux traité, grâce encore à l'administration de l'iodure de potassium à haute dose, suivant les préceptes dus à M. Ricord. Je suis tenté de croire aussi, qu'à l'époque actuelle les syphilitiques arrivent plus rarement à cet état de cachexie qui prépare l'établissement du fongus, et qu'il faut l'attribuer à l'association, tant de l'iodure de potassium que du fer, du quinquina, et des autres toniques, aux mercuriaux dans le traitement de la syphilis constitutionnelle.

On peut objecter, je le sais, à cette manière de voir, que le sarcocèle syphilitique, ne se terminant pas habituellement par suppuration, ne peut pas non plus donner lieu à la formation du fongus. M. Ricord a, en effet, établi, d'après un grand nombre de faits bien observés, que la plupart de ces sarcocèles étaient formés par un dépôt plastique intertubulaire, sorte d'apoplexie plastique, qui pouvait augmenter longtemps, et arriver à un volume considérable, sans jamais suppurer. Mais serait-il permis d'assurer, surtout en présence du fait cité par M. Curling à la page 362, que cette substance n'arrivera jamais à suppuration chez les hommes faibles et prédisposés ? D'un autre côté, M. Ricord admettant que la gomme sous-cutanée du scrotum suppure comme celle des autres régions, ne se pourrait-il pas que le travail d'inflammation et d'ulcération consécutif à l'ouverture d'une gomme s'étendît jusqu'à la tunique albuginée, et fût suivi de la formation d'un fongus parenchymateux ou que, du moins, la surface de cette dernière se couvrît de granulations qui donneraient lieu à un fongus superficiel ? Il me semble, en un mot, que sans nier les résultats signalés par M. Ricord, dans la marche habituelle de l'orchite syphilitique, on peut cependant concevoir la terminaison de certaines formes exceptionnelles de cette orchite par un fongus, et comprendre ainsi les différences que j'ai signalées tout à l'heure.

ARTICLE III.

ORCHITE SYPHILITIQUE.

On observe souvent, chez les sujets atteints de syphilis, un gonflement chronique du testicule auquel on a donné le nom d'*orchite syphilitique*, en le considérant comme une des manifestations générales de l'intoxication syphilitique. Cette affection se montre aux périodes secondaire et tertiaire, dont elle constitue l'un des symptômes. Ce n'est, en définitive, qu'une variété d'orchite chronique, et bien que sa nature soit identiquement la même aux deux périodes de la syphilis, elle n'en diffère pas moins dans sa marche et dans son aptitude à céder aux remèdes, suivant celle de ces périodes à laquelle elle apparaît (1).

Quand le testicule se prend durant la période secondaire de la syphilis, l'orchite survient généralement dans l'année qui suit l'infection primitive, et constitue l'un des derniers symptômes de cette seconde période. Elle accompagne ordinairement les éruptions pustuleuses et squammeuses, les ulcérations à la gorge, parfois aussi l'iritis et la périostite. La tuméfaction du testicule augmente lentement et uniformément, comme dans l'orchite chronique, s'accompagne d'une douleur sourde et d'une sensation de pesanteur, et a pendant toute sa durée pour caractère d'être à peine douloureuse. Elle débute par le corps de la glande, n'affecte presque jamais l'épi-

---

(1) La manifestation de l'orchite aux deux périodes de la syphilis, et les modifications que doit subir la médication à chacune d'elles, ont été surtout signalées par M. John Hamilton, de Dublin, dans un travail utile pour la pratique, *Essay on syphilitic sarcocele*, publié en 1849.

didyme, et se termine rarement par suppuration ou par la production d'un fongus. On verra cependant à la page 362 que ce dernier accident peut survenir. La maladie est ordinairement limitée à un seul testicule.

L'orchite, qui arrive pendant la période tertiaire, n'a lieu souvent que quatre ou cinq ans après l'infection, et quelquefois, mais rarement, plus tard. Les manifestations syphilitiques qui l'accompagnent, sont des tubercules sous-cutanés, des ulcères rebelles, des ulcères phagédéniques de la gorge, enfin et surtout des nodus sur divers points du corps. La marche de la maladie est à peu près la même que dans la période secondaire. Cependant l'indolence est encore plus grande, et telle même que le gonflement arrive souvent à des proportions considérables à l'insu du malade ; de plus, il y a quelquefois suppuration (1). A cette période de la syphilis, l'épididyme peut être envahi ; sa tête, *globus major,* s'indure et devient noueuse. Les deux testicules se prennent ordinairement, soit en même temps, soit l'un après l'autre. Les malades sont pâles, émaciés et faibles , parce que leur constitution a subi les fâcheux effets de l'intoxication syphilitique et souvent aussi ceux du traitement employé.

Lorsque l'orchite chronique survient chez des sujets qui ont eu la syphilis, mais longtemps après la disparition partielle ou totale des symptômes constitutionnels, on peut se demander si elle n'est pas l'expression du mauvais état de la constitution plutôt qu'un symptôme de la syphilis.

(1) On voit que M. Curling admet sans hésitation, contrairement à M. Ricord, la terminaison par suppuration, de l'orchite syphilitique. C'est un argument de plus en faveur de l'opinion que j'ai exprimée plus haut sur le fongus.   (*Note du Traducteur.*)

De même que les autres symptômes syphilitiques, l'orchite chronique est sujette à récidive quand le traitement n'a pas été suffisamment prolongé. M. H. Ludlow a rapporté l'observation d'un homme qui était entré à l'hôpital Saint-Barthélemy pour une orchite syphilitique cinq fois récidivée en trois ans, et dont le testicule était revenu chaque fois à son état normal sous l'influence des préparations mercurielles et iodées. « Un homme se présenta à moi, dit sir A. Cooper (1), en novembre 1807, avec un testicule dur comme du marbre; il avait eu quatre ans auparavant une affection vénérienne, et quelques semaines après, le testicule avait commencé à se tuméfier, puis, au bout d'un mois, il avait diminué de volume sous l'influence de mercure. Quatre mois plus tard, l'orchite avait reparu pour disparaître en deux mois par le même traitement. Il y a deux ans, elle était revenue de nouveau et avait encore été guérie; enfin elle s'est reproduite au printemps dernier, et aujourd'hui (en novembre 1807), le testicule est très-volumineux. »

L'orchite syphilitique guérissant habituellement, je n'ai pas été à même d'en constater les caractères anatomiques. Sir B. Brodie rapporte une autopsie dans laquelle il a trouvé des lésions semblables à celles de l'orchite chronique simple (2); c'est ce que confirment les observations de M. Cruveilhier et de M. Hamilton. Ce dernier, en particulier, signale, pour les cas où l'orchite est survenue à la période avancée de la syphilis, la présence de dépôts jaunâtres d'apparence tuberculeuse dans le

---

(1) *Lib. cit.*, p. 107.
(2) *Medical gazette*, vol. XIII, p. 379.

corps du testicule et dans la tête de l'épididyme (1). La nature tuberculeuse de cette substance jaune n'a point été déterminée par le microscope, mais il est très-probable que l'opinion de M. Hamilton sur ce sujet est exacte. Dans la description des caractères anatomiques de l'orchite chronique simple, j'ai signalé l'existence de deux produits morbides, l'un fibrineux en dehors des tubes séminifères, et l'autre tuberculeux à l'intérieur de ces mêmes tubes ; et j'ai émis l'idée que le dernier de ces produits résultait probablement d'un trouble local de la nutrition et n'était point la manifestation d'une maladie constitutionnelle. Or, lorsque, dans la syphilis tertiaire, les testicules se tuméfient, la constitution des sujets est débilitée et gravement atteinte par la longue durée de la maladie, leur sang est altéré et leur nutrition se fait mal. On sait que, dans ces conditions, les poumons se tuberculisent fréquemment ; il est donc rationnel de penser que, dans les formes graves du testicule vénérien, le produit tuberculeux prédomine plus encore que dans l'orchite chronique simple ou dans l'orchite de la syphilis secondaire.

L'orchite syphilitique désorganise et détruit le testicule de la même manière que l'orchite chronique simple. Quand la matière exsudée a disparu sous l'influence du traitement, l'organe subit quelquefois une transformation fibreuse complète. M. Hamilton a rapporté l'observation d'un homme de trente-six ans, dont les deux testicules,

---

(1) M. Ricord signale en outre, parmi les lésions anatomiques du sarcocèle syphilitique, un épaississement de la tunique albuginée. Il donne même quelquefois à la maladie le nom d'albuginite syphilitique.   (*Note du Traducteur.*)

atteints de cette forme d'orchite, subirent la transformation fibreuse, ce qui entraîna une impuissance absolue.
La suppuration peut survenir et se terminer aussi par
l'atrophie de la glande (1).

Traitement. — On traite comme l'orchite chronique
simple, celle qui survient dans la syphilis secondaire. Et
puisque déjà nous avons signalé l'efficacité frappante du
mercure dans la première de ces affections, il en résulte que,
dans l'orchite syphilitique, ce médicament est indiqué,
non-seulement pour le traitement de l'orchite elle-même,
mais aussi pour celui des autres symptômes syphilitiques.
Il est nécessaire d'ailleurs d'en continuer l'usage pendant
six ou huit semaines, c'est-à-dire de tenir l'économie
sous son influence plus longtemps que dans l'orchite
chronique simple. Je préfère les frictions pratiquées chaque jour sur les cuisses avec quatre grammes d'onguent
mercuriel. Cependant, je fais souvent prendre matin et

(1) M. Ricord n'admet pas que le testicule syphilique arrive jamais
à suppuration, ou du moins il assure n'avoir pas été une seule fois témoin de ce fait ; ce sont les gommes sous-cutanées du scrotum qui suppurent et s'ulcèrent, et il pense que les observateurs n'ont pas établi
cette distinction lorsqu'ils ont parlé de la suppuration du sarcocèle syphilique. Cette opinion de M. Ricord doit être prise en grande considération, parce qu'elle est basée sur un bon nombre de faits bien étudiés. Moi-même, je n'ai eu qu'une seule fois l'occasion de voir une
suppuration du scrotum consécutive à une syphilis constitutionnelle, et
j'ai bien constaté que cette suppuration avait pour point de départ une
production sous-cutanée et non point testiculaire ; je suis certain,
d'autre part, de n'avoir pas vu arriver à suppuration les orchites
syphilitiques que j'ai eu l'occasion de traiter. Cependant, je dois
rappeler ici ce que j'ai déjà dit à la page 355, savoir : qu'il n'est pas
démontré que les sarcocèles syphilitiques non traités ou mal traités,
surtout chez les sujets affaiblis, ne puissent arriver à suppuration ; ce
serait, seulement, une terminaison tout à fait exceptionnelle.

(Note du Traducteur.)

soir vingt-cinq centigrammes de pilules bleues avec deux
centigrammes d'opium, ou, dans les cas de susceptibilité intestinale, vingt-cinq centigrammes de mercure
éteint avec la craie et additionné de deux centigrammes
d'opium, trois fois par jour. La décoction de salsepareille,
avec une petite dose de bichlorure ou d'iodure de mercure, est également indiquée. Chez les individus dont
la santé est trop affaiblie, on doit combiner le sulfate de
quinine avec la médication mercurielle par les frictions.
Quelquefois le mercure déprime ou irrite à tel point la
constitution, qu'il est impossible d'en continuer l'usage ;
alors, et bien que je ne compte guère que sur ce médicament pour obtenir une guérison solide, on peut lui
substituer avec avantage l'iodure de potassium ou administrer ce dernier après un commencement de traitement
mercuriel. C'est ce que l'on fit dans le cas suivant, dans
lequel la matière exsudée au milieu du testicule était si
considérable qu'elle détermina la rupture des tuniques
d'enveloppe et la formation d'un fongus bénin extrêmement volumineux ; cette dernière affection céda lentement, mais d'une manière continue, au traitement mercuriel et iodé. — J. S., âgé de vingt-neuf ans, chauffeur,
entra dans mon service à l'hôpital de Londres, en novembre 1851, pour un fongus considérable du testicule
gauche. Il avait contracté la vérole environ un an auparavant, et l'on voyait sur la partie antérieure de la cuisse
gauche une large tache brun-noirâtre, couverte d'une
croûte mince, et sur la partie correspondante de la jambe
du même côté une tache de même nature. Il avait commencé deux mois auparavant à remarquer un gonflement
du testicule, et cet organe avait atteint peu à peu un vo-

lume considérable ; puis les téguments s'étaient ulcérés environ un mois après le début de la tuméfaction. Quand je vis ce malade pour la première fois, le testicule était très-gros, et de la partie antérieure du scrotum s'échappait un fongus qui n'avait pas moins de cinq à six centimètres de long sur quatre à cinq de large. La surface de ce fongus était lisse et arrondie, et sa couleur rouge sombre. Il dépassait les bords épaissis de l'ulcération du scrotum, surtout en bas, où le collet de la tumeur se trouvait légèrement étranglé. Cet homme, qui avait été autrefois fort et bien musclé, était actuellement pâle, mal portant et très-amaigri. Le 11 décembre, je fis à la partie inférieure de l'ulcération une incision de quatre centimètres de long sur le scrotum ; je disséquai de chaque côté un lambeau triangulaire, et j'excisai une partie des téguments épaissis ; puis je cautérisai largement la surface du fongus avec le crayon de nitrate d'argent ; après quoi, plaçant un plumasseau épais de charpie, je rapprochai les téguments en avant au moyen de bandelettes de diachylon. Le malade garda le lit et prit matin et soir vingt-cinq centigrammes de pilules mercurielles avec un peu d'opium ; tandis que, d'autre part, on renouvela chaque jour le pansement et la cautérisation avec le nitrate d'argent. Au bout de dix jours environ, il survint de la stomatite ; le fongus diminuait sensiblement, mais la peau semblait avoir peu de tendance à se cicatriser. On continua l'usage du mercure jusqu'au 29, où on le remplaça par la décoction de salsepareille additionnée de vingt-cinq centigrammes d'iodure de potassium à prendre trois fois par jour ; le malade eut, en outre, quatre-vingt-quinze grammes de vin en sus de sa portion. On appliqua la lotion noire (1) sur le fongus que l'on continua de recouvrir de compresses et de bandelettes. Le 10 janvier 1852, la santé du malade était très-améliorée; les pustules syphilitiques avaient presque disparu, le fongus avait diminué d'un tiers et la cicatrisation avançait autour de lui. Le même traitement fut continué, et le malade fut autorisé à quitter son lit; à partir de ce moment sa santé ne cessa de s'améliorer; enfin il reprit ses forces et se remit complétement, mais la cicatrisation marcha toujours si lentement qu'elle ne fut complète que le 18 mars. Examiné cinq semaines après, le testicule parut assez volumineux, mais parfaitement guéri. Deux mois plus tard le malade était toujours en bonne santé.

Le traitement de l'orchite, qui se développe pendant la période tertiaire, dépend beaucoup de l'état général, de l'ancienneté de l'affection syphilitique et du degré de l'intoxication constitutionnelle. Dans bien des cas, malheureusement, l'orchite est la moins importante des affections locales dont le malade soit atteint. Si l'on peut sans danger donner le mercure à petites doses, en l'associant à l'iodure de potassium et le continuant longtemps, pendant deux mois ou davantage, ce médicament réussit à guérir radicalement l'affection, à réduire le volume du testicule, et à mettre les organes à l'abri d'une rechute.

____

(1) La lotion noire se fait avec la préparation que nous trouvons indiquée dans nos formulaires sous le nom d'*eau phagédénique noire*. Voici la formule qu'en donne M. le professeur Bouchardat :

Calomel................	5 grammes.
Opium en poudre........	2 id.
Eau de chaux...........	575 id.

(*Note du Traducteur.*)

Si, d'un autre côté, le malade se nourrit bien, mange de la viande deux fois le jour, et boit du vin ou du porter, la constitution devient assez forte pour supporter l'influence de cette médication. Dans le cas où l'emploi du mercure est impossible, on ne peut compter que sur l'iodure de potassium, qu'on donnera à la dose de quinze à vingt-cinq centigrammes trois fois par jour, et pendant plusieurs mois. M. Ricord et M. Vidal, chirurgiens distingués de l'hôpital des Vénériens à Paris, ont une grande confiance dans l'efficacité de l'iodure de potassium dans ces cas cachectiques de l'orchite syphilitique (1).

(1) M. Ricord insiste, en effet, sur l'efficacité de l'iodure de potassium dans l'orchite syphilitique ; mais il l'administre à des doses plus élevées que celles qu'indique M. Curling. J'ai eu plusieurs fois l'occasion de constater la justesse de ce précepte thérapeutique. Il m'est arrivé de traiter des malades qui depuis longtemps prenaient 30 à 50 centigrammes d'iodure de potassium par jour sans voir aucune diminution dans leur tumeur, et d'obtenir la guérison dans l'espace de quatre à cinq semaines, en portant progressivement la dose à 4, 5 et 6 grammes. Dernièrement encore, j'ai eu à traiter un officier qui avait un double sarcocèle syphilitique, et qui était soumis depuis plusieurs mois au traitement mixte, sans que l'iodure de potassium eût été porté au delà de 60 centigrammes par jour. Il n'avait plus depuis quelques semaines ni érections ni désirs vénériens. Je fis faire des frictions sur les bourses matin et soir avec l'onguent mercuriel, et prescrivis l'iodure de potassium à la dose de 1 gramme par jour (à prendre en trois fois), en augmentant cette dose de 50 centigrammes tous les deux jours, jusqu'à ce qu'on fût arrivé ainsi à 5 grammes. Six semaines après, il ne restait plus qu'une légère induration à gauche ; les érections et les éjaculations avaient reparu, et j'ai pu m'assurer que le sperme renfermait une grande quantité de spermatozoïdes agités de mouvements. J'ai eu sur un autre sujet l'occasion de constater la présence des spermatozoïdes après la guérison d'un sarcocèle syphilitique bilatéral par l'iodure de potassium à haute dose. Ces faits confirment donc une opinion avancée par Vidal de Cassis dans un mémoire lu à la Société de chirurgie (*Mémoires*, t. II), savoir : que les sujets atteints d'une double orchite syphilitique peuvent retrouver

Les observations que j'ai présentées à l'occasion du traitement local de l'orchite chronique simple sont également applicables à l'orchite syphilitique.

CHAPITRE VII.

AFFECTION TUBERCULEUSE DU TESTICULE.

Cette maladie débute généralement par l'épididyme, où elle se montre sous la forme de tubercule jaune cru. Dans le testicule lui-même les tubercules apparaissent d'abord sous la forme de petits corps perlés ou grisâtres, rangés en chapelets, moins abondants et moins réguliers toutefois à la partie antérieure de l'organe que vers le *rete testis*, où ils sont très-serrés et parfois confluents. Ces petits corps s'épaississent, augmentent de volume, et se changent en une substance caséeuse, jaune et friable, qui plus tard se ramollit et souvent se transforme en un liquide séro-purulent.

Le tubercule cru forme habituellement plusieurs dépôts distincts sur différents points du testicule et au milieu de la substance glanduleuse qui disparaît à mesure que la maladie se développe; non-seulement l'épididyme est plus fréquemment atteint que le testicule, mais encore, lorsque tous deux sont pris, l'affection est plus avancée dans le premier que dans le second.

Sur le testicule d'un malade qui était mort phthisique et que représente la figure 25, j'ai trouvé l'épididyme,

leurs facultés viriles; je vais même plus loin, puisque je puis assurer que le sperme est susceptible de reprendre ses qualités fécondantes.

(*Note du Traducteur.*)

dont on distinguait à peine le conduit, complétement envahi par de la matière tuberculeuse crue, tandis que le corps de la glande, bien qu'il fût petit, n'offrait aucune trace de ce produit morbide. J'ai plusieurs fois observé de petits corps disposés en chapelet dans le parenchyme testiculaire à peine tuméfié, tandis que l'épididyme, doublé ou triplé de volume, était rempli d'un dépôt jaune et caséeux. Les tubercules peuvent se développer sur tous les points de l'épididyme, mais ils se montrent plus souvent sur la tête qu'ailleurs, et ils y sont généralement plus avancés ; tandis que, dans l'orchite, la queue en est la partie affectée la première et celle dont la lésion ne manque presque jamais. On voit sur la figure 26, dans le

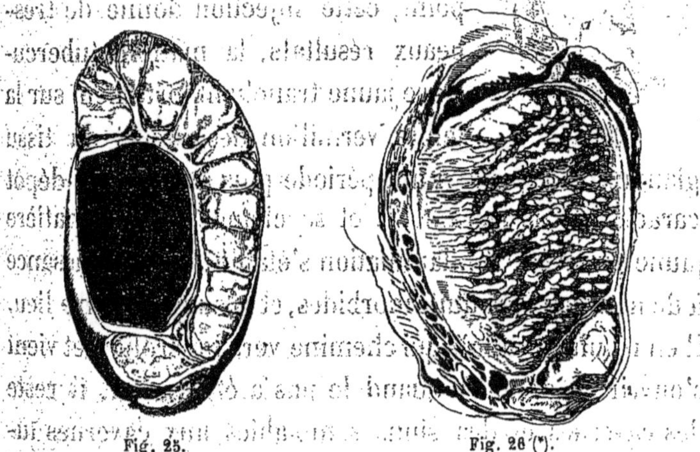

Fig. 25.   Fig. 26 (*).

corps du testicule, des tubercules isolés dont le nombre

(*) Fig. 26. 1, Trajet fistuleux aboutissant à une cavité suppurante située dans la tête de l'épididyme. — 2, Dépôt caséeux dans la queue de cet organe (1).

(1) Cette figure avait été décrite à tort, dans la première édition de cet ouvrage, comme un exemple d'orchite chronique. Je me suis assuré de la nature tuberculeuse du produit dans ce cas, par l'examen microscopique que j'en ai récemment fait avec M. le docteur Andrew Clark.

augmente vers le corps d'Higmore, où ils se groupent et forment de nombreuses lignes ou prolongements jaunes, rapprochés les uns des autres. La suppuration a eu lieu dans la tête de l'épididyme, tandis que sa partie inférieure est encore occupée par une masse caséeuse.

Quand les testicules sont affectés depuis quelque temps, la plus grande partie de la glande est envahie par le produit morbide. Tel était le cas d'un sujet d'âge moyen qui était mort phthisique. Les testicules furent injectés avec de la gélatine colorée, et la figure 27 représente la coupe de l'un d'entre eux. Quand le testicule est malade à ce point, cette injection donne de très-beaux résultats, la matière tuberculeuse jaune tranchant fortement sur la teinte vermillon des restes du tissu

Fig. 27.

glandulaire injecté. A une période plus avancée, le dépôt caractéristique se ramollit et se change en une matière jaune pultacée ; l'inflammation s'établit, donne naissance à de nouveaux produits morbides, et la suppuration a lieu. Il en résulte un abcès qui chemine vers le scrotum et vient s'ouvrir au dehors; quand le pus a été évacué, il reste des cavernes et des sinus semblables aux cavernes tuberculeuses des poumons, et lorsque la glande a été complétement envahie, elle est sillonnée de trajets fistuleux dans tous les sens.

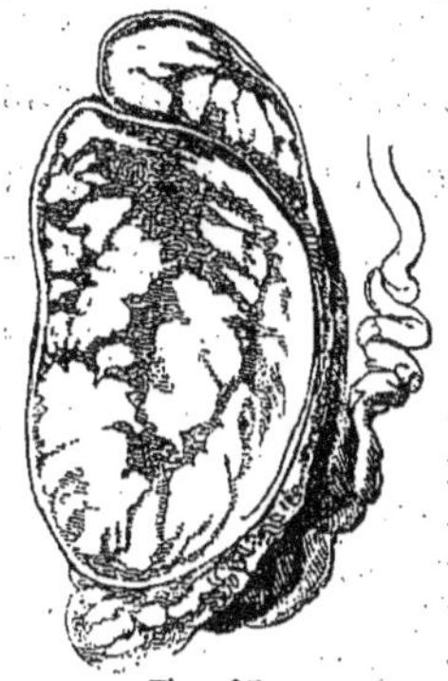

La tunique vaginale du testicule tuberculeux contient ordinairement une petite quantité de sérosité et présente des traces d'inflammation, de sorte que la lymphe plastique, exsudée à différentes reprises, en réunit çà et là les surfaces opposées. Souvent, enfin, le canal déférent est envahi par de la matière tuberculeuse.

L'examen attentif des testicules tuberculeux démontre clairement que la maladie se développe primitivement dans l'intérieur des vaisseaux séminifères. J'ai fait à cet égard, avec l'assistance de mon collègue, le docteur Andrew Clark, des recherches histologiques dont voici les résultats : les petits corps gris-jaunâtres qu'on trouve isolés dans le testicule à la première période de la maladie, sont formés par le pelotonnement de tubes séminifères remplis d'un produit morbide, ainsi que par un peu de tissu fibroïde et des branches vasculaires alté-

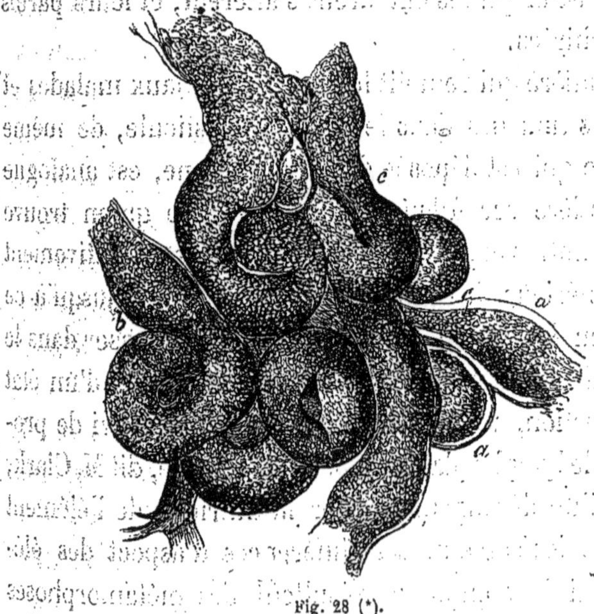

Fig. 28 (*).

rées (fig. 28). Les tubes séminifères les plus éloignés de ces corps sont habituellement sains, ceux qui en sont

(*) Fig. 28. Peloton de vaisseaux séminifères tuberculeux. (Grossissement de 80.) — aa, Parois épaissies des tubes. — bb, Tubes dilatés. — cc, Tubes rétrécis.

le plus rapprochés, sont dilatés irrégulièrement, leur tunique fibreuse est épaisse, parsemée de granulations graisseuses, et ulcérée par places. Le contenu de ces tubes est composé surtout de grosses cellules à noyaux plus ou moins altérées, de cellules plus petites et ridées, de fragments de noyaux à forme irrégulière et d'une petite quantité de granulations moléculaires. Çà et là ils offrent l'aspect d'une petite tumeur due à une dilatation brusque et globuleuse. On peut suivre ces tubes dans l'intérieur des tumeurs volumineuses qu'ils constituent par leurs replis, et constater, à mesure qu'on approche du centre, que les parois et le contenu se modifient graduellement. Les vaisseaux qui les entourent s'altèrent, et leurs parois sont déchirées.

La matière qui remplit les tubes séminaux malades et forme les tumeurs dans le corps du testicule, de même que celle qui est déposée dans l'épididyme, est analogue à la matière scrofuleuse ou tuberculeuse qu'on trouve dans les autres organes. Elle se développe primitivement dans l'intérieur des canaux, et s'y accumule jusqu'à ce qu'elle en détermine la rupture pour s'extravaser dans le tissu ambiant. Son développement est précédé d'un état de congestion, mais ne semble point être suivi de production de lymphe plastique. « Cette matière, dit M. Clark, résulte d'un dérangement dans la nutrition de l'élément cellulaire des canaux. Les différences d'aspect des éléments qui la composent résultent des métamorphoses successives par lesquelles elle passe. Dans une première période, elle est surtout formée par de grosses cellules et par le produit de la désorganisation de quelques-unes d'entre elles. Plus tard un certain nombre de ces cellules se remplissent de granulations graisseuses, puis se rompent ; dans d'autres cellules il se développe des noyaux qui s'en échappent ultérieurement et restent isolés ; d'autres enfin se ratatinent simplement et changent d'aspect. A une période plus avancée, il s'accumule une plus grande quantité de granulations moléculaires et de globules graisseux ; et ces éléments, joints aux noyaux libres et aux cellules ratatinées, donnent au produit son caractère histologique fondamental. A mesure que l'altération marche, les granulations moléculaires et la graisse augmentent, et enfin des sels calcaires se déposent. » En même temps que ces changements s'opèrent dans l'élément cellulaire des tubes, les parois de ceux-ci et celles des petits vaisseaux sanguins s'altèrent ; elles se fendent et se désagrégent ; de sorte qu'au bout d'un certain temps leurs éléments se mêlent au dépôt primitif sous la forme de fibres à noyaux et de tissu fibroïde nucléaire. Quand le dépôt a pris un développement tel qu'il amène la rupture des canaux et s'extravase, la circulation locale s'embarrasse et souvent alors, mais non point toujours, un épanchement sanguin vient infiltrer le dépôt morbide et les tissus voisins. Cet épanchement retarde presque toujours l'accroissement du produit morbide et surtout sa désagrégation.

On rencontre souvent dans le testicule et plus fréquemment encore dans l'épididyme, une matière calcaire exactement semblable à la matière crétacée et caséeuse qu'on trouve dans les poumons et les ganglions bronchiques des sujets tuberculeux. Il y a tout lieu de croire que, dans ces cas, la glande a été autrefois le siége d'un dépôt tuberculeux. La figure 29, qui représente une pièce

tirée de la collection de sir A. Cooper, montre un bel
exemple de ce dépôt de matière calcaire. Dans l'épididyme tuméfié se voient trois masses de ce genre, indépendantes les unes des autres, tandis que le corps du
testicule est parfaitement sain. D'autres fois, on a également reconnu d'une manière évidente la matière terreuse, consécutive à la transformation du tubercule,
dans des tubes séminifères irrégulièrement ratatinés
comme on le voit sur la figure 30.

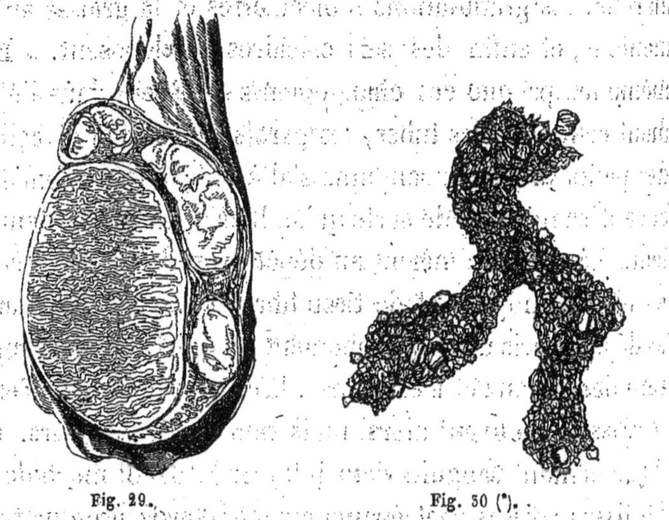

Fig. 29.   Fig. 30 (*).

Bien que le tubercule se forme quelquefois dans le
testicule pendant les premières années de la vie, ce n'est
ordinairement qu'après le développement de cet organe
qu'on l'y rencontre. Nous savons très-peu de chose sur
la fréquence relative de sa tuberculisation comparée
à celle des autres organes. Les tableaux de M. Louis,
de Lombard et de Papavoine, ne font pas mention de la

---

*) Fig. 30. Matière calcaire amorphe et cristalline dans l'intérieur d'un tube séminifère.
(Grossissement d'environ 70 diamètres.)

glande séminale ; Rokitanski la place assez bas dans l'ordre de fréquence. Quant à moi, qui ai vu un grand nombre de testicules tuberculeux, je crois que la tuberculisation envahit primitivement cet organe plus fréquemment qu'on ne le croit d'ordinaire. Souvent un seul testicule est atteint ; mais il n'est pas rare que les deux soient pris à la fois, ou peu de temps l'un après l'autre.

On doit, sans aucun doute, considérer le développement de cette maladie dans le testicule comme une des manifestations de l'état morbide de la constitution que l'on désigne sous le nom de diathèse scrofuleuse ou tuberculeuse. Il est évident, cependant, que l'état de faiblesse de l'organe et son altération par des maladies antérieures y favorisent l'apparition des tubercules. C'est ainsi que deux phthisiques, chez lesquels se rencontrait cette tuberculisation étaient atteints d'un rétrécissement rebelle de l'urèthre, et avaient eu autrefois une orchite blennorrhagique.

Symptômes. — Le début de cette affection est insidieux et la marche en est lente. Ordinairement l'attention du malade est d'abord attirée par une légère douleur sur quelque point de l'organe, et particulièrement sur l'épididyme. Celui-ci est un peu tuméfié, saillant et dur. Parfois l'organe tout entier semble augmenté de volume et induré ; mais dans la plupart des cas, la tumeur est irrégulière et bosselée. L'état du testicule est souvent masqué par de petits épanchements de liquide enkysté dans la tunique vaginale qui présente des adhérences partielles. L'organe est d'ailleurs très-peu douloureux spontanément et peu sensible à la pression. Au bout de plusieurs mois, d'une année ou même davantage, pendant lesquels la maladie a fait peu de progrès et souvent est restée stationnaire, une des bosselures commence à s'accroître et à proéminer davantage, en même temps qu'elle devient sensible et douloureuse ; la peau qui la recouvre contracte avec elle des adhérences, prend une couleur livide, s'ulcère et livre enfin passage à une matière molle et caséeuse mélangée de pus. Il en résulte une fistule, d'où s'écoule un pus séreux, clair et peu abondant, mêlé à des parcelles de matière tuberculeuse, et quelquefois à de la semence, particulièrement après une excitation vénérienne. Un travail analogue peut s'opérer dans d'autres parties du testicule, d'où la formation de deux ou de plusieurs trajets fistuleux, qui aboutissent dans l'intérieur de la glande, communiquent parfois entre eux, et peuvent persister pendant longtemps. Quand tout le produit morbide a été évacué, si la maladie primitive s'arrête et qu'il ne se dépose pas de nouvelle matière tuberculeuse, il se fait un travail de réparation ; l'écoulement cesse, les fistules se ferment et le testicule reste plus ou moins diminué de volume, ou même entièrement atrophié, suivant l'étendue de la désorganisation qu'a entraînée le dépôt tuberculeux. Une légère dépression au niveau de laquelle la cicatrice adhère au testicule, indique pour toujours le point où se trouvait la fistule. L'ouverture de l'abcès et l'issue de la matière tuberculeuse sont rarement suivies de la hernie de la substance testiculaire, dont une grande quantité a d'ailleurs été détruite à cette période de la maladie.

On ne voit pas souvent l'affection strumeuse du testicule arriver à suppuration chez les enfants, ou avant la puberté. — Un jeune garçon de cinq ans, blond, aux yeux brillants et aux joues fleuries, me fut apporté à l'hôpital en mars 1842, pour une affection du testicule gauche. Cet organe avait trois ou quatre fois le volume de celui de droite; sa forme était ovale, sa surface inégale et bosselée; sa consistance se rapprochait de celle du cartilage, et il était presque insensible à la pression. Je prescrivis le mercure (éteint avec la craie) à petites doses, et des onctions mercurielles camphrées sur la partie malade. Comme, au bout de trois semaines, la tumeur avait peu changé, je fis prendre la décoction de quinquina avec l'iodure de potassium, et faire des onctions iodées sur le scrotum. En mai, la peau contracta des adhérences avec la partie inférieure du testicule; puis il se forma un abcès qui s'ouvrit vers le milieu de juin, donna issue à de la matière caséeuse et à du pus séreux, et se transforma en fistule. La santé commençant à s'altérer, je fus conduit à substituer les ferrugineux à l'iodure de potassium. La mère, qui était phthisique, devint trop malade pour m'apporter son enfant, de sorte que je n'en avais plus entendu parler, lorsqu'au mois de novembre suivant le père vint me le faire voir; la fistule était fermée, le testicule avait diminué de volume, mais était encore dur, bosselé et adhérent à la partie inférieure du scrotum. La santé de l'enfant était très-améliorée. Un autre petit abcès se forma ultérieurement et s'ouvrit comme le premier; depuis lors j'ai perdu de vue ce malade. — M. Lloyd rapporte le fait suivant : un enfant de trois ans et demi lui fut apporté avec une maladie du testicule droit. La peau du scrotum amincie laissait voir le pus qui la distendait et donnait à la région l'aspect d'un abcès froid. On mit un cataplasme sur la tumeur qui s'ouvrit peu de jours après; mais l'ulcération s'agrandit bientôt à tel point que la moitié au moins du testicule fit saillie hors du scrotum, et offrit une masse de matière scrofuleuse jaune, qui s'élimina au bout de quelques jours; l'autre moitié de la glande resta à sa place, mais tuméfiée et indurée. Le gonflement diminua assez vite, et le testicule sembla marcher vers une atrophie complète (1).

Le testicule peut être seul atteint de tubercule, mais cette maladie coïncide habituellement avec des affections scrofuleuses d'autres organes (2). Le malade est phthisique; il présente un gonflement strumeux des ganglions lymphatiques extérieurs ou des ganglions mésentériques; ou bien encore il a une maladie des vertèbres, de la hanche, du genou ou de quelque autre-articulation, et offre les signes caractéristiques de la constitution scrofuleuse; aussi dans beaucoup de cas, et c'est ce qui avait lieu dans le plus grand nombre de ceux qui sont venus à ma connaissance, l'affection du testicule est-elle d'une importance secondaire, comparativement à celle des autres organes, et à l'état général. La constitution n'est d'ailleurs que très-légèrement altérée par la maladie du testicule, et ne se ressent que faiblement des changements pathologiques de cet organe (3).

(1) *Treatise on scrofula*, p. 93.

(2) Les vésicules séminales sont aussi très-sujettes à devenir tuberculeuses.

(3) Dans une bonne thèse soutenue en 1854, à Paris, par M. Charles Dufour, sous ce titre : *Études sur la tuberculisation des organes génito-urinaires*, cet auteur établit que la tuberculisation isolée du testicule est assez rare, et que le plus souvent elle coïncide avec une tuberculi-

Diagnostic. — On peut confondre cette maladie avec l'orchite chronique et les tumeurs malignes.

Les auteurs ont souvent rapporté comme appartenant à l'affection tuberculeuse des cas d'orchite chronique, trompés qu'ils étaient par la nature indolente de la tumeur et l'aspect jaunâtre que présente le dépôt dans cette dernière maladie. L'affection scrofuleuse diffère cependant de l'orchite chronique en ce que, d'une part, elle est plus indolente, marche plus lentement encore, et s'accompagne de moins de gêne; en ce que, d'autre part, elle forme une tumeur plus irrégulière et moins volumineuse; en ce qu'enfin, si l'épididyme se prend, c'est la tête qui est principalement affectée, tandis que, dans l'orchite, le gonflement commence par la queue. Le diagnostic reste néanmoins parfois extrêmement difficile, parce que, dans les deux cas, la lésion du testicule ou de l'épididyme peut être masquée par un épanchement dans la tunique vaginale. Cependant il serait très-important de distinguer les deux maladies l'une de l'autre, les remèdes qui conviennent à l'orchite pouvant faire beaucoup de mal, si on les administre pour l'affection tuberculeuse. Dans un fait qui est venu à ma connaissance, une

sation de plusieurs autres parties de l'appareil génito-urinaire, notamment de la prostate et des vésicules séminales. J'ai plusieurs fois vérifié sur le cadavre la justesse de cette opinion ; et sur le vivant il m'est arrivé souvent de compléter le diagnostic du testicule tuberculeux par le toucher rectal, qui me permettait de constater une lésion analogue du côté de la prostate ou des vésicules séminales, et réciproquement, d'établir que certaines dysuries étaient dues à la tuberculisation de la prostate ou à celle de la vessie et des reins, parce que le malade portait en même temps des engorgements d'apparence tuberculeuse sur les testicules.   (*Note du Traducteur.*)

phthisie se développa rapidement, à la suite de l'administration du mercure.

On pourra distinguer l'affection tuberculeuse du cancer par le volume moindre de la tumeur, ses bosselures et son induration plus grande, ainsi que par la marche très-lente de la maladie. Dans tous les cas, le jugement du chirurgien sera suffisamment éclairé si, en étudiant les caractères généraux de la constitution, il découvre quelque lésion de même nature dans d'autres organes.

Traitement. — De ce qui a été dit sur l'affection tuberculeuse du testicule, il est naturel de conclure que le traitement le plus rationnel est celui qui pourra modifier l'état général, sous l'influence duquel s'effectue le dépôt scrofuleux local. Le malade ira donc vivre plusieurs mois dans un air pur, à la campagne, et, si faire se peut, sur les bords de la mer ; il prendra un exercice modéré ; le régime sera nourrissant et composé, en proportions convenables, d'aliments animaux et végétaux ; les viandes et les boissons trop stimulantes seront rigoureusement défendues. Mais on pourra faire avantageusement usage, dans beaucoup de cas, d'une boisson fermentée telle que la petite ale pâle, ou d'un verre ou deux de vin. Les médicaments qui tendent à exciter l'appétit et à donner du ton aux organes digestifs sont également indiqués. Le sulfate de quinine, les préparations ferrugineuses et l'huile de foie de morue conviennent déjà bien. Mais aucun n'exerce ici d'action plus salutaire que l'iodure de potassium. Je prescris ordinairement pour un adulte la décoction de salsepareille avec dix à quinze centigrammes d'iodure de potassium, à prendre trois fois par jour pendant assez longtemps, en en faisant inter-

rompre l'usage pendant deux, trois jours, ou une semaine, pour le reprendre ensuite. Quand le malade est
en bon air, la constitution et les symptômes locaux s'a-
mendent souvent à un degré remarquable sous l'influence
de ce traitement. Le mercure, qui est si éminemment utile
dans l'inflammation chronique du testicule, l'est rarement
dans les cas dont nous nous occupons; son influence
pourrait même être nuisible, ainsi qu'on l'observe en général dans les affections strumeuses. On dit l'avoir quelquefois employé avantageusement à petites doses et comme
altérant, en donnant, par exemple, vingt centigrammes
de pilules de Plummer, à prendre le soir, ou trois milligrammes de bichlorure de mercure dans la décoction
de salsepareille deux ou trois fois par jour; mais mon
expérience me porte à rejeter l'emploi du mercure dans
toutes les formes de cette maladie.

On combattra les symptômes inflammatoires, s'il en
existe, par l'application de sangsues, les fomentations, et
le repos dans la position horizontale. Mais ces moyens
sont rarement nécessaires. Dans tous les cas le testicule
doit être soutenu avec un suspensoir. Pendant la période
indolente de la maladie, le traitement local se compose
du badigeonnage du scrotum avec la teinture d'iode tous
les deux jours, ou d'onctions avec une pommade iodurée.

Pendant que la suppuration se forme, on emploie des
cataplasmes; plus tard, lorsque l'abcès est ouvert, on
maintient béantes les ouvertures pour faciliter l'issue des
produits morbides. Dans quelques cas, où le testicule est
complétement désorganisé et inutile, et dans ceux où les
fistules se montrent rebelles et très-gênantes, la castration
peut être nécessaire; mais cette opération est rarement

indiquée, et on ne doit jamais la pratiquer lorsqu'il y a des signes d'une affection pulmonaire avancée.

CHAPITRE VIII.

CANCER DU TESTICULE.

Le cancer se montre dans le testicule sous les trois formes de *squirrhe*, d'*encéphaloïde* et de *mélanose*.

ARTICLE I.

SQUIRRHE.

Le cancer du testicule est rarement aussi dense que celui de la mamelle. Sir A. Cooper n'en décrit pas moins cependant une affection squirrheuse, dans laquelle cet organe est transformé en une masse volumineuse blanche, lobulée ou mamelonnée. Le cordon spermatique participe à la maladie et les ganglions abdominaux se convertissent en un tissu blanc et dur, bien différent de l'encéphaloïde. L'organe affecté est irrégulier, bosselé et excessivement dur ; il est d'ailleurs le siége d'une douleur intense qui s'irradie jusqu'aux lombes. Jamais on ne voit, comme dans l'encéphaloïde, la tumeur se ramollir, acquérir un grand volume, ni devenir fongueuse ou saignante. L'ulcération a même rarement lieu ; mais le malade devient cachectique, prend une teinte jaune, et dépérit par suite des troubles de la digestion et des tumeurs douloureuses qui se développent dans le ventre, en même temps qu'il survient un œdème du membre inférieur correspondant au testicule malade et quelquefois une ascite.

Cette forme de cancer est surtout caractérisée par sa marche lente et sa grande dureté pendant tout le cours de la maladie, en même temps que par les bosselures de la tumeur. Elle se généralise aussi moins fréquemment que l'encéphaloïde, et marche plus lentement vers une terminaison fatale.

Elle est d'ailleurs assez rare ; je n'en ai vu qu'un petit nombre d'exemples ; les suivants pourront faire ressortir les principaux traits de la maladie. — En juillet 1844, un homme de cinquante-huit ans, fort gras, me consulta pour une maladie du testicule gauche. Il avait, cinq années auparavant, senti une induration de ce côté. Il n'y avait cependant fait aucune attention pendant deux ans, au bout desquels le scrotum augmenta davantage, et s'enflamma ; un abcès s'y forma et s'ouvrit, après quoi il y eut du soulagement. Puis l'ulcération se cicatrisa, mais la tuméfaction ne diminua qu'en partie. Quand je vis le malade, le testicule gauche était transformé en un corps irrégulier, du volume d'une grosse orange, et extrêmement dur. Le scrotum était ridé et adhérent à sa partie antérieure. Une pression énergique n'occasionnait que très-peu de souffrance. Le cordon spermatique était lui-même très-tuméfié, et formait un corps épais et arrondi qui s'étendait assez loin dans le canal inguinal. Le testicule droit était sain, mais il y avait dans l'aine droite une tumeur du volume d'un œuf de poule. La douleur n'avait lieu que par moments, et occupait surtout le testicule gauche et l'aine droite ; mais elle n'était pas assez intense pour empêcher le sommeil. Il n'y avait pas de douleurs lombaires. La santé générale paraissait assez bonne, l'appétit était normal, et le malade pouvait faire plusieurs

milles à pied. L'affection s'accrut lentement sans entraîner de grande douleur, et le malade mourut en décembre 1845. On trouva à l'autopsie un cancer dur, qui se
prolongeait dans le ventre et envahissait la vessie. Les
viscères abdominaux étaient sains. Il n'y avait pas d'amaigrissement, et la paroi abdominale était doublée d'une
épaisse couche de graisse. — J. M., âgé de cinquante-
deux ans, charpentier, entra dans mon service à l'hôpital
de Londres en 1849, pour une affection squirrheuse du
testicule droit. Le malade racontait que ce testicule avait
été froissé sept ans auparavant, et s'était alors tuméfié;
quatre ans plus tard, il était devenu dur et volumineux,
de telle sorte qu'il avait, quand je le vis, un volume trois
fois plus considérable qu'à l'état normal et une dureté
presque pierreuse, surtout en arrière. On trouvait également sur le cordon spermatique une tumeur indurée
moitié moins grosse que le testicule malade, et qui s'é-
tendait jusqu'à l'anneau inguinal. On ne pouvait pas sentir de tumeur dans la région lombaire où le malade
n'éprouvait d'ailleurs aucune douleur. Il souffrait au
contraire beaucoup de son testicule, surtout la nuit. Ce
sujet resta plusieurs mois dans mon service, et pendant ce temps l'affection ne fit presque aucun progrès.

Ces deux cas sont des exemples bien caractérisés de
cancer dur du testicule. Le premier est remarquable par
le peu de douleur qui accompagna le développement de
la maladie et le faible retentissement de cette dernière
sur la constitution. Dans les deux, la marche du cancer
fut extrêmement lente.

Le seul remède à cette maladie est la castration, et on

ne doit pas trop attendre, de peur que le mal n'envahisse le cordon spermatique ou ne se propage dans l'abdomen.

ARTICLE II.

CANCER ENCÉPHALOÏDE.

Le cancer encéphaloïde ou médullaire est de beaucoup la plus fréquente des affections malignes du testicule. Il débute ordinairement par la production d'une, de deux ou d'un plus grand nombre de petites masses qui se développent au milieu de la substance tubuleuse, laquelle se détruit peu à peu à mesure que le dépôt morbide s'accumule. La matière cancéreuse se présente très-rarement à l'état d'infiltration. Le testicule, pendant cette première période, est extrêmement tendu, ferme et dur, non pas en raison de la nature solide du produit morbide, mais par suite de la distension excessive et de la résistance de la tunique albuginée. La substance glanduleuse disparaît bientôt complétement et l'organe est alors envahi en totalité par la production nouvelle qui s'interpose entre les cloisons et les prolongements fibreux du *mediastinum testis* et de la tunique albuginée. La matière cancéreuse forme parfois des lobes volumineux enveloppés par le tissu fibreux. Il est rare de voir la maladie débuter par le *rete testis*. Quand il en a été ainsi, on trouve, tant que l'affection est à une période peu avancée, la substance glanduleuse entourant une masse enkystée au centre de la tumeur, et plus tard, alors même que cette dernière a acquis un volume considérable, on distingue la substance tubuleuse étalée en une couche mince autour de la tumeur encéphaloïde. De là un aspect caractéristique, qu'on ne remarque que dans les cas où le cancer s'est développé primitivement dans le *rete testis* (1). A mesure que l'affection fait des progrès, la tunique vaginale est distendue par de la sérosité qui n'est cependant jamais très-abondante. L'épanchement de ce liquide résulte de l'inflammation qu'a excitée la présence de la matière encéphaloïde, et cette inflammation peut en outre amener des adhérences et une oblitération partielle ou complète de la cavité vaginale.

Peu à peu la tunique albuginée cède et permet à une masse considérable de matière cancéreuse de s'accumuler dans son intérieur. Plus tard, cette tunique fibreuse elle-même est envahie et laisse échapper une portion du cancer sur un ou plusieurs points.

L'épididyme reste quelque temps intact ; mais, à me-

(1) M. Robin vient de publier dans les *Archives* (mai 1856) un travail intéressant dans lequel il avance que tous les sarcocèles encéphaloïdes et kystiques sont entourés par une couche de substance séminifère amincie. Il en conclut que ces tumeurs, au lieu de prendre naissance dans le testicule lui-même, ont toujours leur origine dans l'épididyme. Cet observateur est donc en désaccord avec M. Curling sur deux points : 1° il n'admet pas, comme ce dernier et la plupart des anatomo-pathologistes, le développement de l'encéphaloïde dans le testicule ; 2° il place dans l'épididyme les encéphaloïdes qui sont entourés par la substance séminifère amincie, tandis que M. Curling les fait naître du *rete testis*. Mes observations personnelles ne me permettent d'émettre aucune opinion sur ce sujet. Cependant je ne puis m'empêcher de faire observer que les preuves invoquées par M. Robin ne démontrent pas que l'origine du mal soit réellement dans l'épididyme ; ces preuves sont tirées de l'examen microscopique : or, l'auteur pourrait-il affirmer que les canaux dont il décrit les cellules épithéliales sont exclusivement ceux de la tête de l'épididyme, et non pas ceux du *rete testis* ? La question n'ayant pas été posée jusqu'ici de cette manière, M. Robin a pu ne pas s'en préoccuper ; mais désormais on devra tenir compte de l'opinion de M. Curling, et, si l'on veut déterminer exactement le point de départ du cancer, assigner des caractères différentiels à celui de l'épididyme et à celui du corps d'Highmore.   (*Note du Traducteur.*)

sure que la maladie augmente, cette partie se prend également et se détruit. Dans un cas, les canaux de la tête de l'épididyme (seule partie de la glande qui ne fût pas détruite) étaient pleins d'une matière blanche cancéreuse. Au bout d'un certain temps, le scrotum est entièrement distendu par la masse morbide qui présente l'aspect bien connu du cancer encéphaloïde (1). On trouve quelquefois dans la tumeur de petits kystes pleins de sérosité ou de liquide sanguinolent et de cellules à noyau. On y rencontre aussi parfois, mélangés à la matière cancéreuse, surtout dans les cas où le volume est considérable, des dépôts jaunes assez analogues pour l'aspect à la matière tuberculeuse crue, et semblables à ceux qu'on trouve dans le cancer encéphaloïde du rein, de l'ovaire et d'autres organes, mais moins souvent que dans le testicule. Ces dépôts sont formés par des portions considérables de tissu cancéreux qui a subi la dégénérescence graisseuse, et dont les cellules sont flétries et imparfaites (2).

On peut encore rencontrer des masses d'enchondrôme mélangées avec le produit encéphaloïde ; il est probable que l'enchondrôme se développe d'abord à l'intérieur des tubes séminifères, comme dans la maladie kystique du testicule ; cependant la destruction de ces tubes s'oppose à ce que l'on constate facilement le point de départ. Sur une pièce que j'ai examinée, j'ai vu la masse cartilagineuse composée d'un grand nombre

____

(1) J'ai décrit seulement les particularités qu'offre le cancer dans le testicule, me bornant à renvoyer le lecteur aux ouvrages de Paget, Lebert et Rokitanski, pour l'exposition des caractères généraux et détaillés du cancer.

(2) C'est à cette matière que M. Lebert a donné le nom de *xanthose* ou *substance phymatoïde.*   (*Note du Traducteur.*)

de fragments d'enchondrôme petits, et intimement grou-
pés, mais distincts, qui, à la coupe, avaient beaucoup
d'analogie avec les petites masses qu'on trouve ordinairement dans la maladie kystique. Quand la tunique albuginée et le scrotum s'ulcèrent, le produit morbide fait
hernie sous forme de fongus saignant. La masse devient
alors moins ferme, et sa consistance varie beaucoup suivant les points, depuis celle d'une pulpe jusqu'à celle
d'un liquide crémeux. Elle offre aussi çà et là des
noyaux hémorrhagiques noirâtres, sphériques ou irréguliers ; et, quand on l'incise, on y découvre souvent en
différents points, et intimement mêlées au produit morbide, de petites taches noires de dimension variable,
produites par la coagulation du sang dans le réseau vasculaire. Si l'on fait macérer ces tumeurs, ou qu'on y pro-
jette un courant d'eau pendant quelque temps, une substance granuleuse, qui n'est autre que la matière cancéreuse, se détache ; et il ne reste plus que des lambeaux
de tissu filamenteux ou des réseaux d'un tissu cellulaire
délicat, qu'on trouve souvent adhérents à une substance
fibreuse plus dense, formée elle-même par les restes de
la tunique albuginée. Le cordon spermatique est souvent
envahi par une substance analogue. Enfin, à une période
avancée de la maladie, on trouve sur les côtés de la
colonne vertébrale, et remontant jusqu'au diaphragme,
des masses volumineuses de même nature, formées par
les ganglions lombaires envahis à leur tour. Ces masses
enveloppent, et souvent déplacent en les comprimant
l'aorte abdominale et la veine cave ascendante. J'ai
même vu la circulation complétement entravée dans la
veine cave par cette compression ; d'autres ont trouvé ce

vaisseau rempli et oblitéré par de la matière encéphaloïde. Les reins sont quelquefois atteints par le cancer. La colonne vertébrale peut l'être également ; le corps des vertèbres lombaires est alors plus ou moins désorganisé par la production morbide, qui, dans son développement, n'épargne pas plus les os que les parties molles. Les ganglions inguinaux du côté malade échappent à l'infection plus souvent que ceux des lombes ; cependant ils se prennent aussi quelquefois. On a dit qu'ils ne se tuméfiaient pas avant que la maladie eût atteint le scrotum. Mais il n'en est pas toujours ainsi ; je les ai vus s'engorger avant qu'aucune affection eût paru dans ce point. Abernethy parle aussi d'un cas dans lequel les ganglions inguinaux des deux côtés se gonflèrent tellement que la peau qui les recouvrait s'ulcéra, et cela sans que le scrotum fût altéré (1). En se développant, les ganglions lombaires repoussent en avant le péritoine et les viscères abdominaux qui les recouvrent; et il s'épanche de la sérosité dans la cavité du ventre. Quelquefois les ganglions mésentériques se prennent et l'on trouve aussi des tubercules cancéreux disséminés dans le tissu du foie. Parfois enfin l'on rencontre des productions analogues dans les poumons, en même temps qu'un épanchement séreux dans les plèvres. Souvent la matière cancéreuse se dépose dans les testicules en telle abondance qu'elle forme une tumeur considérable ; il n'y a même parmi les maladies de cet organe que le cancer encéphaloïde qui entraîne la formation de masses aussi volumineuses. M. P. Boyer a enlevé un testicule encéphaloïde qui pesait plus de quatre

(1) *Observations on tumours*, p. 52.

kilogrammes et demi (1). Il est à noter que les vaisseaux du cordon se dilatent beaucoup dans cette maladie ; c'est ainsi que j'ai vu l'artère spermatique aussi volumineuse que la radiale au poignet.

Le cancer encéphaloïde du testicule survient à tous les âges, quoique cependant on l'observe plus souvent à la période moyenne de la vie (2). Sir W. Blizard a enlevé un testicule cancéreux chez un enfant de deux ans et demi. Feu H. Earle a publié l'observation d'un enfant qui n'avait guère plus d'un an et dont le testicule était également cancéreux ; on enleva l'organe, mais peu de mois après, le malade mourut d'un cancer développé dans le cerveau et dans d'autres organes (3). M. Langstaff a conservé un testicule qui avait commencé à grossir lorsque l'enfant n'avait encore que dix mois, puis qui s'était accru rapidement, et avait acquis, dans l'espace de deux mois, le volume et la forme d'un œuf de poule. On pratiqua la castration ; mais le malade ne survécut que six mois, et à l'ouverture de son corps, on trouva les ganglions lombaires, les poumons et la dure-mère atteints de la même affection (4). Le musée du Collége des chirurgiens pos-

(1) *Revue médicale*, nov. 1839.

(2) M. H. Ludlow, dans son mémoire couronné, a recueilli 34 observations de cancer encéphaloïde du testicule, et, les ajoutant aux 17 dont Lebert a donné le tableau, il a trouvé pour l'âge les résultats suivants :

Avant l'âge	de	5 ans,	5 cas
De 15	à	20	—	1
20	—	30	—	11
30	—	40	—	22
40	—	50	—	6
50	—	70	—	6
				51

(3) *Med. Chir. Trans.*, vol. III, p. 59.

(4) *Catalogue of preparations*, p. 372.

sède un encéphaloïde du testicule provenant d'un enfant de sept mois (n° 2401). Mais, ainsi que je l'ai déjà fait observer, cette maladie survient le plus ordinairement à la période moyenne de la vie, c'est-à-dire entre vingt et quarante ans; je l'ai pourtant rencontrée sur des sujets beaucoup plus avancés en âge. Un malade est mort dernièrement à l'hôpital de Londres d'un cancer du testicule à soixante ans. J'ai eu une autre fois dans mon service un homme de soixante-quatre ans, dont le testicule gauche avait pris en six mois le volume d'une grosse orange. Les ganglions inguinaux étaient tuméfiés et la jambe gauche œdémateuse. La maladie fit des progrès rapides. Le testicule et les tumeurs inguinales acquirent un grand volume; le scrotum s'ulcéra et livra passage à une fongosité saignante et gangrénée. Enfin, la mort eut lieu au bout d'environ deux mois. Il est rare que les deux testicules s'affectent en même temps (1); aussi trouva-t-on,

(1) Tous les chirurgiens ont reconnu, en effet, que les deux testicules étaient rarement affectés de cancer en même temps, et Vidal (de Cassis) est allé jusqu'à émettre cette opinion que, du moment où les deux testicules étaient pris, on pouvait être certain qu'il s'agissait d'une affection bénigne et susceptible de guérison, et qu'au contraire l'existence d'un engorgement chronique d'un testicule pendant plusieurs années, sans que le second s'altérât, indiquait nécessairement une affection maligne. Il y a eu ici un peu d'exagération. M. le professeur Denonvilliers l'a prouvé en citant à la Société de chirurgie l'observation d'un sujet qui portait deux sarcocèles volumineux, et qu'il opéra d'un côté pour satisfaire au désir pressant du malade ; la tumeur fut reconnue cancéreuse à l'œil nu et au microscope; quelque temps après, la mort fut amenée par les progrès de la cachexie cancéreuse, et l'on trouva à l'autopsie un cancer du testicule non opéré, et des tumeurs cancéreuses dans le ventre. M. Demarquay a parlé (*Gaz. hôp.*, 1854, p. 474) de deux testicules encéphaloïdes enlevés sur le même sujet à trois années d'intervalle. C'est néanmoins une chose remarquable, et dont le praticien doit tenir compte, que la rareté de

chez ce sujet, le testicule droit parfaitement sain, bien qu'il fût complétement enveloppé par le produit morbide.

Il est peu d'organes pour lesquels on soit aussi fréquemment autorisé que pour le testicule, à rapporter le développement de l'encéphaloïde à une lésion traumatique. Pourtant on doit croire encore, dans ces cas, qu'il y avait une prédisposition, et que la lésion locale n'a fait qu'éveiller l'action morbide et déterminer la localisation du cancer.

Symptômes. — La maladie commence par une augmentation de volume, avec induration considérable du corps du testicule, qui conserve néanmoins sa forme ovale et sa surface unie. Ce gonflement s'accompagne d'une légère sensibilité, d'une douleur vague, et parfois d'un peu d'épanchement dans la tunique vaginale. La tumeur s'accroît d'une manière très-irrégulière ; tantôt elle ne fait que peu de progrès en plusieurs mois, tantôt elle s'accroît rapidement ; et quelquefois cet accroissement est accéléré par un léger coup ou par les mouvements. En même temps qu'il augmente de volume, le testicule devient bosselé, se ramollit, mais plus en certains points qu'en d'autres, et donne à la main qui le touche la sensation d'un corps élastique. A mesure que la maladie fait des progrès, la douleur augmente ; mais elle ne consiste guère qu'en une vague sensation de pesanteur qui s'étend jusqu'aux reins ; elle manque d'ailleurs quelquefois.

l'apparition simultanée ou successive de l'encéphaloïde des deux côtés. Non-seulement, en effet, nous ne voyons guères les deux testicules malades en même temps, mais encore nous avons tous remarqué que, quand la récidive avait lieu après une ablation, elle occupait bien plutôt les ganglions et les autres viscères que le testicule opposé.

(Note du Traducteur.)

Le cordon spermatique se tuméfie et s'engorge par suite de la dilatation des vaisseaux sanguins. Le scrotum est longtemps intact ; mais à mesure que la tumeur le distend, ses veines, dont la circulation est gênée, se dilatent et prennent l'apparence variqueuse. A cette période, les ganglions lombaires s'affectent ordinairement et se gonflent, et le membre inférieur du côté malade devient œdémateux (1). On distingue promptement ces tumeurs sur les côtés de la colonne vertébrale, surtout lorsque le sujet est maigre, au moyen d'une pression exercée sur le ventre. Les douleurs lombaires et abdominales deviennent bientôt continues, et les souffrances du malade augmentent. La santé générale, qui jusque-là était peu affectée, s'altère alors manifestement. Le malade maigrit et perd ses forces, son teint prend une couleur jaune particulière, sa langue devient sale, l'appétit et les digestions sont plus ou moins troublés. A mesure que la tumeur augmente, le scrotum contracte avec elle des adhérences sur un ou plusieurs points; puis il s'ulcère et livre passage à la masse morbide qui s'échappe sous la forme d'un fongus saignant, d'où s'écoule une matière sanieuse mêlée de sang, et d'une odeur désagréable. A partir de ce moment la maladie fait des progrès très-rapides; les fongosités s'étalent, des escarres se forment à leur surface, des caillots s'en séparent ; des hémorragies répétées surviennent, et le malade succombe enfin, soit par un épuisement général, soit parce que le produit morbide s'est déposé dans quelque organe interne important,

____

(1) Dans un cas rapporté p. 404, l'œdème survint après la castration au membre inférieur du côté où le testicule était sain. On trouva à l'autopsie que les ganglions lombaires des deux côtés étaient malades.

et en a troublé les fonctions. M. Paget estime à vingt-trois mois environ la durée moyenne de la vie d'un individu affecté d'encéphaloïde du testicule.

La tumeur atteint parfois un volume considérable sans qu'il y ait de fongosités saignantes, parce que le scrotum peut se distendre beaucoup avant de s'ulcérer. M. Wardrop fait observer qu'il n'a vu, dans aucun cas, les téguments céder et un fongus s'élever du testicule malade; et sir B. Brodie prétend également n'avoir jamais vu la tumeur arriver à une période aussi avancée (1). J'ai cependant rapporté brièvement, p. 389, les détails d'un fait dans lequel, par suite des progrès du mal, il se produisit une ulcération saignante. Il est vrai que, comme on enlève ordinairement le testicule avant que la maladie arrive à ce degré, on a rarement l'occasion d'en être témoin. Comme, d'ailleurs, le scrotum peut être considérablement distendu sans s'ulcérer, le malade succombe souvent à un cancer intérieur avant que la peau ait cédé. Dans le cas du vieillard qui mourut à l'hôpital de Londres, et dont j'ai parlé plus haut, la mort arriva par une maladie interne avant même que la tunique albuginée se fût ulcérée.

L'altération des ganglions lombaires ne cause généralement par elle-même que peu de douleur et de gêne; quelquefois cependant la masse morbide exerce sur les nerfs une pression qui occasionne une souffrance des plus vives. Sir B. Brodie cite un malade auquel on enleva un testicule cancéreux, et qui plus tard devint complétement paraplégique; à l'autopsie on trouva

____

(1) *London medical Gazette*, vol. XIII, p. 408.

qu'une tumeur de la région lombaire avait envahi les vertèbres et comprimait la moelle. M. Cruveilhier a également rapporté l'observation d'un homme de vingt-sept ans dont le testicule fut extirpé pour un cancer kystique. Le mal ne récidiva point sur place; mais il se développa dans le corps de la sixième et de la septième vertèbre cervicale ainsi qu'à l'extrémité postérieure des deux premières côtes, un cancer qui causa la mort en comprimant la moelle et produisant la paralysie des parties situées au-dessous (1).

On connaît un grand nombre d'exemples de cancer du testicule arrêté à l'aine; et j'en ai cité quelques-uns dans le chapitre sur la castration. Dans un fait de cette nature, observé par Pott sur un homme de cinquante ans, l'aine droite offrait une large ulcération à bords élevés et calleux. A l'autopsie on trouva que les ganglions lombaires, le foie et le rein droit étaient affectés de la même maladie (2).

Diagnostic. — On peut confondre le cancer encéphaloïde du testicule avec l'hydrocèle, l'hématocèle, la maladie kystique, et, dans sa première période, avec l'orchite chronique.

Il diffère de l'hydrocèle par la forme ovale de la tumeur, dont les côtés sont légèrement aplatis, et parce que cette tumeur s'est développée uniformément et non pas de bas en haut comme dans le cas d'hydrocèle; elle est d'ailleurs inégale, dépourvue de transparence, et plus pesante, lorsqu'on la soulève dans la main. Le cancer encéphaloïde donne une sensation vague de fluctuation qui a

(1) *Anatomie pathologique du corps humain*, liv. V, pl. 1.
(2) OEuvres, in-4°, p. 357.

souvent causé des erreurs et embarrassé les chirurgiens les plus expérimentés. Mais un examen attentif fait généralement reconnaître la nature de la maladie; car la consistance et la sensation obscure de fluctuation varient suivant les points qu'on examine, la tumeur étant plus molle en certains endroits qu'en d'autres.

On distingue plus difficilement le cancer d'une hématocèle, surtout lorsque, dans cette dernière maladie, le sac est très-épaissi. Alors, en effet, la tumeur est pesante et manque de transparence; en même temps que la fluctuation y est très-obscure ou imperceptible; phénomènes au moyen desquels j'ai dit que le cancer encéphaloïde diffère de l'hydrocèle. Cependant, les autres signes distinctifs joints à une étude patiente des commémoratifs mettront en état de distinguer les deux affections. Dans un cas difficile, on pourrait faire cesser toute espèce de doute par une ponction au moyen du trocart ou de la lancette. Si l'on avait affaire à une tumeur cancéreuse, il y aurait écoulement de sang et peut-être issue d'une petite quantité de matière cérébriforme. En général, l'écoulement sanguin cesse promptement; parfois cependant, la tumeur étant très-vasculaire, il s'ensuit une hémorrhagie assez abondante; le sang qui s'échappe est alors rutilant et son écoulement ne s'accompagne pas d'une diminution de volume de la tumeur, comme dans le cas d'hématocèle.

On peut très-facilement confondre le cancer encéphaloïde avec la maladie kystique, au moins avant cette période avancée du cancer où aucun chirurgien prudent ne songerait plus à opérer. En effet, si la tumeur maligne fait des progrès plus rapides et plus irréguliers; si sa

surface est moins lisse et sa consistance moins uniforme
que celle du sarcôme kystique; sous d'autres rapports,
les caractères sont tellement semblables dans les deux
affections qu'on n'a aucun signe certain pour les distinguer l'une de l'autre. La nécessité d'un diagnostic absolu
est peut-être ici moins pressante que tout à l'heure,
puisque, dans les deux cas, le seul traitement utile est
une opération; après quoi l'examen de l'organe malade
permet au chirurgien de se prononcer sur l'éventua-
lité d'une récidive.

Il est très-difficile de distinguer le cancer encéphaloïde
à sa première période de l'engorgement produit par une
orchite chronique; et comme le succès d'une opération
dans le cas d'affection maligne dépend beaucoup de
l'époque à laquelle on la pratique, il n'est pas médiocrement important de reconnaître la nature de la maladie le
plus tôt possible. Or, puisqu'il n'existe pas de signes physiques sur lesquels on puisse compter pour distinguer ces
deux affections, la seule marche à suivre est d'employer
le mercure, jusqu'à production d'une légère gingivite.
Si l'induration et le gonflement dépendent d'une inflammation chronique, ils diminueront peu à peu, et il suffira
de continuer encore quelque temps le traitement mercuriel pour que le testicule revienne à son état normal. Si,
au contraire, aucune modification ne survient, ou que
même le testicule continue d'augmenter, on pourra avec
assez de certitude en conclure que la lésion est de nature
maligne, ou qu'elle est la conséquence d'une maladie
pour laquelle l'instrument tranchant est le seul remède,
et l'on sera dès lors autorisé à proposer une opération (1).

(1) Le diagnostic peut encore être rendu difficile par le développe-

J'ai déjà rapporté p. 334 un cas de diagnostic difficile, où l'on se trouva bien d'avoir agi de la sorte.

L'exemple suivant fait ressortir quelques-unes des difficultés du diagnostic dans ces cas; il montre le soin qu'on doit apporter dans son examen pour arriver à formuler une opinion exacte sur la nature de la maladie.— Un charpentier âgé de trente-quatre ans, marié et en apparence bien portant, vint se faire soigner pour une tumeur chronique du testicule gauche. Environ neuf ou dix mois auparavant, il s'était aperçu pour la première fois que, sans cause apparente ni violence d'aucune espèce, son testicule avait augmenté de volume et de poids. Sans s'occuper autrement de sa tumeur, cet homme continua ses occupations jusqu'à ce qu'enfin, alarmé de voir son testicule gauche sept ou huit fois plus gros que

ment d'une inflammation aiguë dans la masse encéphaloïde. Si, en pareil cas, on est appelé à voir le malade pour la première fois, au moment où les symptômes locaux et généraux de l'inflammation prédominent, ceux de la tumeur cancéreuse peuvent être masqués. On ne peut être éclairé que par les commémoratifs, les tumeurs ganglionnaires, s'il en existe, et l'amaigrissement du malade. J'ai été témoin d'un fait de ce genre en 1851. Le malade, âgé de trente-deux ans, était entré à l'Hôtel-Dieu pour un gonflement douloureux du testicule gauche, datant, disait-il, de quelques jours, avec rougeur, douleur très-vive à la moindre pression, gonflement douloureux du cordon spermatique et fièvre intense; il y avait de plus de la fluctuation à la partie antérieure de la tumeur. En le questionnant, nous finîmes par apprendre que cette maladie datait de plusieurs années, mais que l'inflammation aiguë remontait à quelques jours seulement, et le dépérissement du malade nous fit penser qu'il s'agissait d'un cancer enflammé, peut-être même suppuré. M. P. Boyer, dans le service duquel le malade était placé, fit la castration quelques jours plus tard, et à l'examen de la tumeur nous reconnûmes qu'il s'agissait d'un encéphaloïde dont la partie antérieure était occupée par un abcès assez volumineux.

(Note du Traducteur.)

le droit, et très-gêné d'ailleurs par le volume et le poids
de la tumeur; il en vint à demander les secours de l'art.
Le côté gauche du scrotum était alors occupé par une
tumeur volumineuse, ovale et à surface uniforme, excepté
à la partie supérieure et antérieure, où existait une légère
saillie lisse et arrondie. La peau qui recouvrait cette tumeur était saine et libre d'adhérences, mais les veines
sous-cutanées étaient très-dilatées. Sa consistance était
à peu près celle de l'hématocèle, mais elle était irrégulière et plus ferme en avant que dans les autres points.
La sensation obscure qu'on percevait en cherchant la
fluctuation ressemblait plutôt à la réaction d'un solide
dépressible et élastique qu'au déplacement d'un liquide.
La petite saillie supérieure donnait toutefois plus évidemment la sensation d'un liquide. Le poids de la tumeur
était plus grand que celui d'une hydrocèle, mais pouvait
être à peu près celui d'une hématocèle ou d'une production solide mollasse. La tumeur était sans transparence;
elle était en même temps peu sensible, car une forte pression ne causait qu'une douleur obscure. Quant au testicule, il échappait complétement à toute recherche, et l'on
ne pouvait le distinguer ni par sa forme ni par sa consistance, pas plus que par la nature de la douleur que détermine ordinairement sa compression. Le cordon spermatique était engorgé et volumineux, mais sans autre
altération sérieuse; il passait en arrière de la tumeur.
Les ganglions lombaires et iliaques paraissaient sains.
Enfin les organes internes importants fonctionnaient bien,
et il n'y avait aucune trace d'altération profonde de la
constitution.

Tel était l'ensemble des caractères au moyen desquels

on avait à déterminer si l'on avait affaire à une hydrocèle
avec épaississement des tuniques, à une hématocèle, à
un sarcôme kystique, ou à un cancer encéphaloïde.
Contre l'hypothèse d'une hydrocèle, on avait la forme
ovale de la tumeur, sa surface inégale, son poids, sa
consistance irrégulière, l'absence de transparence et l'impossibilité de découvrir le testicule au moyen d'une forte
pression exercée sur le point où se trouve ordinairement
cet organe dans les cas d'épanchement vaginal. Contre
l'idée d'une hématocèle, il n'y avait pas seulement la
surface irrégulière et les différences de consistance de la
tumeur sur divers points, ainsi que l'impossibilité de découvrir le testicule par la pression ; il y avait aussi le
mode de développement, car dans l'hématocèle la tumeur
se forme tout d'un coup ou rapidement, survient habituellement à la suite d'une violence extérieure, et, une fois
formée, reste à peu près stationnaire pendant un temps
considérable ; tandis que, dans ce cas, elle était survenue
spontanément, avait mis neuf ou dix mois à acquérir son
volume considérable, et continuait toujours de s'accroître.
On en conclut donc que la tumeur était, ou un sarcôme
kystique ou un cancer encéphaloïde, son mode de formation, sa forme, son volume, son poids, sa consistance
générale et l'état du cordon étant de nature à corres-
pondre à l'une ou à l'autre de ces deux affections. L'irrégularité de surface et de consistance de la tumeur,
ainsi que le développement considérable des vaisseaux
sous-cutanés, me firent pencher pour le cancer ; et mon
diagnostic fût vérifié quand on eut enlevé la tumeur,
après avoir fait préalablement une ponction exploratrice.
Il n'y avait plus trace de la substance glandulaire du

testicule; mais l'épididyme était sain, situé à la partie supérieure de la tumeur, et entouré par la tunique vaginale
qui contenait environ vingt-quatre grammes de sérosité,
et formait la saillie obscurément fluctuante qu'on avait
observée en ce point.

Si grandes que soient les difficultés du diagnostic
quand le testicule est dans le scrotum, elles augmentent
à tel point, lorsque cet organe malade est retenu dans
l'aine, qu'il est à peu près impossible, sans ponction exploratrice ou incision, de se former une opinion positive
sur la nature de la tumeur. M. Arnott, chirurgien expérimenté, décrivant un fait de cette espèce (1), dit avoir
été incapable de déterminer exactement s'il avait affaire
à une hydrocèle, à une hématocèle avec épaississement,
à un sarcôme kystique ou bien à une affection maligne;
puis il cite un fait qui lui a été communiqué par M. Hodgson et dans lequel il fut également difficile de se prononcer sur la nature d'une tumeur volumineuse de l'aine.
Le malade avait été examiné par sir B. Brodie, M. Key,
M. Stanley et plusieurs autres; tous s'étaient accordés
avec M. Hodgson pour voir là, très-probablement, un
testicule arrêté dans sa migration et malade ; mais ils
n'avaient pu déterminer la nature de l'affection. J'ai déjà
cité, page 47, le fait, rapporté par Dupuytren, d'une tumeur inguinale formée par une collection liquide autour
d'un testicule non descendu, carcinomateux et très-volumineux. Les changements qui s'opéraient dans la tumeur
en rendaient le diagnostic embarrassant. Il y avait,
en effet, à la paroi abdominale, une ouverture qui per-

(1) *Medico-Chirurg. Transact.,* vol. XXX, p. 10.

mettait la sortie accidentelle d'une hernie, tandis que l'épididyme tuméfié formait soupape à l'orifice inguinal, et s'opposait à ce que le chirurgien réduisît le liquide dans la cavité abdominale.

Traitement. — Dans une maladie aussi fatale que le cancer encéphaloïde, on n'a d'autre moyen, lorsqu'il a envahi le testicule, que d'enlever promptement cet organe. Malheureusement c'est là une ressource excessivement précaire, car l'affection récidive presque toujours dans les ganglions lymphatiques en relation avec le testicule, dans la cicatrice ou dans quelque organe intérieur. Cette opération est même à tel point inefficace, qu'on a pu se demander s'il y avait jamais utilité à la pratiquer. Sir A. Cooper, dont l'expérience était si vaste, a rapporté cinq observations dans lesquelles la récidive a eu lieu après l'opération, et n'en a pas cité une seule dans laquelle le malade ait survécu longtemps.

Cependant, et bien qu'avec tous les praticiens je reconnaisse que l'ablation du testicule atteint de cancer mou, laisse au malade peu d'espoir d'échapper à la récidive, il y a quelques raisons importantes pour opérer. On court d'abord la chance, si petite qu'elle soit, que la maladie soit localisée dans le testicule et que l'opération en triomphe. C'est ainsi qu'en avril 1845, j'ai enlevé le testicule droit d'un homme de quarante-quatre ans, dont l'affection datait de deux ans et était attribuée à une violence extérieure. Sir B. Brodie, qui avait été consulté, avait conseillé l'opération, tout en portant un pronostic défavorable, en raison de l'ancienneté de la maladie et du volume de la tumeur. L'examen microscopique fit reconnaître qu'il s'agissait bien d'un cancer. Or, je n'ai pas perdu de vue ce malade qui est encore bien portant aujourd'hui, plus de dix ans après l'opération (1). — Le 2 janvier 1851, j'ai enlevé à l'hôpital de Londres le testicule gauche d'un garçon de ferme, âgé de vingt-sept ans. L'organe avait rapidement grossi dans l'espace d'environ quatre mois. C'était un exemple bien prononcé de cancer mou, présentant des noyaux jaunâtres, formés par la matière carcinomateuse altérée. Cet homme demeure à Leyton-Stone où il travaillait encore dernièrement, se trouvant dans un parfait état de santé. — M. Meade, chirurgien de l'infirmerie de Bradford, amputa en 1846 le testicule d'un homme de quarante ans, chez lequel la tumeur existait depuis neuf mois. M. Meade, et M. Teale qui assistait à l'opération, reconnurent dans la tumeur les caractères évidents de l'encéphaloïde; et l'on y trouva, au microscope, des cellules à noyau allongées et fusiformes (2). Dans une note que M. Meade m'a adressée en janvier 1854, neuf ans et trois mois après l'opération, il m'apprend que « le malade continue à se bien porter et à n'offrir aucune apparence de récidive. » — M. César Hawkins a enlevé, en octobre 1841, le testicule d'un homme de quarante-cinq ans, dont l'affection remontait à deux ans. On n'avait point hésité à voir là un cancer encéphaloïde. La tumeur a été injectée et on la conserve dans le musée de l'hôpital Saint-Georges, où je l'ai ré-

<hr>

(1) On conserve un modèle de la pièce au Collége de l'hôpital de Londres.

(2) Ce fait a été publié dans le *London medical Gazette*, vol. XLIV, p. 702, 1849.—J'ai eu dernièrement l'occasion d'examiner le testicule ; mais, bien qu'il eût été conservé dans l'alcool, il était trop décomposé pour que je pusse me former une opinion exacte sur la nature de la maladie. Les apparences, cependant, étaient favorables à l'opinion qu'il s'agissait bien d'un cancer mou.

26

cemment examinée avec M. Gray, sans pouvoir y trouver rien de contraire au diagnostic autrefois porté. La tumeur consistait en une masse de matière encéphaloïde avec de gros noyaux de substance carcinomateuse jaune dégénérée. En 1853, le malade était encore bien portant.

Dans ces quatre cas, la véritable nature de l'affection a été exactement constatée après l'ablation de l'organe. Dans le second, l'espace de temps qui s'est écoulé depuis l'opération (près de cinq ans) n'est pas aussi considérable que dans les autres ; mais l'âge peu avancé du malade et la rapidité avec laquelle l'affection avait marché, permettent de croire qu'il y aurait eu une récidive prompte, si l'économie n'avait pas été complétement débarrassée. Il semble donc qu'on a pu quelquefois enlever une tumeur encéphaloïde du testicule à l'époque où la maladie était toute locale, et soustraire ainsi l'économie à l'infection générale. Le docteur Baring, de Hanovre, auteur d'un bon traité sur le cancer du testicule, rapporte quatre faits dans lesquels la castration fut pratiquée par Rust, de Berlin, Langenbeck, de Gœttingue et Hagedorn, de Stade. Il s'est écoulé depuis l'opération, cinq ans dans deux de ces faits, trois ans dans le troisième, et deux ans dans le quatrième : les opérés n'ont pas cessé d'être bien portants, et n'ont pas offert la moindre trace de récidive (1).

Mais indépendamment de la chance d'une cure radicale, il est d'autres bonnes raisons en faveur de la castration. D'abord l'incertitude du diagnostic rend dans

______

(1) *Ueber den Markschwamm der Hoden*, Gottingen ; voy. aussi *British and foreign med. Review*, vol. I, p. 477.

beaucoup de cas l'opération nécessaire. Il est souvent impossible de savoir exactement si la tumeur testiculaire est cancéreuse ou kystique ; or, dans la forme
bénigne de cette dernière affection, forme qui est la plus
fréquente, l'ablation est le seul moyen de guérison. En
outre, j'aurai occasion de montrer dans un prochain chapitre que la castration est à peu près sans danger pour
la vie ; je n'ai jamais perdu d'opéré, et la cicatrisation
se fait en général rapidement, de sorte qu'on ne peut
objecter le danger de mort contre cette opération. Et enfin en supposant, ce qui arrive le plus souvent, que la
maladie doive récidiver, la castration, pratiquée d'assez
bonne heure, pourra certainement prolonger la vie et
peut-être sauver au malade les horreurs et les souffrances d'un cancer externe ; car la mort, par le fait de la
diathèse cancéreuse, est moins pénible et précédée de
douleurs moins vives que la mort amenée par une ulcération fongueuse. En aucun cas, cependant, on ne devra
pratiquer la castration quand les ganglions lombaires seront pris ; car la récidive serait rapide et l'opération ne
prolongerait point la vie. On doit donc, avant tout, faire
un examen très-attentif, et si, en déprimant l'abdomen,
on vient à découvrir quelque tumeur solide sur les côtés
de la colonne vertébrale, ou que l'un des membres inférieurs soit œdémateux, toute opération est contre-indiquée. Il est rare que la castration ne soit point avantageuse quand on la pratique avant que le cancer se soit
développé à l'intérieur. Le fait suivant démontre le bien-
être qu'elle peut procurer au malade. — J'ai vu en octobre 1849, avec M. Iliff, de Kennington, un avocat émi-
nent, âgé de cinquante et un ans, qui portait une tumeur

solide de nature douteuse du testicule droit. M. Lawrence, qu'on avait d'abord consulté, avait conseillé l'emploi du mercure, et je fus tout à fait du même avis. Notre malade en prit donc jusqu'à ce qu'il y eût stomatite, mais la tumeur ne diminua pas. C'est alors qu'on proposa la castration, et cet avis fut fortement appuyé par sir B. Brodie. L'opération fut pratiquée en décembre 1849 par M. Lawrence, et la guérison fut rapide. On reconnut, après l'ablation, qu'il s'agissait d'un cancer encéphaloïde. La santé se maintint jusqu'en décembre 1851, époque à laquelle des douleurs lombaires se firent sentir; bientôt après le membre inférieur gauche s'œdématia. La mort eut lieu en mai 1852 par l'affection des ganglions lombaires des deux côtés du rachis. Ainsi, à la suite de son opération, ce malade a joui d'une bonne santé pendant deux ans, et durant tout ce temps il a pu se livrer aux devoirs fatigants de son état; il s'occupait même encore de ses affaires, quelques semaines avant sa mort. Or, s'il n'avait point été opéré, nul doute qu'il n'aurait pas joui d'une aussi bonne santé pendant deux années; qu'il n'aurait pas continué aussi longtemps l'exercice de sa profession au grand avantage de sa famille; qu'enfin il aurait été obligé de s'arrêter et serait mort plus tôt.

Malheureusement il est rare que la récidive tarde autant que dans le cas précédent. M. Paget regarde le fait suivant (1) comme un exemple remarquable de récidive tardive. — J. R., âgé de trente-neuf ans, eut le testicule droit enlevé par sir A. Cooper, pour une affection encéphaloïde. Le gauche n'était jamais descendu. Après

(1) *Lectures on pathology*, vol. II, p. 408.

avoir été opéré, cet homme se porta bien pendant douze ans ; il devint alors malade, fut tourmenté par des nausées et de la constipation, et succomba au bout de neuf mois. A l'autopsie, on trouva que le côlon descendant était étranglé par une masse blanche et fongueuse, du volume d'une grosse orange environ, située en avant de la vessie et fixée par un pédicule étroit aux ganglions lombaires gauches. On ne put découvrir le testicule gauche. Les ganglions lombaires droits étaient sains. Pour M. Paget, à qui je dois ces détails, il n'était pas douteux que les tissus malades ne fussent cancéreux. Les ganglions lombaires s'étant affectés du côté opposé au testicule enlevé, et la tumeur pelvienne s'étant développée fort tard, je suis porté à croire que cette tumeur était une nouvelle manifestation du cancér, et non point le résultat d'une récidive de l'affection première dont le germe serait resté si longtemps latent. Il me semble également très-probable que cette tumeur cancéreuse était formée par le testicule non descendu, qui n'a pu être trouvé (1).

ARTICLE III.

MÉLANOSE.

On a rarement observé la mélanose du testicule.

(1) M. H. Ludlow a présenté le tableau suivant de huit faits observés par lui-même, et de quinze empruntés à Lebert, pour montrer l'époque à laquelle la maladie repullule.

De	3 mois à	6 mois	7	cas
De	6 — à 12	—	2	
De	12 — à 18	—	4	
De	18 — à 2 ans		5	
De	2 ans à 3	—	4	
De	4 — à 10	—	1	

———
23

M. Cruveilhier rapporte l'observation d'un homme de quarante-six ans, qui était mort d'une mélanose de la main, des poumons, du cœur, de l'estomac et d'autres organes (1). Le testicule droit contenait un peu de la même matière, et dans le gauche on en voyait un dépôt du volume d'une noix. M. Stanley a enlevé, il y a quelques années, à l'hôpital Saint-Barthélemy, sur un homme de trente-huit ans, un testicule encéphaloïde et mélanique. L'affection récidiva promptement et emporta le malade. On dit que le musée de l'hôpital de Norwich possède un exemple de cette rare affection.

ARTICLE IV.

CANCER DE LA TUNIQUE VAGINALE.

On a vu, dans quelques cas rares, le cancer débuter par la tunique vaginale, pendant que leparenchyme du testicule restait intact.

En se développant dans la séreuse, la maladie y détermine la production d'un épanchement, et c'est là une particularité importante de cette affection, car elle rend le diagnostic extrêmement difficile à la période peu avancée, celle à laquelle une opération serait favorable. Sir Everard Home (2) rapporte le fait suivant : — En décembre 1781, un malade qui éprouvait une sensation de malaise dans le scrotum, s'aperçut que le testicule gauche était tuméfié et un peu dur. Un chirurgien, qu'il consulta aussitôt, diagnostiqua une hydrocèle, et conseilla d'attendre, avant d'opérer, que la tumeur fût devenue plus volumineuse. Cependant, cette tumeur aug-

(1) *Anatomie pathologique*, liv^n XXX, pl. 3 et 4.
(2) *Observations on cancer*, p. 125.

menta graduellement; la douleur devint aiguë, et la dureté plus grande. Dans le mois de mars 1782, deux autres médecins consultés, crurent à l'existence d'une complication et rejetèrent l'idée d'une hydrocèle simple; ils recommandèrent en conséquence au malade de ne rien faire pendant quinze jours ou trois semaines, au bout desquels ils le verraient de nouveau. Dans l'intervalle, celui-ci s'adressa à un chirurgien connu pour s'occuper de ce genre de maladies, qui fit deux ou trois ponctions comme pour la cure palliative de l'hydrocèle, en assurant qu'il s'agissait bien de cette affection. Mais les bons effets qu'on lui avait promis de l'opération ne se réalisant point, le malade retourna vers son premier chirurgien, avec une augmentation considérable de l'inflammation, de la douleur et du gonflement. On appela M. Hunter en consultation, et il fut résolu qu'on s'assurerait, par une incision, de la véritable nature du mal, et qu'on agirait alors en conséquence. On incisa donc, et on trouva que la tumeur était constituée par la tunique vaginale épaissie contenant une substance grumeleuse et gélatineuse. A cet aspect, on jugea convenable d'enlever la tumeur tout entière, et on y procéda sur-le-champ. On excisa également une portion de peau, qui était malade et adhérait à la partie antérieure de la tumeur. On vit alors que celle-ci était formée par la tunique vaginale épaissie que remplissait un caillot sanguin résistant, dépouillé en quelques points de sa matière colorante, ce qui lui donnait un aspect bigarré. Le testicule, qui se trouvait à la partie postérieure, était intact, et paraissait seulement un peu diminué de volume par suite de la compression que lui avait fait subir la matière déposée dans la cavité vaginale. La plaie se cicatrisa rapidement; mais quelques mois après on vit paraître dans l'abdomen une tumeur qui augmenta; puis le malade s'affaiblit, fut pris de fièvre hectique et mourut. À l'autopsie, on trouva, dans la région lombaire gauche, des masses volumineuses qui remontaient jusqu'au diaphragme; l'épiploon en formait une autre à laquelle le côlon, l'estomac et l'intestin étaient adhérents; le foie était farci de petites tumeurs de même nature que celles de la région lombaire; et le cordon spermatique, en dehors de l'abdomen, en était également rempli.

Sir A. Cooper a décrit un cas à peu près semblable.

On voit au musée de Hunter, sous les n°ˢ 2462 et 2463, deux exemples de cancer encéphaloïde du cordon, sans lésion du testicule. L'un d'eux a été observé par Hunter lui-même, et la relation qu'il en donne, fait voir que la maladie a débuté par le cordon. Le malade était mort par la propagation du cancer aux ganglions lombaires et à l'épiploon.

CHAPITRE IX.

MALADIE KYSTIQUE DU TESTICULE.

Cette affection rare, qu'on appelle aussi *sarcome kystique*, est une tumeur constituée par des kystes composés ou prolifères (1).

---

(1) L'expression de *maladie kystique* (cystic disease) nous a paru exprimer plus nettement la nature de cette lésion que celle de *maladie enkystée du testicule* adoptée par les Traducteurs d'A. Cooper.

(*Note du Traducteur.*)

Cette tumeur se forme à l'intérieur de la tunique albuginée, qui devient en général très-mince. Les kystes dont

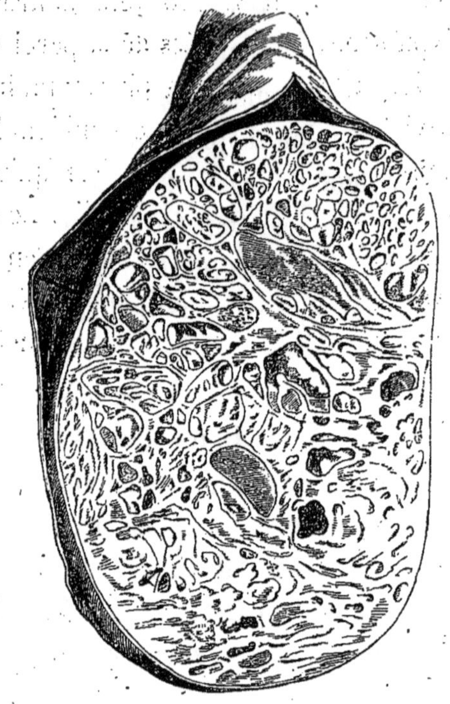

elle se compose diffèrent les uns des autres, autant par leur nombre et leur volume que par la nature de leur contenu. En effet, ils sont tantôt peu nombreux, et tantôt innombrables; leur volume varie depuis celui d'un grain de millet jusqu'à celui d'un œuf de pigeon, et la paroi lisse et intimement adhérente qui les circonscrit, renferme soit un liquide transparent et légèrement coloré, soit un fluide épais, visqueux et albumineux ou teint de sang, soit enfin des caillots. Ces kystes sont

(*) Fig. 31. Coupe d'une tumeur kystique du testicule, montrant une multitude de kystes de forme et de volume divers, entre lesquels une matière solide est interposée. (Provenant de la pièce 2389 du musée du Collége des Chirurgiens.)

enchatonnés dans un tissu cellulo-fibreux ou fibreux plus ou moins dense, et de la matière plastique fibrineuse est interposée entre eux. On voit souvent naître des végétations polypiformes ou lobulées de la paroi des kystes volumineux dont elles remplissent plus ou moins complétement la cavité. Ces végétations ressemblent beaucoup, par leur apparence extérieure, à celles qu'on observe dans les tumeurs kystiques de la mamelle. Le professeur Quekett, qui a fait sur ma demande l'examen microscopique des végétations qu'on voit représentées dans la figure 32, a trouvé qu'elles avaient une structure cellu-

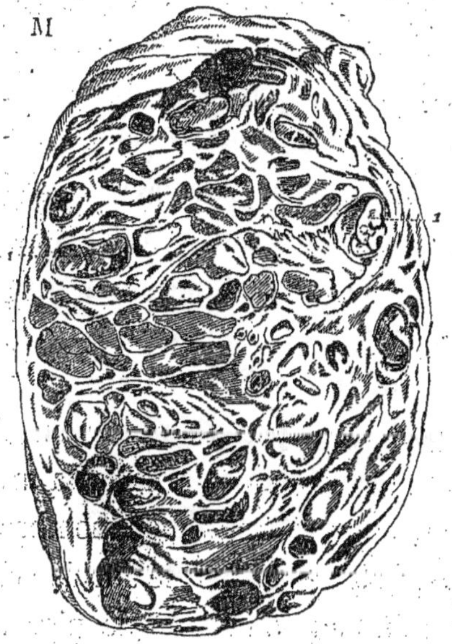

Fig. 32 (*).

leuse, et que leur surface était recouverte d'un épithélium cylindrique analogue à celui qui tapisse les villosités in-

(*) Fig. 32. Coupe d'un testicule kystique, dont les kystes sont plus grands que dans la tumeur précédente. (Pièce 2390 du musée du Collége des Chirurgiens.) Ce testicule a été enlevé sur un homme de trente-trois ans ; il n'y eut point de récidive. — 1,1,1, Végétations lobulées intra-kystiques. (Les deux figures sont de demi-grandeur.)

testinales. On trouve souvent, mêlées aux kystes, de petites masses d'enchondrôme, qui ont parfois une forme allongée et apparaissent comme des corps perlés sur la coupe de la tumeur. En général la substance tubuleuse est étalée sous forme d'une couche mince à la surface de la masse kystique, ou bien est refoulée vers la tunique albuginée amincie. On peut même aisément isoler de la tumeur en arrière le tissu glandulaire, qui en est habituellement séparé par une capsule celluleuse dense. Quand le volume est devenu considérable, ce tissu glandulaire a disparu entièrement. L'épididyme, d'abord intact, se prend et s'atrophie, à mesure que la tumeur augmente.

La tumeur kystique atteint parfois un grand volume. Celle que représente la figure 31 avait quinze centimètres de longueur sur neuf de largeur (1).

On a longtemps hésité sur la nature et le point de départ de cette affection. Sir A. Cooper, qui la décrivit sous ce nom de maladie kystique du testicule, supposait que les kystes pouvaient être formés par la dilatation des tubes séminifères oblitérés; car, fait-il observer, « on voit bientôt, pour peu qu'on les suive, que ces cavités, prises à première vue pour des kystes, ne sont point isolées, mais émettent des prolongements pleins qui les unissent à d'autres cavités (2). » J'étais d'abord assez disposé à me ranger à cette opinion, et à voir ici une affection analogue aux tumeurs kystiques de la mamelle, qui résultent de la dilatation morbide des canaux

____

(1) On trouve de beaux exemples de cette affection dans le musée du Collége des Chirurgiens de Londres, et dans ceux des hôpitaux Saint-Thomas et Saint-Georges.

(2) *Observations on the diseases of the testis*, p. 83.

galactophores ; mais ayant vu, plus tard, dans divers cas de testicules kystiques, les tubes séminifères sains étalés, et formant une couche sur la masse morbide, dont ils recouvraient généralement la partie supérieure, il m'était difficile de concilier l'origine tubuleuse de la maladie avec une pareille disposition. J'ai pu, cependant, résoudre la difficulté dans un cas où la période peu avancée de l'affection favorisait les recherches.

Un homme de trente-sept ans me consulta en décembre 1852 pour une tumeur du testicule qu'il avait remarquée pour la première fois sept mois auparavant. Persuadé que cette tumeur était cancéreuse ou kystique, j'en conseillai, et j'en pratiquai l'ablation. Le malade se rétablit rapidement, et a, depuis lors, continué de se bien porter.

En incisant cette tumeur, je vis la substance tubuleuse étalée sur une partie de sa surface, juste au-dessous de la tunique albuginée amincie. La masse morbide était d'ailleurs un type d'affection kystique. Quelques-uns des plus gros kystes avaient un centimètre et demi de diamètre, les autres étaient généralement plus petits, et beaucoup n'étaient pas plus gros que des grains de millet. Les uns contenaient un liquide limpide et transparent, d'autres, un liquide sanguinolent, quelques-uns, du sang coagulé, plusieurs enfin, une masse solide, opaque et blanchâtre. Ces kystes étaient situés au milieu d'un tissu fibreux, dont la densité augmentait vers le centre de la tumeur. On voyait clairement, en examinant au microscope des lames minces de cette tumeur, que les kystes étaient dus à la dilatation de certains conduits. Ainsi, sur quelques points, un tube se terminait en une poche dilatée (fig. 33) ; sur d'autres, la poche correspondait à une dilatation placée latéralement ou à l'extrémité d'une anse (fig. 34) ; sur d'autres encore, la dilata-

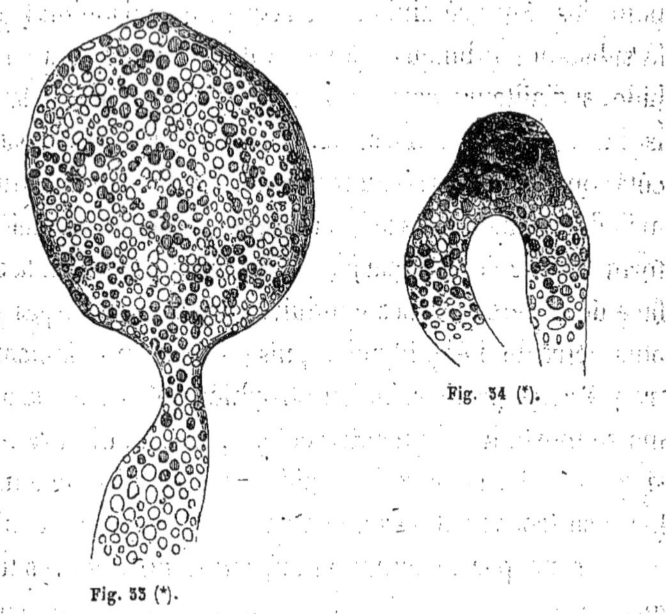

Fig. 34 (*).

Fig. 33 (*).

tion semblait être uniforme et se continuer dans une certaine étendue. Les conduits dilatés et les kystes étaient tapissés par le même épithélium pavimenteux, et un grand nombre d'entre eux contenaient une matière granuleuse brune. La substance opaque et blanchâtre qu'on trouvait dans les plus larges de ces cavités, était surtout formée par un amas de cellules d'épithélium pavimenteux, et ressemblait à ce qu'on appelle le cholestéatôme. Quant aux spermatozoïdes, on n'en put découvrir ni dans les kystes, ni dans les tubes dilatés (1).

(1) On trouvera de plus amples détails dans un article publié dans

L'examen approfondi de ce fait démontre pleinement que les kystes, dont nous nous occupons, dérivent d'un état morbide des conduits. Or, ces conduits ne sont point les tubes séminifères eux-mêmes puisqu'on trouve la substance tubuleuse saine en dehors de la masse morbide; si d'ailleurs cette substance était le siége de la maladie, les tubes restés sains devraient être rejetés sur le côté; on les trouverait au moins dans le voisinage des tubes malades ou mélangés avec eux ; tandis qu'ils sont étalés et forment une couche parfaitement indépendante à la surface de la tumeur. Les conduits altérés ne sont pas non plus ceux de l'épididyme, puisque j'ai invariablement trouvé cette partie saine ou atrophiée, et perdue dans la masse morbide ; d'un autre côté, si la maladie avait son siége dans les canaux de l'épididyme, la substance tubuleuse se trouverait certainement, à moins qu'elle n'eût été détruite par la compression, enveloppée de ses tuniques propres, distincte de la tumeur et non point étalée à sa surface.

Si ce ne sont pas les tubes séminifères ni les conduits de l'épididyme qui subissent les modifications propres à constituer la maladie kystique, il devient évident que celle-ci doit avoir son siége dans les conduits du corps d'Highmore. Quant à expliquer pourquoi ces derniers s'affectent seuls, c'est ce qu'il m'est impossible de faire (1).

les *Medico-chirurgical transactions* (vol. XXXVI, p. 449). L'examen d'une autre pièce a, d'ailleurs, confirmé ces observations.

(1) M. Robin, dans le mémoire que j'ai cité, page 384, établit que les kystes ont, comme les productions encéphaloïdes, leur point de départ dans l'épididyme. Il diffère donc encore d'opinion avec M. Curling qui les fait naître des conduits du corps d'Highmore.

(Note du Traducteur.)

J'ai fait la remarque que de petites masses d'enchondrôme se trouvaient fréquemment au milieu de la tumeur kystique. Des observations récentes m'ont démontré que l'enchondrôme se développe primitivement à l'intérieur des tubes et de leurs dilatations. Cette origine était surtout manifeste sur plusieurs pièces que j'ai examinées avec le professeur Quekett. La matière cartilagineuse se montre en masses allongées qu'on détache aisément des poches qui les contiennent. Elle peut devenir assez abondante pour oblitérer les kystes et former la plus grande partie de la tumeur. Telle semble avoir été la disposition des choses sur une pièce enlevée par M. Hancock et que j'ai eu l'occasion d'examiner. Ce testicule kystique, le plus volumineux de tous ceux que j'ai vus, pesait 2,180 grammes; M. Hogg a décrit et représenté la pièce dans les *Transactions of the Pathological Society* (1).

L'étude attentive de ces tumeurs kystiques démontre qu'elles sont habituellement de nature bénigne ; plusieurs sujets qu'on a bien observés ont vécu un certain nombre d'années après l'ablation, et ont succombé à une autre maladie. Cependant nous rencontrons de temps en temps des faits qui tendent à ébranler notre conviction à cet égard. Tel est celui d'un médecin, âgé de trente-deux ans, qui fut, il y a quelques années, atteint d'une affection du testicule ; cet organe, ayant continué à augmenter de volume, fut enlevé au bout de dix-huit mois. L'examen que je fis alors de la tumeur m'y démontra les caractères ordinaires de la maladie kystique, sauf qu'en deux ou trois points se voyaient des épanchements sanguins que j'attribuai aux ponctions explo-

(1) Vol. IV, p. 180.

ratrices faites avant l'opération. Cependant le malade ne se rétablit pas, resta cachectique, et eut, au bout de six mois, une hémoptysie qui fut suivie de violentes douleurs lombaires et d'un développement considérable du foie. La mort eut lieu dix-huit mois après l'opération, et l'autopsie fit reconnaître l'existence de masses cancéreuses encéphaloïdes dans les ganglions lombaires, les poumons et le foie.

M. César Hawkins m'a montré il y a plusieurs années, dans une visite que je faisais au musée de l'hôpital Saint-Georges, deux testicules manifestement kystiques enlevés sur des individus qui étaient morts deux ans plus tard de tumeurs internes ; aussi pensait-il que cette maladie était de nature maligne. J'ai dernièrement examiné ces pièces avec soin au microscope, et j'ai trouvé que la matière molle contenue dans les kystes des deux tumeurs était formée par un amas de cellules cancéreuses à noyau ; quelques-uns contenaient de nombreuses granulations foncées, d'autant plus abondantes relativement aux cellules que la masse était plus molle ; les parois des cellules avaient probablement été détruites dans ces points. On pouvait observer dans quelques-unes de ces masses des portions de conduits remplis de cellules. Je ne trouvai nulle part de lamelles d'épithélium. Dans l'une des tumeurs il y avait des parcelles d'enchondrôme (1).

Il résulte évidemment de ces faits que la maladie kystique se montre dans le testicule sous la forme maligne et sous la forme bénigne, mais que la première est de

(1) M. Cruveilhier a décrit et figuré un cas qui semble être un type d'affection kystique maligne du testicule avec enchondrôme, et que j'ai déjà cité page 393.

beaucoup la plus rare ; et, si les observations histologiques que j'ai faites venaient à être confirmées, on reconnaîtrait la bénignité de l'affection à la présence dans les kystes de l'épithélium pavimenteux, et sa malignité à l'existence de cellules cancéreuses à noyau ; l'on aurait ainsi le moyen d'établir une distinction importante pour la pratique.

En décrivant une forme maligne de la maladie kystique, j'entends parler non point des tumeurs encéphaloïdes dans lesquelles on trouve deux ou trois kystes au milieu d'une matière cancéreuse évidente, mais de ces masses dont le volume considérable est formé par un amas de kystes de différentes dimensions. Dans un cas de ce genre, que j'ai examiné récemment, l'aspect était tellement semblable à celui de la forme bénigne, qu'il eût été impossible de distinguer la différence sans le microscope (1). Toutefois, il me paraît probable que les

(1) Je ne puis me défendre de citer ici un fait qui, bien qu'incomplet sous plusieurs rapports, m'a vivement impressionné. En 1837, j'assistai le professeur Roux dans une opération de castration qu'il faisait en ville sur un malade qui lui était adressé de la province. En fendant la pièce, nous la trouvâmes composée exclusivement de kystes nombreux, contenant une sérosité claire, sans mélange de cartilage ni d'autres matières, et qui nous offrit tous les caractères de la maladie décrite dans A. Cooper sous le nom de *maladie enkystée du testicule*. A l'œil nu, nous ne vîmes rien qui éveillât l'idée de cancer; on ne faisait pas à cette époque d'examen microscopique. Roux nous présenta ce fait comme un exemple de tumeur bénigne, et ne doutait pas que son malade était débarrassé pour toujours. Quel ne fut pas son étonnement d'apprendre, au bout de quelques mois, que des tumeurs volumineuses se développaient dans le ventre, et que le malade offrait tous les symptômes de la cachexie cancéreuse, à laquelle, en effet, il ne tarda pas à succomber! Cette observation justifie donc pleinement la distinction que M. Curling établit.

(Note du Traducteur.)

27

kystes, après avoir prédominé dans la tumeur pendant la première période de la forme maligne, peuvent se détruire plus tard à la suite du développement rapide du tissu cancéreux. C'est ce qui avait probablement eu lieu pour une pièce de la Collection Huntérienne (n° 2416), représentant la coupe d'une grosse tumeur du testicule dont la partie supérieure se compose d'une multitude de petits kystes, tandis que le reste présente l'aspect habituel de l'encéphaloïde ; le malade était mort d'un cancer interne quelques semaines après la castration.

En donnant plus haut des détails sur un testicule kystique, j'ai signalé la présence, dans quelques-uns des kystes qui étaient bien formés, d'une matière solide et blanchâtre offrant les caractères du cholestéatôme. J'ai rencontré des masses isolées de même nature dans d'autres tumeurs kystiques, soit malignes, soit bénignes. Sur un testicule qui avait été enlevé par M. Henry Thompson au mois d'avril dernier, et qu'il a eu la bonté de me faire examiner, j'ai trouvé un mélange de cholestéatôme, d'enchondrôme et d'encéphaloïde, avec des kystes à l'intérieur de la tunique albuginée dilatée et amincie. La matière cholestéatomateuse était très-abondante et formait, avec de nombreuses petites masses d'enchondrôme, la partie supérieure de la tumeur, bien distincte de l'inférieure, qui était la plus volumineuse, et consistait surtout en matière encéphaloïde et en kystes. Des vaisseaux séminifères rompus çà et là séparaient ces deux portions. Les tubes intermédiaires aux kystes étaient intacts en certains points, tandis qu'en d'autres ils étaient dilatés et pleins de cellules altérées (1). Le

____

(1) Pour plus de détails sur l'examen minutieux de cette tumeur

malade, âgé de vingt-cinq ans, était mort, environ cinq mois après l'opération, d'un cancer encéphaloïde des ganglions lombaires, des poumons et d'autres organes internes. Il a semblé aussi, dans ce cas, que la structure kystique avait été plus parfaite à la première période de la maladie qu'au moment de l'opération.

Symptômes. — Cette affection se développe très-lentement et sans causer de douleur. Ce n'est qu'au bout de plusieurs mois qu'elle forme une tumeur ovale, élastique, à peine sensible ou douloureuse ; sa surface est ordinairement lisse et unie ; parfois elle est irrégulière ; on y trouve aussi quelquefois de la fluctuation due à la présence d'une petite couche de liquide dans le sac vaginal. Quand cette tumeur a atteint un grand volume, elle devient gênante par sa masse, et cause une sensation de tiraillement et de malaise dans les reins, surtout si elle n'est pas bien soutenue. Elle débute généralement dans la période moyenne de la vie ; je ne l'ai pas rencontrée plus tard qu'entre quarante et cinquante ans. Les malades en font souvent remonter le point de départ à une contusion de l'organe.

Diagnostic. — La maladie kystique du testicule peut être confondue avec l'hydrocèle, l'hématocèle et le cancer encéphaloïde. Il est habituellement facile de la distinguer de l'hydrocèle vaginale ; car la tumeur est ovale, et non pyriforme comme dans cette dernière ; elle est plus pesante, moins distinctement fluctuante, et l'on ne détermine pas de douleur en comprimant la partie qu'occupe habituellement le testicule dans l'hydrocèle. La tu-

qui a été fait par le docteur Clarke et par moi-même, voir *Transactions of Pathological Society* (vol. VI, p. 241).

meur manque, en outre, de transparence. Malgré ces signes distinctifs, sir A. Cooper considérait l'erreur comme très-facile, et avouait s'être trompé dans deux ou trois cas dans lesquels il avait ponctionné avec une lancette, et n'avait vu sortir, au lieu de la sérosité à laquelle il croyait donner issue, que quelques gouttes de sang.

Le diagnostic entre la maladie kystique et l'hématocèle est moins facile, parce que dans l'une et l'autre la tumeur paraît solide, est pesante, opaque, et moins manifestement fluctuante que dans l'hydrocèle. L'absence de douleur à la compression, vers la partie postérieure de la tumeur, est le meilleur moyen pour distinguer ces deux affections.

Les caractères de la maladie kystique ressemblent en général tellement, ainsi que je l'ai dit dans le chapitre précédent, à ceux du cancer encéphaloïde, que je ne peux donner aucun signe certain de diagnostic entre les deux maladies. Le chirurgien devra, pour s'éclairer, consulter les commémoratifs, la marche de la tumeur, l'état du cordon et des ganglions lombaires qui ne sont pas affectés dans la maladie kystique, mais le sont souvent dans le cancer, et enfin la santé générale, qui s'altère bien plus souvent dans ce dernier que dans la première. La tumeur cancéreuse est, en outre, moins lisse et moins régulière, et fait des progrès plus rapides que la tumeur kystique.

Dans les cas où le diagnostic reste difficile, on peut faire cesser tous les doutes en pratiquant une ponction à la partie antérieure de la tumeur. L'hydrocèle et l'hématocèle se manifesteront aussitôt par l'issue de la sérosité ou du sang, et par la diminution de volume de la tumeur. Si, au contraire, on a affaire à une maladie kystique, il

ne sortira qu'une petite quantité de sérosité teinte de sang ;
et s'il s'agit d'une tumeur encéphaloïde, on verra s'échapper probablement une assez grande quantité de sang rutilant, sans que la tumeur diminue. Il se peut même alors
que le diagnostic soit rendu encore plus certain par la
découverte des cellules cancéreuses au milieu de la matière molle, ou du liquide ramené par la canule. On doit
se servir pour cette ponction exploratrice d'un trocart à
hydrocèle ordinaire ; le calibre du trocart explorateur, et
la rainure de l'aiguille exploratrice qu'on emploie d'ordinaire, ne sont pas assez larges pour laisser échapper facilement le sang coagulé d'une ancienne hématocèle, ou la matière molle d'un cancer encéphaloïde. La
plaie du trocart est d'ailleurs sans aucune importance.
Enfin, on fera bien de ne pratiquer la ponction qu'a-
près avoir pris toutes les dispositions convenables pour
opérer de suite la castration, si on reconnaît qu'elle est
nécessaire.

Traitement. — Le traitement local est aussi impuissant que le traitement général à guérir cette maladie,
dont les conditions anatomiques sont au-dessus des ressources de l'art. Il ne reste donc que l'ablation du testicule, et on doit la pratiquer aussitôt qu'on a bien reconnu l'inutilité de toute médication. L'opération faite,
on examinera soigneusement la tumeur et, si l'on n'y
découvre point de cellules cancéreuses, ou si les kystes
contiennent de l'épithélium pavimenteux, on pourra
alors, en toute assurance, faire espérer au malade qu'il est
guéri définitivement, et qu'il est à l'abri de la récidive (1).

(1) On peut lire dans les *Archives* (1854, t. Ier) une belle observation
de maladie kystique rapportée par M. Trélat, aide d'anatomie à la

CHAPITRE X.

TUMEUR FIBREUSE DU TESTICULE.

J'ai dit, en traitant de l'atrophie du testicule et des effets de l'orchite, que la glande séminale subissait parfois une transformation fibreuse, due en partie aux prolongements émanés de la tunique albuginée, et en partie à une modification, soit des tubes séminifères, soit de la matière fibrineuse exsudée entre ces tubes pendant l'inflammation (1). Tantôt le tissu fibreux qui a pris la place de l'organe est lâche, comme cela avait lieu pour le testicule non descendu, mentionné page 31 ; tantôt, et plus fréquemment, il est très-serré, dense, résistant et assez semblable à celui des corps fibreux de l'utérus. Quelquefois on rencontre, au milieu de ce tissu, deux ou

Faculté de médecine. Elle a été recueillie dans le service de M. le professeur Nélaton, qui avait annoncé la nature de la tumeur, avant l'opération, à la suite d'une ponction exploratrice. Les kystes contenaient, les uns un liquide limpide, mais visqueux et filant, les autres une substance blanche, stratifiée, formée en partie de cellules épidermiques et de cristaux de cholestérine, qui me paraît être le cholestéatôme dont parle plus haut M. Curling.   (*Note du Traducteur.*)

(1) Je suis convaincu que l'anémie testiculaire, dont j'ai parlé, se termine quelquefois par une transformation fibreuse, c'est-à-dire que les tubes séminifères, privés de leurs éléments de nutrition et de sécrétion, reviennent sur eux-mêmes, et se changent peu à peu en cordons pleins, qui, avec le temps, deviennent fibreux. Sur un testicule anémique que j'ai eu l'occasion d'examiner dernièrement, et dont la tunique vaginale était oblitérée, j'ai positivement constaté l'existence de cordons fibreux remplaçant les tubes, à côté d'autres tubes encore bien apparents. Il y aurait ainsi dans l'anémie deux périodes : une première, caractérisée par la pâleur avec conservation du calibre des conduits sécréteurs ; une seconde, caractérisée par la pâleur, avec passage à l'état fibreux d'une partie de ces mêmes conduits.

(Note du Traducteur.)

trois petits kystes remplis de liquide séreux ; lorsque la lésion est ancienne, on y trouve aussi des dépôts calcaires. En tout cas, le testicule est plus ou moins diminué de volume : il l'est même habituellement à un assez haut degré; on l'a trouvé réduit à quelques bandelettes filamenteuses.

Il y a parfois, dans d'autres états pathologiques, un développement abondant de tissu cellulaire filamenteux ou de tissu fibreux. C'est ainsi que j'ai cité page 349 un exemple de tuméfaction chronique considérable du testicule, sur lequel on voyait des masses de matière fibrineuse, et des collections purulentes séparées par des cloisons épaisses et denses de tissu fibreux. Ce tissu est encore très-développé dans le sarcome kystique; il l'est même à tel point que M. Paget, avant que j'eusse démontré l'origine tubuleuse des poches, était tenté de regarder la maladie kystique comme une variété de tumeur fibreuse du testicule (1).

Mais ce chapitre est consacré aux cas dans lesquels il y a plus qu'une transformation du tissu normal, plus que des débris de la structure primitive, c'est-à-dire à ceux où il s'est fait un développement considérable de tissu fibreux nouveau sans autre changement important. Il me paraît en effet que, dans le testicule comme dans plusieurs autres organes, le tissu normal peut être remplacé par du tissu fibreux de nouvelle formation avec accroissement du volume naturel.

Cette modification pathologique est d'ailleurs extrêmement rare.

On voit, dans l'*Anatomie pathologique* de M. Cruveil-

______
(1) *Lectures on Chirurgical Pathology*, vol. II, p. 137.

hier (1), une figure qui représente exactement cette maladie. Le testicule provenait d'un malade opéré à l'hôpital Beaujon par Marjolin; il avait deux fois le volume normal et était très-pesant; il se coupait difficilement et criait sous le scalpel; il se composait exclusivement de nombreuses fibres d'un blanc grisâtre, entre-croisées entre elles, disposées en lobules, et semblables aux tumeurs fibreuses de l'utérus.

Ce développement de tissu fibreux ne s'accompagne, que je sache, ni de douleur, ni d'aucun symptôme particulier, autre que l'induration considérable de tout l'organe. L'altération est d'ailleurs de celles que ne peuvent beaucoup modifier ni un traitement local, ni un traitement général. Sir B. Brodie nous apprend qu'ayant enlevé un testicule ainsi transformé en tissu fibreux, il a vu l'autre s'indurer six à douze mois après l'opération, augmenter de volume, et s'altérer évidemment de la même manière que le premier. A tout hasard, sir B. Brodie donna de l'iode à l'intérieur et fit frictionner le testicule avec une pommade iodée. La dureté diminua un peu, l'affection cessa de s'accroître, et le malade quitta l'hôpital en conservant en bon état la plus grande partie de son dernier testicule. C'était là, sans aucun doute, un cas d'orchite chronique, et je soupçonne, en effet, que la tumeur fibreuse doit généralement son origine à une inflammation chronique, dont le produit, au lieu de se résorber, se transforme en tissu fibreux.

La tumeur fibreuse du testicule n'est pas une maladie grave, et comme en général elle n'occasionne que peu ou point d'inconvénients, l'extirpation de l'organe est rare-

(1) Livraison V, pl. 1, fig. 3.

ment nécessaire. M. Travers rapporte un cas dans lequel on la fit pour satisfaire au désir et à l'impatience du malade, qui craignait que l'affection ne devînt squirrheuse ou maligne (1).

En effet, la glande étant devenue complétement inutile, on peut, lorsque tous les moyens résolutifs ont échoué, faire la castration en vue d'apaiser les craintes du malade, et de débarrasser son esprit d'une source continuelle d'inquiétude ; mais ce n'est pas une de ces affections qui réclament absolument l'opération.

CHAPITRE XI.

TUMEUR CARTILAGINEUSE DU TESTICULE.

En traitant de deux maladies importantes du testicule, le cancer encéphaloïde et la maladie kystique, j'ai eu l'occasion d'y signaler la tendance au développement de l'enchondrôme. Dans l'encéphaloïde, le cartilage est quelquefois mélangé avec la matière cancéreuse ; mais le plus souvent il forme une masse distincte dans son épaisseur, et en est isolé par une capsule d'enveloppe (2). Dans la maladie kystique, il se montre sous forme de petites masses multiples, séparées les unes des autres, disséminées au milieu de la tumeur, et qui ont pris naissance dans l'intérieur des tubes dilatés du *rete testis*, d'où on peut facilement les énucléer. Dans l'une comme dans

(1) *Medico-chirurgical transactions*, vol. XVII, p. 327.

(2) Baring a figuré un testicule encéphaloïde sur lequel se voyait une masse cartilagineuse isolée par une capsule au sein de la tumeur (Ueber den Markschwamma der Hoden, pl. 11). M. Paget mentionne trois cas semblables. (*Lectures on Pathology*, vol. II, p. 209.)

l'autre de ces affections, la formation du cartilage est subordonnée aux autres altérations et reste assez limitée. Mais dans quelques cas assez rares, on a vu l'enchondrôme se développer à tel point, qu'il constituait la seule lésion distincte du testicule, et formait une tumeur considérable. Dans le fait rapporté page 415, où la tumeur pesait 2 kilogrammes 180 grammes, la maladie était primitivement et essentiellement kystique; mais le cartilage s'était développé en telle quantité, qu'il avait fini par oblitérer les kystes et constituer la masse principale de la tumeur. M. Paget a cité dernièrement comme exemple remarquable de développement du cartilage dans un testicule, un fait qui présente beaucoup de détails intéressants pour le pathologiste (1) : — Un homme de trente-sept ans fut admis à l'hôpital Saint-Barthélemy, pour une tumeur volumineuse du testicule droit et du cordon spermatique. Cette tumeur fut enlevée; le malade se rétablit; mais il revint à l'hôpital au bout de trois semaines, très-affaibli et tourmenté par une dyspnée extrême; celle-ci ne fit qu'augmenter jusqu'à la mort, qui survint tout à coup dix jours après. La tumeur qui avait été extirpée était ovoïde et composée de masses cartilagineuses cylindroïdes et noueuses, d'une demi-ligne à deux lignes de diamètre, intimement enfouies dans un tissu cellulaire dense. En certains points, une couche mince de tubes séminifères s'étalait entre sa surface externe et la tunique albuginée. Au-dessus de cette masse, et séparée d'elle par une couche de tissu cellulaire, s'en

____

(1) *Medico-chirurgical transactions*, vol. XXXVIII, p. 247. M. Paget a décrit ce fait avec son soin et sa clarté habituels, et y a joint des planches.

trouvait une autre conique, formée de fragments de cartilage plus petits mais analogues, et qu'on trouva contenus dans des canaux tortueux qui communiquaient entre eux. Au-dessus de cette seconde masse, une série de petites tumeurs cartilagineuses s'étendait le long du cordon dans toute son étendue. Il était évident que l'affection était formée par le développement de productions morbides à l'intérieur de canaux; et la dissection, dont M. Paget a publié les minutieux détails, a suffisamment démontré que ces canaux étaient des lymphatiques (1). De la cicatrice de l'opération partaient deux lymphatiques dilatés, remplis de productions semblables à celles du cordon spermatique, et montant vers une tumeur grosse comme un œuf de poule (constituée probablement par un ganglion lymphatique malade), qui présenta à la coupe des cavités pleines d'un liquide transparent, et des cloisonnements fibreux et cartilagineux. Cette tumeur adhérait intimement à la veine cave inférieure, dans la cavité de laquelle pénétrait même un prolongement cartilagineux provenant de la masse principale. De tous les autres organes, les poumons étaient les seuls qui fussent malades; tous deux étaient augmentés de volume par le développement dans leur parenchyme de masses cartilagineuses tellement abondantes, qu'ils pesaient 5,650 grammes. Le cartilage semblait s'être développé dans le corps d'Highmore, et M. Paget pense que son point de départ était le réseau lymphatique de cette partie. Ce cas est pour M. Paget l'exemple le plus probant

(1) M. Paget a bien voulu me donner un morceau de cette tumeur que l'on conserve au Collége de l'hôpital de Londres. Le reste se trouve dans le musée de l'hôpital Saint-Barthélemy.

qu'il connaisse d'une affection locale devenue constitutionnelle; mais il ajoute avec raison que l'origine
et la persistance dans le testicule de tumeurs cartilagineuses non cancéreuses, sont aussi bien établies par
les cas nombreux où leur ablation n'a point été suivie de
récidive, que par ceux où, le cancer étant combiné avec
le cartilage, le premier a seul récidivé. On doit toutefois
admettre pour le fait actuel, que les productions cartilagineuses, en passant dans le sang, l'ont infecté. La quantité de cartilage trouvée dans les poumons donne un
exemple frappant de l'énorme pouvoir de multiplication
et d'accroissement de ces productions, lorsqu'elles sont en
contact avec le sang. On peut estimer qu'aux dépens des
germes émanés de la petite tumeur saillante dans la
veine cave inférieure (s'il est permis de donner le nom
de germes à des produits matériels, quelle que soit leur
forme), quatre kilogrammes et demi de cartilage se
sont développés en moins de trois mois. Je ne connais aucun autre exemple de tumeur purement cartilagineuse du
testicule qui ait entraîné des dépôts secondaires de même
nature. Ce fait est pour moi unique dans la science.

CHAPITRE XII.

DÉPÔTS CALCAIRES DANS LE TESTICULE.

On rencontre dans le testicule la substance terreuse
sous deux formes : 1° en lamelles, souvent mêlée à du
cartilage; 2° en masses irrégulières et amorphes. Elle
est ordinairement déposée sous la première forme, entre
la tunique vaginale et la tunique albuginée, en petites

lames fibro-calcaires, semblables à celles qu'on observe sur la plèvre (1).

J'ai fréquemment trouvé un ou deux corps saillants, irréguliers, d'une dureté pierreuse, à peine plus gros qu'une tête d'épingle, et adhérents à la tunique vaginale vers la partie supérieure du testicule. Il se forme également des lames de matière calcaire dans la fausse membrane des vieilles hydrocèles, où cette matière est parfois assez abondante pour former une enveloppe osseuse complète; M. Spence, d'Edimbourg, m'en a dernièrement montré deux exemples bien manifestes (2). On a dit que l'épididyme pouvait être enchâssé dans la substance osseuse, le testicule restant libre; je n'ai jamais vu cette disposition. Cependant la matière calcaire se développe dans l'épididyme et surtout à la queue de cet organe, par une transformation particulière de la matière plastique exsudée sous l'influence de l'inflammation.

(1) M. Barry a trouvé que 100 parties de la matière calcaire de la tunique vaginale, dépouillée de son enveloppe et séchée, se composaient de :

Phosphate de chaux.........................	45
Carbonate de chaux (avec des traces de magnésie)..	17
Matière animale............................	38
	100

— Cooper, *Diseases of the testis.*

(2) J'ai donné, dans mon travail *sur l'épaississement pseudo-membraneux de la tunique vaginale*, la présence de la matière calcaire comme caractérisant le troisième degré des fausses membranes qu'on trouve dans les hydrocèles et les hématocèles avec épaississement. J'ai rapporté un fait observé par moi-même, dans lequel la fausse membrane présentait des plaques calcaires disséminées, et j'en ai rappelé un autre dans lequel M. Pasquier avait trouvé la membrane envahie dans toute son étendue par le dépôt calcaire, et devenue, par suite de cette transformation générale, semblable à la coque d'une noix de coco.   (*Note du Traducteur.*)

Les dépôts calcaires se forment plus rarement dans le corps du testicule que dans l'épididyme, bien que la matière qui est exsudée dans l'orchite, et surtout dans l'orchite chronique, puisse subir, comme celle de l'épididyme, cette dégénérescence. Lorsque la glande est atrophiée et réduite à un simple tissu fibreux, elle commence, au bout d'un certain temps, à devenir le siége de ces dépôts. On rencontre aussi, dans les testicules enchondrômateux, de petites masses de matière osseuse. Le musée de l'hôpital Saint-Thomas possède un bel exemple de maladie kystique et enchondrômateuse avec dépôt de matière calcaire dans l'intérieur du cartilage ; l'histoire du malade est d'ailleurs restée inconnue. M. Quekett a décrit dans le catalogue de la série histologique du musée Huntérien (vol. I, pl. 7), plusieurs pièces de tumeur cartilagineuse du testicule, dont chacune présente à son centre une petite masse osseuse. Lors même que cette matière a une épaisseur assez considérable, on n'y trouve habituellement aucune trace de cellule osseuse ; et je tiens de M. Quekett, qui a examiné au microscope plusieurs de ces dépôts, que jamais il n'y a trouvé de cellules osseuses ni de corpuscules, et que, dans tous les cas, la matière osseuse était du genre de celle qu'on nomme fausse ou anormale (1).

(1) On a rencontré chez plusieurs animaux la dégénérescence calcaire de la substance tubuleuse même. M. Joseph Garnier en a décrit et figuré un très-bel exemple pris sur un bélier du Wiltshire. M. le docteur Crisp en possède un autre, provenant également d'un bélier et qui avait autrefois appartenu à feu M. Langstoff. On voit, dans la collection de planches du docteur Carswell, d'University-College, le dessin d'un testicule de bouc, altéré de la même manière. Dans les deux premiers de ces cas, les vaisseaux séminifères sont transformés en substance calcaire, mais ils ont conservé leur volume normal. Le

Ces transformations ont généralement plus d'intérêt pathologique que d'importance pratique. Et, cependant, si les dépôts osseux peuvent longtemps persister dans le testicule à l'état indolent, ils peuvent aussi, plus tard, y exciter une inflammation suppurative, d'où résulte la production de fistules difficiles à guérir. J'en connais deux exemples : — Un soldat de soixante-dix ans environ, dont le testicule gauche, extrêmement induré, paraissait osseux, venait depuis plusieurs semaines à la consultation de M. Adams, à l'hôpital de Londres, pour l'inflammation et la douleur dont cette partie était le siége. Au bout de quelque temps, la suppuration s'établit, et le pus qui s'écoula prit l'odeur fétide d'un abcès dû à une maladie des os. La matière osseuse s'élimina peu à peu et par petits fragments, dont il sortit environ une centaine, et le malade finit par guérir avec un testicule atrophié.

Un homme de soixante-deux ans vint dans mon service à l'hôpital se faire soigner d'une tumeur du testicule gauche, qui était douloureux et fistuleux. Cet individu avait eu, vingt ans auparavant, une orchite aiguë, depuis laquelle le testicule était resté volumineux. Deux attaques semblables avaient suivi une blessure de l'organe ; la dernière, qui avait eu lieu quelques semaines avant l'entrée du malade, s'était terminée par un abcès et la production d'une fistule. Il se forma un autre

musée du Collége des Chirurgiens possède encore un testicule de taureau sur lequel on voit cette transformation commençante ; quelques-uns des tubes y sont parfaitement sains et d'un diamètre uniforme, tandis que d'autres sont en totalité ou en partie convertis en substance calcaire, précisément comme sur les testicules des béliers. Il ne paraît pas qu'on ait observé cette transformation calcaire dans l'épididyme ou le canal déférent de ces animaux. Je n'ai vu, quant à moi, aucun cas de transformation calcaire des tubes séminifères chez l'homme.

abcès que j'ouvris, après quoi j'introduisis un stylet qui heurta contre un corps ayant la dureté de l'os. Quelques semaines plus tard je saisis ce corps avec des pinces, et j'essayai de le détacher, mais ce fut en vain, tant il était adhérent. La région n'était d'ailleurs pas très-sensible, car le malade s'efforça lui-même, mais sans plus de succès, de faire l'extraction avec le bout acéré d'un clou ordinaire. La fistule continua de fournir un pus clair pendant plusieurs semaines ; et le malade finit par quitter l'hôpital.

Dans la seconde forme, la matière terreuse se dépose en une masse irrégulière, semblable à du mortier, très-pauvre en matière animale, et qui a beaucoup d'analogie avec la substance crétacée qu'on rencontre dans les poumons et les ganglions bronchiques. On trouve généralement cette matière dans la tête et quelquefois dans la queue de l'épididyme, mais très-rarement dans le corps même du testicule (1). J'ai déjà dit qu'elle résultait de la transformation

(1) *Tubercules et dépôts calcaires excentriques de l'épididyme et du canal déférent.* J'ai eu trois fois l'occasion de rencontrer une variété de tumeur assez rare, et dont le diagnostic embarrasse singulièrement ceux qui ne l'ont pas encore observée. Elle est constituée par un dépôt de matière tuberculeuse, mélangée en proportions variables de matière crétacée et calcaire, qui occupe spécialement le tissu cellulaire extérieur au canal déférent et à l'épididyme, mais qui se continue avec l'une ou l'autre de ces parties et en provient certainement. La première pièce de ce genre que j'ai eue entre les mains venait d'un malade, auquel M. Ricord avait enlevé une tumeur assez volumineuse placée sur le trajet du cordon. Je n'ai pu l'examiner avec détails, parce qu'elle ne m'appartenait pas ; mais je me rappelle qu'elle était formée par une masse tuberculeuse mélangée de quelques matériaux calcaires, qui se continuait avec un point circonscrit du canal déférent, et s'était développée beaucoup plus à l'extérieur de ce dernier que dans son épaisseur. La seconde pièce a été recueillie par moi-même sur un malade de l'hôpital Cochin, qui était entré dans mon

de la matière tuberculeuse déposée dans le testicule pendant les premières années de la vie. (Voyez, p. 371, les observations et les figures qui les accompagnent.)

service le 5 septembre 1855, pour une tumeur aplatie, un peu plus grosse qu'une amande, très-dure, qui se trouvait à la partie inférieure du scrotum, était bien séparée du testicule et me paraissait se continuer avec l'épididyme légèrement tuméfié au niveau de sa queue. Il était évident que la plus grande partie de la tumeur était extérieure à l'épididyme, mais qu'elle lui adhérait et en dépendait. Comme, depuis quelque temps, cette maladie était devenue douloureuse, avait suppuré, et laissait une fistule incommode, j'en fis l'extirpation. Je séparai la masse morbide de l'épididyme, en coupant ce dernier qui était certainement oblitéré, et je trouvai qu'elle était formée, comme je l'avais pensé, par des tubercules et un peu de matière crétacée. Le malade guérit sans conserver de fistule, mais avec une induration de l'épididyme. Je vois en ce moment un troisième malade qui a, au bas du scrotum, à droite, une tumeur dure, adhérente par un point circonscrit à l'épididyme, et exactement semblable à la précédente. Elle a suppuré dans une partie de son étendue, mais le reste est d'une dureté considérable, qui me fait croire encore à l'existence d'un dépôt calcaire au milieu de tubercules. Je suis convaincu que dans ce fait, comme dans le précédent, le point de départ de la maladie est une affection tuberculeuse de l'épididyme, et que le produit morbide, au lieu de rester enkysté dans le parenchyme de cet organe, s'est fait jour dans le tissu cellulaire extérieur, où il a pris un développement considérable. Quand, en pareil cas, une ou plusieurs fistules se sont établies, on peut sans inconvénient enlever la tumeur, en laissant le testicule. L'épididyme restera, sans aucun doute, oblitéré, et l'organe sera à peu près inutile ; mais, d'un côté, l'opération sera peu sérieuse, et, d'un autre côté, elle ne laissera pas sur l'esprit la même impression qu'une castration. Je ne prétends pas dire que dans tous les cas de *tubercule excentrique*, la matière calcaire sera toujours mêlée avec le produit morbide primitif. Peut-être la coïncidence que j'ai rencontrée est-elle l'effet du hasard ; en tout cas, il m'a paru nécessaire de consigner ici cette variété de tuberculisation qui est généralement peu connue.

(Note du Traducteur.)

CHAPITRE XIII.

CORPS ÉTRANGERS, DANS LA TUNIQUE VAGINALE.

On trouve quelquefois des corps étrangers libres dans la cavité de la tunique vaginale. Ils sont petits, ovales et aplatis, et leur surface est lisse et polie. Leur substance est le plus souvent élastique et homogène, ou disposée en lamelles concentriques, et constituée par du fibro-cartilage, ou, comme le prétend M. Lebert, par un tissu analogue à la tunique élastique des artères. On y trouve souvent des dépôts calcaires, et parfois même le corps est entièrement composé de matière osseuse. Il m'est arrivé, en en examinant une lamelle au microscope, d'y trouver des corpuscules osseux bien marqués. Richter, de Gœttingue, a rencontré dans la tunique vaginale, trois corps ronds tout à fait durs, qui avaient le volume d'une très-grosse noisette; mais ils ne sont pas habituellement aussi volumineux (1). Il y en a rarement plus de trois, et ils coïncident en général avec une hydrocèle dont ils ont été la cause : en effet, par leurs mouvements dans la cavité, ils déterminent une hypersécrétion de la tunique vaginale, de la même manière qu'un cartilage libre dans une articulation provoque une sécrétion exagérée de synovie. Quelquefois on trouve la séreuse épaissie et inégale.

Le mode d'origine de ces corps étrangers ne diffère pas essentiellement de celui des cartilages libres des articulations. Un dépôt se forme au-dessous de la tunique

______

(1) *Medical and chirurgical observations,* tr.

vaginale, et la soulève peu à peu (1), jusqu'à ce que, devenu cartilagineux ou osseux, il forme une tumeur mobile, mais adhérente par un pédicule plus ou moins mince ; ce dernier finit par se déchirer dans un mouvement ou une secousse du testicule, et le corps devient ainsi libre dans la cavité vaginale. Ces productions ont été observées aux diverses périodes de leur développement. On voit au musée de Fort Pitt, à Chatham, un testicule sur la tête de l'épididyme duquel est appendu un petit corps fibro-cartilagineux fixé par un pédicule ; la tunique vaginale contenait également quatre petits corps libres. Morgagni a constaté sur un corps étranger, gros comme un petit grain de raisin, de consistance ferme et à noyau osseux, qu'il avait trouvé dans un cas d'hydrocèle, l'existence du prolongement court et grêle au moyen duquel l'adhérence avait eu lieu autrefois (2). Mais, en général, on ne trouve ni sur le corps libre, ni sur la tunique vaginale les traces de l'attache primitive. J'ai rarement observé ces corps étrangers, sans qu'il y eût une hydrocèle concomitante. Quand par hasard ils existent sans épanchement de liquide, on peut les déplacer et les faire mouvoir autour du testicule, ce qui permet de les découvrir facilement.

Si le corps libre devenait trop gênant, on pourrait le saisir et l'extraire après avoir fait une petite incision au

____

(1) Il m'a été donné souvent d'observer ces corps étrangers fibro-cartilagineux à leur première période, c'est-à-dire à l'époque où ils n'étaient pas encore détachés de la séreuse, et je les ai presque toujours trouvés adhérents par un pédicule plus ou moins large à l'appendice testiculaire. Ce petit organe est, selon moi, leur point de départ le plus fréquent, sans qu'il me soit possible d'en dire la cause.
(Note du Traducteur.)

(2) Morgagni, trad. de Cooke, vol. II, p. 429.

scrotum et à la tunique vaginale. M. Chassaignac a montré à la Société de chirurgie de Paris une production de ce genre d'environ 21 millimètres de longueur, sur 14 de largeur, qu'il avait enlevée sur le vivant, et que M. Lebert à décrite et figurée (1).

CHAPITRE XIV.

DÉBRIS DE FOETUS DANS LE TESTICULE ET LE SCROTUM.

On a, dans quelques cas rares, trouvé des débris de fœtus occupant le scrotum et adhérents au testicule. M. le docteur Verneuil a rassemblé et analysé avec soin tous les faits de ce genre. N'ayant eu, pour mon compte, l'occasion d'en observer aucun exemple, j'emprunterai la substance de ce chapitre au travail remarquable que cet auteur a récemment publié (2), et auquel je renvoie

(1) *Traité d'anatomie pathologique*, p. 175.

(2) *Archives générales de médecine*, 5e série, t. V et VI, 1855. Le seul cas observé à ma connaissance, en Angleterre, l'a été par le docteur Duncan à Édimbourg. Ce chirurgien enleva une tumeur testiculaire congénitale chez un enfant de huit ans ; à l'examen, qui en fut fait par le docteur Goodsir, on y trouva de la peau, des cheveux et des fragments de cartilage. (Voy. le *Northern journal of medicine*, juin 1845.)

M. Curling ajoute dans son appendice (page 518 du texte anglais) : « J'ai fait observer que le seul cas connu en Angleterre était dû à M. Duncan. Mais j'ai appris, depuis peu, que M. Erichsen (*Science and Art of Surgery*, p. 931) avait parlé brièvement d'un fait qui s'est rencontré, en 1852, à l'hôpital du Collége de l'Université : un testicule qui avait à peu près le volume d'un œuf d'autruche, fut enlevé par M. Marshal sur un homme de trente ans, qui portait cette tumeur depuis sa plus tendre enfance. On trouva, après l'opération, qu'elle était formée par un large kyste, rempli d'un liquide huileux, semblable à du beurre qui vient de fondre. Ce kyste contenait, en outre, quelques débris de fœtus, mais sur la nature desquels on ne donne pas de détails. »

d'ailleurs le lecteur, s'il a besoin de plus amples détails. M. Verneuil a recueilli dans les auteurs neuf faits, auxquels il en ajoute un autre d'un grand intérêt, qu'il a observé de concert avec le docteur Guersant. La description de quelques-uns de ces faits est extrêmement concise ou très-imparfaite. Les deux meilleurs exemples sont celui de l'auteur et celui de M. Velpeau; dans le premier, M. Verneuil, au milieu d'éléments étrangers à l'organe, tels que de la peau et du cartilage, a reconnu la substance grise cérébrale; dans le second, qui est bien connu et qui a été observé chez un homme de vingt-sept ans, M. Velpeau enleva une tumeur scrotale congénitale constituée par presque tous les éléments anatomiques du fœtus (1). Dans six des cas seulement, le côté a été noté, et ce fut toujours le droit. On a également remarqué que les tumeurs de l'ovaire contenant des débris fœtaux étaient habituellement à droite. Ollivier et M. Velpeau supposent que, dans tous ces faits, l'inclusion (2) est primitivement abdominale, c'est-à-dire que les débris organiques sont d'abord situés dans le ventre auprès du testicule, et qu'ils accompagnent ce dernier dans sa migration. Telle n'est point l'opinion de M. Verneuil, qui soutient que si, dans quelques cas, la tumeur a été primitivement étrangère au scrotum, et s'est formée au contact immédiat du testicule avant la migration de cet or-

---

(1) *Gazette médicale de Paris,* 15 février 1840.

(2) Le lecteur doit entendre par le mot *inclusion* une forme de monstruosité double dans laquelle le germe peu volumineux et imparfait d'un individu est greffé sur le corps d'un autre individu plus développé et bien constitué du reste, chez lequel il forme une production parasitaire. (Voy. Geoffroy Saint-Hilaire, *Histoire des anomalies de l'organisation.*)

gané, dans les autres, elle a occupé d'abord le tissu cellulaire sous-cutané des bourses, indépendamment du testicule, avec lequel cependant elle a contracté plus tard des adhérences. Il croit, en un mot, que l'inclusion est ordinairement extraglandulaire. Quel que soit d'ailleurs le point où se développe la tumeur, le testicule s'altère presque toujours ultérieurement, et se modifie plus ou moins par l'inflammation. La tumeur reste d'abord indolente pendant un temps variable, s'accroît avec le reste du corps, et arrive même quelquefois à un immense volume ; mais tôt ou tard l'inflammation s'en empare, un abcès se forme, et on voit s'établir des fistules par lesquelles les débris fœtaux sont éliminés. Cette terminaison peut avoir lieu dans l'enfance ou un peu plus tard, ou bien à l'âge adulte, comme dans l'un des faits qui ont été publiés.

Chez l'enfant, on ne confondra guère la tumeur, quand elle sera solide et volumineuse, avec aucune autre maladie du testicule ; et, plus tard, cette circonstance qu'elle est congénitale indiquerait sa véritable nature et permettrait de la distinguer de l'encéphaloïde et du tubercule, seules maladies auxquelles le testicule soit exposé dans le jeune âge.

Pour le traitement, il est nécessaire d'enlever en même temps la tumeur et le testicule. M. Velpeau s'est efforcé d'épargner ce dernier chez son malade, au moyen d'une dissection minutieuse et très-laborieuse ; mais, dans la plupart des cas, le testicule a des rapports si intimes avec la tumeur, et est tellement altéré, qu'on réussirait difficilement à l'isoler, et que même il serait inutile de le faire. Dans une des observations, chez un enfant, le chirurgien se contenta d'inciser la tumeur et d'extraire les fragments de fœtus.

CHAPITRE XV.

ENTOZOAIRES DU TESTICULE.

Les entozoaires ne se développent que très-rarement dans le testicule. Je n'en ai pas rencontré un seul exemple, quoique j'aie examiné un nombre considérable de ces organes. Sir A. Cooper mentionne un cas de kyste indépendant, probablement *acéphalocyste*, qu'on trouva par hasard en disséquant, et qui tenait à l'épididyme. Le docteur Baillie dit avoir vu un testicule auquel adhérait un petit kyste contenant un filaire de Médine ou ver de Guinée (1).

Dans le musée Huntérien, à Glascow, se trouve (au n° 66 S), un kyste fixé à la partie inférieure du canal déférent, et qui contient un entozoaire de même espèce; c'est là très-vraisemblablement le fait dont Baillie a parlé. Le sujet sur lequel cette pièce a été recueillie, avait probablement habité les pays chauds où se rencontre le ver de Guinée; et celui-ci, après s'être développé à la partie inférieure du scrotum, avait déterminé autour de lui la formation d'un kyste accidentel qui avait contracté des adhérences avec le canal déférent. On voit au musée du Collége des Chirurgiens d'Édimbourg (n° 2554), une tumeur provenant du scrotum d'un Lascar, où se trouve un ver de Guinée qui était mort, et s'était converti en une substance analogue à de l'adipocire.

(1) *Morbid anatomy*, p. 237.

CHAPITRE XVI.

SPERMATOCÈLE.

Ce nom s'applique à la tumeur formée par un amas de liquide séminal; on l'a cependant quelquefois employé pour désigner des tumeurs formées par le varicocèle ou d'autres affections des bourses. Il est possible que, par suite de quelque obstruction, le sperme s'amasse dans un ou plusieurs des conduits séminifères du corps du testicule, qu'il les dilate, et constitue ainsi une tumeur analogue aux tumeurs laiteuses de la mamelle ou galactocèles; mais je n'ai pas rencontré un seul cas de ce genre, sur les testicules que j'ai examinés par centaines. J'ai cependant remarqué sur quelques-uns de ces organes, sains d'ailleurs, de petites collections de matière caséeuse épaisse .et jaune, évidemment formées par du sperme épaissi, oblitérant et distendant quelques-uns des canaux de l'épididyme, ainsi que les circonvolutions qui en dépendent. M. Gosselin a vu des collections analogues, et il s'est assuré qu'elles reconnaissaient pour cause l'oblitération du conduit excréteur. (Voy. p. 284.) La facilité avec laquelle le sperme se résorbe, explique aisément la rareté d'une accumulation assez considérable pour former une tumeur évidente pendant la vie, et à laquelle on puisse donner le nom de *spermatocèle*. Pourtant dans le fait suivant, les dilatations consécutives à la rétention du sperme m'ont paru plus remarquables que de coutume. — Sur un sujet, mort phthisique à l'hôpital de Londres, à 'âge de quarante-quatre ans, l'un des testicules était sain, tandis que le corps de l'autre était mou, pâle et un peu tuméfié. L'épididyme était remarquablement volumineux, et offrait des renflements sacciformes qui contenaient évidemment du liquide, et avaient un reflet perlé. La partie inférieure du canal déférent présentait aussi de fréquentes dilatations, au niveau desquelles sa paroi était amincie et transparente. Auprès de la dilatation la plus élevée, et à quatre centimètres environ de la queue de l'épididyme, un dépôt en partie fibreux, et en partie terreux, oblitérait le canal déférent. Au-dessous, la membrane muqueuse de ce dernier était inégale et parsemée de particules calcaires qui criaient sous le scalpel. Le contenu était opalin dans la tête de l'épididyme, blanc et épais à la queue de cet organe, et enfin ténu et comme sablonneux dans le canal déférent; ce dernier ne contenait plus de liquide au-dessus du point oblitéré. Le liquide de l'épididyme renfermait des cellules pleines de filaments spermatiques, et des filaments libres très-abondants, ainsi que quelques cellules altérées, et d'autres remplies de granules graisseux; celui du canal déférent contenait des cellules épithéliales altérées, les unes par des granulations graisseuses, les autres par des molécules calcaires; en outre, il contenait des débris de spermatozoïdes, des molécules calcaires à l'état libre, et quelques cristaux particuliers, ténus et pyriformes. L'oblitération était évidemment ancienne et d'origine inflammatoire, mais je n'ai pu avoir aucun renseignement sur les antécédents.

J'ai dit qu'on avait rarement noté pendant la vie l'existence d'une tumeur consécutive à une oblitération du canal déférent; je dois cependant à M. Crompton, de

Birmingham, les détails du fait intéressant que voici. —
Un domestique vint se faire soigner par lui d'une affection qui semblait être une névralgie du testicule droit,
et qu'on traitait sans succès comme telle depuis quelque
temps. Souvent la douleur cessait entièrement; cet
homme, bien portant d'ailleurs, était incapable de cohabiter avec sa femme, en raison de la douleur excessive
qu'il éprouvait avant et pendant l'acte vénérien; douleur
telle, qu'il était alors couvert de sueur et prêt à se trouver mal. Il n'en remplissait pas moins, pendant le jour,
ses fonctions de sommelier. En l'examinant, M. Crompton
trouva, près du point où commence le canal déférent, une
petite tumeur, indépendante du testicule, et qui était le siége
de la douleur. Il put nettement constater, et cela à plusieurs
reprises, que, pendant les accès, cette tumeur grossissait
presque à vue d'œil, au point d'atteindre le volume d'une
féverole, et qu'en même temps la douleur allait toujours en
augmentant. S'il examinait brusquement la partie, il n'y
découvrait aucun gonflement; mais, aussitôt qu'il avait
touché le scrotum, la tumeur commençait à se montrer
et grossissait jusqu'à ce que la douleur devînt excessive.
Quand il n'y avait pas de tumeur, le malade ne souffrait
point. On apprit qu'à l'âge de dix-huit ans, cet individu
avait eu une blennorrhagie et une orchite consécutive à
droite, et l'on constata l'existence d'un noyau solide à
la queue de l'épididyme. M. Crompton suppose que
c'est là un cas de rétrécissement à l'origine du canal
déférent, ce que je suis disposé à admettre, bien qu'il ne
soit pas facile d'expliquer la formation graduelle de la
tumeur pendant l'examen du testicule. On administra le
bichlorure de mercure à l'intérieur, et la belladone en

topique; mais le malade n'en éprouva aucun soulagement, et sa femme prit le parti de s'enfuir avec un amant.

CHAPITRE XVII.

AFFECTIONS NERVEUSES DU TESTICULE.

On peut distinguer deux espèces d'affections nerveuses du testicule. L'une, qui est la plus commune, consiste en une exaltation de la sensibilité naturelle de cet organe; c'est à elle que s'applique plus particulièrement la désignation de testicule douloureux *(irritable testis)* employée par les auteurs. L'autre est une véritable affection névralgique des nerfs spermatiques.

ARTICLE I.

TESTICULE DOULOUREUX.

L'individu atteint de testicule douloureux *(irritable testis)* ne peut supporter la moindre pression sur cet organe, pas même, dans beaucoup de cas, le contact de ses vêtements; il se soustrait à l'attouchement le plus léger, et les mouvements lui causent une douleur telle, qu'il n'ose se livrer à aucun exercice, et se voit forcé de garder constamment le repos horizontal. La sensibilité morbide, au lieu d'être limitée au testicule, s'étend quelquefois le long du cordon jusqu'aux reins, de manière que le passage des fécès à travers le côlon, et la distension de cet intestin par les gaz, sont de nouvelles causes de souffrance. La douleur augmente un peu dans la station verticale, et quand le testicule n'est pas soutenu. Le malade indique habituellement un point au niveau duquel la sensibilité est plus grande que sur tous les autres. Dans quelques cas, les deux testicules sont affectés en même temps, l'un un peu plus que l'autre ; d'autres fois, la sensibilité morbide est limitée à un seul côté, et c'est le plus souvent à gauche. Il n'y a pas de lésion appréciable de la région, si ce n'est parfois un peu d'empâtement, surtout au niveau du cordon spermatique, ainsi qu'une légère dilatation variqueuse des veines et un relâchement du scrotum. Cette maladie est des plus tourmentantes ; elle dure plusieurs mois ; elle atteint surtout ceux qui ont une constitution faible et irritable, qui sont déjà dyspeptiques ou hypochondriaques, et qui ont peu d'aptitude pour les exercices corporels. Elle devient quelquefois assez grave pour priver les patients de toutes les jouissances de la vie ; ils en viennent à ne plus songer qu'à leurs maux, s'imaginent qu'ils ne guériront jamais ; et tandis que les uns craignent que cette affection ne porte atteinte à l'intégrité de la glande et ne les rende impuissants, les autres désirent ardemment la castration comme le seul remède à leurs souffrances.

La sensibilité morbide des testicules est en général intimement liée à l'état des fonctions génitales, et dépend presque toujours de l'abus qu'on en a fait. Je l'ai vue être la conséquence de l'onanisme ou des pertes séminales, et disparaître avec elles. Elle peut tenir aussi à un état morbide de la portion prostatique de l'urèthre ; c'est ce qui fut évident pour un des cas les plus rebelles que j'aie eu à traiter, et dans lequel l'irritation reconnaissait pour cause l'ouverture, dans le canal, d'un abcès de la prostate qui s'était formé pendant une blennorrhagie. Elle survient encore quand on ne se laisse plus aller avec autant d'abandon qu'autrefois aux rapprochements sexuels, ou quand les désirs sont très-fortement excités sans pouvoir être satisfaits. Les testicules sont alors absolument dans la même condition que les mamelles douloureuses et gonflées, au commencement de la lactation ou du sevrage. Chez plusieurs individus chastes qui étaient ainsi affectés, la sensibilité morbide a disparu par le mariage. Les testicules deviennent souvent douloureux, comme les mamelles, vers l'époque de la puberté. Quelquefois enfin cette irritabilité succède à une attaque d'orchite consécutive, et tient probablement alors à l'occlusion momentanée du conduit excréteur et à l'engorgement des tubes séminifères qui en résulte, surtout après une excitation. Dans les cas où une orchite s'est terminée par atrophie, l'épididyme ou les débris de la glande restent parfois doués d'une sensibilité exquise.

Toute pénible qu'elle est, cette affection disparaît, en général, spontanément ou sous l'influence du traitement, au bout d'un temps plus ou moins long.

Traitement. — Dans le traitement du testicule douloureux, on doit s'efforcer d'abord de faire disparaître, s'il est possible, la cause de la maladie. Malheureusement, dans beaucoup de cas, cette cause ne peut être reconnue, ou n'est que soupçonnée. On portera son attention sur la santé générale et sur l'état des organes digestifs. On donnera souvent avec avantage les ferrugineux et la quinine; d'autres fois on tirera un grand profit du changement d'air et de lieu, pour occuper l'esprit du malade et l'empêcher de songer continuellement à son affection. Il arrive souvent, quand son attention est obligée de se porter ailleurs, que le malade est débarrassé de ses souffrances; car il en est de cette névralgie comme de beaucoup d'autres, elle s'aggrave d'autant plus qu'on y pense davantage.

On emploie quelquefois avec succès les bains froids et les lotions sur le scrotum avec une éponge imbibée d'eau glacée. J'ai réussi à procurer du soulagement en faisant diriger sur le scrotum un courant d'eau froide, de manière à produire une révulsion puissante. Ces douches doivent être données au moins une fois par jour. On a obtenu aussi de bons effets d'un emplâtre de belladone appliqué sur les bourses, que l'on maintient relevées. On peut en même temps soustraire le testicule aux effets du frottement et du contact des vêtements, en garnissant de ouate ou de laine un large suspensoir. Mais le succès du traitement dépend surtout de la connaissance qu'on peut avoir de la véritable nature de la maladie. — Un jeune homme de vingt-deux ans, fabricant de sacs, vint me consulter pour des douleurs testiculaires atroces. Il était garçon, et souffrait ainsi depuis environ deux mois; il était de faible complexion, maigre et pâle, avait un air languissant et mélancolique, et était sujet à des maux de tête; sa voix était faible, et sa démarche chancelante; le pénis et les testicules étaient petits, et ces derniers tellement sensibles au toucher qu'ils ne pouvaient supporter le moindre contact. Je conseillai de faire usage du suspensoir et des lotions froides, d'éviter tout frottement, et j'ordonnai de plus les douches et les ferrugineux. Soupçonnant une habitude de masturbation, d'après l'aspect général et la contenance du malade, je le questionnai deux fois à ce sujet sans obtenir aucun aveu. Mais, au bout de quelque temps et après qu'on eut essayé sans amélioration marquée la médication précédente, aussi bien que l'arsenic, la quinine, etc., je m'assurai par des recherches plus approfondies que ce malade avait eu pendant plusieurs années des pertes séminales qui survenaient sans érection, le jour comme la nuit, et souvent en allant à la selle. J'introduisis dans l'urèthre une bougie assez volumineuse, et je constatai qu'elle produisait une douleur violente au moment où elle atteignait la région prostatique. Je cautérisai alors avec le nitrate d'argent cette partie du canal; malgré la rapidité avec laquelle l'application fut faite, le malade s'évanouit sous l'influence de la douleur aiguë qui se produisit. Les effets du caustique furent apaisés au bout d'une semaine environ. Il n'y eut plus d'émissions séminales involontaires; les douleurs lombaires et la sensibilité morbide des testicules cessèrent bientôt complétement; la céphalalgie disparut; au bout de quelques semaines, la santé du malade était notablement améliorée, et je le renvoyais guéri.

J'ai traité avec avantage, par la cautérisation de l'urèthre au moyen du nitrate d'argent solide, d'autres cas dans lesquels la douleur dépendait de pertes séminales ou d'une irritation de la portion prostatique du conduit. Je rapporte, dans le chapitre sur le varicocèle, un cas d'excessive sensibilité morbide du testicule, due à la dilatation des veines du cordon spermatique, et qui fut guérie par l'application d'un bandage sur l'anneau inguinal externe.

On ne doit jamais pratiquer la castration pour cette maladie, qui cesse habituellement tôt ou tard, et peut presque toujours être soulagée par un traitement judicieux. Romberg dit (1) avoir donné ses soins à un individu qui, sur le point de se marier, fut atteint de cette affection, et qui, en dépit de toutes les objections sérieuses d'un chirurgien distingué qu'il avait appelé en consultation, en dépit des observations non moins sérieuses de Romberg lui-même, insista pour qu'on lui enlevât son testicule. On fit donc l'opération, afin qu'il ne s'ensuivît pas un plus grand mal. Huit jours après, la douleur reparaissait dans l'autre testicule, que le malade préférait garder cette fois, car le mariage était proche; il se rétablit d'ailleurs bientôt complétement. Sauf la dilatation de quelques vaisseaux, le testicule qu'on avait enlevé ne différait en aucune façon d'un testicule normal.

ARTICLE II.

NÉVRALGIE DU TESTICULE.

Dans l'affection nerveuse qui vient d'être décrite, il y a simplement sensibilité anormale du testicule; la douleur existe à peine quand le malade garde le repos, quand la glande et le cordon spermatique sont bien soutenus, et quand ils sont à l'abri de toute pression ou du contact des vêtements. Mais les nerfs du testicule sont exposés à une affection plus douloureuse, qui a les caractères d'une véritable névralgie, dans laquelle la douleur est soudaine, intense, rémittente, et revient par accès d'une durée variable, à des intervalles habituellement irréguliers, mais quelquefois réguliers (2). La douleur est pongitive

____

(1) *Lehrb. der Nervenkrankheiten*, p. 142.
(2) Les faits qu'il m'a été donné d'observer ne me permettent pas

ou lancinante, ou bien elle ressemble à un tiraillement ou à un picotement; elle s'accompagne presque toujours d'une

de bien saisir la différence entre les deux variétés d'affection nerveuse admises par M. Curling et la plupart des auteurs anglais. Nous comprenons, en France, sous le nom de névralgie du testicule, tous les états douloureux de cet organe qui ne sont pas expliqués suffisamment par une lésion matérielle, et qui ont pour caractères principaux de revenir de temps à autre, par accès plus ou moins longs, et d'être difficiles à guérir radicalement. Pourtant, parmi ces états, l'observation nous a permis d'en distinguer deux assez différents : l'un, dans lequel la névralgie occupe bien le testicule lui-même et les nerfs spermatiques proprement dits ; l'autre, dans lequel elle occupe plutôt les branches inguinales du plexus lombaire, et que Chaussier a fait connaître sous le nom de névralgie iléo-scrotale. J'ai rencontré six cas de la première variété, et une seule fois elle m'a paru exister sans aucune lésion du testicule ; c'était chez un sujet qui était en proie à un accès de colique néphrétique. Dans les cinq autres cas, la douleur coïncidait avec une lésion très-légère et qui ne suffisait certainement pas pour l'expliquer ; un des sujets avait un noyau persistant à la suite d'une épididymite blennorrhagique ; un autre avait le testicule atrophié et induré depuis longtemps, consécutivement à une orchite d'origine traumatique; le troisième avait été opéré douze ans auparavant d'hydrocèle par injection : il est constant que le vin chaud avait été injecté dans le tissu cellulaire, qu'une gangrène avait eu lieu et qu'il était resté une sensibilité morbide de la tunique vaginale et du testicule; chez les deux autres, il n'y avait pas eu de maladie sérieuse antérieure, mais à chaque accès, la queue de l'épididyme se tuméfiait et s'indurait de la manière la plus évidente, comme si elle subissait un travail inflammatoire léger et de courte durée. Il est résulté pour moi, de l'observation très-attentive de ces faits, qu'à part celle qui accompagne la colique néphrétique, la névralgie testiculaire, analogue en cela à beaucoup de névralgies faciales qui ont leur point de départ dans une altération des dents ou même de l'intérieur de l'œil, analogue encore à ces névralgies pelviennes et iléo-lombaires qui sont occasionnées par les inflammations de l'utérus, que la névralgie testiculaire, dis-je, coïncidait presque toujours avec un certain degré d'inflammation. J'ai de plus remarqué chez ces sujets que la douleur survenait spontanément, ou bien était éveillée tantôt par les mouvements , tantôt par la pression, sans que la sensibilité fût provoquée spécialement et exclusivement par l'une ou l'autre de ces deux dernières causes. Je n'ai donc pas trouvé dans les faits dont j'ai été témoin la confirmation de la distinction établie par

forte rétraction du testicule vers l'anneau par suite de l'action spasmodique du muscle crémaster, et souvent de nausées et de vomissements. Le docteur Graves rapporte l'histoire d'un malade qui, pendant l'accès, se jetait à terre et se roulait, en proie aux souffrances les plus violentes et couvert d'une sueur froide (1). Dans l'intervalle des accès, on peut quelquefois toucher le testicule sans causer de douleur; mais souvent aussi, la névralgie coïncide avec une sensibilité anormale, et la plus légère pression suffit alors pour provoquer un accès. Dans deux cas où les symptômes névralgiques étaient légers et semblaient dépendre d'une affection du rein, le malade se plaignait d'une douleur rémittente à la crête iliaque, près de l'épine antérieure et supérieure, mais il n'y avait pas de ce côté de sensibilité à la pression.

Dans la plupart des névralgies du testicule, il n'y a ni maladie ni altération de la glande; mais quand les douleurs durent longtemps et sont intenses, parfois le testicule se tuméfie, devient douloureux à la pression et peut même s'enflammer légèrement.

Cette pénible affection ne s'accompagne pas de fièvre; mais les organes digestifs finissent ordinairement par se troubler, et la santé s'altère, autant par suite de l'acuïté des douleurs que par le défaut de sommeil. La névralgie

les auteurs anglais, entre le testicule douloureux et la névralgie proprement dite. Quant à la névralgie iléo-scrotale, j'en ai observé deux exemples qui m'ont paru bien tranchés. Les malades rapportaient la douleur au cordon spermatique, à l'anneau inguinal et à l'épine iliaque, mais ne souffraient pas ou souffraient à peine dans le testicule, même lorsqu'on le soumettait à une pression. Tous deux ont été guéris par les vésicatoires saupoudrés de chlorhydrate de morphine.

(Note du Traducteur.)

(1) Dublin Journal of medical science, vol. XII, p. 371.

est presque toujours limitée aux nerfs spermatiques d'un seul côté, tandis que dans le testicule douloureux, la sensibilité anormale occupe souvent les deux côtés à la fois.

La névralgie du testicule peut survenir à tous les âges, et provient de causes variées; c'est à elle que se rapportent la souffrance de cet organe avec spasme du crémaster, qu'on voit dans les maladies du rein, et la douleur si violente qui accompagne ordinairement le passage d'un calcul de l'uretère dans la vessie. Je fais savoir, en parlant du varicocèle, que la dilatation des veines spermatiques est quelquefois accompagnée de douleurs analogues; or, comme ces douleurs surviennent pendant la distension des veines et s'apaisent quand celle-ci disparaît, et souvent quand le malade reste couché, nous pouvons en conclure que l'état morbide de ces vaisseaux donne naissance à la névralgie. Mais l'étiologie de cette affection est souvent moins évidente que dans les cas précédents. On a quelquefois examiné le testicule et disséqué avec le plus grand soin les nerfs du cordon, sans découvrir aucune lésion qui expliquât les douleurs (1). On en a placé le point de départ dans la moelle épinière; dans d'autres cas, la névralgie a semblé dépendre d'un trouble de la digestion (2), ou bien il a paru évident qu'elle était liée à une prédisposition goutteuse. Plusieurs fois aussi, on l'a vue succéder à une attaque d'orchite après la disparition de laquelle les souffrances persistaient; elle pouvait tenir alors à l'oblitération du canal déférent,

(1) On conserve, au musée du Collége des Chirurgiens, un testicule parfaitement sain, extirpé par sir W. Blizard, dans un cas de névralgie testiculaire.

(2) Voir un cas intéressant rapporté par sir B. Brodie, dans *London Med. Gazette*, vol. XIII, p. 620.

comme dans le fait rapporté p. 346 ; mais, le plus souvent, il est très-difficile et même impossible de découvrir la cause de ces douleurs névralgiques.

Traitement. — Lorsque la névralgie testiculaire dépend d'une affection rénale, du passage d'un calcul dans l'uretère, ou d'un varicocèle, on doit diriger les moyens de traitement contre celle de ces maladies qui donne lieu à la douleur. Quand elle se lie à un trouble des fonctions digestives ou à une prédisposition goutteuse, on doit également agir en conséquence. Il faut, dans tous les cas, examiner avec soin les urines. On traite nécessairement, d'une manière empirique, les sujets chez lesquels on ne peut découvrir ni la cause ni le siége de la maladie. Lorsqu'il y a intermittence, on emploie avec avantage la quinine à hautes doses, vingt-cinq centigrammes trois fois par jour, par exemple, ou la liqueur arsénicale. Dans le fait cité plus haut, de névralgie intense observée par le docteur Graves, la maladie céda à l'administration à hautes doses du sesquioxyde de fer récemment préparé, et à des frictions souvent répétées sur le testicule et le cordon avec une pommade belladonée. L'huile de térébenthine est parfois très-efficace, quand la douleur ne dépend pas d'une maladie des reins. On a encore essayé les autres remèdes réputés avantageux dans les névralgies, mais le plus souvent ils ont tous trompé l'attente. Les diverses préparations d'opium, de jusquiame, de ciguë et d'aconit ne procurent habituellement qu'un soulagement temporaire ; si elles ne réussissent pas à faire disparaître la maladie, elles contribuent du moins à adoucir les souffrances. On peut appliquer des vésicatoires sur le scro-

tum, et les panser avec une pommade contenant de l'acé-
tate ou du chlorhydrate de morphine, dans la proportion
de vingt-cinq centigrammes pour trente grammes. On
fait aussi quelquefois cesser les douleurs pendant plusieurs heures, en étalant sur le scrotum et sur le trajet
du cordon, deux fois par jour, une pommade contenant
cinq centigrammes d'aconitine pour quatre grammes
d'axonge. L'application, au moyen d'une éponge, de la
teinture d'aconit sur les bourses, produit une sensation
d'engourdissement et soulage efficacement dans certains
cas de testicule douloureux et de névralgie testiculaire.
On obtient le même résultat en appliquant sur la région,
de la charpie imbibée de chloroforme, qu'on recouvre de
taffetas gommé, ou bien encore en faisant des frictions
sur le trajet du cordon avec un mélange d'huile d'olive
et de chloroforme à parties égales.

Dans les cas où l'on a essayé des remèdes de toutes sortes, et sous toutes les formes, sans en avoir obtenu autre
chose qu'une amélioration momentanée, la vie devient tellement insupportable que le malade, à bout de patience,
finit par désirer ardemment une opération, et même la
castration, pour être débarrassé d'une affection aussi rebelle et aussi fatigante. Cependant, les opérations pratiquées pour guérir les névralgies sont habituellement bien
précaires et bien insuffisantes ; plus notre expérience augmente, moins nous sommes encouragés à les répéter.
Quand la maladie est d'origine constitutionnelle, ou quand
son véritable point de départ est éloigné de l'endroit où
les effets douloureux se font sentir, et hors de la portée
du bistouri, il serait irrationnel d'attendre aucun résultat
favorable de la division des nerfs ou de l'ablation de la

partie à laquelle les douleurs sont rapportées; aussi voyons-nous que, dans la plupart des cas où l'on a eu recours à l'opération, elle a été sans avantage.

Le docteur Macculoch cite un exemple de névralgie du testicule, dans lequel, après de longues souffrances, le malade se fit extirper la glande de la manière ordinaire; mais la névralgie reparut dans le cordon (1). M. Russell a rapporté sommairement trois cas de cette affection, observés à Edimbourg. Chez un des malades qui était médecin, les souffrances étaient tellement intolérables qu'on pratiqua la castration; la guérison fut complète; le malade recouvra la santé, la force et la gaieté qu'avaient altérées la continuité et la gravité de ses souffrances. Un chirurgien, encouragé par le succès obtenu dans ce fait, pratiqua, dans un autre analogue, la même opération; mais le résultat ne fut pas aussi favorable, car le malade n'éprouva d'abord qu'un soulagement incomplet, puis la névralgie revint graduellement et augmenta d'intensité jusqu'à atteindre enfin sa violence primitive. Le troisième malade fut traité différemment; on lui conseilla de supporter patiemment ses souffrances, et d'attendre du temps sa guérison. Il suivit ce conseil, et fut guéri au bout de dix-huit mois (2). Sir A. Cooper a recouru à la castration dans trois cas de névralgie testiculaire, et dans tous le résultat a été satisfaisant; les malades se sont rétablis et sont restés définitivement débarrassés de leur affection douloureuse (3). Mais, si l'on examine attentivement les détails de ces

(1) *Essay on the marsh fever and neuralgia*, p. 77.
(2) *Observations on diseases of the testicle*, p. 186 et seq.
(3) Lib. cit., p. 69 et suiv.

trois faits intéressants, on peut, je crois, comprendre le succès de l'opération. Dans tous, en effet, il est évident que la névralgie avait une origine locale. Ainsi, dans le second, elle coïncidait avec un varicocèle; il n'est donc pas étonnant qu'elle ait été complétement soulagée par la castration, puisque la cause de la maladie disparaissait avec le testicule ; seulement on eût pu employer, pour cet état variqueux des veines, un traitement moins énergique. Dans les deux autres, on voit que la névralgie avait pour origine une orchite ; or, bien qu'elle se soit montrée rebelle aux moyens antiphlogistiques et qu'elle ait survécu à l'inflammation, il n'en est pas moins évident que les nerfs affectés étaient ceux du testicule lui-même; c'est pourquoi, après l'ablation de ce dernier, tous les symptômes douloureux ont disparu. En conséquence, dans les cas analogues où la névralgie, reconnaissant une origine locale, reste limitée à un seul côté et dépend évidemment d'une certaine modification dans l'état des nerfs du testicule ou du cordon, on pourrait pratiquer la castration si les symptômes étaient suffisamment graves, et si le malade consentait à la subir dans l'espoir d'obtenir une guérison définitive (1). Mais lorsqu'il est impossible de déterminer exactement le siége ou la cause de la maladie, on risque fort d'échouer ; aussi, quand, cédant aux instances pressantes du patient, on se hasarde à pratiquer l'ablation d'un organe aussi important que le testicule, doit-on, par devoir autant que par intérêt, avertir son malade de l'incertitude du résultat.

(1) M. Harvey Ludlow rapporte, dans son mémoire, l'observation d'un homme de vingt ans, entré à l'hôpital Saint-Barthélemy, et qui souffrait depuis six ans d'une névralgie du testicule gauche, consécu-

CHAPITRE XVIII.

TROUBLES SYMPATHIQUES ET FONCTIONNELS DU TESTICULE.

Nous connaissons peu les troubles sympathiques et fonctionnels des glandes en général ; mais il n'en est pas pour lesquelles cette connaissance soit aussi peu avancée que pour les testicules. Leurs fonctions sont tellement liées à celles des autres organes, sont influencées par tant de causes et de circonstances diverses, que l'étude de leurs altérations fonctionnelles est nécessairement difficile et compliquée. Le produit de sécrétion ne s'observant jamais, durant la vie, à l'état pur ou sans mélange, il est presque impossible d'en apprécier rigoureusement les qualités, soit par les réactifs chimiques, soit à l'aide du microscope, et d'en noter les changements morbides ; et comme, d'ailleurs, de semblables recherches inspirent toujours au malade une certaine répugnance, il n'est pas surprenant que les troubles fonctionnels du testicule aient été imparfaitement étudiés, et que le pathologiste et le praticien en aient rarement traité.

Les fonctions de ces glandes, comme celles des autres organes sécréteurs, peuvent être suspendues, et leur suppression rester rebelle à tous les moyens de traitement ;

tive à une orchite traumatique. Après avoir infructueusement essayé divers remèdes, M. Stanley, avec le concours de ses collègues, pratiqua la castration. On trouva que les surfaces opposées de la tunique vaginale étaient partiellement adhérentes, et que cette membrane était épaissie ; l'épididyme était transformé en une substance blanche et fibreuse. Trois mois après l'opération, il n'y avait pas eu de retour de la douleur.

c'est surtout quand on les a exercées outre mesure, et qu'on en a trop abusé, qu'elles cessent prématurément, ou qu'il en résulte de fâcheux effets sur la constitution.

ARTICLE I.

INSUFFISANCE DE LA SÉCRÉTION.

Les testicules, n'étant point des organes essentiels à la vie, sont sujets à des lois différentes de celles qui régissent les fonctions des autres organes. Ils peuvent cesser de fonctionner pendant un temps plus ou moins long, sans qu'il y ait pour cela lésion de leur tissu, ni réaction fâcheuse sur l'organisme.

Chez les hommes, en particulier, qui ont des habitudes sédentaires et se consacrent à l'étude, ces organes restent souvent dans l'inaction pendant plusieurs années. Semblables en cela aux mamelles des femmes hors de l'état de grossesse, ils n'en restent pas moins, tout engourdis qu'ils sont, aptes à fonctionner un jour sous l'influence d'une excitation convenable. C'est une erreur de croire que la chasteté longtemps continuée entraîne la perte des testicules, et il serait immoral d'enseigner cette doctrine, parce qu'elle pourrait servir d'excuse au commerce illicite des individus non mariés. Cependant les choses ne se passent pas de la même manière lorsqu'on est arrivé à un certain âge; ainsi, des hommes veufs qui se sont remariés, après être restés longtemps continents, se sont vus condamnés à l'impuissance, parce que l'inaction avait hâté la décadence naturelle.

L'appétit vénérien varie suivant les individus; ceux

qui ont un tempérament sanguin ont des désirs plus fréquents, et sont plus aptes que d'autres à les satisfaire impunément. L'exercice modéré des fonctions génitales est, chez l'adulte, favorable à la santé ainsi qu'à la conservation des facultés de l'esprit et du corps. Mais il faut un certain degré de vigueur pour supporter l'excitation nerveuse qui accompagne le coït ; aussi les sujets avancés en âge, ou ceux dont la constitution est faible et irritable, ne peuvent-ils pas avec impunité le répéter fréquemment. C'est souvent au prix d'une attaque de paralysie, d'une débilité prématurée, ou même de la mort, que le vieillard achète son alliance avec une jeune épouse. On a donné des préceptes pour régulariser les fonctions sexuelles et en limiter l'accomplissement ; mais ces préceptes sont inapplicables ; car, ainsi que je l'ai déjà dit, la puissance génésique varie beaucoup chez les différents sujets et aux diverses époques de la vie ; de sorte que, ce qui est modération chez tel individu ou à telle période de son existence, serait excès chez tel autre, ou à une autre période. Toutes les fois que le coït est suivi d'une sensation prolongée de débilité et de lassitude, d'un embarras de la tête et d'un dégoût pour tout exercice mental et corporel, on a dépassé les limites compatibles avec la santé. Les fâcheux effets d'une répétition fréquente des rapports sexuels résultent moins de l'évacuation de la liqueur séminale que de l'excitation nerveuse qui accompagne le coït. De même, aussi, dans les cas de masturbation excessive, la quantité de sperme éjaculé n'explique pas l'épuisement des forces et l'affaiblissement des facultés intellectuelles (1). Non-seulement le

(1) Je partage entièrement l'opinion de M. Curling sur la cause.

plaisir est plus vif, mais le coït déprime moins l'organisme, quand un vif attachement vient stimuler et augmenter l'énergie nécessaire à cet acte, que quand on l'accomplit dans d'autres conditions. Le système nerveux reçoit, en effet, de la passion une vigueur qui le met en état de supporter l'excitation d'un coït répété ; tandis que le débauché, qui n'écoute et ne satisfait que le besoin physique, souffre souvent autant dans sa santé que dans son moral.

Les testicules sont sous l'influence du cerveau, qui anime et contrôle les désirs sexuels. Une émotion, telle qu'un dégoût soudain ou la colère, arrête la sécrétion des glandes génitales et l'ardeur sexuelle aussi rapidement et aussi efficacement qu'une forte impression mentale suspend la sécrétion du suc gastrique, et supprime l'appétit. Souvent aussi une attaque d'apoplexie éteint pour jamais tout désir comme tout pouvoir sexuel. J'ai mentionné, chap. ii, des exemples de blessures de la tête qui avaient entraîné l'abolition des fonctions génératrices et l'atrophie complète des testicules ; j'ai

de la débilité qui suit les éjaculations. Les physiologistes ont cru trop facilement que la déperdition du produit testiculaire expliquait tout. Les expériences de l'auteur et d'A. Cooper, les miennes propres, et mes études anatomiques sur les oblitérations établissent que le produit de sécrétion du testicule est peu abondant, et qu'en conséquence on aurait tort d'attribuer des phénomènes sérieux à la déperdition d'une aussi faible quantité de liquide. Ces mêmes études m'ont démontré que la plus grande partie de la matière éjaculée provenait des glandes accessoires (vésicules séminales, prostate, etc.). Or, pourquoi l'issue de cette matière qui a tant d'analogie avec les autres produits de sécrétion des muqueuses, exercerait-elle une influence plus grande sur l'organisme ? Il est bien plus rationnel d'attribuer tous les phénomènes à la secousse nerveuse qui accompagne l'éjaculation.

(Note du Traducteur.)

parlé de cas d'idiotie avec développement incomplet des organes génitaux et absence de désirs vénériens. A ces faits, je vais ici en ajouter quelques autres, pour prouver l'influence du cerveau sur les fonctions des testicules. — Fabrice de Hilden rapporte le cas d'un homme dont la femme plaidait en séparation pour cause d'impuissance, et chez lequel on n'observait rien d'anormal à l'extérieur. Seulement cet homme disait avoir reçu, huit ans auparavant, un coup de bâton sur la tête, et depuis cette époque « confitebatur penem erigi non posse (1). » — M. B., âgé de quarante et un ans, voyageait sur le chemin de fer de Boston à Providence, lorsque, craignant un accident, il passa précipitamment sa tête par la portière au moment où le train venait se heurter contre un autre, arrivant en sens opposé avec une vitesse effrayante. La plupart des voyageurs furent lancés au dehors et grièvement blessés. La tête et le cou de M. B. portèrent fortement contre le bord du châssis de la portière, et il fut lui-même lancé sur le sol, où il resta quelque temps sans connaissance. Il reprit enfin ses sens, et fut transporté chez lui en voiture. Le chirurgien qui le visita, constata une vive douleur à la région occipitale et à la partie supérieure du cou, sans trouver de signe évident d'une fracture du crâne ou des vertèbres. Le second jour après l'accident, le malade se plaignit d'un engourdissement dans le bras droit et d'une difficulté pour uriner. Deux semaines après, il pouvait quitter son lit et sortir, mais sa vue était affaiblie. Deux à trois semaines plus tard, il s'aperçut qu'il avait perdu le désir aussi bien que le pouvoir sexuel,

(1) *Opera observationum et curationum medico-chirurgicarum*, p. 574.

et qu'aucun sentiment amoureux, pas plus que l'approche d'une femme, ne pouvait les réveiller. Sous l'influence d'un traitement approprié, la vessie recouvra peu à peu son pouvoir contractile, et la vue sa perfection; mais l'engourdissement du bras droit et l'affaiblissement des fonctions génératrices persistèrent; les facultés intellec-tuelles, et surtout la mémoire, restèrent sérieusement affectées pendant quelque temps (1).—Le docteur Smyth, dans d'excellentes observations sur l'impuissance, dit avoir vu survenir, chez un jeune homme de vingt-cinq ans, à la suite d'une blessure à la partie postérieure de la tête, une impuissance complète (absence d'érection) qui dura trois mois et s'accompagna d'un amaigrissement gé-néral, d'une altération de la santé, d'une irritabilité ex-cessive de l'esprit et du corps, et d'un retrait considérable du pénis et des testicules. Ce jeune homme avait, dans une querelle, reçu sur la face un coup qui l'avait ren-versé; la tubérosité occipitale avait porté dans la chute, et il y avait eu commotion cérébrale, avec insensibilité et perte de connaissance pendant huit ou dix heures. Cependant le malade, qui était un étudiant en mé-decine laborieux, avait repris le jour suivant le cours de ses études, et les avait continuées sans interruption pen-dant six semaines, durant lesquelles il n'avait pas fait autrement attention à son accident. L'émaciation géné-rale et la perte des fonctions sexuelles avaient été re-marquées moins d'une semaine après la blessure (2). Gall dit avoir été consulté à Vienne par deux officiers,

(1) Ce cas est rapporté par le docteur Fisher, *American journal of the medical sciences*, févr. 1839, p. 357.
(2) *The Lancet*, 28 août 1841, p. 784.

devenus impuissants à la suite de coups de feu qui leur avaient effleuré la nuque (1).

Quand l'impuissance dépend d'une blessure de la tête, on ne peut guère en espérer la guérison. Cette conséquence est d'ailleurs la dernière dont on s'aperçoive, car elle ne peut être remarquée et signalée qu'après la cessation du traitement, et à l'époque où le malade est en voie de guérison. Quelquefois elle s'annonce par une atrophie évidente des testicules. Mais quand il n'en est pas ainsi, le chirurgien ne doit pas désespérer de voir les fonctions sexuelles se rétablir à mesure que les autres effets de la blessure disparaîtront. C'est ainsi que l'un des officiers dont parle Gall, recouvra peu à peu ses facultés viriles, se maria et devint père de plusieurs enfants. Les purgatifs, suivis de l'emploi des pilules bleues à petites doses, amenèrent une guérison rapide et complète chez le malade du docteur Smyth, après qu'on eut essayé en vain l'effet d'un changement d'air et d'autres mesures hygiéniques; aussitôt que les gencives devinrent douloureuses, le malade vit revenir son embonpoint et ses facultés viriles. Sur le blessé du chemin de fer, les fonctions génitales ne se rétablirent qu'en partie. Dans les cas de ce genre, le traitement n'est autre que celui qui convient pour faire disparaître les autres symptômes de la lésion cérébrale. Les aphrodisiaques, si on les emploie, devront être donnés avec beaucoup de précaution; l'électricité, appliquée le long du rachis, à partir de l'occiput, pourrait être utile.

Le lecteur voudra bien se rappeler ce fait singulier d'arrêt de développement des testicules rapporté p. 65,

____

(1) *On the functions of the cerebellum*, trad. de Combe, p. 46.

et dans lequel, l'amour ayant éveillé les passions assoupies, ces organes acquirent leur volume normal et entrèrent en fonctions à une période assez avancée de la vie.

Il n'est pas douteux que certains hommes, surtout ceux qu'un travail intellectuel préoccupe constamment, sont moins sensibles que d'autres aux attraits des femmes, et que, chez eux, les organes sexuels restent longtemps inactifs avant de subir une impression suffisante.

Il existe des exemples bien constatés d'hommes d'une grande portée intellectuelle, qui, bien que robustes et parfaitement constitués en apparence, ont non-seulement passé leur vie dans une chasteté absolue, mais n'ont même jamais montré la plus légère disposition pour les plaisirs sexuels. « C'est en vain qu'à ceux-là, dit pittoresquement A. Cooper, une Vénus montrerait ses charmes, et que sur eux son fils épuiserait son carquois. Au lieu d'un printemps joyeux, d'un été florissant, et d'un automne fertile, ils n'ont qu'une saison d'hiver, hiver triste, désolé et stérile, pendant lequel les sources de la vie sont glacées et anéanties par l'absence des penchants amoureux. » Il est difficile d'expliquer une indifférence aussi complète ; mais on peut supposer que, dans quelques cas, la partie spéciale du cerveau où siége la fonction de reproduction est incomplétement développée. Les faits nombreux exposés dans cet ouvrage nous permettent de conclure que les testicules peuvent rester dans l'inaction et l'impuissance, par suite d'un développement imparfait du cerveau ou de l'absence du stimulus nerveux habituel ; or, bien que cet état s'observe plus souvent chez les idiots que chez d'autres, je ne vois pas pourquoi il n'existerait pas aussi dans certains cas où le cerveau est parfait d'ailleurs. Cette forme constitutionnelle et congénitale d'impuissance s'accompagne quelquefois, mais non pas tòujours, d'un arrêt de développement des organes génitaux et d'un extérieur efféminé.

Une impuissance temporaire peut être produite par des émotions violentes, telles que l'affliction, l'inquiétude et la colère. Toute préoccupation capable d'éloigner de l'esprit les idées érotiques éteint aussi le désir et arrête la sécrétion des testicules. On sait, par exemple, que des nouvelles soudaines et émouvantes, qu'elles soient d'ailleurs bonnes ou mauvaises, agissent de cette façon; puis, qu'au moment où l'émotion est apaisée, et où l'esprit a repris sa tranquillité, l'instinct générateur se réveille. Le dégoût est encore quelquefois une cause d'impuissance. C'est ainsi que des hommes jusque-là très-aptes au coït se sont trouvés impuissants auprès de certaines femmes par suite de l'aversion qu'ils éprouvaient pour elles, ou de la froideur et de l'indifférence qu'elles montraient. Dans ces cas, où l'impuissance est relative, le remède n'a pas besoin d'être indiqué.

Une autre cause fréquente est la défiance de soi-même, et par suite la crainte excessive d'être incapable de bien remplir les fonctions sexuelles. Les individus assez timides pour avoir ces craintes non fondées, restent longtemps dans cet état; chaque insuccès nouveau aggrave leur position, parce qu'il diminue leur confiance en eux-mêmes. Hunter, qui a traité avec sa sagacité habituelle cette impuissance qui a son origine dans l'imagination, rapporte le cas suivant : — Un homme du monde qui avait perdu de la sorte ses facultés viriles vint le consulter; il avait bien des érections accompa-

gnées de désirs ; mais soit doute, soit crainte, soit honte
de ses insuccès, il ne pouvait parvenir à cohabiter avec
la femme qu'il avait choisie. Hunter lui dit qu'il pouvait
être guéri s'il se sentait assez maître de lui pour réprimer
ses désirs ; il lui conseilla en conséquence de coucher
avec cette femme, mais en se promettant préalablement
de n'avoir aucun rapport avec elle pendant six nuits,
quels que pussent être d'ailleurs ses désirs et ses facultés.
Le malade s'y engagea ; mais cette résolution produisit une
telle révolution dans l'état de son esprit que la puissance
virile reparut de suite, et qu'au lieu de se mettre au lit
avec la crainte d'être impuissant, il s'y mit bientôt avec la
préoccupation des désirs effrénés qu'il allait éprouver.
Aussi, regrettait-il de s'être engagé pour un temps aussi
long. Quand une fois le charme eut été rompu, l'imagination et les facultés viriles se trouvèrent en harmonie,
et jamais les craintes passées ne revinrent (1).

On trouvera facilement le moyen de varier ce genre de
conseils auprès des jeunes mariés qui pourraient être
affectés de cette forme d'impuissance. On prescrira d'a-
bord quelques toniques doux, et on conseillera au malade
de s'abstenir de toute tentative de coït pendant le cours du
traitement ; le chirurgien peut compter que peu de jours
se passeront avant que la nature ait repris son empire. On
ne doit, d'ailleurs, en aucune façon, traiter légèrement
les cas de cette espèce. Le malade est souvent dans une
grande peine d'esprit, que le médecin peut alléger en
raisonnant sérieusement avec lui sur son état, en lui di-
sant, par exemple, que cet accident est fréquent, en lui
indiquant la véritable cause de son impuissance, et

____

(1) *Treatise on the venereal disease*, in-4°, p. 203.

l'assurant que ses craintes sont peu fondées, que ses doutes et ses appréhensions sont les seuls obstacles à l'accomplissement de ses désirs. Un avis affectueux et intime de cette nature, en encourageant le malade, fait plus pour sa guérison qu'aucune espèce de traitement médical avec des médicaments stimulants. La moindre amélioration suffit pour faire cesser toute crainte et donner confiance dans l'avenir.

On a assuré que l'abus du tabac à fumer affaiblissait ou détruisait les facultés viriles. Je ne connais aucun fait qui prouve que le tabac exerce cette influence sur les organes génitaux, et surtout qu'il produise un effet aussi fâcheux quand on le fume avec modération. Les Allemands, qu'on doit regarder comme des fumeurs excessifs, ne se montrent point inhabiles aux fonctions de reproduction. Quant à notre pays, bien que l'importation du tabac y ait beaucoup augmenté dans ces dernières années, les statistiques n'indiquent point une diminution correspondante de la population.

Cependant, l'usage immodéré de cette substance, surtout du tabac à chiquer, est très-propre à altérer les organes digestifs et à déprimer les forces nerveuses; et je ne doute nullement que cette action dépressive ne se traduise par une diminution de la puissance virile. J'ai vu plusieurs hommes de trente à quarante ans, qui étaient affectés d'impuissance en même temps que de dyspepsie, et j'ai trouvé que quelques-uns avaient depuis longtemps l'habitude de fumer ou de chiquer (1); aucun traitement n'a réussi, s'il n'a coïncidé avec une diminution notable de cette habitude.

(1) Un de ces malades était un matelot américain.

L'opium fumé ou chiqué est encore plus nuisible sous ce rapport que le tabac; il est amplement démontré que l'impuissance est un effet habituel de l'usage de ce dangereux médicament.

L'abus des fonctions génitales est une cause fréquente d'impuissance, et d'une impuissance très-difficile à guérir. Ici le traitement moral est souvent aussi nécessaire que le traitement médical; car l'esprit étant plus sérieusement atteint que le corps, le devoir du chirurgien est plutôt d'engager le malade à faire un retour sur lui-même que de prescrire des médicaments. Des conseils de ce genre sont surtout nécessaires aux individus qui ont des penchants vénériens en disproportion avec leur force virile. En s'abandonnant aux pensées érotiques, on se crée des désirs qui conduisent aux excès, à l'accomplissement imparfait des fonctions, et, finalement, à l'impuissance. Beaucoup d'hommes, surtout dans la classe riche et oisive, sont tellement préoccupés de cet affaiblissement de leurs facultés, qu'ils s'en rendent malheureux et deviennent hypochondriaques, moroses et incapables de remplir leurs devoirs sociaux. Ils semblent croire qu'ils n'ont été envoyés sur terre que pour satisfaire une passion animale, et il est du devoir du médecin de leur signaler la folie et les dangers d'une pareille opinion. Parmi ceux qui font de ces excès, il en est qui deviennent quelquefois subitement impuissants, et auxquels un long repos est nécessaire avant que leurs organes puissent reprendre leurs fonctions : c'est ce qu'on observe fréquemment peu de temps après le mariage. Souvent aussi l'usage prématuré des plaisirs vénériens a pour effet d'entraîner la perte définitive de la puissance virile à l'âge moyen de la vie, c'est-à-dire à l'époque où, pour la plupart des hommes, elle est encore dans toute sa plénitude. Il en est surtout ainsi dans les contrées despotiques de l'Orient. Volney raconte, dans son *Voyage en Asie Mineure*, que les hommes éminents de ce pays, assez riches pour posséder un harem, se plaignent souvent d'être réduits à l'impuissance dès l'âge de trente ans. M. Russel, d'Édimbourg, fait remarquer dans ses excellentes observations sur ce sujet « que les conséquences ne sont pas aussi sérieuses en nos pays, mais qu'il est notoire que les jeunes gens du monde qui s'abandonnent de bonne heure à leurs penchants amoureux perdent plus tôt leur pouvoir procréateur que les hommes continents (1). »

L'abus des plaisirs vénériens produit d'ailleurs d'autres effets qu'une impuissance prématurée : chacun sait, par exemple, qu'il peut donner lieu à un dérangement des facultés physiques et intellectuelles, et qu'il est l'origine de beaucoup de maladies du testicule. Aussi voyons-nous les personnes atteintes d'orchite chronique ou d'autres affections testiculaires en rapporter elles-mêmes, et avec raison, la cause à la satisfaction désordonnée de leurs passions. Chez les hommes avancés en âge, ces sortes d'excès déterminent souvent l'irritabilité de la vessie, et ce besoin fréquent d'uriner qui a sans doute donné naissance à l'ancien proverbe : *Rarò mingitur castus*. Les jouissances vénériennes, dans un âge avancé de la vie, me paraissent aussi provoquer la tuméfaction de la prostate, et je connais plusieurs exemples de vieillards qui ont eu des rétentions d'urine dues à la congestion de cet organe après le coït. Je pense également que ces excès,

____

(1) *Observations on the testicles*, p. 35.

longtemps continués, peuvent devenir le point de départ d'une affection des reins. J'ai connu un homme du monde qui, dans sa jeunesse, avait beaucoup recherché la société des femmes, et qui plus tard, après chaque rapprochement sexuel, souffrait invariablement dans les reins et rendait une urine alcaline. On ne peut guère douter non plus que les désirs vénériens, qui continuent parfois à tourmenter les vieillards longtemps après l'époque où, suivant l'ordre habituel de la nature, ils auraient dû cesser, ne tiennent souvent plus à une infirmité physique qu'à la dépravation morale, et qu'un état pathologique de la prostate ne les produise. Si l'on prenait le parti de considérer ces désirs comme des symptômes de maladie, et qu'on les traitât en conséquence, on les verrait souvent disparaître, et le malade cesserait de s'abandonner à des habitudes vicieuses.

Un des résultats les plus fréquents de l'excitation désordonnée des organes génitaux est l'écoulement excessif et involontaire du liquide spermatique, ou la *spermatorrhée*, dont je traiterai dans l'article deuxième de ce chapitre.

Les maladies et les blessures de la moelle épinière, qui produisent la paraplégie, sans avoir d'influence directe sur les testicules, entraînent l'inaptitude au coït. J'ai néanmoins cité, dans le chapitre sur l'atrophie, des exemples de cette lésion qui avait été consécutive à une blessure du rachis. En général, les désirs vénériens persistent, car le siége de cet instinct n'a point été lésé; aussi je pense que, dans les cas auxquels je fais allusion, et où l'atrophie a eu lieu, la blessure avait compromis d'autres organes que la moelle épinière. M. Brachet a rapporté le fait curieux qu'on va lire. — Après plusieurs années de service, un soldat éprouva, en 1814 et 1815, des douleurs rhumatismales occupant surtout la région lombaire. En 1816, il fit une chute de cheval, et peu à peu ses extrémités inférieures ainsi que la partie inférieure de l'abdomen se paralysèrent complétement. Pendant huit ans que cette paralysie dura, il eut deux enfants ; le liquide spermatique était sécrété, l'érection avait lieu et l'éjaculation s'opérait, mais « sans secousse et sans sensation voluptueuse (1). » Bien que, chez ce malade, la sensibilité du pénis fût détruite, on peut supposer que la connexion entre le cerveau et les testicules était conservée par le système du grand sympathique qui communiquait à ces derniers l'influx nécessaire ; et qu'en conséquence, leurs fonctions étaient aussi peu troublées par l'affection de la moelle, que le sont dans la plupart des cas de ce genre celles des organes abdominaux importants (2). Quoi qu'il en soit de l'exemple

(1) *Recherches expérimentales sur le système nerveux*, 2e édit., p. 280.

(2) M. Brachet a fait les expériences suivantes : après s'être assuré qu'un chat, âgé d'un an, avait couvert plusieurs fois une chatte avec laquelle on l'avait enfermé toute la journée, il lui divisa la moelle entre la troisième et la quatrième vertèbres lombaires. Tout ce qui se trouvait en arrière de l'incision fut paralysé, ainsi que le rectum et la vessie. M. Brachet garda l'animal trois jours, au bout desquels on trouva les organes génitaux en bon état, et les vésicules séminales pleines de sperme. Cette expérience fut répétée trois fois avec le même résultat. La dernière expérience est ainsi rapportée par l'auteur : « Sur un chat de dix mois, je fis la section de la moelle spinale dans la région lombaire. Comme la paralysie du train de derrière mettait cet animal dans l'impossibilité d'exécuter les manœuvres du coït, j'y fis suppléer par une sorte de masturbation. Il fallut plus de temps, mais elle finit par déterminer une éjaculation. Vingt-quatre heures après, je fis répéter la même manœuvre, et une nouvelle éjaculation eut lieu ; je la fis encore répéter le lendemain avec le

de ce vieux soldat, il est peu de paraplégiques qui ne soient physiquement réduits à l'impuissance. La noix vomique conviendrait en pareil cas, non-seulement parce qu'elle peut diminuer la paralysie, mais aussi parce qu'elle tend à rétablir la puissance virile.

Le varicocèle trouble insensiblement la nutrition du testicule et finit par en diminuer le pouvoir sécréteur(1); d'où l'intérêt qu'il y a à ne point négliger cette affection, lors même qu'elle n'occasionne aucune douleur. Nous avons déjà signalé dans un des chapitres précédents, l'influence qu'exerce sur les fonctions sexuelles la rétention des testicules dans l'abdomen ou dans l'aine.

Les affections qui détruisent la substance du testicule et en déterminent l'atrophie, portent nécessairement atteinte à ses fonctions sécrétoires. Mais il est un certain nombre de maladies qui altèrent peu ces fonctions; tant qu'une partie de l'organe, si petite qu'elle soit, reste intacte, celui-ci peut être encore en état d'accomplir les usages qui lui ont été assignés par la nature. Dans les cas mêmes où le testicule est fortement désorganisé par un épanchement de lymphe plastique, et où il devient

même résultat. » (Lib. cit., p. 289-291.) Bien que ces expériences soient intéressantes, en ce qu'elles montrent que les fonctions des testicules peuvent continuer dans le cas de paraplégie, sans que l'individu conserve la sensibilité, et sans que le cerveau envoie aucun influx par l'intermédiaire de la moelle épinière, elles ne prouvent pas, comme le supposait M. Brachet, que la sécrétion du sperme soit entièrement indépendante du système spinal.

(1) Dans un cas de varicocèle du côté gauche, où le testicule était d'un tiers plus petit que celui du côté opposé, M. Gosselin a observé l'absence de spermatozoïdes dans le sperme, après une orchite blennorrhagique qui avait eu lieu à droite. *Arch. génér.*, 5e série, t. II, p. 268.

le siége d'une ulcération fongoïde, la sécrétion peut encore persister sous l'influence d'excitations, comme le démontre la présence des spermatozoïdes dans la matière de l'écoulement. Ce fait prouve combien il est important pour le chirurgien de s'efforcer de conserver un testicule mutilé par un accident ou une maladie. Dans l'hydrocèle double, les fonctions conservent toute leur intégrité. Après des attaques d'orchite aiguë graves ou répétées, le tissu propre du testicule diminue invariablement de volume, et son pouvoir sécréteur est plus ou moins altéré. Dans les affections inflammatoires de l'épididyme, la matière plastique épanchée au milieu des circonvolutions de ce conduit peut en déterminer l'obstruction ; mais cet effet n'est habituellement que temporaire ; il faut l'attribuer en partie à la facilité avec laquelle ces exsudations se résorbent, et surtout à l'absence d'enveloppe fibreuse résistante, et à l'extensibilité de la séreuse qui revêt l'organe. Au contraire, ainsi que je l'ai déjà dit, après l'inflammation du corps du testicule, il est fréquent d'observer l'atrophie et la désorganisation du tissu glandulaire. J'ai dit également, page 250, que l'orchite chronique altérait plus ou moins sa structure.

Il est, d'ailleurs, extrêmement difficile de constater avec certitude les effets des maladies du testicule sur ses fonctions, dans les cas où son volume n'a pas subi une diminution notable. Cette difficulté s'explique non-seulement par les raisons énoncées au commencement de ce chapitre, mais aussi parce qu'il est rare que les deux organes soient simultanément affectés, et plus rare encore qu'ils le soient précisément au même degré. Vidal cite quelques faits intéressants à cet égard. Chez un homme robuste, âgé de vingt-neuf ans, et atteint de syphilis, le testicule gauche se tuméfia considérablement et fut amputé. Deux ans plus tard, le droit se tuméfia à son tour, s'indura et devint le siége de douleurs lancinantes très-aiguës. Vidal, considérant la maladie comme syphilitique, prescrivit l'iodure de potassium. Sous l'influence de ce médicament, le gonflement diminua, et le testicule revint au bout de trois mois à son état normal. Cet homme fut, après sa guérison, très-adonné aux plaisirs vénériens, et contracta plusieurs blennorrhagies (1). — Un charretier, dont le testicule droit, arrêté au-dessous du canal inguinal, était incomplétement développé, eut une inflammation syphilitique du testicule gauche; quand celle-ci eut cédé au traitement, le pouvoir sexuel ne resta point altéré (2). Bien qu'il reconnaisse les effets fâcheux qu'entraîne généralement l'orchite syphilitique, Vidal cite ces faits pour montrer que l'organe n'en est pas invariablement altéré dans sa structure ou ses usages, et mon expérience personnelle me permet d'appuyer son opinion. Le même auteur a également cité un cas d'orchite bilatérale chez un homme de cinquante ans, orchite après laquélle un des testicules s'atrophia, tandis que l'autre s'hypertrophia. On observe si rarement l'hypertrophie réelle du testicule, en quelque circonstance que ce soit, même dans la jeunesse, qu'il est rationnel d'hésiter à admettre que l'augmentation de volume ait été due dans ce cas à un excès de nutrition; il est bien plus probable qu'elle résultait de la non-résorption du produit plastique inflamma-

(1) *Traité de pathologie externe*, t. V, p. 461.
(2) *Mémoires de la Société de chirurgie de Paris*, t. III.

toire. Les effets fâcheux de l'orchite chronique avec production fongueuse, et de son traitement par l'excision, sont démontrés par l'observation suivante de M. Lawrence (1). — Chez un homme de vingt-trois ans, le testicule droit était devenu dur et douloureux ; au bout de quatre mois la peau s'était ulcérée et avait laissé passer un fongus ; le chirurgien excisa ce dernier à diverses reprises ; la cicatrisation s'opéra, après quoi on put suivre le cordon jusqu'à une petite masse adhérente à la cicatrice. Un mois plus tard, le testicule gauche s'affecta de la même manière ; on détruisit le fongus avec la pierre infernale, et la cicatrisation eut lieu. M. Lawrence ajoute que ce malade avait perdu tout désir vénérien, à partir du moment où le testicule gauche avait commencé à se tuméfier.

Certaines maladies, telles que le carcinôme, envahissent généralement la totalité de la substance tubuleuse, et finissent par la détruire entièrement. Mais, ainsi que je viens de le dire, il est rare que les deux testicules soient désorganisés ; de sorte que celui qui reste, s'il est sain et bien développé, peut suffire à la fonction de reproduction. Il en est de même des cas dans lesquels on a enlevé un des testicules, en laissant l'autre ; mais quand tous deux ont été extirpés ou détruits, le malade est absolument et définitivement réduit à l'impuissance. On a soulevé et longuement discuté à une certaine époque, en Allemagne, la question de savoir si un individu châtré après l'âge de la puberté ne pouvait pas conserver pour quelque temps encore la faculté fécondante. Sir A. Cooper cite le fait suivant qui se rapporte à cette question.

(1) *Edinb. med. and. surg. journal,* vol. IV, p. 262.

— Un malade avait eu un de ses testicules amputé en 1799. Sir A. Cooper lui enleva l'autre en juin 1801, à l'hôpital de Guy, pour un abcès chronique. Cet homme s'était marié avant la perte de son premier testicule. Quatre jours après la seconde opération, on constata, d'après l'état de son linge, qu'il avait eu la nuit, une pollution. Après son rétablissement et son départ de l'hôpital, sir A. Cooper le visita à diverses reprises et pendant plusieurs années. Le malade a assuré que, dans le cours des douze premiers mois, il avait eu des éjaculations *in coïtu*, ou en avait éprouvé la sensation ; que plus tard, il avait eu des érections et s'était livré au coït à des intervalles éloignés, mais sans avoir la sensation d'éjaculation. Au bout de deux ans, les érections étaient devenues très-rares et incomplètes, et cessaient présque toujours, aussitôt qu'il essayait le coït. Dix ans après l'opération, il annonça qu'il avait eu un rapprochement sexuel dans le cours de l'année précédente. En 1829, il vint consulter sir A. Cooper, pour des hémorrhoïdes dont il souffrait beaucoup, et lui dit alors qu'il n'avait pas éjaculé une seule fois depuis la première année qui avait suivi l'opération ; que, depuis plusieurs années, il n'avait eu que des érections rares et imparfaites ; qu'il avait essayé le coït rarement, et toujours sans succès ; qu'une ou deux fois il avait eu des rêves lubriques et la sensation d'éjaculation sans qu'il y eût la moindre apparence de liquide. Le pénis était ratatiné et atrophié. Il se rasait une seule fois par semaine, et de temps à autre deux fois ; sa voix, naturellement un peu faible, était restée ce qu'elle était au moment de l'opération. — M. Wilson pratiqua la double castration chez un homme marié, pour une affection carcinomateuse des testicules. La cicatrisation s'opéra en moins d'un mois, et le malade survécut deux ans à l'opération. Il certifia à M. Wilson qu'il avait eu de temps en temps, depuis sa castration, des érections accompagnées de désirs, et que, s'il s'acquittait alors de ses devoirs conjugaux, le paroxysme habituel avait lieu, en même temps que l'éjaculation d'un peu de liquide (1).

En cherchant à résoudre la question actuellement posée, on ne doit pas confondre le pouvoir de copulation avec celui de fécondation. Il est certain que la perte des testicules affecte le cerveau de manière à éteindre complétement l'instinct génital; mais, ainsi que le démontre clairement le fait de sir A. Cooper, ce résultat n'est pas immédiat, et se produit insensiblement; on doit savoir que l'individu privé de ses testicules, peut éprouver des désirs, avoir des érections, accomplir le coït, et éjaculer un peu de liquide quelques semaines encore après l'opération. Mais le fluide essentiel à la reproduction de l'espèce est le produit de sécrétion des testicules, et il ne peut pas être fourni, quand on a fait l'ablation des deux glandes. La question se réduit donc à ceci : combien de temps le fluide séminal qui était formé avant l'opération reste-t-il dans les conduits excréteurs et dans les vésicules séminales, et donné-t-il à l'individu le pouvoir de féconder? La réponse dépend évidemment de l'état dans lequel se trouvaient les testicules au moment de l'opération. Supposons que la glande enlevée la dernière était entièrement désorganisée; comme il faut ajouter au temps depuis lequel l'organe a cessé d'être

(1) *Lectures on the urinary and genital organs,* p. 133.

apte à sécréter, celui qu'a réclamé la cicatrisation de la plaie, on ne comptera guère moins de huit à neuf semaines, et l'on en conclura alors que l'opéré est incapable de féconder. J'ai fait souvent l'examen du liquide retiré des vésicules séminales et des canaux déférents de sujets morts d'affections diverses à l'hôpital, et je n'y ai jamais trouvé de spermatozoïdes, quand plus de sept semaines s'étaient écoulées depuis l'entrée des malades ou depuis qu'ils avaient eu l'occasion de se livrer au coït. Supposons au contraire que le testicule était sain et capable de sécréter au moment de la castration ; on peut alors admettre qu'au bout du temps nécessaire pour la cicatrisation, il existe encore dans les voies excrétoires et les vésicules séminales une quantité de spermatozoïdes suffisante pour que la fécondation soit possible ; mais on doit savoir que ce résultat est très-peu probable.

Quelques erreurs se sont répandues sur l'influence des maladies chroniques, comme causes d'altération fonctionnelle des testicules. Ainsi, l'on a supposé que les phthisiques étaient plus portés que d'autres aux plaisirs vénériens ; on a même avancé qu'ils conservaient jusqu'à leur dernier jour, leurs penchants amoureux et leur puissance virile. M. Louis a fait des recherches attentives sur ce sujet, et a trouvé que, dans tous les cas, les désirs vénériens diminuaient à mesure qu'augmentaient la faiblesse et les autres symptômes, et que sous ce rapport, il en était de même que dans toute autre maladie. Mes observations et mes recherches m'ont amené à une conclusion semblable. J'ai examiné les testicules de quatre individus qui étaient morts de phthisie pulmonaire, et j'ai trouvé que ces organes étaient moins pesants et moins volumineux que ceux des adultes vigoureux. Je n'ai pu découvrir de spermatozoïdes dans le liquide extrait de la substance tubuleuse et de l'épididyme sur douze cadavres de phthisiques que j'ai ouverts à l'hôpital de Londres ; dans plusieurs de ces cas, le liquide des vésicules séminales fut également examiné, et l'on n'y trouva pas non plus de spermatozoïdes (1). M. Rayer a remarqué aussi que les vésicules des phthisiques contiennent peu ou ne contiennent pas du tout d'animalcules (2). Chez les sujets qui ont succombé à d'autres affections chroniques, les testicules sont presque toujours mous et privés d'élasticité ; leur parenchyme semble peu vasculaire, est pâle, évidemment ratatiné et desséché, et le peu de liquide qu'on en exprime est dépourvu d'animalcules spermatiques.

Une mauvaise digestion est une cause occasionnelle d'impuissance momentanée : ainsi un mari qui était éloigné de sa femme depuis plusieurs semaines, fut très-effrayé de voir à son retour qu'il était incapable de se livrer au coït ; mais, en le questionnant, j'appris qu'il avait fait un excès de table, et qu'il avait eu une indigestion et des douleurs d'estomac pendant la nuit. La virilité est très-profondément atteinte par une affection organique des viscères abdominaux ; mais il en est peu qui l'affaiblissent autant que celles des reins. On sait que les diuré-

(1) Le docteur Davy a examiné au microscope le liquide extrait du parenchyme testiculaire de douze sujets morts phthisiques et n'y a pas découvert de spermatozoïdes, tandis qu'il en a trouvé plusieurs fois, soit dans les vésicules séminales, soit dans les canaux déférents. *Edinburgh med. and. surg. journal*, juillet 1838, p. 1.

(2) *Archives générales de médecine*, août 1842, p. 487.

tiques, tels que le nitrate de potasse et le carbonate de soude, etc., agissent comme antiaphrodisiaques, et que, dans le diabète et l'albuminurie, les organes reproducteurs sont débilités et souvent tout à fait inactifs. — Un homme marié, âgé de quarante-huit ans, me consulta sur la perte de sa virilité, d'après le conseil de M. Gardner, de Bayswater; je constatai qu'il rendait une grande quantité d'urine pâle, faiblement acide et légèrement albumineuse, d'une densité de 1,012, et je prescrivis contre ce trouble fonctionnel des reins un traitement, sous l'influence duquel le malade recouvra sa virilité. Je connais d'autres exemples semblables. Dans les variétés de dyspepsie qui s'accompagnent de dépôts de phosphate et d'oxalate de chaux dans l'urine, on observe également une impuissance plus ou moins marquée; elle n'est qu'une conséquence du trouble de la nutrition et de l'affaiblissement général, et pourtant c'est le symptôme qui attire le plus fortement l'attention des malades. Ils maigrissent; leur pouls s'accélère; ils sont faibles et facilement fatigués, se sentent impropres aux travaux physiques et intellectuels, dorment mal, sont habituellement abattus et se plaignent souvent d'une douleur lombaire sourde et profonde. Bien que, dans ces deux formes de troubles urinaires, la puissance génésique soit généralement affaiblie, elle l'est à un plus haut degré dans la dyspepsie avec dépôt d'oxalate de chaux que dans celle qui s'accompagne de dépôts de phosphate calcaire; quelquefois même, dans la première, elle est perdue pour toujours. Le docteur Golding Bird, qui a le premier appelé l'attention sur la fréquence du dépôt d'oxalate de chaux dans l'urine, attribuait l'impuissance qui a lieu dans ce cas, à l'épuisement qu'entraîne la sécrétion excessive d'urée si habituelle dans cette affection (1). Le docteur Begby, qui, de son côté, a décrit avec beaucoup d'exactitude les symptômes de cette même forme de dyspepsie dite oxalique, en a rapporté dans son remarquable mémoire plusieurs bonnes observations, et il a noté dans celles où la maladie était le mieux prononcée une abolition complète du pouvoir génital (2). Dans quelques-uns des cas qui sont venus à ma connaissance, les malades avaient eu une légère spermatorrhée, et on avait attribué à cette dernière la faiblesse génésique, dont on perdait complétement de vue la cause principale. Plusieurs fois, après avoir examiné des urines troubles au microscope, j'ai excité la surprise en annonçant qu'au lieu de spermatozoïdes elles contenaient d'abondants cristaux octaédriques, dont la présence indiquait un trouble des voies digestives et non des pertes séminales. On a prétendu que ces cristaux étaient l'indice certain d'une spermatorrhée ; mais s'il est vrai qu'on en trouve habituellement dans l'urine des individus affectés de pertes séminales, je n'en prétends pas moins, de concert avec M. Golding Bird, qu'on rencontre journellement ce sel dans des circonstances où on ne peut soupçonner l'existence de pertes. On devra donc, toutes les fois qu'il y aura dyspepsie avec impuissance, examiner attentivement les urines, et souvent on découvrira que la cause de cette impuissance peut être combattue efficacement. Dans ces cas, en effet, on parviendra à rendre la vigueur génitale,

(1) G. Bird, *On urinary deposits,* 3ᵉ édit., p. 231.
(2) *Edinb. monthly journal,* août 1849.

en prescrivant un régime convenable, et administrant les acides minéraux et les autres agents capables d'arrêter la formation des dépôts urinaires et d'améliorer la santé générale. On remédie plus facilement aux dépôts de phosphate calcaire qu'à ceux d'oxalate; pour ces derniers, le malade doit se soumettre à un traitement long et minutieux, avant que la dyspepsie qui préside à leur formation soit modifiée; et encore ne réussit-on pas, lorsque les fonctions génitales sont depuis longtemps affaiblies et que la santé générale est altérée par des excès de coït ou de masturbation, ou par des pertes séminales. M. Golding Bird cite l'observation d'un malade qui eut la folie de coucher avec deux femmes pour essayer sa puissance virile, avant de se marier. Il en éprouva un accès épileptiforme, et depuis ce moment il expie son imprudence par une oxalurie persistante, de la forme la plus grave (1).

L'impuissance survient quelquefois sans cause apparente à la période moyenne de la vie. J'ai constaté chez les individus ainsi affectés, des modifications analogues à celles qui s'opèrent chez les eunuques : ils prennent de l'embonpoint; leur peau devient luisante, et leur barbe rare; ils sont peu portés aux exercices musculaires et ne paraissent d'ailleurs nullement malheureux du changement qui s'est opéré en eux. Cet état offre en général peu d'espoir, et cependant le fait suivant est encourageant. J'ai vu en 1853, avec M. Arthur, de Shadwell, un cabaretier âgé de quarante et un ans, au teint très-coloré, marié et père de famille, qui se plaignait d'un affaiblissement de ses facultés viriles; ces dernières

(1) *Lib. cit.*, p. 204.

autrefois très-développées lui avaient fait défaut depuis un an environ, et pendant ce temps il avait remarquablement engraissé. Il n'éprouvait presque aucun désir et était devenu à peu près incapable d'accomplir le coït. Il avait un peu souffert de la goutte quelques semaines auparavant, mais il s'en était remis, et sa santé était parfaite au moment où il me consultait. Son principal ennui provenait de ce que sa femme le soupçonnait d'infidélité en le voyant négliger ses devoirs conjugaux. Ses testicules avaient un volume normal, mais ils étaient un peu mous et flasques. Je portai un pronostic défavorable, tout en prescrivant au malade le seigle ergoté combiné avec la quinine, et lui conseillant en outre de prendre beaucoup d'exercice et de faire grande attention à sa santé. Il employa pendant quinze jours les médicaments prescrits, puis quitta la ville pour changer d'air. Lorsqu'il revint au bout de trois mois, il alla voir M. Arthur, pour lui faire savoir qu'il avait considérablement perdu de son poids, qu'il était plus apte aux travaux corporels, et qu'il avait cessé d'être impuissant.

En exposant les diverses causes de troubles fonctionnels des testicules, j'ai, dans la plupart des observations précédentes, indiqué la nature du traitement nécessaire au rétablissement de ces fonctions. On a regardé comme *aphrodisiaques* certains médicaments qui passent pour avoir la propriété de stimuler et de fortifier les organes sexuels ; et quelques-uns sont employés, dit-on, en Orient, pour exciter les organes lorsque la satiété ou les excès les ont épuisés. Plusieurs d'entre eux portent leur action sur l'appareil urinaire, et produisent de la sorte une érection momentanée ; mais leur influence sur les organes génitaux proprement dits est faible ou nulle. Ils agissent à peu près comme les hémorrhoïdes, les affections de la prostate, et les calculs du rein ou de la vessie, qui, par l'irritation qu'ils produisent, appellent le sang vers le pénis et déterminent des érections morbides que n'accompagnent ni désir ni sensation voluptueuse. Tel est le mode d'action des cantharides, qui sont si fréquemment employées et forment la base des remèdes prescrits par les charlatans contre l'impuissance. Cependant il est peu de cas d'affaiblissement du pouvoir génital dans lesquels leur usage convienne. Lorsqu'il y a atonie des organes, que les érections sont faibles, de courte durée et incomplètes, on peut à la rigueur donner une petite dose de teinture de cantharides toutes les trois ou quatre heures, avant le moment où doit se présenter l'occasion d'essayer ses forces. Bayle dit que Leroy et Bouttatz ont expérimenté le phosphore sur eux-mêmes et ont reconnu qu'il produisait une forte excitation des organes génitaux. Il en fut de même sur les animaux auxquels Leroy administra cette substance (1). Le phosphore agit à peu près comme les cantharides, c'est-à-dire qu'en irritant et stimulant les organes urinaires, il appelle le sang vers eux, et il n'est pas douteux que ses effets ne seraient pas moins nuisibles dans beaucoup de cas d'impuissance. On peut essayer le phosphore contre certaines atonies, à la dose de deux à trois milligrammes en pilules avec de la mie de pain, qu'on donne trois fois par jour ou aux époques indiquées pour l'emploi des cantharides. J'ai trouvé que le seigle ergoté associé à la quinine était le stimulant temporaire le meilleur et le

____

(1) *Bibliothèque de thérapeutique*, t. II, p. 124.

plus inoffensif des organes génitaux. La noix vomique jouit aussi de quelque réputation sous ce rapport, et je l'ai donnée à quelques personnes avec une apparence de succès. M. Trousseau en a également constaté l'efficacité; mais il a noté dans plusieurs cas, que ce médicament ne produisait, comme les autres stimulants, d'effet réel que tant que les malades le prenaient. Ainsi un jeune homme de vingt-cinq ans, de constitution athlétique, et qui, marié depuis dix-huit mois, n'avait eu jusque-là avec sa femme que des rapports fraternels, acquit sa puissance virile par l'usage de la noix vomique, mais la perdit aussitôt qu'il eut cessé l'emploi de cet agent (1). M. Duclos, de Tours, vante beaucoup l'efficacité de l'extrait alcoolique de noix vomique; il divise 3 grammes 75 centigrammes de cet extrait en cent pilules, dont il donne une chaque soir, en en augmentant graduellement le nombre tous les cinq jours, jusqu'à ce que le malade arrive à en prendre trois ou quatre matin et soir (2). Comme moyen adjuvant de ces remèdes, on peut faire frictionner les reins et les fesses avec des liniments stimulants.

Ces médicaments aphrodisiaques sont indiqués surtout quand l'organe de la copulation est trop faiblement excité, et ne conserve point la rigidité nécessaire, tant pour l'intromission que pour l'achèvement du coït. Une torpidité de ce genre peut exister chez des individus qui cependant éprouvent de temps à autre des désirs violents et dont les testicules fonctionnent bien. Dans ces cas, comme aussi chez les hommes timides, et chez ceux dont

____

(1) Pereira's *Materia medica*, 2ᵉ édit., vol. II, p. 1305.
(2) *Bulletin de thérapeutique*, t. XXXVI.

un long repos a rendu les organes peu excitables, un traitement stimulant peut conduire au succès et donner confiance dans l'avenir. Mais les médicaments n'exercent aucune influence sur cet engourdissement de la faculté sexuelle qui a été signalé p. 460. Ils n'ont guère, d'ailleurs, qu'un effet temporaire ; en outre chez les individus avancés en âge, dont les organes, à bout de fonctions, éprouvent leur décadence naturelle, ils agissent d'une manière fâcheuse et tendent, je crois, à produire la congestion de la prostate et d'autres affections locales. Ils sont encore aussi nuisibles qu'inutiles lorsque les organes sexuels sont affaiblis prématurément ou épuisés par l'abus qu'on en a fait. A la suite des excès, une période de repos est nécessaire ; et on ne peut espérer le rétablissement graduel des fonctions qu'en éloignant toutes les causes d'excitation, et en prescrivant un régime et des médicaments capables de fortifier l'organisme.

ADDITION DU TRADUCTEUR SUR LES TROUBLES FONCTIONNELS.

Je crois devoir placer ici en résumé les conséquences que les maladies des testicules peuvent avoir sur leurs fonctions ultérieures, et, dans les cas où la maladie a été bilatérale, sur les aptitudes viriles du sujet.

I. *Certaines maladies du testicule peuvent supprimer l'excrétion du sperme, sans en altérer la sécrétion.*

Le lecteur n'a pas oublié que, dans certains cas plus fréquents qu'on ne l'a cru pendant longtemps, le sperme est arrêté dans sa marche, soit au niveau de la queue de l'épididyme, soit sur le trajet du canal déférent, et que cet état de choses, temporaire chez quelques sujets, devient définitif chez d'autres, notamment à la suite de l'épididymite blennorrhagique. (Voy. p. 287.) J'ai démontré que, dans ces cas, le sperme continuait à être sécrété, mais qu'il s'accumulait dans l'épididyme sans le distendre considérablement, tant à cause de la petite quantité du liquide sécrété, qu'à cause de sa résorption facile.

Si l'oblitération a lieu d'un seul côté, elle n'apporte aucun trouble, apparent du moins, dans l'exercice des fonctions génitales. Mais si elle a lieu des deux côtés, quelle en sera la conséquence? Les faits que j'ai publiés dans mes travaux spéciaux sur ce sujet, ceux que j'ai signalés dans la note de la page 288 de cet ouvrage, m'autorisent à établir que les malades ainsi affectés, n'ont rien perdu de leur faculté virile apparente, c'est-à-dire qu'ils ont, comme d'autres, les désirs, les érections et les éjaculations, mais qu'ils ont perdu le pouvoir fécondant, ou, si l'on veut, sont devenus stériles.

Ces résultats ont, pour la pratique, un intérêt que chacun appréciera ; d'abord ils montrent que l'épididymite doit être traitée en vue de prévenir, s'il est possible, un pareil résultat; ensuite, dans certaines circonstances, et quoique les questions de ce genre exigent toujours une grande réserve, le chirurgien est intéressé à savoir que certaines affections peuvent rendre l'homme stérile sans le rendre impuissant.

Ces faits ont un autre intérêt plus exclusivement scientifique, et qui s'applique surtout à la physiologie. On sait qu'il y a une relation remarquable entre la sécrétion des testicules et les fonctions des autres parties de l'appareil générateur. La production régulière du sperme, alors même qu'il est arrêté dans ses premières voies, doit donc avoir pour conséquence l'intégrité des autres fonctions de l'appareil spermatique, c'est-à-dire que les sujets doivent conserver dans ce cas, la sécrétion des vésicules séminales et celle de la prostate, l'influx nerveux qui préside à l'érection, et l'éjaculation, et qu'ainsi, l'arrivée du sperme dans les vésicules séminales ne doit pas être considérée comme une condition indispensable pour la copulation. Les oblitérations de l'épididyme et du canal déférent prouvent bien qu'il en est ainsi, et que le fait seul de la sécrétion suffit pour qu'on voie se continuer les désirs et les érections si étroitement et si mystérieusement liés avec lui. On pense encore généralement que le liquide éjaculé est, en grande partie, fourni par le testicule dont le produit a été préalablement déposé dans les vésicules séminales. Les oblitérations démontrent que ces dernières et la prostate en fournissent la plus grande quantité, et que le produit testiculaire est en réalité peu abondant, puisqu'il peut s'amasser sans donner habituellement de distension considérable ou douloureuse.

II. *Certaines maladies suppriment totalement la sécrétion testiculaire.* — La sécrétion du testicule est anéantie toutes les fois que le parenchyme glanduleux n'existe pas, comme cela a lieu dans certains arrêts de développement, ou toutes les fois que la substance tubuleuse a disparu sous l'influence d'une maladie, et l'on doit ranger parmi les affections qui peuvent amener ce résultat, l'orchite chronique (voy. p. 326), l'orchite syphilitique (p. 360), l'orchite tuberculeuse (p. 368), les transformations cancéreuse, kystique, cartilagineuse et fibreuse.

Si la suppression a lieu d'un seul côté, et que l'autre testicule soit resté sain, on ne remarque aucun trouble des fonctions génitales ; le testicule normal suffit, tant à fournir l'élément fécondant qu'à exercer sur l'ensemble de ces fonctions l'influence que nous rappelions tout à l'heure.

Si la suppression a lieu des deux côtés, il va sans dire que l'individu sera stérile ; mais sera-t-il impuissant, c'est-à-dire absolument dépourvu de désirs et d'érections ? Les faits de ce genre sont trop rares pour qu'on puisse donner à cette question une réponse tout à fait explicite et applicable à tous les cas. Cependant, si je tiens compte des résultats observés à la suite d'une double castration, mutilation qui place le sujet à peu près dans les mêmes conditions que ceux dont le parenchyme glanduleux a disparu à la suite d'une maladie ; si, d'autre part, je consulte les quelques exemples connus de double atrophie consécutive aux diverses lésions, il m'est permis d'exprimer cette opinion que, dans l'immense majorité des cas, la perte du parenchyme testiculaire est suivie de l'impuissance, au bout d'un temps qui varie, mais qui n'est pas très-long. Sans doute, il y a quelques exceptions ; car, outre cette influence remarquable de la sécrétion spermatique sur le reste de l'appareil, il faut faire intervenir aussi pour une certaine part, l'influence du système nerveux, laquelle peut être, chez certains sujets, assez prédominante pour faire naître les désirs et les érections, alors même que les sécrétions sont supprimées ; et je dis à dessein les sécrétions, car il est ordinaire qu'après la disparition du parenchyme testiculaire, les vésicules séminales cessent également de fournir du liquide. Dans ces cas, que je considère comme exceptionnels, tout se réduit donc à des désirs et à des érections qui peuvent être suivies de coït, mais sans éjaculation ou avec une éjaculation médiocre, comme chez le malade dont M. Curling rapporte l'observation dans son chapitre sur l'insuffisance de la sécrétion (p. 475).

III. *Certaines maladies du testicule modifient et troublent la sécrétion sans l'anéantir, mais en supprimant la formation des spermatozoïdes.* — Je fais allusion d'abord ici à toutes les maladies fébriles et autres qui, sans produire aucune altération spéciale du côté des testicules, donnent lieu cependant, pour un temps qui se prolonge plus ou moins pendant la convalescence, à une perturbation telle que les spermatozoïdes ne sont plus sécrétés. Mais je veux m'occuper spécialement des cas dans lesquels le même résultat est fourni par une lésion du testicule lui-même. Or j'ai trouvé que dans les arrêts de développement avec inclusion inguinale ou abdominale, dans les atrophies accidentelles incomplètes, celles qui ne font pas disparaître la totalité de la substance tubuleuse, et dans la plupart des anémies, c'est-à-dire dans tous les cas où le parenchyme testiculaire ne recevait plus autant de sang qu'à l'état normal, la sécrétion n'était pas entièrement supprimée, que les vaisseaux séminifères fournissaient encore du liquide, mais que celui-ci, au lieu de contenir des spermatozoïdes, ne renfermait que des granulations organiques inutiles pour la fécondation. Si une semblable lésion existe des deux côtés, la stérilité en sera encore fatalement la conséquence, car le produit testiculaire, quand il manque de spermatozoïdes, n'est pas fécondant; mais je doute qu'il y ait en même temps, impuissance. Je me reporte aux faits d'inclusion abdominale et inguinale observés chez l'homme par M. Godart et par moi-même, sur le cheval par MM. Goubaux et Follin. (Voy. p. 51 et 52.) Je pense aux individus qui ont eu la tunique vaginale oblitérée des deux côtés sans se plaindre d'impuissance, et je conclus qu'en pareil cas les testicules, quoiqu'ils ne fournissent plus l'élément fécondant, conservent assez de vie et de prépondérance pour exercer sur le reste de l'appareil et sur le système nerveux l'influence favorable à l'aptitude virile.

Dans ma pensée, en un mot, les lésions qui suppriment des deux côtés la totalité de la glande et sa sécrétion, sont les seules qui entraînent à leur suite tout à la fois la stérilité et l'impuissance. Celles qui laissent subsister une partie de l'organe sécréteur et une sécrétion imparfaite donnent la stérilité, mais non l'impuissance; et il en est de même de celles qui suppriment l'excrétion en laissant à la sécrétion toute son énergie. Ces résultats, longtemps inconnus et mal étudiés, doivent aujourd'hui appeler toute l'attention des praticiens, et les efforts de la thérapeutique doivent tendre à les amoindrir et à en diminuer la fréquence. On y est arrivé déjà pour l'orchite syphilitique, par l'emploi de l'iodure de potassium. On doit y arriver aussi pour les autres variétés d'orchite.

ARTICLE II.

SPERMATORRHÉE.

Il arrive souvent que les passions sont excitées sans que les circonstances permettent de les satisfaire. L'activité imprimée alors à la sécrétion produit dans les testicules une sensation douloureuse. C'est dans ces cas que les canaux vecteurs du sperme engorgés, se débarrassent par des éjaculations qui s'effectuent pendant le sommeil. Ces éjaculations nocturnes ont lieu chez les sujets les plus continents et les plus vigoureux, et sont habituellement suivies d'une amélioration locale et d'une certaine aisance intellectuelle ; de sorte qu'elles paraissent être une précaution salutaire contre les inconvénients qui pourraient résulter de la non-satisfaction des désirs vénériens. Mais, d'un autre côté, elles peuvent devenir assez fréquentes pour altérer la santé, compromettre la virilité, et donner naissance à des symptômes généraux sérieux. C'est à ces pertes excessives qu'on a donné le nom de *spermatorrhée*, affection peu étudiée par les médecins, jusqu'au jour où parut l'ouvrage bien connu du professeur Lallemand. Quoique cet auteur ait apporté quelquefois, dans la discussion des causes et des symptômes, une interprétation vicieuse des faits et une certaine exagération, il n'a pas moins le mérite d'avoir reconnu le véritable caractère de la maladie, et d'en avoir signalé les fâcheux effets.

La spermatorrhée survient peu à peu. Au début, il n'y a d'abord qu'une éjaculation plus précipitée qu'autrefois, soit dans le coït, soit pendant les rêves érotiques. Plus tard, les organes sexuels tombent dans un état d'irritabilité tel que l'éjaculation arrive prématurément et sans force, pendant une érection faible, incomplète et de courte durée. A mesure que la maladie marche, les pertes deviennent plus fréquentes et sont plus facilement provoquées ; une idée érotique, le moindre attouchement et la plus légère titillation suffisent pour qu'elles aient lieu, sans érection comme sans plaisir. Lorsque la faiblesse et la susceptibilité des organes en sont arrivées à ce point, les pollutions surviennent aussi bien le jour que la nuit, et constituent alors un état de spermatorrhée passive, qui se prolonge pendant plusieurs mois, en minant peu à peu la santé. Le malade maigrit, pâlit et perd ses forces ; sa vue s'altère ; son regard prend une expression de langueur maladive ; il souffre de la tête et du dos, devient hypochondriaque, apathique et également impropre aux exercices du corps et à ceux de l'esprit. Souvent il éprouve une sensation de douleur vague dans les testicules qui sont mous et pendants ; le scrotum est relâché ; les veines spermatiques sont larges et variqueuses. Ces symptômes s'aggravent après chaque nouvelle éjaculation, et celle-ci est ordinairement suivie d'une sensation très-pénible de fatigue et de malaise qui se prolonge plusieurs heures.

La spermatorrhée peut arriver de diverses manières. Chez les hommes aux passions énergiques, qui, loin de faire effort pour les surmonter, s'abandonnent à des pensées lascives et recherchent les conversations et les lectures érotiques, la sécrétion du sperme est activée ; si le coït n'a pas lieu, des pollutions arrivent fréquemment ; puis, l'habitude une fois établie, le malade voit ses organes s'affaiblir et devenir excitables, au point que l'éjaculation se produise sous l'influence des causes les plus légères. La spermatorrhée peut encore résulter de l'usage trop fréquent des plaisirs vénériens ; mais sa cause la plus ordinaire est la masturbation longtemps continuée. La plupart de ceux qui s'abandonnent à cette habitude en ignorent les dangers ; et parfois même elle exerce un tel empire sur la raison et la volonté, que la résolution la plus énergique ne réussit pas à la vaincre chez ceux qui en connaissent parfaitement et en redoutent les fâcheux résultats. Il y a sans doute en pareil cas, un état maladif du système nerveux. En effet, la masturbation débilite et énerve beaucoup plus que ne ferait à elle seule la perte du liquide ; et il faut l'attribuer à l'épuisement nerveux spécial qui suit ce jeu anormal des fonctions de reproduction.

L'esprit du malade est constamment absorbé par ses souffrances, dont il rend un compte exagéré ; c'est avec peine qu'il en détourne son attention pour s'occuper d'un autre sujet, avec empressement qu'il lit tout ce qui se rapporte à son état : circonstance bien connue des écrivains empiriques qui font des annonces réitérées de leurs ouvrages sur ce sujet. La condition de ces malades est assez triste ; s'exagérant la répugnance qu'inspirent leurs habitudes, ils hésitent à consulter le vrai médecin, et vont demander secours à l'ignorant mais adroit charlatan, chez lequel ils épuisent leurs ressources pécuniaires, sans en recueillir autre chose qu'un amer désappointement. C'est ainsi que l'homme expie souvent son grossier abandon aux plaisirs sensuels, par une dégradation de sa nature et une ruine de sa constitution, qui empoisonnent les plus beaux jours de sa vie, et quelquefois le conduisent à la folie ou au suicide.

Un des effets les plus tristes de la masturbation habituelle et de la spermatorrhée abondante est un état morbide de l'encéphale, qui se traduit par des symptômes épileptiformes. Dans la plupart des cas cependant on trouve que l'affection cérébrale existait primitivement, mais qu'elle a été aggravée par l'excitation et l'épuisement nerveux consécutifs à cette manœuvre. Dans d'autres, les accès d'épilepsie semblent bien avoir été causés par la masturbation excessive.

La matière éjaculée dans la spermatorrhée est claire et plus liquide que la semence normale ; mais la présence des spermatozoïdes prouve que c'est réellement du sperme. Lallemand, qui a examiné avec soin le liquide excrété à toutes les périodes de cette affection, a trouvé que les spermatozoïdes étaient moins abondants, moins développés et moins vivaces, à mesure que la maladie s'aggravait, et qu'ils disparaissaient presque entièrement à l'époque où la spermatorrhée devenait plus ancienne. La matière éjaculée est du sperme abondamment mélangé avec les produits de sécrétion des vésicules séminales et de la prostate ; et dans les cas les plus fâcheux, elle est presque entièrement constituée par ces derniers mêlés à de la matière purulente et parfois à un peu de sang. D'autres fois le sperme, et même le liquide prostatique arrivent dans la vessie et se mêlent à l'urine, avec laquelle ils sont expulsés ; on a donné, pour distinguer le sperme en pareil cas, des signes sur lesquels on ne doit pas compter ; il n'est, en effet, qu'un moyen certain de constater son existence dans l'urine, c'est d'examiner cette dernière au microscope, afin de voir si elle contient des spermatozoïdes.

Souvent l'issue du sperme a lieu en même temps que celle des dernières gouttes d'urine ; souvent aussi la défécation s'accompagne d'une émission semblable par suite de la compression des vésicules séminales ; tantôt ce dernier résultat ne s'observe qu'en cas de constipation, tantôt il se produit à chaque garde-robe.

Bien que l'on considère habituellement cette maladie comme un trouble fonctionnel et qu'on la traite en conséquence, il est rare que les organes restent longtemps dans une intégrité parfaite. Ainsi, en examinant le malade, on trouve qu'il a de fréquents besoins d'uriner; que la miction s'accompagne parfois d'un léger sentiment d'ardeur; qu'il y a de la douleur et de la chaleur dans la portion prostatique de l'urèthre, et que, si l'on introduit, aussi doucement que possible, une bougie ou une sonde jusqu'à cette partie du canal, il en résulte une douleur aiguë, et quelquefois des contractions spasmodiques violentes, en même temps que l'instrument est fortement serré. Les portions membraneuse et prostatique de l'urèthre sont, en effet, dans un état maladif, et je crois que l'augmentation de sécrétion des testicules, les éjaculations précipitées et les penchants désordonnés pour les plaisirs vénériens ou la masturbation, dépendent souvent en grande partie de l'irritation de la muqueuse uréthrale. Si, d'ailleurs, on songe à la part que prend cette portion de l'urèthre aux fonctions génitales, on ne doit pas être surpris que les excès vénériens y entretiennent un état permanent de maladie.

Les pertes séminales involontaires sont quelquefois causées par une blennorrhagie occupant la région prostatique de l'urèthre ; d'autres fois, on en a attribué l'origine à certaines affections du prépuce, du rectum et de la peau ; mais ce sont là des causes tout à fait secondaires et qui seraient incapables de les produire, s'il n'y avait pas une source d'excitation plus directe, ou un état d'irritabilité morbide vers l'orifice des conduits éjaculateurs.

On n'a jamais eu, à ma connaissance, l'occasion de disséquer les organes génitaux à la première période de la spermatorrhée. Lallemand a fait cet examen anatomique dans deux cas anciens très-graves et compliqués, dans lesquels des symptômes de congestion cérébrale avaient précédé la mort (1) ; et moi-même, j'ai pratiqué avec grand soin l'autopsie d'un malade chez lequel des complications étaient survenues, et qui avait été dans le coma plusieurs heures avant de succomber. Les lésions morbides ont été trouvées les mêmes dans ces trois cas. La membrane muqueuse de la région prostatique était gonflée et injectée, la prostate presque détruite et convertie en un abcès multiloculaire ou plutôt en un certain nombre d'alvéoles ou de cellules communiquant entre elles; la muqueuse correspondante était malade, et criblée de trous formés par la dilatation considérable des orifices normaux, à travers lesquels le pus ou le produit de sécrétion altéré s'échappait librement quand on comprimait la glande. La membrane qui recouvrait cette cavité multiloculaire de la prostate, ressemblait, ainsi que Lallemand le fait remarquer avec raison, à la lame criblée de l'ethmoïde qui limite la fosse nasale sur le crâne desséché. Une des vésicules séminales ou toutes les deux étaient infiltrées de pus, et leurs parois se trouvaient épaissies par l'inflammation. Les orifices des canaux éjaculateurs étaient dilatés et comme rongés. En présence de ces lésions, on ne doit pas s'étonner si, pendant la vie, on cause une légère douleur en comprimant à travers le rectum la prostate malade, et

____

(1) *Lib. cit.*, t. I, p. 13 et suiv.

si habituellement chaque garde-robe est accompagnée d'une perte séminale.

Une fois établi, cet état morbide de la muqueuse prostatique, quand même il ne serait point la cause primitive de la spermatorrhée, tend nécessairement à amener des pertes séminales abondantes et l'issue du liquide prostatique, et à produire ce penchant maladif aux excès vénériens et à la masturbation, auquel résistent si difficilement les individus qui se sont mis par leur faute dans cette situation. On sait en effet que toute irritation à l'orifice d'un canal excréteur stimule habituellement la sécrétion de la glande; que, par exemple, la présence d'une substance irritante dans le duodénum produit un flux de bile; que celle d'un cil retourné ou d'un autre corps étranger sur la conjonctive détermine un écoulement de larmes. Il en est de même pour le testicule, quand une inflammation existe à l'orifice de ses conduits excréteurs. Mais, de plus, ici l'altération locale semble réagir sur le cerveau, et devenir en partie le point de départ des préoccupations vénériennes exclusives et de l'indifférence apathique pour tout autre sujet. De là résulte que l'affection locale causée par la masturbation contribue à perpétuer le mal, et que c'est contre elle que nous devons, dans la plupart des cas, diriger avant tout notre traitement. Il est certain que chez les sujets dont la spermatorrhée est ancienne, on ne peut guère espérer la guérir ou relever les forces et la santé, avant d'avoir modifié l'état de la muqueuse uréthrale; et que, ce dernier résultat obtenu, il est beaucoup moins difficile de faire abandonner au malade ses habitudes fâcheuses et d'améliorer son état général, au moyen d'un traitement approprié.

Quelques individus semblent prédisposés à cette affection, et la prédisposition se traduit par une faiblesse des facultés viriles, l'irritabilité de la vessie et l'incontinence d'urine pendant les premiers temps de la vie.

Je dois faire observer qu'il n'est pas toujours facile de reconnaître la véritable cause du dérangement de la santé chez les sujets dont la constitution souffre de pertes séminales. Soit qu'ils ne la soupçonnent pas eux-mêmes, soit qu'ils ne veuillent pas l'avouer, ils attribuent souvent leur maladie à toute autre cause. Ils se plaignent de mauvaises digestions, de palpitations, de céphalalgie et d'autres symptômes anormaux, mais négligent de mentionner leurs pertes ; de sorte qu'il faut du tact et une certaine habileté dans l'examen de ces malades pour découvrir la nature et la cause de leur affection.

Dans un grand nombre des cas que j'ai observés dans ma pratique, la maladie était extrêmement légère, et plutôt imaginaire que réelle. La plupart des hommes attachent une telle importance à l'accomplissement régulier de leurs fonctions sexuelles, qu'on ne doit pas s'étonner si ceux dont le moral est faible, se laissent tromper par les annonces habiles ou les écrits des charlatans, s'ils s'effrayent souvent à tort en s'imaginant être impuissants et affectés d'une spermatorrhée qui n'existe pas. Ces individus ont l'esprit plus ou moins affaibli par la dyspepsie, et regardent comme morbides des pollutions qui sont compatibles avec l'état de santé. Les écrits dont nous venons de parler leur rappellent d'ailleurs qu'ils ont eu autrefois ces mauvaises habitudes qu'ont les écoliers, et que répriment trop peu leurs maîtres ; habitudes qu'ils avaient depuis longtemps abandonnées et qui n'avaient laissé aucune trace. J'ai rencontré des hommes très-intelligents , si convaincus qu'ils étaient sérieusement atteints de spermatorrhée, et si malheureux de cette conviction non fondée, qu'ils en étaient presque monomanes. Le médecin doit, dans ces cas, agir avec prudence, et tout faire pour apaiser l'anxiété de son malade et l'empêcher d'aller demander du soulagement à des charlatans dont il deviendrait la victime ; il faut à tout prix captiver sa confiance, et, tout en donnant des soins à sa santé générale, tâcher de le persuader que ses craintes ont peu de fondement, et que l'affection locale est sans importance.

Les jeunes enfants se livrent parfois à la masturbation; j'en ai connu qui l'ont pratiquée dès l'âge de trois à quatre ans ; leurs organes sexuels n'étaient pas prématurément développés, mais un d'entre eux avait rendu un petit calcul. On a attribué ce vice à l'irritation que des vers produisent dans le rectum ; mais je crois que les enfants y sont le plus souvent conduits par leurs mauvais penchants et ceux de leurs camarades. Bien qu'elle n'entraîne qu'une faible éjaculation, cette pratique porte une grave atteinte à la constitution par ses effets sur le système nerveux, et s'oppose au développement de la puissance génésique. Elle produit le même état morbide et la même sensibilité exagérée de l'urèthre que chez l'adulte, et doit être traitée de la même manière.

Traitement. — Le traitement qui convient à la spermatorrhée varie suivant les cas, et dépend beaucoup de l'état mental du sujet, de ses forces et de sa santé générale, ainsi que de la cause, du degré et de la durée de la maladie. Dans les cas légers et récents qui se lient à une dyspepsie, un régime bien ordonné, l'emploi d'agents propres à modifier l'action maladive du tube digestif, et de médicaments pris au moment de se coucher, en vue de combattre ou de prévenir l'acidité durant la nuit, en même temps que des bains froids et un exercice actif, suffiront pour faire cesser la fréquence des pollutions. Quand cette affection survient chez des individus débilités et s'accompagne du dépôt de phosphate et d'oxalate de chaux dans l'urine, une alimentation tonique, la quinine avec les acides et la teinture de jusquiame, le soulagement des tourments intellectuels, l'exercice sans fatigue et dans un air pur et sec, enfin, dans quelques cas, un narcotique le soir, sont les agents les plus convenables. En effet, la perte séminale n'est alors que le symptôme d'un dérangement général, symptôme auquel le malade attache trop d'importance. A mesure que la santé s'améliore par ce traitement, les pertes deviennent moins fréquentes et ne donnent plus autant d'inquiétude.

Quand l'affection est légère ou qu'elle tient surtout à un état mental; quand elle ne s'accompagne point de faiblesse ni d'altération de la santé générale, le rapprochement sexuel effectué avec modération et à des intervalles réguliers en constitue le remède le plus efficace. Car il tend à diminuer cette irritabilité des organes qui précipite l'éjaculation, en même temps qu'il fait cesser le penchant à la masturbation. Mais ce mode de traitement n'est pas toujours exécutable; ceux, par exemple, qui ne se sont jamais aventurés aux relations sexuelles, et ceux qui ont échoué dans leurs tentatives, ont à surmonter la crainte de leur impuissance. Chez les individus robustes

et continents, mais qui ne sont pas assez maîtres de leurs
pensées, la guérison sera facilitée par des exercices corporels, des occupations actives et variées, et par des
projets qui soient l'objet d'une préoccupation constante.
Un malade, très-intelligent, mais inoccupé, m'a assuré
que sa guérison avait été singulièrement aidée par l'étude
de la chimie, à laquelle il s'était livré avec une grande ardeur. Dans ces cas, on prend encore avec avantage, en
se couchant, certains sédatifs tels que la lupuline, le
camphre et la jusquiame. Ces remèdes ont l'avantage de
tranquilliser l'esprit, de provoquer le sommeil et de calmer l'irritabilité des organes sexuels.

Lorsque la spermatorrhée est légère, mais d'ancienne
date, et produite par la masturbation, on peut généralement améliorer l'irritation locale et l'état morbide de la
partie prostatique de l'urèthre, en introduisant de temps
à autre une sonde métallique dans ce canal. J'en emploie
ordinairement une du n° 10, je la place tous les huit jours
avec beaucoup de précautions, et je la laisse cinq minutes.
L'action de la sonde est aidée par la poudre de cubèbe,
que je donne, chez les individus faibles ou dont la constitution est altérée, avec la conserve de roses et l'acide sul-
furique étendu, et que je combine souvent aussi avec le
sulfate de quinine. Ou bien encore, je fais prendre
pendant le jour des toniques, et, le soir, une potion
contenant 1 gramme 50 centigrammes de poivre cubèbe, 0,25 centigrammes de carbonate d'ammoniaque
et 0,50 centigrammes de teinture de jusquiame. Quand
la santé générale est bonne, je donne souvent trois fois
par jour de petites doses de bicarbonate de potasse avec
le cubèbe. Sous l'influence prolongée de ce traitement,

qu'on varie au besoin, l'état morbide de la partie prostatique de l'urèthre se modifie, la santé s'améliore, les
pertes diminuent de fréquence, cessent d'avoir lieu sans
érection, et ne causent plus d'affaiblissement : à ce moment, les plaisirs sexuels pris modérément achèvent la guérison et s'opposent au retour des mauvaises habitudes,
tandis qu'ils eussent été inopportuns au début du traitement.

Dans les cas graves, et où la spermatorrhée est bien établie, la cautérisation avec le nitrate d'argent est le moyen
le plus efficace pour ramener la portion prostatique de l'u-
rèthre à son état normal. Elle diminue la sensibilité morbide de ce canal, et, en modifiant avantageusement la
muqueuse ainsi que les orifices des canaux éjaculateurs, elle fait cesser l'hypersécrétion des testicules, des
vésicules séminales et de la prostate. L'application du
nitrate d'argent sur la partie malade de l'urèthre me paraît agir sur les vésicules séminales et les follicules de la
prostate, de la même manière qu'un collyre irritant, ins-
tillé sur la conjonctive oculaire, modifie l'état morbide de
la muqueuse du sac lacrymal ou du canal nasal, après avoir
été absorbé par les points lacrymaux. Le caustique une fois
dissous, s'engage dans les orifices élargis du verumonta-
num et arrive ainsi dans l'intérieur des grains glanduleux.
Sir E. Home semble avoir connu les effets avantageux du
nitrate d'argent dans cette affection ; car il cite, dans son
ouvrage *sur les Rétrécissements* (1), deux cas de pertes
séminales provoquées par l'onanisme, qui furent améliorées par l'application de la bougie armée. Son procédé
était néanmoins très-défectueux et n'a pas été employé

(1) Vol. II, p. 427.

par d'autres chirurgiens dans des cas analogues. C'est donc à Lallemand qu'on doit d'avoir démontré la valeur de la cautérisation dans cette mala-die, et d'avoir inventé un porte-caus-tique perfectionné.

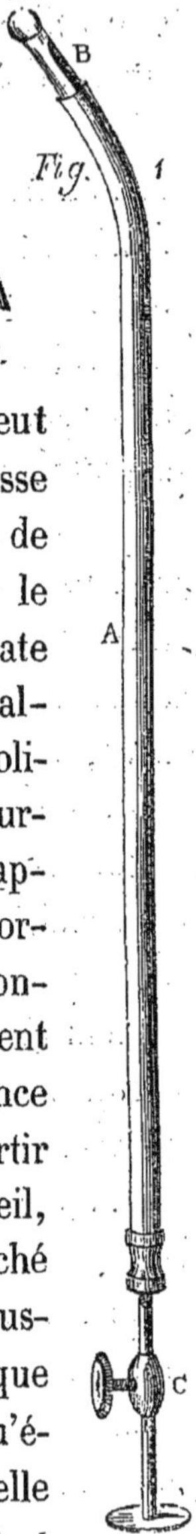

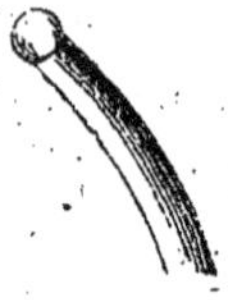

Cet instrument de Lallemand consiste en une canule ou tube de platine légèrement recourbé, un peu plus petit qu'un cathéter de moyen-ne grosseur (fig. 35, 1, A), dans lequel se meut un porte-caustique terminé par une coulisse étroite ou cuvette, de vingt-deux millimètres de longueur (B), qui est destinée à recevoir le caustique. On remplit cette cuvette de nitrate d'argent qu'on fait fondre sur une lampe à al-cool, et qui, en refroidissant, se trouve soli-dement fixé. A l'autre extrémité est un cur-seur (C), au moyen duquel on peut faire l'ap-plication du caustique dans une étendue cor-respondante à une partie seulement de la lon-gueur de la cuvette. J'emploie cet instrument de la manière suivante : je dispose à l'avance le porte-caustique de façon à pouvoir faire sortir presque toute la cuvette, puis je ferme l'appareil, de telle sorte que le caustique se trouve caché (fig. 35, 2) ; je l'introduis alors bien huilé jus-qu'à la portion prostatique de l'urèthre, ce que je reconnais facilement à la douleur qu'é-prouve le malade, et à la facilité avec laquelle l'instrument pénètre après avoir été abaissé et avoir dépassé le ligament triangulaire ; je fais sortir alors la cuvette, et, après lui avoir imprimé un ou deux mouvements de va-et-vient, je le ferme aussitôt et je le retire. Le caustique, en se dissolvant, ne tarde pas à atteindre toutes les parties auxquelles il est destiné.

De tous les instruments qu'on a conseillés pour porter le nitrate d'argent dans cette région, celui de Lallemand est le plus convenable et le mieux approprié. Il est important que le bouton qui termine le porte-caustique, soit assez volumineux pour faire saillie en dehors de la canule, sans quoi la muqueuse pourrait être pincée dans ce point au moment où on ferme l'appareil, et arrachée quand on le retire. Lorsqu'on opère aussi rapidement que je viens de l'indiquer, le caustique détermine une sensation de cuisson aiguë, qui cesse cependant au bout d'une dizaine de minutes. Quand plus tard le malade urine, il éprouve un sentiment d'ardeur, et rend ordinairement avec les dernières gouttes d'urine un peu de sang, et parfois de la matière purulente ; il en est de même pendant vingt-quatre ou trente-six heures ; puis cet écoulement cesse peu à peu. Si l'opération causait beaucoup de douleur ou déterminait une rétention d'urine, on pourrait y remédier par un bain de siége, des suppositoires opiacés ou des injections. Je n'ai jamais vu survenir d'hémorrhagie ni de symptômes aussi graves que ceux dont parle Lallemand, ce que j'attribue à la douceur plus grande que j'apporte dans l'exécution. Le seul cas de rétention d'urine que j'aie observé dans ma pratique est celui d'un malade qui négligea de garder le repos après la cautérisation, ainsi que je le lui avais recommandé ; un bain chaud le soulagea immédiatement. En effet, il importe de rester en repos pendant vingt-quatre heures, et, tant que le léger écoulement sanguin n'a pas cessé, de ne point sortir, et de ne boire ni bière ni vin. J'ai l'habitude de prescrire, pour les deux nuits qui suivent l'opération, un peu d'opium et de jusquiame afin de procurer du sommeil et de calmer l'irritation, et je fais boire largement des tisanes émollientes.

En général, les pertes cessent peu à peu d'être aussi fréquentes et d'avoir lieu sans érection, après une ou deux cautérisations; aussi ai-je rarement eu besoin d'y recourir une troisième fois. Si même on n'avait point réussi par une ou deux applications à donner du ton aux organes et à réprimer les pertes, il n'est pas probable qu'on les ferait cesser par un nouvel emploi du caustique. On ne doit pas, d'ailleurs, renouveler la cautérisation avant un mois ou six semaines; car on ne peut en bien juger les effets avant cette époque; j'attends même ordinairement trois mois. En tous cas, au bout de quelques semaines j'introduis dans l'urèthre une sonde n° 10, afin de m'assurer que le canal n'a point souffert du traitement. J'ai maintes fois employé ce mode de traitement sans voir survenir d'effet fâcheux qu'on ait pu lui attribuer, si ce n'est dans deux cas exceptionnels où un rétrécissement se forma au niveau de la portion membraneuse du canal. Chez un des malades, ce rétrécissement fut extrêmement léger et céda facilement à la dilatation; chez l'autre, il était plus serré, et je dus passer des sondes pendant six semaines; mais la guérison eut lieu, et persistait encore six mois après la cessation du traitement par la dilatation.

Depuis la publication de l'ouvrage de Lallemand, les chirurgiens ont fréquemment employé le caustique dans la spermatorrhée, tout en différant beaucoup d'opinion sur sa valeur. Quelques-uns pourtant n'en ont pas fait usage, et l'ont considéré comme plus nuisible qu'utile. D'autres, qui attendaient peut-être trop de son emploi, ont été désappointés. Il n'y a rien là de surprenant, si l'on songe que non-seulement on a loué la cautérisation outre mesure, mais encore qu'on l'a appliquée à contre-temps, trop largement et trop souvent. Pour moi, dans les cas où j'y ai eu recours, cette opération a presque toujours amené un soulagement plus ou moins marqué. On ne doit cependant pas s'attendre à des effets miraculeux ; quelquefois même l'irritation que produit le caustique augmente les pertes pendant un certain temps, et ce n'est qu'après la disparition de cette irritation que les avantages du traitement se manifestent. D'ailleurs, la cautérisation ne remplace pas les autres agents. Les sédatifs, les toniques et le traitement moral, doivent venir en aide à son action, et consolider les bons effets qu'on en obtient. En résumé, on doit admettre que cette opération n'est pas un moyen certain, et que ceux qui ont trop de confiance dans ses effets peuvent être trompés dans leur attente ; car si, dans quelques cas, son efficacité est évidente, dans d'autres elle est contestable ou nulle. Il est à peine besoin d'ajouter qu'aucune médication ne réussira définitivement, si le malade ne s'abstient pas rigoureusement et avec persévérance de ce qui peut entretenir la maladie. Il doit éviter avec soin tout ce qui est susceptible de provoquer les idées érotiques, en se rappelant qu'une rechute serait facilement amenée par une imprudence ou un excès. On conseille souvent le mariage aux individus affectés de spermatorrhée ; or, dans les cas graves, ce conseil est non-seulement irrationnel, mais dangereux ; et s'il était suivi, ce qui, je crois, arrivera rarement, il pourrait occasionner beaucoup de malheurs. Les malades ainsi atteints ne sont point en état de se marier ; ils sont, par le fait, impuissants, et rien n'est plus capable d'aggraver leur position et d'empêcher leur rétablissement, que l'excitation sexuelle et les essais infructueux de coït. Il vaut mieux arrêter d'abord les pertes et laisser les organes en repos pendant un temps assez long, afin qu'ils recouvrent leur vigueur, que la santé se rétablisse, que la constitution se fortifie, et que les désirs se réveillent par l'abstinence. C'est alors, mais alors seulement, que le mariage peut être conseillé, parce qu'il fait cesser le penchant à l'onanisme, permet de régulariser et de modérer l'accomplissement des fonctions génératrices, et prévient ainsi les rechutes. A mesure que l'affection locale diminue, on doit recourir aux modificateurs généraux, et, en particulier, conseiller les ferrugineux, la quinine, les bains froids, un régime nourrissant mais non stimulant, de légers purgatifs, le changement d'air, l'exercice et la distraction.

On a encore porté dans la portion prostatique de l'urèthre, des solutions de nitrate d'argent et des pommades stimulantes, au moyen d'instruments construits à cet effet. J'ai essayé plusieurs fois ces agents, et je les ai trouvés moins efficaces que le caustique solide.

Certains remèdes ont été vantés comme ayant une influence spéciale contre la spermatorrhée atonique. M. Duclos préconise surtout l'extrait de noix vomique (voy. sa formule, p. 484), et en même temps des frictions sur les reins et à la partie interne et supérieure des cuisses avec un liniment stimulant. On a également recommandé l'ergot de seigle, à la dose de 0,25 centigrammes (1) trois fois par jour.

Les moyens mécaniques destinés à empêcher le malade de dormir sur le dos contribuent parfois à arrêter les pollutions nocturnes. L'excision d'un prépuce trop long a aussi été suivie de bons effets, surtout chez les jeunes garçons adonnés à la masturbation ; en effet, cette opération suspend tout à coup l'habitude vicieuse, et il est possible qu'après cette interruption, elle disparaisse pour toujours. Certains individus atteints de pertes séminales qu'aucun effort de la volonté ne pouvait arrêter, ou contre lesquelles tous les moyens de traitement avaient échoué, ont réclamé la castration pour mettre un terme à leur triste maladie ; quelques-uns ont été jusqu'à s'opérer eux-mêmes (2). J'ai reçu, il y a quelques années, d'un malade de cette espèce, deux lettres par lesquelles il me priait instamment de le débarrasser de son testicule droit, le gauche ayant été enlevé quelque temps auparavant par un autre chirurgien. Persuadé que cette opération était le seul remède à ses maux, il refusait de se soumettre à aucune autre médication. Il avait été soigné par M. Avery, qu'il avait comme moi fatigué de ses demandes répétées de castration, et il avait enfin réussi à trouver un chirurgien pour la pratiquer. Mais la castration n'est point admissible pour des pertes sémi-

---

(1) L'auteur m'a fait savoir que le texte anglais portait par erreur un quart de grain, matin et soir. La dose de cinq grains (0,25 cent.) trois fois par jour, est bien celle qu'il avait l'intention d'indiquer.

(Note du Traducteur.)

(2) J'ai rapporté, chap. iii, art. 2, plusieurs cas de castration volontaire.

nales involontaires, et aucun chirurgien n'est autorisé à se soumettre au désir aussi inconsidéré d'un monomane. A moins de lésions profondes des organes génito-urinaires, la maladie est susceptible de guérir par un traitement judicieux suivi avec persévérance; tandis que la castration, même quand elle diminue les accidents, laisse le malade dans un état de mutilation qui pourrait être plus tard la source des regrets les plus amers. Un de mes confrères m'a fait connaître un cas de double castration, qui fut pratiquée, sur la demande instante du sujet pour remédier à une habitude déplorable de masturbation et qui eut un résultat des plus fâcheux. En effet, l'opéré, qui appartenait à la classe élevée de la société se suicida, et le chirurgien qui avait eu l'imprudence de le priver de sa virilité, fut menacé d'être poursuivi pour avoir pratiqué une opération aussi peu rationnelle.

CHAPITRE XIX.

CASTRATION.

La castration ou excision des testicules, est une opération fort ancienne et qu'on exécutait souvent autrefois. Aujourd'hui, les barbares habitants de l'Orient y soumettent encore fréquemment leurs esclaves; mais en Europe, on ne la pratique plus que dans les cas de maladie, et même en Italie, où on la faisait naguère en vue de modifier la voix, elle est à peu près abandonnée.

Les maladies qui peuvent nécessiter la castration sont les différentes formes de cancer, l'affection tuberculeuse incurable, les abcès suivis de fistules interminables, enfin la maladie kystique. J'ai déjà signalé les circonstances particulières qui, dans ces divers cas, paraissent l'indiquer.

Cette opération est simple, d'une exécution facile, et à peu près sans danger ; mais elle est douloureuse, à cause du grand nombre de nerfs et de la sensibilité des parties qu'on incise ; aussi, faut-il céder au désir du malade, lorsqu'il demande à être rendu insensible par le chloroforme. Les seuls instruments nécessaires sont un bistouri droit ou un fort scalpel, une paire de pinces, un ténaculum et des aiguilles courbes armées de leurs fils. Le malade doit être couché sur une table assez haute. Le chirurgien se place à droite ou s'assoit entre les jambes du patient ; alors, le pubis et le scrotum ayant été préalablement rasés avec soin, il pratique sur la face antérieure de la tumeur une incision qui, commençant à un centimètre et demi au-dessous de l'anneau, aboutit à la partie inférieure du scrotum ; puis il dissèque rapidement les enveloppes du cordon et du testicule, les couches cellulo-fibreuses et le crémaster, jusque près de l'anneau. Si ce temps de l'opération venait à être interrompu par une hémorrhagie provenant de quelque branche des honteuses externes, on ferait bien d'y placer une ligature. Le chirurgien pourrait isoler le testicule du scrotum, au moyen de tractions, et en déchirant le tissu cellulaire ; mais dans les affections chroniques, ce tissu est souvent trop condensé et trop épais pour être facilement déchiré ; et dans la plupart des cas, les adhérences du scrotum avec la partie inférieure du testicule sont tellement fortes que l'emploi du bistouri est indispensable. Lorsque la tumeur est volumineuse, on doit faire attention, pendant ce temps de l'opération, à ne pas blesser l'urèthre, le corps caverneux et l'autre testicule; qu'un aide doit attirer et maintenir du côté opposé. On dissèque ensuite et on isole complétement le cordon, qu'un autre aide saisit entre le pouce et l'index, pour empêcher qu'il ne se rétracte dans le canal après avoir été divisé; puis on le coupe d'un seul coup de bistouri. Quelques chirurgiens ont l'habitude de fixer le cordon en le traversant avec un ténaculum ou un fil; mais cette manœuvre n'est bonne que lorsqu'il est nécessaire de le diviser très-haut; dans les cas les plus habituels, les doigts d'un aide suffisent et causent d'ailleurs moins de douleur et de désordres. On s'occupe alors de lier les artères du cordon; on trouve facilement la spermatique, qu'on a soin de comprendre seule dans la ligature, puis on cherche près du canal déférent l'artère déférentielle, et on la lie de même; ce dernier vaisseau est si petit qu'il n'est pas toujours facile à trouver; cependant on doit faire en sorte de le lier, car, l'opération une fois terminée, il pourrait devenir la source d'une hémorrhagie inquiétante. On procède enfin à la ligature des vaisseaux du scrotum, qui peuvent être nombreux, si la tumeur est volumineuse ou si la maladie date de longtemps. Tous les fils doivent être portés vers l'angle supérieur de la plaie qu'on réunit par trois ou quatre points de suture ou davantage, suivant la longueur de l'incision. Les bandelettes de diachylon ne suffiraient pas, car la contractilité naturelle du scrotum tend à séparer et à renverser les lèvres de la plaie. On complète l'occlusion de cette dernière, au moyen d'un gâteau de charpie fixé par du diachylon, et l'on met un bandage en T. La cicatrisation s'effectue ordinairement en quinze ou vingt jours.

Cette opération, en apparence si simple, comporte un certain nombre de précautions importantes, et nécessite parfois quelques modifications. D'abord, l'opérateur doit avoir soin de prolonger l'incision jusqu'à la partie inférieure des bourses, dans le double but de faciliter l'isolement du testicule et de s'opposer ultérieurement à la stagnation du pus dans le scrotum. Si la tumeur était très-volumineuse ou que la peau y adhérât ou fût malade, il serait bon d'enlever une portion du scrotum ; au lieu d'une simple incision rectiligne, on en ferait alors deux elliptiques, comprenant entre elles un lambeau cutané de forme ovale. On éviterait de cette manière, dans le cas d'adhérence de la peau, une dissection laborieuse, et dans celui de tumeur considérable, la conservation d'un sac cutané inutile ; l'hémorrhagie, d'ailleurs, serait moins abondante et il y aurait moins de vaisseaux à lier. On doit se rappeler, toutefois, que le scrotum revient tellement sur lui-même après l'ablation du testicule, qu'il est rarement nécessaire, même lorsque la tumeur est volumineuse, de retrancher de la peau. Dans cette opération, la rétraction du cordon peut devenir une cause de difficultés et de lenteur. On l'explique généralement par la contraction du crémaster ; mais comme, par la section même du cordon, on a emporté la plus grande partie de ce muscle avec l'organe sur lequel il agit, on doit plutôt attribuer ce phénomène à l'élasticité des tissus, et à ce que le cordon, débarrassé du poids du testicule tuméfié qui l'attirait en bas, reprend sa position première.

On doit avoir soin de bien diviser l'enveloppe musculaire et fibreuse du cordon avant de le couper; sans cette précaution, la ligature de ses vaisseaux pourrait être beaucoup plus difficile. Dans quelques cas de retrait du cordon à l'intérieur du canal inguinal, l'opérateur s'est vu forcé de diviser le tendon du grand oblique, afin d'arriver sur les vaisseaux qui donnaient du sang. Sir A. Cooper a été témoin d'une hémorrhagie telle après une rétraction de ce genre, que le chirurgien fut persuadé qu'il avait blessé l'iliaque externe, et qu'il eut la malheureuse idée de porter une ligature sur ce vaisseau. Le malade mourut le jour qui suivit la chute de la ligature; on put voir alors que l'artère iliaque, qui n'avait pas été intéressée, était bien liée, tandis que les vaisseaux du cordon, qui avaient fourni l'hémorrhagie, n'avaient pas été étreints. Benjamin Bell rapporte deux cas dans lesquels l'hémorrhagie devint mortelle à la suite d'une rétraction du cordon qui s'était opérée avant la ligature des artères (1). Un pareil malheur ne devrait jamais arriver, car il est toujours possible d'atteindre les artères qui donnent du sang, en ouvrant le canal inguinal. Il est vrai que ce procédé augmente les dangers de l'opération, à cause du voisinage du péritoine. M. Fergusson rapporte un cas dans lequel, le chirurgien ayant dû aller à la recherche des vaisseaux dans le canal, il s'ensuivit une inflammation abdominale qui enleva le malade en trois jours (2). Quand on n'a pas convenablement lié les vaisseaux du cordon, et qu'ils donnent du sang, l'infiltration du tissu cellulaire a pour conséquence, non-seulement une difficulté dans la re-

(1) *Treatise on the hydrocele*, etc., p. 265.
(2) *Practical surgery*, 3e édit., p. 762.

cherche des artères divisées; mais aussi une inflammation grave et la suppuration des parties infiltrées de sang. On a vu des abcès de ce genre se prolonger jusque dans la fosse iliaque. On avait autrefois l'habitude d'arrêter l'hémorrhagie en étreignant solidement dans une seule ligature toutes les parties qui composent le cordon; mais ce procédé avait l'inconvénient de comprimer les nerfs spermatiques, et d'occasionner des souffrances cruelles; il augmentait, en outre, l'inflammation, et il a quelquefois été cause du tétanos. Aussi l'a-t-on généralement abandonné. Cependant je vois qu'on le recommande encore pour les cas dans lesquels il s'agit d'enlever un testicule cancéreux, et on se fonde sur cette raison qu'il permet au chirurgien de couper le cordon plus haut qu'on n'aurait pu le faire par l'autre procédé; mais l'opération n'est guère indiquée lorsque la maladie a fait de tels progrès qu'on soit forcé de diviser le cordon très-haut.

A moins de précautions convenables, la castration peut être suivie d'une hémorrhagie secondaire. En effet, toutes les fois que le testicule a augmenté de volume, les vaisseaux du scrotum, aussi bien que les vaisseaux spermatiques, sont dilatés et susceptibles de saigner abondamment après qu'ils ont été divisés. Sur un testicule que M. Sharp a enlevé et qui pesait près d'un kilogramme et demi, ils étaient tellement dilatés et variqueux, qu'ils égalaient presque le volume de l'artère humérale (1). De mon côté, j'ai trouvé dans ces cas l'artère spermatique aussi grosse que la radiale au poignet. Il peut arriver que, par l'impression de l'air froid ou la corrugation du scrotum, ou bien encore par le fait d'une

____

(1) *Treatise on the operations of surgery*, p. 52.

syncope, un certain nombre d'artères cessent de donner du sang pendant le cours de l'opération, mais qu'aussitôt le malade réchauffé et le scrotum relâché, la circulation se rétablisse et l'hémorrhagie recommence. C'est pour cette raison que beaucoup de chirurgiens préfèrent attendre, avant de réunir la plaie, que le malade soit depuis une heure ou deux dans son lit. On lui évite ainsi la fatigue et la douleur qu'entraîneraient la levée de l'appareil et l'ouverture de la plaie, s'il fallait arrêter une hémorrhagie. Je recommande cette précaution lorsque les vaisseaux, remarquablement dilatés et nombreux, semblent cesser de donner du sang par suite d'une syncope ou du froid. Il suffit ordinairement, dans les autres cas, pour prévenir l'hémorrhagie consécutive, d'exercer une légère compression sur la plaie avec un plumasseau de charpie maintenu par des bandelettes de diachylon ou un bandage approprié. L'écoulement de sang par les vaisseaux du scrotum est certainement moindre quand on a déchiré le tissu cellulaire, que quand on s'est servi du bistouri. Sur un malade que j'ai opéré de la sorte, je n'eus à lier aucune artère du scrotum, et il n'y eut point d'hémorrhagie secondaire, bien que le testicule fût énorme.

Il est procédé rapide applicable surtout aux cas dans lesquels le testicule malade est resté peu volumineux. Pour l'exécuter, le chirurgien saisit l'organe de la main gauche et le pousse en avant contre les téguments, qui, de cette manière, se trouvent fortement tendus ; il peut alors terminer d'un seul coup de bistouri, et n'avoir plus qu'à lier les vaisseaux et réunir la plaie par des sutures.

L'affection du testicule qui nécessite la castration peut se compliquer d'une hernie scrotale ; on doit la réduire, s'il est possible, avant de commencer, puis faire comprimer par un aide, afin d'empêcher la sortie des viscères pendant l'opération ; le chirurgien, de son côté, aura soin, en disséquant le cordon, de ne pas blesser le sac herniaire.

Sir E. Home rapporte, à propos de l'ablation d'un testicule, que, « l'opération étant terminée et la plaie pansée, le malade fut pris d'une quinte de toux, et, au grand effroi du chirurgien, l'appareil fut chassé par plusieurs anses d'intestin grêle qui s'échappaient au dehors. On reconnut ainsi que le malade avait une hernie, dont l'issue avait été empêchée par le testicule tuméfié, qui agissait à la façon d'un brayer (1). » Le chirurgien devra donc, dans les cas où la tumeur sera très-volumineuse, chercher, avant de commencer l'opération, s'il n'y a pas une hernie facile à méconnaître. Il m'est arrivé, en faisant l'ablation d'un testicule cancéreux très-gros, d'ouvrir, au moment où je coupais le cordon, un sac herniaire qui contenait une portion d'épiploon, et dont j'ignorais l'existence. J'appliquai un appareil compressif sur la région inguinale ; il n'y eut point d'accident, et le malade guérit parfaitement. Le docteur Wedemeyer, de Hanovre, enleva le testicule gauche d'un malade qui portait du même côté une hernie scrotale réductible d'un grand volume, hernie qu'on réduisit au moment de l'opération et qui ne se reproduisit pas dans la suite ; l'inflammation déterminée par l'opération amena

(1) *Observations on cancer*, p. 236.

sans doute des adhérences qui empêchèrent la descente de l'intestin (1).

On a rapporté plusieurs exemples de testicules arrêtés dans le canal inguinal, et qui sont devenus assez malades pour nécessiter la castration (2). Ainsi Pott cite un cas dans lequel l'opération a été faite avec succès dans cette condition à l'hôpital Saint-Georges (3). En 1823, Manzoni, de Florence, a extirpé un testicule cancéreux arrêté à l'anneau inguinal interne. Une opération semblable a été faite peu de temps après, à Pise, pour un cancer très-volumineux; il fallut ouvrir le canal et pénétrer dans le ventre; cependant le malade se rétablit; mais il mourut deux ans plus tard de la récidive du cancer dans les ganglions mésentériques (4). Le professeur Nægele a également extirpé un testicule tuméfié et malade retenu dans l'aine gauche sur un homme de vingt ans; le péritoine fut blessé et une portion d'épiploon fit hernie. Le malade survécut à l'opération; mais la tumeur, qui était cancéreuse, récidiva un mois après dans la cicatrice (5).

Dans ces dernières années, M. Arnott, de l'hôpital de Middlesex (6), et M. Robert Storks, de Gower-street (7),

(1) *Journal für Chirurgie,* Band IX, Stück 1, cité par le *Lond. med. and phys. journal,* vol. LVI, p. 482.

(2) On en trouve plusieurs observations dans la thèse de M. Lecomte que j'ai citée p. 51.   (*Note du Traducteur.*)

(3) *Lib. cit.,* édit. in-4°, p. 356, cas III.

(4) *Fragments d'un voyage médical, en Italie,* par M. Pétrequin. *Bulletin médical belge,* juin 1837.

(5) Cité d'après un journal allemand, dans les *Archives de médecine,* t. XIII, p. 423, 1837.

(6) *Medico-chir. transactions,* vol. XXX, p. 9.

(7) *London med. Gazette,* vol. XXXIX, p. 101.

ont pratiqué l'ablation d'un testicule encéphaloïde retenu à l'aine, et l'opération a été faite, dans les deux cas, sans que l'on ait ouvert la cavité péritonéale. Le malade de M. Arnott alla bien jusqu'au douzième jour; il fut pris à cette époque, d'un érysipèle de la face et du cuir chevelu, et mourut trois jours après; à l'autopsie, on trouva un petit dépôt de matière encéphaloïde dans le cordon spermatique droit, juste au niveau de l'anneau inguinal interne, et une grosse masse de même substance à l'insertion du mésentère; cette dernière tumeur n'avait pas été reconnue pendant la vie à cause de l'embonpoint du sujet. Quant au malade de M. Storks, il survécut à l'opération, et mourut au bout de quatorze mois, avec des tumeurs cancéreuses considérables dans l'abdomen.

Il n'est pas difficile d'enlever un testicule malade situé dans l'aine, même quand la tumeur est volumineuse; mais, en raison de la difficulté que la situation de la glande apporte dans le diagnostic, l'opération devra d'abord être exploratrice. Le chirurgien fera son incision dans la même direction que pour l'opération de la hernie inguinale, et un peu plus haut; pour mettre à nu l'organe malade, il divisera le pilier externe de l'anneau sur une sonde cannelée introduite dans le canal inguinal; puis, ayant ouvert la tunique vaginale, il agira suivant les indications qui se présenteront.

Il est certain que le danger est plus grand en pareille circonstance que dans les cas où le testicule est à sa place; car on risque de blesser le péritoine, d'ouvrir un sac vaginal communiquant avec le ventre, ou de trouver la tumeur adhérente soit à l'intestin, soit à l'épiploon. Un testicule malade dans cette condition est donc peu favorablement disposé pour la castration, surtout lorsque l'affection est de mauvaise nature; car il est difficile d'en déterminer à l'avance avec certitude l'étendue précise. C'est ainsi qu'au moment de l'opération, le malade de M. Arnott avait évidemment dans l'abdomen un cancer qu'on n'avait pu découvrir.

J'ai déjà dit que la castration n'était pas, dans les circonstances ordinaires, une opération dangereuse. J'en ai pratiqué ou vu pratiquer une trentaine, et aucune ne s'est terminée fatalement. Je vois dans un relevé statistique d'opérations faites à l'Hôtel-Dieu (1), qu'il y a eu 5 morts sur 29 cas de castration, ou 1 sur 4 1/4 ; c'est certainement une proportion exceptionnelle de mortalité.

Dans la première édition de cet ouvrage, j'ai attribué à C. J. Maunoir, de Genève, l'honneur d'avoir le premier proposé d'opérer le sarcocèle sans recourir à l'excision du testicule, par un procédé qui consiste à découvrir l'artère spermatique et à la lier, de manière à interrompre l'abord du sang vers l'organe malade. J'ignorais alors que notre immortel compatriote Harvey, avait non-seulement proposé, mais pratiqué cette opération avec succès (2). Maunoir a rapporté deux cas dans lesquels, après l'avoir exécutée, il a vu survenir l'atrophie de l'organe (3). Je ne connais pas d'engorgement du testicule auquel ce procédé soit spécialement applicable. Dans les

(1) *Gazette médicale de Paris*, 17 déc. 1842.

(2) Voy. *Anatomical exercitations concerning the generation of living creatures*, édit. anglaise, 1653, p. 113.

(3) *Nouvelle méthode de traiter le sarcocèle sans avoir recour à l'extirpation du testicule.*

maladies incurables avec ulcération, la castration est préférable, car l'interruption du cours du sang ne faciliterait point la cicatrisation; et, dans les autres cas d'affection maligne, la ligature en question ne pourrait être d'aucune utilité.

MALADIES DU CORDON SPERMATIQUE.

CHAPITRE PREMIER.

VARICOCÈLE.

On a quelquefois employé le mot de *varicocèle* pour
désigner la dilatation variqueuse des veines du scrotum,
tandis que celui de *cirsocèle* s'appliquait à l'état variqueux des veines du cordon et du testicule ; mais comme
les veines scrotales ne se dilatent pas au point de constituer une maladie, il est plus simple de conserver l'expression de varicocèle pour la dilatation morbide des
veines spermatiques.

Si l'on dissèque les veines spermatiques, lorsqu'elles
sont devenues variqueuses, on les trouve dilatées, allongées, et plus flexueuses qu'à l'état normal ; en même
temps elles paraissent plus nombreuses, parce que les
veinules capillaires ont pris part à la dilatation. Lorsque
la maladie est ancienne, les tuniques sont épaissies,
de telle sorte que les vaisseaux, après avoir été coupés,
restent béants et présentent l'aspect des artères. Les
veines dilatées se prolongent au-dessous du testicule, et
remontent d'autre part jusque dans le canal inguinal ;
quand elles sont très-volumineuses, elles masquent la

glande, empiètent sur la cloison et s'étendent de l'autre côté du scrotum. Je les ai trouvées, sur une pièce que j'ai disséquée avec soin, disposées en trois groupes. Le premier, formé par les veines les plus dilatées, naissait de la partie inférieure du testicule ; le second, dans lequel les vaisseaux avaient un volume moindre, mais étaient plus nombreux et plus flexueux, s'élevait de l'ex-

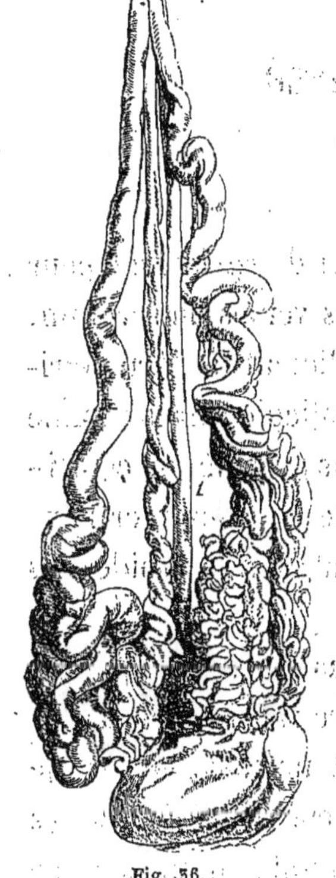

trémité supérieure de l'organe ; et le troisième, qui était le plus petit, accompagnait, en l'enveloppant, le canal déférent (fig. 36). Les veines extérieures à la glande ne sont pas les seules variqueuses ; celles du parenchyme le sont également, et souvent on peut voir distinctement des veines dilatées qui serpentent entre la tunique vaginale et l'albuginée. Parfois on trouve des phlébolithes logés dans les dilatations ampullaires des vaisseaux. Les veines du testicule gauche sont plus sujettes au varicocèle que celles du côté droit. Sur plus de cent vingt cas opérés par Breschet, la maladie siégeait une seule fois à

Fig. 36.

droite (1). Pott ne l'a rencontrée qu'une fois des deux côtés. Cependant, cette affection est loin d'être aussi rare à droite qu'on le suppose généralement ; souvent même elle existe des deux côtés à la fois ; il est vrai qu'alors l'état variqueux est presque toujours moins

(1) Landouzy, *Du varicocèle,* p. 24.

prononcé à droite qu'à gauche. Sur 3911 recrues re-
fusés pour cause de varicocèle, en Angleterre et en Irlande, depuis dix ans, l'affection a été trouvée 282 fois à
droite, 3360 fois à gauche, et 269 fois des deux côtés (1). M. Landouzy, qui a publié sur cette maladie un
travail rempli de détails exacts, dit avoir trouvé huit fois
sur dix-sept les veines du testicule droit plus dilatées
qu'à l'état normal, bien qu'elles le fussent beaucoup
moins qu'à gauche. Cet auteur a recherché s'il y avait
quelque relation entre le varicocèle et les varices des autres régions ; or, sur quinze individus affectés de varicocèle, il n'en a trouvé qu'un seul ayant en même temps
des varices aux extrémités inférieures ; sur vingt autres,
dont les jambes étaient variqueuses, aucun n'avait de varicocèle. Il n'a constaté non plus aucune relation entre le
varicocèle et les hémorrhoïdes. Ces résultats ne sont pas
tout à fait d'accord avec ceux de ma propre observation, car j'ai vu fréquemment les veines superficielles
de la cuisse et de la jambe volumineuses et dilatées chez
les sujets atteints de varices du cordon.

Les causes du varicocèle se distinguent en celles qui
agissent des deux côtés et celles qui agissent d'un seul
côté. Parmi les premières, la plus active est la pression
hydrostatique résultant de la position déclive des veines
spermatiques, qui ont à supporter le poids d'une colonne
de sang étendue du testicule à la deuxième vertèbre dorsale. On a dit que l'absence de valvules prédisposait à
cette maladie ; mais c'est là une erreur, car les grosses

_____

(1) *Statistics of recruiting, compiled from the returns in the army
medical department.* Je dois au docteur Smith, directeur général,
d'avoir pu examiner ces documents.

veines spermatiques en sont toujours pourvues ; seulement, dès que la dilatation a lieu, elle empêche les valvules de remplir leurs fonctions. Quant à la fréquence du varicocèle à gauche, plusieurs conditions anatomiques se réunissent pour l'expliquer. Ainsi, du côté droit, la veine spermatique se jette dans la veine cave presque parallèlement à l'axe de ce vaisseau, de sorte que le sang y arrive dans le sens de la circulation de la veine cave ; tandis que du côté gauche la veine spermatique débouche à angle droit dans la rénale, c'est-à-dire perpendiculairement au courant sanguin qui vient du rein ; les deux courants ayant une direction différente, il en résulte un ralentissement pour le sang du testicule. En outre, ce dernier descendant à gauche plus bas qu'à droite, les veines sont plus longues et la pression hydrostatique y est plus considérable. Enfin la distension de l'S iliaque du côlon par les matières fécales, dans l'intervalle des défécations, tend à comprimer la veine spermatique et à empêcher le retour du sang du testicule gauche, surtout chez les hommes habituellement constipés ; aussi voit-on des malades affectés de varicocèle n'en souffrir que dans le cas de constipation. Cependant l'accumulation des fécès, qui, à l'état normal, s'opère chaque jour, suffit, chez beaucoup de sujets, pour apporter au retour du sang veineux l'obstacle qui favorise le développement du varicocèle. C'est par les mêmes raisons anatomiques que s'explique chez la femme la fréquence de la dilatation variqueuse des veines de l'ovaire gauche.

Il y a d'autres causes anatomiques qui sont indépendantes de l'état normal, et qui agissent, les unes en déterminant l'abord d'une quantité plus grande de sang vers les testicules, les autres en empêchant son retour vers le cœur, d'autres encore en affaiblissant les parois vasculaires. Dans la première catégorie se placent les excès vénériens, la masturbation et les orchites aiguës. La seconde comprend les tumeurs abdominales, la tuméfaction des ganglions lombaires, les hernies qui compriment le cordon, les bandages maladroitement appliqués, l'accumulation de la graisse dans l'épiploon et le mésentère, l'usage des ceintures autour du ventre. Ces obstacles mécaniques font spécialement ressentir leurs effets chez les individus un peu avancés dans la vie. Certains exercices longtemps prolongés, tels que ceux de l'équitation et de la rame, des efforts brusques et violents donnent également naissance au varicocèle : j'ai été consulté par un malade qui attribuait le sien à une valse trop prolongée ; un autre s'en était aperçu après s'être fatigué à la paume ; un troisième l'avait remarqué à la suite d'une attaque de coqueluche. Puisque la pression excentrique à laquelle les vaisseaux spermatiques sont soumis pendant un exercice violent est quelquefois assez considérable pour déterminer la rupture des veines et l'épanchement du sang, ainsi que je l'ai dit à propos de l'hématocèle du cordon, on doit en conclure que l'effort est une cause puissante de dilatation des mêmes vaisseaux. L'insuffisance du soutien que doit fournir au testicule et aux vaisseaux spermatiques la contractilité du scrotum prédispose également au varicocèle. C'est à cette cause que nous devons attribuer sa fréquence plus grande dans les pays chauds que dans les pays froids, et chez les sujets dont les tissus sont mous et relâchés que chez ceux dont la constitution est vigoureuse. Elle explique aussi pourquoi le varicocèle devient plus gênant dans les temps chauds.

Le varicocèle peu intense et à marche chronique, tel que nous l'observons le plus souvent, ne produit aucun effet nuisible sur le testicule ; mais quand la dilatation des veines est considérable, et qu'elle s'est opérée rapidement, elle réagit sur la nutrition de la glande au point d'en déterminer l'atrophie. J'ai vu, nombre de fois, une atrophie partielle coïncider avec le varicocèle ; et même dans presque tous les cas où il y avait une dilatation bien prononcée des veines spermatiques d'un seul côté, le testicule correspondant était en même temps plus petit. Chez un homme de cinquante-six ans, qui avait un varicocèle à gauche, cet organe était tellement amoindri qu'il dépassait à peine le volume qu'on lui trouve chez un enfant. J'ai donné, il y a quelques années, des soins à un matelot de haute stature, affecté d'un ulcère variqueux de la jambe gauche, et qui portait un varicocèle du même côté ; le testicule était tellement atrophié qu'on pouvait à peine le sentir à travers la tunique vaginale faiblement distendue par du liquide.

M. Landouzy a noté dans quarante-cinq cas l'âge auquel le varicocèle s'était montré ; dix d'entre eux sont empruntés à divers auteurs, tandis que les trente-cinq autres lui sont propres ; cet âge était le suivant :

De   9 à 15 ans......   13 cas,
  15 — 25 —   29 —
  25 — 35 —   3 —
                    ————
                    45 cas.

Ces résultats se rapprochent beaucoup des miens ; car

ayant noté l'âge des cinquante derniers malades que j'ai pu observer, j'ai trouvé

De 10 à 15 ans.....	2 cas.
15 — 25 —	26 —
25 — 35 —	14 —
35 — 45 —	5 —
45 — 65 —	3 —
	50 cas.

Plusieurs de ces malades avaient leur affection depuis quelques mois ou quelques années lorsqu'ils m'ont consulté ; c'est peut-être ce qui explique pourquoi le nombre des âges avancés est plus considérable que dans les faits notés par M. Landouzy.

Ces tableaux font voir que l'époque de la puberté est celle à laquelle le varicocèle se montre le plus souvent. Je ne l'ai rencontré avant cette période que dans un petit nombre de cas. — On m'a amené un garçon de onze ans, qui avait à gauche un varicocèle bien marqué ; trois mois auparavant il s'était blessé en sautant sur le dos d'un de ses camarades ; il était resté au lit plusieurs semaines, et lorsqu'il avait commencé à marcher, on avait remarqué le gonflement des veines spermatiques. — Un autre garçon de treize ans portait à gauche un varicocèle qu'on avait observé pour la première fois à la suite d'une chute, une semaine avant que je le visse. Dans ces deux cas l'évolution physiologique du testicule n'avait point eu lieu, et le testicule gauche était plus petit que le droit.

Le varicocèle est une affection commune, plus commune même qu'on ne le croit généralement. C'est ce que prouve surtout le nombre considérable de recrues que l'on refuse chaque année à cause de cette maladie : ainsi sur 166317 jeunes gens examinés dans ces dix dernières années en Angleterre et en Irlande, on en a refusé 55474, dont 3911, ou 70,5 sur 1000, pour varicocèle, c'est-à-dire plus même que pour cause de hernie (1).

Certaines professions favorisent le développement du varicocèle ; ainsi j'ai vu beaucoup de policemen qui en étaient atteints. L'habitude de courir les rues et de se tenir debout tous les jours pendant plusieurs heures de suite, est une cause occasionnelle de cette affection chez ceux qui y sont naturellement prédisposés. Beaucoup de mes malades étaient des cabaretiers, qui restaient sur leurs jambes une grande partie de la journée. Le varicocèle n'est pas rare non plus dans les régiments de cava-lerie. Les hommes de haute taille y sont plus sujets que les petits.

J'ai dit que l'épaississement des veines spermatiques avait lieu quelquefois dans les cas de varicocèle confirmé. Il est dû à l'inflammation chronique de la tunique ex-terne de ces vaisseaux. Les veines dilatées sont de plus exposées à une inflammation générale nommée phlébite, affection redoutable qui peut survenir après les opéra-tions pratiquées pour amener l'oblitération du varico-cèle, mais qui est assurément rare en dehors de cette circonstance ; car je n'en ai observé aucun exemple. Le docteur Escallier a rapporté deux cas intéressants de phlébite spontanée et suppurée dans un gros paquet de veines spermatiques variqueuses ; les faits ont été obser-vés à Paris chez des individus originaires des climats

____

(1) On en a refusé pour hernie 1804, c'est-à-dire 32,5 sur 1000.

chauds : l'un d'eux était un nègre de la Guadeloupe, tandis que l'autre était un marchand du Brésil. Chez tous deux la mort arriva en quelques jours, au milieu de symptômes analogues à ceux de l'étranglement (1).

Symptômes. — La dilatation variqueuse des veines spermatiques s'opère en général avec tant de lenteur, et produit si peu de gêne qu'on ne s'en aperçoit habituellement que quand la maladie a fait des progrès sensibles. Lorsque le varicocèle est un peu volumineux, il occasionne une sensation de pesanteur dans le testicule, et, le long du cordon, un sentiment de malaise qui s'étend souvent jusqu'aux reins et augmente par l'exercice, aussi bien par celui de l'équitation que par la marche. C'est alors qu'on voit le malade porter la main à ses bourses, pour diminuer la sensation de pesanteur ou donner au testicule, dans le pantalon, une position plus favorable. Si on examine le scrotum, on le trouve allongé, pendant et relâché ; son aspect est foncé quand la peau est mince et délicate, parce que la couleur du sang s'aperçoit vaguement à travers les téguments. On trouve sur le trajet du cordon une tumeur irrégulière, de forme à peu près pyramidale, molle, pâteuse, sans élasticité, et donnant au toucher la sensation d'un paquet de ficelle ou de vers de terre. Lorsque la maladie est très-développée, on peut suivre jusque dans le canal inguinal les veines dilatées. Si elles sont devenues assez grosses pour dépasser le testicule, elles forment un double cône, à la partie moyenne duquel on trouve cet organe, tandis qu'au-dessus et au-dessous on sent le paquet variqueux. Dans les cas graves et de longue date, les veines du scrotum sont elles-

____

(1) *Mémoires de la Société de chirurgie de Paris*, t. II, p. 66.

mêmes dilatées et flexueuses. La tumeur diminue par le froid et la position horizontale; elle augmente au contraire par la chaleur, la position verticale et les efforts de la toux. C'est souvent, en effet, en prenant un bain, ou dans le cours d'une bronchite, que le malade découvre pour la première fois son varicocèle. La distension des vaisseaux est aussi plus considérable le soir que le matin. M. Landouzy a signalé ce fait singulier que le malade éprouve quelquefois pendant et immédiatement après le coït un soulagement marqué; suivi le lendemain d'une exaspération violente des symptômes (1). Ce phénomène doit être attribué au soulèvement du testicule et de ses vaisseaux par la contraction tonique du scrotum, et à l'accélération de la circulation durant l'orgasme vénérien; mais comme à cette excitation momentanée succèdent le relâchement et la lassitude, les symptômes du varicocèle ne tardent pas à reparaître et sont même plus prononcés qu'auparavant. Je puis confirmer cette dernière observation, car plusieurs malades se sont plaints à moi d'avoir vu leurs symptômes s'aggraver pour plusieurs jours à la suite d'un rapprochement sexuel.

Lorsqu'il est léger, le varicocèle reste souvent stationnaire et n'occasionne aucune gêne pendant longtemps. Il en est surtout ainsi pour celui des vieillards et pour celui qui occupe le côté droit; c'est même pour cette raison que les malades, après s'être aperçus d'un varicocèle à gauche, peuvent croire pendant des années que le côté droit est sain, tandis qu'en réalité il offre les rudiments de la même affection. Il faut donc savoir que le

(1) *Lib. cit.*, p. 76.

varicocèle, à droite, est moins volumineux, moins gênant et a des suites moins graves qu'à gauche.

Quand on évite la fatigue et les causes excitantes, et
qu'on porte un suspensoir, le varicocèle léger ne fait ordinairement pas de progrès; mais si on le laisse augmenter, il peut devenir incommode à tel point qu'un exercice modéré, la chaleur et une excitation quelconque
accroissent le malaise, que toute occupation active devienne impossible, et que le malade ne puisse plus gagner
sa vie. Les douleurs qu'entraîne cette affection varient
d'ailleurs beaucoup, et ne sont pas proportionnées au
volume du varicocèle. Elles sont quelquefois très-modé-
rées avec une tumeur volumineuse, et d'autres fois violentes avec une tumeur peu considérable. Il est des sujets
qui ne souffrent que quand leur santé s'est dérangée ou
quand ils ont de mauvaises digestions. Les jeunes gens
en sont plus incommodés que les hommes âgés (1);

(1) J'ai souvent été frappé de l'indolence du varicocèle, non-
seulement chez les vieillards, mais aussi chez les adultes. Je n'ai
même été consulté pour des douleurs que par des jeunes gens
ayant de dix-huit à vingt-cinq ans. C'est une des raisons qui m'ont
engagé à ne proposer les méthodes curatives que dans les cas où les
malades se trouvaient absolument empêchés par leurs souffrances de
travailler et de gagner leur vie. Dans tous les autres cas j'ai engagé les
sujets à porter un suspensoir bien fait et à attendre, en leur donnant
l'assurance que, plus ils avanceraient en âge, moins leur varicocèle
serait gênant.

J'ai d'autres raisons pour ne pas être grand partisan des opérations
de cure radicale. D'abord avec d'autres chirurgiens, je consens avec
peine à exposer les malades aux chances si faibles qu'elles soient, de
la phlébite suppurée; et je suis arrêté par la fréquence des récidives;
mais en outre je recule devant les effets possibles et probables de
l'opération sur la sécrétion spermatique. L'atrophie légère qui accompagne le varicocèle ne se rencontre pas toujours, et, quand elle a
lieu, j'ai plusieurs fois constaté qu'elle n'entraînait pas infailliblement

quelquefois même les premiers ont l'esprit troublé outre mesure par cette affection, et ont des symptômes d'hypochondrie accompagnés de spermatorrhée et de dyspepsie. Ces accidents proviennent de la crainte assez fondée qu'ont les malades de voir un organe aussi important que le testicule s'altérer consécutivement dans sa nutrition. La douleur revêt parfois un caractère névralgique, et est alors si violente et si intolérable que le patient cherche volontiers dans la castration un remède à ses souffrances ; Gooch (1), Brodie (2), Key (3) et d'autres chirurgiens ont pratiqué cette opération à la demande instante du patient.

Bien que le varicocèle ait ordinairement une marche chronique, quelquefois cependant il paraît tout à coup et se développe rapidement ; c'est ce qui a lieu, en particulier, peu de temps après une contusion violente ou

la suppression des spermatozoïdes. Or, n'est-il pas probable que toute opération de ligature ou de compression, dans laquelle l'artère spermatique est nécessairement compromise, est suivie d'une anémie avec toutes ses conséquences ? Il a manqué à tous ceux qui ont préconisé des procédés de démontrer qu'ils ne supprimaient pas la sécrétion des spermatozoïdes.

Je ne vais pas jusqu'à proscrire absolument ces sortes d'opérations. Il est des sujets chez lesquels les douleurs sont tellement vives, et tout travail tellement impossible, que les considérations de danger et de troubles fonctionnels se trouvent effacées. Je prétends seulement que ces cas sont très-rares. Je n'ai, en définitive, trouvé que deux malades chez lesquels l'indication m'ait paru pressante, et je les ai opérés par le procédé de M. Ricord. Tous deux ont guéri pour le moment ; mais je ne sais si la guérison s'est maintenue, et surtout j'ignore comment leurs testicules fonctionnent.   (*Note du Traducteur.*)

(1) *Practical treatise on wounds and other chirurgical subjects,* vol. I, p. 244.

(2) *London med. and phys. journal,* vol. LVI, p. 299.

(3) Sir A. Cooper, *Observations on the testis,* p. 224. Voy. le cas de M. Thompson, de Stalybridge, *Lancet,* vol. II, 1839-40, p. 137.

un effort. Peut-être y a-t-il en pareil cas une prédisposition ; mais les malades attribuent souvent l'origine de leur tumeur à un effort soudain, à la suite duquel ils ont commencé à être incommodés. Cette forme aiguë survient presque toujours pendant la jeunesse, et donne lieu à des souffrances plus grandes que le varicocèle de forme chronique. On a vu aussi la maladie se développer rapidement peu de temps après une orchite ; Pott a rapporté trois cas remarquables, dans lesquels non-seulement elle apparut tout d'un coup et s'accompagna de douleurs aiguës, mais fut suivie d'une atrophie très-rapide des testicules (1). Cependant, il est permis de se demander s'il n'y a pas eu chez ces sujets autre chose qu'un varicocèle (2).

Diagnostic. — Les symptômes ont quelque ressemblance avec ceux de la hernie scrotale. Comme la hernie, en effet, la tumeur du varicocèle augmente dans la station verticale, et disparaît spontanément ou à la suite d'une pression dans la position horizontale, pour se montrer de nouveau aussitôt que le malade se remet debout. Quand la dilatation des veines se prolonge jusque dans le canal inguinal, l'anneau est dilaté, et la tumeur augmente par les efforts de toux, qui lui communiquent une impulsion légère. Ce n'est pas avec une hernie intestinale que l'on confondrait facilement le varicocèle ; mais un débutant pourrait être embarrassé pour le distinguer d'une hernie épiploïque. Le

(1) *Lib. cit.*, p. 469. Cas 36, 37 et 38.

(2) J'ai donné, dans la première édition de cet ouvrage, un résumé de ces faits et les raisons pour lesquelles je doutais que ce fussent de simples varicocèles.

meilleur procédé de diagnostic est le suivant : le malade étant couché, on relève le testicule du côté affecté jusqu'à ce que la tumeur disparaisse ; cela fait, on appuie doucement les doigts sur l'anneau inguinal et on fait lever le malade. Si l'on a affaire à un varicocèle, la tumeur reparaît bientôt ; si c'est une hernie, la pression sur l'anneau empêche la sortie de l'épiploon. En outre, au moment où la tumeur se reproduit, elle marche de bas en haut, dans le cas de varicocèle, et de haut en bas, dans celui de hernie épiploïque. On doit avoir soin, pendant cet examen, de ne pas trop comprimer l'anneau ; car les veines ne se rempliraient pas.

On pourrait confondre encore le varicocèle avec une hydrocèle congénitale, dont la tumeur augmente aussi quand le malade est debout et disparaît quand il est couché. Mais la transparence de l'hydrocèle suffit pour faire cesser toute hésitation.

Après avoir donné ces renseignements, je dois ajouter que je n'ai jamais rencontré de varicocèle dont il ait été difficile de reconnaître la nature et d'établir le diagnostic.

Traitement. — Le varicocèle, dans sa forme bénigne qui est la plus fréquente, cause peu de souffrances et souvent même peu de gêne. Le traitement consiste alors à bien soutenir le scrotum et les testicules, afin de diminuer la longueur des veines spermatiques et le poids de la colonne de sang qui y circule. Dans ce but, le malade doit porter un suspensoir bien fait ; et, pour éviter que les bourses s'échauffent, l'appareil doit être en soie et à jour. Ceux qu'on vend ordinairement sont mal faits et ne s'adaptent pas exactement, aussi le chirurgien fera-t-il bien de veiller lui-même à ce que les indications soient rem-

plies. Je donne la préférence au suspensoir de M. Bour-
geaurd, lequel est assujetti par en haut à l'un des boutons
du gilet de flanelle et maintenu par des bandes élastiques qui s'enroulent autour des hanches, sans qu'il soit
besoin de ceinture abdominale. Ce suspensoir soutient
parfaitement les testicules et a l'avantage de conserver sa
position dans tous les mouvements; il est encore plus efficace lorsque la bande élastique supérieure, au lieu de
se fixer aux vêtements, est attachée à une bretelle faite
exprès et passée en sautoir autour du cou.

Le malade devra faire une ablution froide matin et
soir, ou prendre un bain de siége froid tous les jours. Il
portera des pantalons aussi légers que possible et peu
serrés autour de l'abdomen. Il évitera les exercices fatigants, les bains chauds, les excès vénériens, en un mot
tout ce qui peut appeler le sang vers les testicules et le
scrotum. On tiendra le ventre libre, soit par des minoratifs,
soit, ce qui est mieux encore, par des lavements d'eau
tiède poussés jusque dans le côlon chaque matin afin de
le débarrasser des matières fécales qu'il contient. Si ces
moyens sont insuffisants pour remédier à la dilatation
des veines, ils peuvent empêcher qu'elle n'augmente et
concourir ainsi au bien-être et à la santé du malade.

Pour soutenir le testicule dans le cas de varicocèle,
M. Wormald a proposé, il y a quelques années, le procédé suivant (1). Le malade étant couché et les veines
spermatiques à peu près vidées, on fait entrer la partie
inférieure du scrotum dans un anneau de trois centimètres environ de diamètre, fait de fils d'argent suffisamment épais, ouatés et recouverts de cuir bouilli. On aplatit

____

(1) *Medical Gazette*, vol. XXII, p. 184.

alors cet anneau, en en pressant l'un vers l'autre deux points opposés avec une force assez grande pour que le scrotum ne puisse s'échapper. Les malades sont souvent soulagés par ce moyen simple, et quelques-uns le préfèrent au suspensoir. Pourtant je n'ai pas trouvé qu'il en fût habituellement ainsi. Cet anneau est incommode et ne peut pas toujours être fixé assez solidement pour remplir son but. M. Coulson m'a rapporté l'exemple d'un individu qui avait tellement serré le sien que les téguments se mortifièrent ; il est vrai qu'après l'élimination le retrait fut assez grand pour que le testicule fût maintenu relevé et le malaise diminué.

Afin de relever le testicule d'une manière permanente et solide, et pour rendre tout suspensoir inutile, sir A. Cooper a pratiqué une opération bien simple : il a excisé une portion du scrotum, de telle sorte que la partie restante pût, en se resserrant, constituer un suspensoir naturel. Il ne conseillait cependant cette opération que pour les cas où le malade souffre beaucoup et où il demande avec instance qu'on le débarrasse de la tumeur et de la difformité qu'elle entraîne ; pour ceux encore où les fonctions digestives sont en souffrance, où le système nerveux est surexcité et le moral altéré. Dans les cas légers, au contraire, il employait le suspensoir. Le recueil qui contient la description de ce procédé donne les détails de cinq faits (1), dans chacun desquels l'opération a fait disparaître les douleurs causées par le varicocèle ; quatre de ces malades avaient été opérés par A. Cooper lui-même et le cinquième par M. Key. En mai 1840, A. Cooper a excisé une portion du scrotum sur le fils d'un médecin de ma

(1) *Guy's Hospital Reports,* vol. III.

connaissance ; or, en décembre 1842, ce jeune homme continuait à n'avoir plus de malaise, et son testicule était de volume normal, bien que les veines fussent encore dilatées. Un malade opéré par le docteur Watson, de New-York, a été définitivement débarrassé de la sensation de tiraillement et de douleurs dont il se plaignait auparavant (1). M. Luke a pratiqué, en 1841, cette opération à l'hôpital de Londres sur un mécanicien, âgé de vingt et un ans, que son varicocèle faisait beaucoup souffrir. Il lui enleva une grande portion de téguments ; mais la cicatrisation marcha lentement et ne fut complète que six semaines après. Au bout de ce temps les testicules restaient soulevés, et le malade était notablement mais non pas entièrement soulagé du malaise qu'il éprouvait, avant l'opération, dans le cordon et dans l'aine. Il reprit ses travaux et l'on n'a plus entendu parler de lui. Dans d'autres cas, les résultats de l'opération ont été nuls ou beaucoup moins satisfaisants. Ainsi j'ai examiné, il y a quelques années, un homme sur lequel A. Cooper avait excisé une portion du scrotum avec si peu d'avantage que le malade s'était plus tard soumis à la castration ; et je tiens de l'un de mes confrères que dans un des faits publiés comme exemples de succès par A. Cooper, la maladie revint avec la même gravité qu'auparavant. En 1849, j'ai été consulté pour un varicocèle par un homme de vingt-cinq ans, chez lequel l'excision d'une portion du scrotum faite trois ans auparavant à York n'avait produit qu'une amélioration momentanée. Il souffrait toujours beaucoup, surtout le soir, et venait réclamer du soulagement. Feu Bransby Cooper a publié

______

(1) *New-York med. and. surg. journal*, oct. 1840.

une observation d'excision semblable qu'il avait pratiquée et qui sembla d'abord avoir réussi ; mais, deux ans plus tard, le varicocèle avait reparu et le malade était obligé de porter un suspensoir (1).

Si l'on considère la gravité de l'excision du scrotum et l'incertitude du succès dans les cas de varicocèle douloureux, les seuls pour lesquels on l'ait préconisée, on ne s'étonnera point que peu de chirurgiens y aient eu recours. En effet, elle n'est propre à arrêter les progrès de la tumeur, à procurer un soulagement complet et permanent que dans les cas légers ; or, dans ceux-ci, les inconvénients de la maladie sont suffisamment palliés par l'emploi d'un bandage ou d'un suspensoir. Sans doute la perte de substance et la rétraction consécutive du scrotum peuvent compenser la laxité primitive des tissus, fournir un soutien aux veines dilatées et diminuer suffisamment la colonne de sang qui y circule ; mais, comme on arrive au même but par l'emploi d'un appareil peu gênant, il en résulte que cette opération ne peut guère être conseillée.

Un chirurgien allemand, le docteur Lehmann, a essayé d'obtenir par un autre moyen les résultats qu'on avait en vue dans l'opération précédente. Il opère par invagination du scrotum, à peu près comme pour la cure radicale de la hernie ; mais son mode opératoire ne me paraissant avoir aucun avantage sur l'excision et présentant encore plus de chances d'insuccès, il est inutile de l'exposer en détail.

On a essayé souvent d'obtenir *la guérison radicale* du varicocèle par l'oblitération des veines, et l'on a employé

(1) *Lectures on surgery, London med. Gazette,* vol. XLIII, p. 356.

dans ce but quatre procédés différents : 1° la section de ces vaisseaux ; 2° leur ligature ; 3° la compression ; 4° l'excision.

1° *Section des veines.* — Cette opération a été faite pour la première fois par B. Brodie sur un homme de vingt et un ans, qui avait été admis à l'hôpital Saint-Georges pour un varicocèle du côté gauche, occupant surtout la partie postérieure de l'épididyme; ce varicocèle, bien que peu volumineux, causait de vives souffrances, surtout le soir, lorsque les veines étaient distendues. B. Brodie, remarquant que la douleur était rapportée par le malade au paquet veineux situé en arrière de l'épididyme, fut conduit à penser qu'elle provenait de la compression exercée par la tumeur sur un ou plusieurs des nerfs voisins, et que si l'on pouvait oblitérer les veines qui formaient cette tumeur, la douleur serait soulagée. Dans ce but, il pratiqua l'opération suivante : il incisa avec la pointe d'un bistouri la peau et le tissu cellulaire de la partie postérieure des bourses, et mit ainsi à découvert le paquet variqueux ; puis, au moyen d'une seconde incision, il coupa ce dernier vers sa partie moyenne. Le paquet, qui avait, au moment où il fut mis à nu, le volume d'une grosse fève, et dont la couleur était violacée, s'affaissa immédiatement après sa section et fournit une légère hémorrhagie veineuse. Des lotions froides furent employées et la plaie fut laissée béante, afin de favoriser l'issue du sang et de prévenir son infiltration dans le tissu cellulaire des bourses. Il y eut les jours suivants un peu d'inflammation et de gonflement du scrotum, mais sans fièvre et sans aucun malaise. Un mois plus tard la plaie était cicatrisée, et le malade, débarrassé de sa dou-

leur, ne sentait plus qu'un peu de dureté dans le point
où le paquet veineux avait été divisé. Je ne sache pas
qu'on ait pratiqué la même opération dans d'autres cas
de varicocèle.

2° *Ligature*. — Celse conseillait d'inciser les téguments au niveau des veines spermatiques, et d'appliquer une ligature sur ces dernières; opération qu'un bon
nombre d'anciens chirurgiens ont exécutée depuis lui.
Mais si cette méthode peut en effet guérir la maladie,
elle n'est pas sans danger ; car elle peut entraîner la
phlébite. C'est ainsi que, dans un cas où E. Home y
eut recours à l'hôpital Saint-Georges, les veines, au dire
de B. Brodie, s'enflammèrent, et il survint des phénomènes généraux si graves que le malade fut sur le point
de succomber (1). On peut encore reprocher à cette opération d'entraîner l'atrophie du testicule. Delpech, chirurgien distingué de Montpellier, fut assassiné par un
homme qu'il avait guéri, un an auparavant, d'un double
varicocèle par la ligature des veines variqueuses, et à
l'autopsie duquel on trouva les testicules ramollis et
atrophiés.

En vue d'éviter les dangers qui résultent de l'application de la ligature suivant la méthode ordinaire, plusieurs
chirurgiens de nos jours ont donné la préférence à un
procédé que M. Davat a essayé le premier sur les animaux (2), et qui consiste à passer une épingle ou une
aiguille droite à travers le scrotum et en arrière des vais-

(1) *Lond. med. Gazette*, vol. XIII, p. 379. On m'a rapporté que plusieurs des malades sur lesquels Roux avait lié les veines spermatiques pour la cure radicale du varicocèle, en étaient morts.
(2) *Archives de médecine*, 2e série, t. II, p. 1, 1833.

seaux variqueux, entre eux et le canal déférent ; puis à rouler en 8 de chiffre sur cette épingle une forte ligature de soie, en la serrant assez pour aplatir les veines et y arrêter la circulation. Lorsque le varicocèle est volumineux, il est nécessaire de placer une seconde et au besoin une troisième épingle au-dessus ou au-dessous de la première, en laissant entre elles un intervalle de deux à trois centimètres. On excite par ce moyen l'inflammation des tuniques veineuses ; et, comme l'interne est maintenue en contact avec elle-même, l'oblitération du vaisseau ne tarde pas à s'effectuer. Au bout de quelques jours, on retire l'épingle, dont les piqûres se cicatrisent rapidement. MM. Velpeau et Jobert (de Lamballe) ont pratiqué cette opération avec succès à Paris ; Liston, Fergusson et d'autres chirurgiens, en Angleterre, en ont également obtenu des résultats favorables. Les épingles ne doivent pas rester plus de quatre à cinq jours, sans quoi elles pourraient entraîner l'ulcération des veines et la suppuration du tissu cellulaire du scrotum.

M. Ricord a perfectionné cette méthode d'une autre manière, en pratiquant la ligature *sous-cutanée* des veines spermatiques. Il procède de la manière suivante : après avoir isolé le canal déférent du paquet veineux, il pince celui-ci dans un repli du scrotum, et passe en arrière de lui une aiguille à manche percée près de sa pointe et armée d'un fil double à anse. Quand la peau a été traversée de part en part, il dégage le fil de l'aiguille et retire cette dernière ; il abandonne alors les veines, mais maintient le pli cutané, et passe au-devant du paquet veineux une seconde aiguille, armée de la même façon, qu'il fait entrer par le trou de sortie de la première et sortir par sonorifice d'entrée. Enfin il dégage la seconde anse de fil et retire l'aiguille. De cette manière, le paquet veineux se trouve compris entre les deux fils doubles, dont l'un passe en avant et l'autre en arrière. Il engage alors les extrémités de chacun des fils dans l'anse de l'autre, et, tirant en sens inverse, il se trouve avoir lié les vaisseaux sous la peau. Par ce procédé de ligature, on peut serrer les vaisseaux instantanément ou peu à peu au moyen d'un serre-nœud ingénieux. Il serait plus simple de fixer les extrémités des fils de chaque côté à un anneau de caoutchouc qui embrasserait la partie supérieure de la cuisse. Ce procédé serait commode pour maintenir et régulariser la constriction. Les veines se trouvent divisées, et les ligatures tombent du dixième au vingtième jour. J'ai visité, en 1849, à l'hôpital des Vénériens, le service de M. Ricord, qui m'a dit n'avoir jamais eu de fâcheux résultats par son procédé de ligature, et j'ai pu, sur un malade qui était alors en traitement, en constater la bénignité.

M. Vidal détermine l'oblitération des veines en passant d'abord une épingle d'argent ou d'acier en arrière des vaisseaux entre eux et le canal déférent, puis, en avant de ces vaisseaux et par les mêmes ouvertures que l'épingle, une aiguille armée d'un fil d'argent. La compression a lieu par l'enroulement du fil d'argent autour des extrémités de l'épingle ; enroulement qu'on augmente chaque jour en tournant l'épingle. De cette manière, les veines sont enroulées en même temps que comprimées, jusqu'à ce qu'elles se mortifient et se coupent. Le pont cutané et les veines superficielles se trouvent également coupées, ou bien on les incise le quinzième jour (1).

J'ai vu, il y a quelques années, un cas de varicocèle que M. Luke a traité par la ligature au moyen d'un instrument qu'il appelle *tourniquet à fistule*, et qui permet de resserrer chaque jour la ligature. — M. Q., Irlandais, de haute stature, âgé de vingt-quatre ans, entra à l'hôpital de Londres, pour un varicocèle du côté gauche. Les veines spermatiques formaient une tumeur considérable, et le malade éprouvait un tiraillement le long du cordon et un sentiment pénible de pesanteur, qu'un suspensoir ne soulageait qu'incomplétement. Il avait autrefois servi dans un régiment de dragons et attribuait sa maladie au choc du testicule contre la selle, ce qui l'avait rendu pendant deux mois incapable de faire son service. M. Luke commença par isoler le canal déférent du plexus variqueux, puis il passa entre ces organes, à la racine du scrotum, une aiguille droite à coudre, munie d'une forte soie de dentiste, dont il fixa les extrémités à son tourniquet, de manière à exercer sur les veines une constriction modérée. Le malade fut alors renvoyé à son lit. Trois jours après on serra la ligature, qu'on serra de nouveau chaque fois que, coupant les parties, elle venait à se relâcher. Au bout de dix jours on permit au malade de se promener dans la salle. Le fil tomba le vingt-cinquième jour, et le vingt-septième la plaie était cicatrisée. À sa sortie de l'hôpital le malade se fit policeman. Je le vis neuf mois plus tard ; il était alors de la patrouille à cheval et m'assura qu'il était complétement guéri.

3° *Compression.* — Dans les opérations précédentes, les veines sont comprimées par une épingle ou une liga-

____

(1) Vidal, *Traité de pathologie externe*. t. V. p. 223.

ture avec lesquelles elles sont en contact immédiat ;
de là peut-être une cause d'inflammation. Pour ob-
vier à cet inconvénient présumé , Breschet imagina
des pinces destinées à oblitérer les veines par le
moyen d'une compression à travers le scrotum. Cet instrument, dont les mors sont convenablement ouatés et
peuvent se rapprocher à l'aide de vis, applique les parois des veines variqueuses les unes contre les autres ;
le sang s'y coagule, l'adhérence s'établit, et on évite ainsi
le danger des autres procédés ; d'ailleurs la compression
ne s'exerçant point sur l'artère spermatique, on n'a pas
à craindre l'atrophie du testicule. Sur treize cas dans
lesquels cette opération fut pratiquée, il n'y eut qu'une
récidive, et elle fut attribuée à ce qu'une des veines n'a-
vait pas été saisie par la pince (1). Un auteur, qui a suivi
plusieurs malades traités par Breschet, et qui a parlé favorablement de son procédé, n'en dit pas moins que
l'inflammation consécutive est intense, le gonflement
considérable et la guérison lente à obtenir (2). Il ne me
semble pas, en effet, que ce procédé ait aucun avan-
- tage sur ceux de la ligature immédiate, tels qu'on les a
perfectionnés.

4° *Excision des veines spermatiques.* — C'est une
opération que Petit et d'autres chirurgiens ont pratiquée
de la manière suivante. Un aide isole préalablement le
canal déférent qu'il a soin de tenir fortement serré entre
le pouce et l'index ; puis le chirurgien incise la peau dans

---

(1) Landouzy, *lib. cit.*
(2) Voy. *Observations on M. Breschet's operation for the radical cure of varicocele,* par W. H. Walshe, *Medical Gazette,* vol. XV,
p. 369.

l'étendue de sept à huit centimètres au niveau du paquet variqueux. Les veines font alors saillie, et on les excise en les coupant d'abord en haut, puis en bas, avec des ciseaux courbes ou un bistouri. S'il en résultait une hémorrhagie inquiétante, on lierait les vaisseaux qui la fournissent. On passe quelquefois, au moyen d'une aiguille, un fil en arrière des veines, à la partie supérieure de la plaie, afin d'empêcher qu'elles ne se rétractent après l'opération. On ferme la plaie avec une suture et du diachylon, et la guérison a lieu souvent par première intention. Le docteur Warren assure qu'il a employé plusieurs fois cette méthode, que les malades en ont obtenu une grande amélioration, qu'il n'a jamais été obligé d'y recourir deux fois, et qu'il n'a été témoin de suites fâcheuses que dans un seul cas, où il y eut une infiltration sanguine qui distendit énormément le scrotum et causa l'inflammation gangréneuse du tissu cellulaire et du testicule, lésion dont le malade guérit néanmoins (1). Cette opération est plus grave que la compression ou la ligature; elle peut, comme elles, être suivie de phlébite et d'atrophie testiculaire; enfin elle expose à une hémorrhagie, et à une suppuration considérable et de longue durée.

L'expérience a maintenant pleinement démontré que l'oblitération des veines spermatiques par la ligature sous-cutanée, suivant les procédés de Davat, Vidal et Ricord, est le plus souvent exempte des dangers qui accompagnent la ligature à l'air libre (2), surtout de l'inflammation suppurée des veines. La ligature de M. Ricord, avec l'em-

(1) *Surgical observations on tumours*, p. 441.

(2) Dans le cas malheureux où Delpech lia les veines spermatiques, il en résulta l'atrophie des testicules. J'ai eu connaissance d'autres faits dans lesquels la glande s'atrophia également à la suite d'opéra-

ploi d'anneaux en caoutchouc au lieu du serre-nœud, pour augmenter la constriction, est le procédé que je préfère. Il est, en effet, plus simple que ceux de Davat et Vidal, dans lesquels la compression d'une portion de peau est une source de douleurs, et expose à l'ulcération et à la gangrène des téguments ; on évite cet inconvénient avec la ligature sous-cutanée, qui oblitère tout aussi bien les veines et ne produit que peu de douleur et de désordres locaux. Si faible, toutefois, que soit le danger à la suite de ces opérations perfectionnées, on ne peut, en aucun cas, même chez les sujets les mieux portants, regarder comme complétement innocente la ligature d'un amas de veines aussi considérable que celui des veines spermatiques variqueuses.

C'est pourquoi je suis heureux d'avoir à décrire un moyen qui soulage si bien le varicocèle, qu'il dispense habituellement de recourir à aucune opération (1).

Traitement du varicocèle par la pression. — Charles Bell, dans une de ses leçons au Collége des Chirurgiens, cherchant à établir que l'état variqueux d'une veine était dû simplement à la pression de la colonne de sang, avança comme preuve que si l'on appuie avec un doigt sur le vaisseau dilaté, la dilatation disparaît bientôt au-dessous du point ainsi pressé. Un chirurgien qui assistait à la leçon, et qui avait une varice à la jambe, résolut

lions pratiquées pour amener l'oblitération des veines. Il est probable que dans quelques-uns d'entre eux, l'artère avait été comprise dans la ligature.

(1) Un malade qui m'avait consulté à Londres pour un varicocèle léger et une maladie de l'urèthre, alla plus tard à Paris, où il se soumit à l'opération de M. Ricord. A son retour, il m'assura qu'il souffrait plus qu'autrefois de ses organes génitaux.

de se traiter lui-même conformément à cette idée et en obtint un bon résultat. Il en informa plus tard M. Key, qui fut ainsi conduit à appliquer ce même principe au traitement du varicocèle.

Si on serre un peu fort entre les doigts le cordon spermatique d'un malade atteint de varicocèle, pendant qu'il est couché et que les vaisseaux sont vides, on verra, quand il se lèvera, que les vaisseaux, au lieu de se gonfler comme à l'ordinaire, restent vides et contractés. Si même, quand le malade est debout et que ses veines sont pleines, on fait une pression sur le cordon, les vaisseaux se trouvant ainsi débarrassés du poids de la colonne sanguine au-dessus du point comprimé, diminuent souvent peu à peu et se vident en partie. On devait tout naturellement conclure de ces faits que, s'il était possible de maintenir assez longtemps la compression, les veines pourraient perdre la dilatation morbide due à la pression hydrostatique du sang. Il est évident que, dans le cas de varice à la jambe cité plus haut, la pression locale ne pouvait avoir aucun effet sur l'artère, et il est rationnel d'admettre que le sang contenu dans les veines au-dessous du point comprimé se frayait un chemin vers le cœur au moyen des collatérales restées saines. Or, la compression des vaisseaux spermatiques, exercée comme il a été dit, ne me paraît pas suffisante pour entraver la circulation artérielle ; et, sans aucun doute, au-dessous du point comprimé, le sang veineux remonte par les veinules, dont il existe toujours un certain nombre en assez bon état pour les besoins de la circulation. On peut donc dire que ce mode de traitement a pour but de faire supporter aux veines spermatiques du malade, quand il

est debout, une compression suffisante pour les débarrasser du poids d'une partie de la colonne sanguine,
sans exposer à l'oblitération de l'artère spermatique et
par suite à l'atrophie du testicule, et sans produire un
malaise tel que le remède soit plus douloureux ou plus
insupportable que le mal. La pression doit d'ailleurs
être continuée assez longtemps pour permettre aux parois veineuses de revenir à leurs dimensions naturelles
et de recouvrer leur résistance normale. Quand ce résultat est atteint, le malade est guéri. Il est évident que
la difficulté principale de ce traitement consiste dans
le mode d'application de la pression locale continue.
L'anneau inguinal externe est le seul point au niveau duquel on puisse convenablement l'exercer (1) ; et il faut
qu'elle soit faite avec précaution, autrement les malades
ne voudraient point s'y soumettre : on m'a même fait

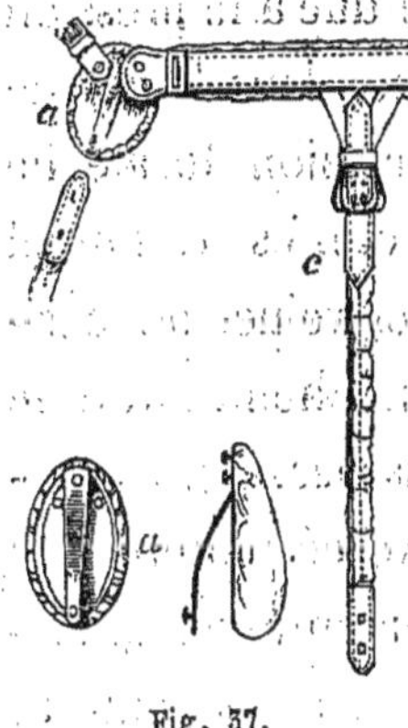

connaître des cas dans lesquels l'insuccès a dépendu entièrement de l'imperfection du procédé. Après une expérience très-étendue, j'ai trouvé que le
bandage moc-main à levier était l'instrument qui remplissait le mieux l'indication.

Fig. 37.

Ce bandage (fig. 37) consiste en une
ceinture pelvienne, dont une extrémité est munie d'une

(1) Parfois les malades ont reconnu eux-mêmes que la compression à l'aine pouvait amoindrir les souffrances causées par leur varicocèle ; et plusieurs m'ont dit avoir eu l'habitude, quand ils sor-
taient, de presser sur la région inguinale avec les doigts, parce qu'ils
en éprouvaient beaucoup de soulagement.

pelote (a), garnie de moc-main, espèce de coton, et recouverte de caoutchouc ou de peau de chamois. Cette pelote ne doit pas être trop conique, de manière à ne pas
séparer les veines les unes des autres. Au dos de la pelote
est fixé un levier mis en jeu par un sous-cuisse (C), qui va,
d'arrière en avant, de la ceinture pelvienne à la partie interne et supérieure de la cuisse, s'attacher sur un bouton
à l'extrémité du ressort. Le degré de pression est réglé par
la résistance de ce sous-cuisse. Lorsqu'il est composé d'un
tissu fort et élastique dans l'étendue de neuf centimètres
environ en arrière, il se prête aux mouvements du corps et
ajoute beaucoup au bien-être du malade. Dans les cas de
varicocèle double, il faut une pelote à chaque extrémité de
la ceinture pelvienne et deux sous-cuisses. Dépourvu de
ressort circulaire, ce bandage n'est pas aussi sujet à se déplacer que le bandage ordinaire. Le malade peut aisément
régler la pression, l'augmenter ou la diminuer suivant
le besoin ; et comme la pelote est garnie d'une matière légère et élastique, la pression peut être portée au degré nécessaire sans occasionner aucune douleur. J'ai vu plusieurs
individus qui ont été fort soulagés par l'emploi de ce bandage, tandis qu'ils en avaient autrefois porté d'autres
sans aucun avantage. Mais cette méthode de traitement sera mieux comprise par la relation de quelques-
uns des cas où elle a été employée. Dans ceux qui vont
suivre, la pression énergique et continue faite sur les
veines spermatiques au niveau de l'anneau inguinal externe a suffi pour guérir le varicocèle.

Obs. I. *Varicocèle guéri par la compression en dix-neuf
mois.* — J. H., homme grand et maigre, âgé de vingt-
deux ans, ébéniste, vint me trouver à l'hôpital de Lon-

dres, en mai 1843, pour un varicocèle du côté gauche. Un paquet considérable de veines variqueuses se trouvait au-dessus et au-dessous du testicule gauche qui était d'environ un tiers moins volumineux que le droit. Depuis deux ou trois ans cet homme s'était aperçu de sa maladie et l'avait vue continuellement augmenter; depuis deux ans il portait un suspensoir dont il n'éprouvait plus le même soulagement qu'autrefois. Il ressentait le long du cordon spermatique une douleur sourde qui augmentait le soir, surtout quand il était resté debout ou avait pris beaucoup d'exercice. Le 8, on appliqua le bandage à levier. — Le 11, le malade souffrait de la pression de ce bandage, mais pas assez cependant pour y renoncer; il était soulagé de sa douleur primitive, et les veines variqueuses avaient sensiblement diminué de volume, bien qu'il eût discontinué l'usage du suspensoir. Je lui conseillai cependant de le reprendre et même de le porter nuit et jour. — 7 juin, le malade a constamment porté son bandage dont il souffre très-peu. Les veines sont à peine dilatées, et il n'y a plus de douleurs sur le trajet du cordon. — 20 décembre, j'examine attentivement le malade le soir avec son bandage en place, et je ne puis distinguer aucune dilatation veineuse. Le malade s'est d'ailleurs accoutumé à son bandage qu'il porte sans en être gêné et qu'il ôte le soir. — Le 19 décembre 1844, je ne trouve, après avoir fait ôter le bandage, aucune trace de varicocèle, et le testicule gauche a acquis le même volume que le droit. Considérant le varicocèle comme guéri, je permets au malade de cesser l'emploi de son bandage, mais je lui recommande d'éviter tout ce qui pourrait amener une récidive.

Obs. II. *Varicocèle léger guéri en sept mois.* — Un jeune homme de vingt-quatre ans, étudiant en médecine, d'assez mauvaise santé, vint me trouver en 1843, pour un varicocèle du côté gauche. Cette affection était survenue après un violent effort, dans le mois de février précédent. Les veines spermatiques n'étaient pas considérablement dilatées, bien qu'elles fussent manifestement variqueuses ; le malade éprouvait une douleur assez vive dans le cordon, surtout lorsqu'il était resté plusieurs heures debout pour travailler. Il avait porté un suspensoir qui ne le soulageait qu'en partie. Le testicule gauche était un peu plus petit que le droit. Le malade était préoccupé, et son inquiétude se traduisait sur sa physionomie. Il avait de la constipation. Je lui prescrivis un minoratif, et une médication tonique ; je l'engageai ensuite à porter un bandage et à éviter toute fatigue et tout effort. Je ne le revis qu'au bout d'un mois ; il me dit alors qu'il était très-soulagé, beaucoup plus assurément qu'il n'avait espéré l'être après si peu de temps. En l'examinant pendant que son bandage était en place, je trouvai les veines spermatiques moins dilatées que quand je l'avais vu la première fois. Il m'apprit que, dans le principe, les téguments avaient été irrités par le bandage, mais qu'il y avait remédié en interposant un morceau de cuir entre la pelote et la peau. Il avait pu continuer ses affaires, rester debout, ou bien aller et venir pendant presque toute la journée. Il n'avait plus l'air inquiet, et sa santé générale était améliorée. Ce malade revint me voir le 3 février 1844 ; il avait été à la campagne d'où il revenait bien portant ; il se trouvait parfaitement bien, et mettait toujours le bandage. Je ne pus constater aucune dilatation des veines spermatiques, et je crus pouvoir considérer le varicocèle comme guéri; cependant, par mesure de précaution, je conseillai de porter encore le bandage pendant quelques mois.

Obs. III. *Varicocèle double guéri en dix mois.* — Un jeune homme de vingt-quatre ans, aux formes grêles, au teint pâle, et dyspeptique depuis son enfance, me consulta en mai 1844 pour un varicocèle double. La dilatation des veines spermatiques, évidente à gauche, était très-peu marquée à droite. Il y avait un an environ que ce malade souffrait de son affection, et, bien qu'il eût porté un suspensoir pendant plusieurs mois, la tumeur et le malaise augmentaient. Je constatai une dilatation de toutes les veines superficielles du corps; celles du pénis, des cuisses et des jambes étaient surtout volumineuses et saillantes. Ce malade était constipé. Le 22, je lui fis appliquer un bandage double; je lui conseillai en outre de porter des bas lacés, de prendre chaque jour un bain froid, et chaque matin un lavement également froid; je prescrivis enfin le citrate de quinine et de fer. — 23 juillet; le malade a constamment porté son bandage et a, depuis sa première visite, voyagé sur le continent. Sa santé et ses digestions se sont améliorées. Les veines spermatiques gauches ont diminué de volume, et la douleur a disparu. On ne peut distinguer aucune dilatation des veines du côté droit. — 6 mars 1845; il n'y a plus trace de varicocèle ni malaise d'aucun côté. Je considère l'affection comme guérie; mais je n'en recommande pas moins au malade de porter encore son bandage pendant six mois.

Obs. IV. *Varicocèle guéri par la pression en quinze mois.* — Un malade, âgé de vingt-sept ans, vint consulter M. Key pour un varicocèle qui avait pris un accroissement

rapide; on lui conseilla la compression des veines spermatiques au moyen d'un bandage. Il en porta un avec
avantage pendant deux mois, au bout desquels il partit
pour le Canada. Il continua l'emploi de ce moyen pendant quinze mois. De retour en Angleterre, au bout de
trois ans, il fut examiné par M. Daldy, qui lui avait autrefois donné ses soins, et ce chirurgien constata que le
varicocèle était entièrement guéri.

A ces exemples de guérison par la pression, j'en pour-
rais ajouter plusieurs autres, s'il était nécessaire, pour établir la valeur et l'utilité de ce mode de traitement. Dans
ceux que j'ai rapportés, la dilatation des veines avait eu lieu
à une époque assez peu avancée de la vie; elle n'était pas
considérable, existait depuis peu de temps, au moins dans
deux des cas; mais elle occasionnait plus ou moins de
gêne et même de souffrance, que l'usage du suspensoir
ne faisait disparaître qu'en partie. Les faits de ce genre
étaient précisément ceux dans lesquels on devait espérer
que la compression, en débarrassant les veines d'une partie du poids que leurs tuniques avaient à supporter, permettrait à leurs parois de recouvrer leur état et leur tonicité naturels.

Mais ce mode de traitement a été employé dans d'autres cas où le varicocèle était plus sérieux, et où l'on ne
pouvait guère espérer le retour complet des veines à leur
état normal. Cependant le bandage à levier en a encore
fait disparaître entièrement et assez vite tous les symptômes, et a permis ainsi aux malades de se livrer sans
inconvénient à des travaux actifs; tel est le fait suivant :

Obs. V. *Varicocèle volumineux et douloureux du côté*

droit, complétement guéri par la pression. — Un malade, d'un certain âge, avait un varicocèle à droite depuis vingt ans. Un amas volumineux de veines dilatées entourait le corps du testicule et s'étendait jusqu'au canal inguinal. Ce varicocèle causait un malaise considérable, une sensation pénible de tiraillement et de pesanteur à la région lombaire, et des nausées, lorsque le malade avait marché. Le testicule droit n'était pas plus petit que le gauche, mais il était un peu plus mou. Les douleurs entraînaient d'ailleurs un abattement moral extrême. L'usage d'un suspensoir n'avait amené aucun résultat avantageux. Je vis ce malade avec le docteur Thomson, de Dalkeith, en 1848, et je lui conseillai l'application du bandage à levier. Cet instrument produisit un soulagement immédiat, et on ne vit, au moment où le malade quitta la position horizontale, aucune tumeur reparaître dans le scrotum. Cependant il n'empêcha pas les veines de se gonfler à la suite de longues courses à cheval; et comme, d'ailleurs, il y avait un malaise extrême quand le bandage était trop serré, le docteur Thomson fit à l'appareil une modification qui le rendit plus efficace. Le malade put alors se livrer à des exercices violents, sans que ses veines se dilatassent, et il ne souffrit plus en aucune façon de son varicocèle. Au bout d'un certain temps, la pression put être diminuée. Dans une note que cet individu m'a écrite en 1854, il me dit que depuis quatre mois il a pu se passer de son bandage, que le suspensoir suffit pour empêcher une nouvelle dilatation des veines et toute espèce de malaise, et que ses forces sont beaucoup plus grandes qu'elles ne l'avaient été depuis plusieurs années. Je l'ai revu pendant l'été de 1855; il menait une vie fort active sans inconvénient, et ne portait qu'un suspensoir.

J'ai vu très-peu de sujets chez lesquels, pour diminuer les inconvénients de la distension veineuse, il ait été nécessaire d'exercer, avec le bandage à levier, une pression assez grande pour éveiller la douleur. Dans le fait qui précède, le varicocèle était ancien et très-volumineux, le malade menait d'ailleurs une vie très-active, de sorte qu'on fut obligé d'employer une force peu ordinaire. L'instrument imaginé par M. Thomson était une combinaison du ressort ordinaire et du bandage à levier, c'est-à-dire que le ressort était tout à la fois circulaire et à levier, et que la pelote était fixée de manière à pouvoir s'allonger un peu. Dans certains cas de varicocèle volumineux, un appareil de ce genre pourrait être plus efficace et plus facilement supporté que le simple bandage à levier; en effet, quand il est nécessaire d'exercer avec ce dernier une forte pression, le sous-cuisse fait souffrir. Le docteur Thomson a également employé avec succès son bandage pour des varicocèles compliqués de hernie inguinale (1). Toutefois il est rare de rencontrer ensemble le varicocèle et la hernie, et je dois noter comme une preuve de l'influence heureuse de la compression dans la première de ces maladies, ce fait que jamais je n'ai vu de dilatation prononcée des veines spermatiques du côté où une hernie était maintenue par un bandage.

J'ai déjà dit que les individus atteints de varicocèle tombaient quelquefois dans un abattement moral non

(1) Voy. Dr Thomson, *On varicocele treated by compression, Monthly journ. of med. science*, nov. 1848.

justifié. On peut ordinairement faire cesser ces symptômes d'hypochondrie par un traitement général approprié et les moyens locaux, en même temps que par des
conseils et des consolations. D'autres fois, le malaise ressenti dans le testicule et le cordon spermatique ou jusque
dans les reins, s'élève aux proportions d'une véritable
douleur, qui empêche de se livrer à aucune espèce de
travail. Dans le fait suivant, qui était de cette nature,
le malade était prêt à se soumettre à toute opération
que je lui eusse proposée ; mais le succès qu'il obtint
de son bandage suffit pour rendre inutile un parti aussi
sérieux ; la distension des veines était si peu considérable
que, probablement, la guérison a été due à ce qu'il y a
eu compression des nerfs spermatiques.

Obs. VI. *Varicocèle très-douloureux soulagé par la
compression.* — En mars 1845, je vis en consultation,
avec M. Pye Smith, un jeune homme de vingt-cinq ans,
qui portait un varicocèle très-douloureux à gauche. Ce
malade, non marié, avait une santé générale assez bonne,
bien que son apparence fût délicate. Il souffrait de son
varicocèle depuis quatre ans environ, et, malgré l'emploi d'un suspensoir, la douleur avait continué à augmenter et en était venue à un tel degré d'intensité,
qu'il ne pouvait se livrer à aucune occupation, ni
même sortir un peu sans être obligé de revenir se coucher peu de temps après. En entrant chez moi, il de-
manda la permission de se reposer sur un canapé, et,
avant de s'en aller, il y resta couché une demi-heure.
La dilatation des veines spermatiques était loin d'être
considérable ; le testicule, qui avait un volume normal,
était le siége d'une grande sensibilité morbide. En exer-

çant, à l'aide des doigts, une compression assez forte sur les veines spermatiques, au niveau de l'anneau inguinal externe, et la continuant pendant que le malade allait et venait dans la chambre, je reconnus qu'il n'éprouvait aucune douleur, et que celle-ci revenait au bout de quelques minutes, dès que je cessais la compression. Je conseillai donc l'application d'un bandage à levier. Au bout de deux mois ce malade revint me voir, et me dit qu'il avait été très-soulagé par son bandage qu'il avait employé sans interruption ; il pouvait, en effet, prendre de l'exercice et se livrer au travail, bien qu'il souffrît encore par moments, surtout lorsqu'il s'était fatigué. M. Smith m'a récemment appris que notre malade continuait à ne point souffrir. Il a porté son bandage pendant près de trois ans, au bout desquels il l'a quitté pour un suspensoir, dont il fait usage actuellement.

On ne s'occupe ordinairement pas assez du traitement général dans le varicocèle, et on a le tort de le regarder trop exclusivement comme une maladie locale. Dans un grand nombre des cas où la compression soulage manifestement, les malades ont de dix-huit à trente ans, leur constitution est débile, leur système veineux et leur circulation sont faibles, ainsi que le démontrent le volume de leurs veines superficielles, surtout aux membres inférieurs, la pâleur de leur teint et le refroidissement habituel de leurs pieds et de leurs mains. Assez souvent aussi ils sont affectés de spermatorrhée. Quand il en est ainsi, la médication locale est rendue plus efficace par le traitement général à l'aide de la quinine, des ferrugineux, de l'huile de foie de morue, d'un régime nourrissant, des bains de mer, de tous les moyens, en un mot, qui sont propres à tonifier l'organisme et à arrêter les pertes séminales.

Pour apprécier la valeur curative de la compression dans le traitement du varicocèle, on ne doit pas oublier que si ce moyen permet aux vaisseaux de reprendre leur volume et leur tonicité naturels, la récidive peut cependant avoir lieu, lorsqu'il y a persistance des causes qui entraînent habituellement la distension des veines spermatiques. Aussi, pour obtenir de la compression un résultat permanent, le malade doit-il éviter la constipation, les efforts considérables et la fatigue prolongée. C'est pourquoi je conseille, pour plus de sécurité, de continuer l'emploi du bandage quelque temps après la disparition de tous les symptômes de l'affection, surtout lorsque le sujet est obligé de mener une vie active, ou lorsque sa constitution est faible et sa santé délabrée.

Parmi les varicocèles qui surviennent dans le jeune âge, il en est très-peu dont les progrès soient arrêtés et les souffrances calmées par l'emploi du suspensoir ordinaire. Dans les cas que j'ai rapportés, ce moyen n'avait pu amoindrir les douleurs, et les malades réclamaient instamment l'assistance de l'art. Mais il est une autre catégorie de varicocèles dans lesquels la compression peut soulager, sans donner pour cela une guérison radicale : ce sont ceux que l'on observe à une période un peu avancée de la vie. Si le varicocèle est devenu considérable, après s'être développé lentement, il peut, malgré son volume, ne pas occasionner d'autre inconvénient qu'une sensation de poids et de malaise, quand on s'est fatigué et quand la partie n'est point soutenue. Le suspensoir suffit généralement en pareil cas, mais il ne peut guère arrêter l'augmentation du varicocèle; à la longue celui-ci finirait par amener l'atrophie graduelle du testicule, et, quelquefois, par prendre le caractère douloureux. Or, la compression non-seulement fait disparaître la douleur légère qui résulte momentanément de la distension des veines, mais elle combat la tendance à une dilatation plus grande, bien que le gonflement soit trop considérable pour permettre aux vaisseaux de revenir à leur volume naturel.

Il résulte de ces observations, que je considère la compression comme propre à guérir ou à soulager la plupart des varicocèles qu'on rencontre dans la pratique. Il est certain que, dans tous les cas où une compression assez énergique, pratiquée avec les doigts à l'anneau inguinal, fait disparaître la sensation de pesanteur et de malaise le long du cordon, on peut adopter, avec beaucoup d'espoir de succès, ce moyen que sa simplicité, son innocuité et son efficacité rendent préférable à tous les traitements chirurgicaux. On appliquera le bandage, pendant que le malade sera couché, de manière à exercer une pression suffisante sur l'anneau inguinal. Quelquefois la pelote, quoique ayant été bien placée le matin, commence à faire souffrir vers la fin de la journée; lorsqu'il en est ainsi, on doit diminuer la compression, en relâchant le sous-cuisse. En général, on ne doit porter le bandage que pendant le jour; mais, dans quelques cas, j'en ai conseillé également l'usage pour la nuit. Ainsi, un de mes malades qui éprouvait du malaise quand il se couchait du côté malade, passait une meilleure nuit s'il gardait son bandage. Lorsque le scrotum est fortement relâché, ou que les veines sont très-longues et forment un plexus volumineux, je fais porter en même temps le suspensoir en filet de soie, qu'on adapte facilement au bandage.

CHAPITRE II.

TUMEURS ADIPEUSES DU CORDON.

Le cordon est parfois le siége d'un dépôt anormal de graisse. Cette matière adipeuse se forme dans le tissu cellulaire lâche de la région et s'interpose entre ses éléments constituants. On peut la rencontrer sur les divers points du cordon, depuis le canal inguinal en haut jusqu'à l'épididyme en bas. Sur un jeune sujet, qui était mort d'une pleurésie à l'hôpital de Londres, j'ai trouvé une masse de graisse le long du cordon et autour de l'épididyme ainsi qu'au-dessous de la tunique vaginale, dans le point où elle va se réfléchir sur la partie postérieure du testicule. J'ai rencontré, dans un autre cas, de petites masses graisseuses isolées, coïncidant avec une hydrocèle enkystée du cordon. Quand il est considérable, le dépôt graisseux forme quelquefois, en avant des vaisseaux spermatiques, une tumeur lâche, mobile, pâteuse et lobulée, comme le sont habituellement les tumeurs adipeuses. Ces accumulations de graisse ne sont généralement pas gênantes et ne réclament par conséquent pas de traitement chirurgical. On les a cependant prises pour des hernies épiploïques. Pelletan, qui les a signalées, les désigne sous le nom de *hernies graisseuses* (1).

______
(1) *Clinique chirurgicale*, t. III, p. 33.

J'ai disséqué, sur un homme de plus de quatre-vingts ans, une tumeur graisseuse lobulée, entourée par la gaîne épaissie du cordon spermatique, et qui ressemblait beaucoup à une portion d'épiploon contenue dans un sac herniaire. (Voir fig. 38.)

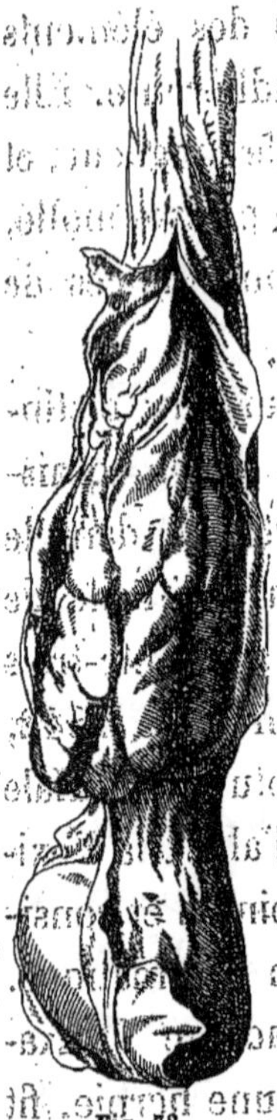

M. Cloquet a également publié les détails anatomiques d'une tumeur graisseuse trouvée dans le cordon spermatique d'un vieillard et qui r essemblait à une épiplocèle irréductible (1). M. Macilwain cite un cas dans lequel on jugea à propos de faire une incision sur une tumeur de cette espèce, parce que le malade présentait les symptômes de la hernie étranglée. Le chirurgien trouvant entre la tumeur graisseuse et le cordon des adhérences si intimes, qu'il ne pouvait extirper l'une sans léser l'autre, se décida à tout enlever, tumeur et testicule (2); opération que les accidents ne justifiaient pas.

Fig. 38.

Ces tumeurs ont la mollesse, l'absence d'élasticité, la forme allongée et l'indolence de l'épiplocèle irréductible. C'est pourquoi, dans le cas où il existerait une constipation très-opiniâtre et d'autres symptômes de hernie étranglée, et où, après un examen attentif de la tumeur et des commémoratifs, le diagnostic resterait douteux, il serait indiqué de faire une incision. On serait moins embarrassé, si la masse graisseuse formait

(1) *Recherches sur les causes et l'anatomie des hernies abdominales,* p. 26.

(2) *Surgical observations,* p. 291, note.

dans le cordon une tumeur parfaitement limitée, comme on en voit une au Musée du Collége des Chirurgiens (n° 2461). Elle se trouve enkystée à deux ou trois centimètres au-dessus du testicule, au milieu des éléments du cordon auxquels elle est lâchement adhérente. Elle est de forme ovale, a douze centimètres de longueur, et consiste en un certain nombre de lobes de graisse molle, intimement unis entre eux par des cloisons minces de tissu cellulo-fibreux.

Il y a quelques années, plusieurs chirurgiens distingués ont vu un exemple remarquable de tumeur graisseuse du scrotum, dont le point de départ était dans le cordon spermatique, et dont il avait été très-difficile de reconnaître la nature. — J. M., âgé de quarante-trois ans, assez maigre, s'aperçut, dans l'automne de 1842, d'un gonflement au côté gauche du scrotum. M. Hale Thompson, qui le vit le premier, crut d'abord à l'existence d'une hernie; puis il modifia son opinion et considéra l'affection comme limitée au cordon spermatique. La tumeur continuant à grossir, le malade se fit examiner par M. Lawrence qui diagnostiqua une hernie, fit inutilement plusieurs tentatives de taxis, et conclut alors à l'existence d'une épiplocèle irréductible. Peu satisfait de ce diagnostic, M. Thompson mena son malade à sir B. Brodie, qui, après un examen sérieux, rejeta l'idée de hernie sans formuler d'opinion sur la nature de la tumeur, qu'il considérait comme fort obscure. J. M. quitta alors l'Angleterre et alla passer huit mois en Italie. A Florence, il consulta M. Harding, ancien aide-chirurgien de l'hôpital de Westminster, qui ne voulut point se prononcer davantage. Lorsqu'il fut de retour en Angleterre, en août 1843, on constata que sa tumeur s'était peu accrue; mais dans les six mois qui suivirent, elle augmenta notablement. C'est alors que M. Edwards, chirurgien à Chelsea, m'amena J. M. Je trouvai au côté gauche du scrotum une tumeur du volume d'une grosse orange environ, de forme arrondie, molle, dépourvue d'élasticité, imparfaitement circonscrite à sa partie supérieure, où elle se confondait avec le cordon spermatique épaissi. Le testicule en était indépendant, et se trouvait à sa partie interne et inférieure. Cette tumeur n'était modifiée ni par la pression, ni par la position; elle était d'ailleurs complétement opaque. Le malade disait que le matin, à son lever, elle commençait à grossir et à produire un sentiment de pesanteur et de gêne, puis qu'elle se tendait et devenait douloureuse jusqu'à ce qu'il allât à la selle, après quoi elle revenait à son premier état. Bien qu'il me fût alors impossible d'expliquer la relation qui semblait exister entre les intestins et la tumeur, je n'hésitai point, après l'avoir bien examinée, à déclarer que ce n'était pas une hernie, mais qu'il s'agissait probablement d'un produit accidentel dans le scrotum, et je conseillai de continuer l'emploi du traitement iodé, et du bandage que M. Edwards avait fait appliquer sur la région inguinale, et qui soulageait les coliques sans augmenter le volume de la tumeur. Dans le cours de l'année suivante, celle-ci augmenta encore et finit par atteindre le volume d'un melon; elle restait d'ailleurs pyriforme et pâteuse, et se trouvait en arrière du testicule : M. M. fut alors examiné par sir Brodie, M. Travers, et M. Lawrence, qui décidèrent en consultation que la tumeur n'avait aucun rapport avec le testicule, et que ce

n'était pas davantage une hernie; enfin, bien qu'ils ne
pussent en déterminer la nature, ils conclurent pour l'ablation, à cause de la gêne occasionnée par le poids considérable et le développement rapide de la tumeur. L'opération fut pratiquée par M. Lawrence, assisté de M. Travers,
en avril 1845. Après avoir fait une incision exploratrice,
qui fit connaître la nature du tissu morbide, on essaya de
sauver le testicule; mais les différents éléments du cordon
se confondaient si intimement avec la tumeur, qu'après
y avoir employé beaucoup de temps inutilement, on se décida à tout enlever. La tumeur avait environ vingt-quatre
centimètres de longueur sur dix-huit de largeur; elle était
constituée par un tissu adipeux en partie lobulé; elle avait
commencé en haut dans l'épaisseur du cordon spermatique; mais en s'accroissant, elle s'était dirigée du côté du
scrotum, où elle avait trouvé moins de résistance. Le malade guérit. Il se forma consécutivement dans l'aine une
tumeur du volume d'une grosse noisette, que j'enlevai en
1849. Elle était encore graisseuse et lobulée, et s'était développée au milieu des restes du cordon dans l'intérieur
du canal inguinal. J'ai pensé que c'était une portion de
la tumeur primitive qu'on avait laissée dans la première
opération, et qui depuis avait augmenté de volume (1).

Ce malade m'a consulté encore il y a quelque temps,
pour une nouvelle tumeur qui s'était montrée du même
côté depuis six mois, et s'était accrue assez lentement. Je

(1) Les détails de cette observation sont empruntés à la relation
faite par M. Edwards dans le *Provincial med. and surg. journal*,
25 juin 1845. Ce fait a été en outre brièvement indiqué par sir
B. Brodie, dans ses *Lectures on Pathology and surgery*, p. 274, et par
M. Lawrence, dans une leçon clinique publiée dans *Medical Gazette*, vol. XXXVI, p. 177.

lui ai fait, le 29 novembre 1855, une troisième opération,
plus de dix années après la première, et j'ai enlevé deux
petites tumeurs graisseuses, l'une du volume d'une forte
châtaigne, l'autre moitié moindre. La plus grosse s'étendait du scrotum à la partie interne de la cuisse, et se
trouvait beaucoup au-dessous du point au niveau duquel
la deuxième ablation avait eu lieu. Cette tendance à la
formation de tumeurs graisseuses dans le cordon spermatique et le scrotum ajoute de l'intérêt à l'observation
qu'on vient de lire ; car on a décrit des tumeurs récidi-
vantes de diverses espèces, mais je ne sache pas qu'on
ait signalé la récidive des tumeurs graisseuses. Le malade est d'ailleurs assez maigre, et sujet à des douleurs
lombaires et à la gravelle (1).

La sympathie qui existait entre les intestins et la tumeur, dans ce cas embarrassant, peut s'expliquer par ce
que j'ai dit à propos du varicocèle. Toute cause d'obstacle
au retour du sang des veines spermatiques devait produire de la tension et de la gêne dans les bourses ; or,
un pareil obstacle avait lieu, par pression hydrostatique,
quand le malade était debout et quand les matières fécales s'étaient accumulées dans l'S iliaque, de sorte que la
défécation soulageait toujours la tension et la gêne ressen-
ties dans la tumeur. Et ce qui prouve que telle est la
véritable explication des symptômes qui ajoutaient tant à
l'obscurité du diagnostic, c'est qu'un bandage appliqué
sur l'anneau inguinal, en diminuant le poids de la co
lonne sanguine supporté par les veines variqueuses, produisait un soulagement marqué.

(1) Dans le texte anglais, tout cet alinéa se trouve à l'appendice,
p. 518.

J'ai déjà traité aux chapitres consacrés à l'*Hydrocèle* et à l'*Hématocèle du cordon*, des épanchements et des infiltrations de sérosité ou de sang au milieu des éléments du cordon.

CHAPITRE III.

SPASME DU CRÉMASTER DÉTERMINANT LA RÉTRACTION DU TESTICULE.

Le spasme du crémaster est un phénomène que l'on observe quelquefois dans les affections des voies urinaires, et en particulier quand les reins deviennent malades, quand un calcul chemine le long de l'uretère, ou bien encore dans les inflammations de la portion prostatique de l'urèthre. Il est, dans tous ces cas, le résultat d'une extension vers ce muscle de l'irritation partie des points malades. On peut l'expliquer, dans les deux premiers, par la connexion qui existe entre le plexus nerveux spermatique et le plexus rénal, et, dans le troisième, par la connexion de ce même plexus spermatique avec le plexus hypogastrique, le long des canaux déférents. Ce spasme survient tout à coup; tant qu'il dure, les testicules sont rétractés et retenus fortement contre l'anneau inguinal, en même temps que le patient éprouve des douleurs plus ou moins vives. On doit traiter cette maladie par des bains chauds, des fomentations de houblon ou de têtes de pavot, les opiacés, etc., tout en s'occupant du point de départ de l'irritation.

Dans le fait suivant, le spasme du crémaster eut un caractère bénin et parut avoir été occasionné par une blessure. — Un petit juif de onze ans vint me trouver à l'hôpital pour une légère douleur qu'il éprouvait dans les testicules ; ces organes étaient rétractés vers les anneaux, et il en résultait, à la région pubienne, un pli transversal profond ; le scrotum était flasque et vide. J'appris que, peu de temps auparavant, cet enfant avait reçu un coup de pied sur le pubis, et que depuis lors les testicules s'étaient retirés. La pression était douloureuse, et si on l'exerçait sur le point où s'attache le crémaster, le testicule descendait aussitôt, pour remonter dès qu'on la cessait (1). Pensant que ce spasme était dû à ce qu'une légère inflammation s'était transmise du point contus à l'attache interne du crémaster, je fis appliquer des sangsues sur la région inguinale, et je prescrivis des fomentations et des minoratifs, mais il n'en résulta aucun soulagement. Je fis alors donner une douche froide, dont l'effet immédiat fut la cessation du spasme ; il se reproduisit cependant peu après, mais n'eut pas une intensité aussi grande. On répéta la douche avec le même résultat, puis l'enfant cessa de venir. Il se présenta cependant quelques mois plus tard pour une gonorrhée avec récidive de son spasme, lequel s'apaisa à mesure que la maladie uréthrale marcha vers la guérison.

Au printemps de 1853, j'ai été consulté pour une rétraction des testicules, chez un enfant de cinq ans et demi, qu'on m'avait amené du nord de l'Angleterre, parce que son médecin croyait à une migration imparfaite des testicules et que les parents, inquiets, s'imaginaient qu'on avait négligé, après la naissance de leur

____

(1) J'ai observé une autre fois le même phénomène, dans un cas de rétraction spasmodique des testicules, symptomatique d'une irritation de la partie prostatique de l'urèthre.

enfant, un vice sérieux de conformation. Le sujet était de faible constitution ; son scrotum était assez développé, mais flasque et vide ; ses testicules étaient situés dans les aines, tout près des anneaux, et au-dessous d'eux la peau était légèrement ridée. La bonne de l'enfant s'était aperçue de cet état des organes un an auparavant, lorsqu'elle était entrée dans la maison, mais elle avait négligé de le dire, et ce n'était que depuis peu que les parents en avaient eu connaissance. Je pus, à l'aide de douces pressions, faire redescendre les testicules dans le scrotum, mais ils remontèrent aussitôt que j'eus cessé la manœuvre. Cette circonstance, jointe à l'état de développement du scrotum, et à ce que les premiers médecins et les premières bonnes de l'enfant n'avaient point remarqué de vice de conformation, me fit penser que la position anormale des testicules était due à un spasme permanent du crémaster, survenu après la naissance, mais à une époque qui ne pouvait être précisée. Je prescrivis des bains froids et des toniques, et j'appris à la bonne à exercer tous les jours les pressions nécessaires pour faire redescendre les testicules. On me rapporta cet enfant au bout de quatre mois, pendant lesquels il avait séjourné au bord de la mer ; il était beaucoup mieux portant ; les testicules descendaient quelquefois dans le scrotum, mais ils n'y restaient pas habituellement ; en mettant brusquement la région à découvert, je trouvai ces organes en place, mais ils remontèrent aussitôt dans l'aine, ce qui était, au dire de la bonne, leur position ordinaire. Je recommandai de continuer les pressions. Je revis encore cet enfant, dans l'été de 1854, à son retour des bords de la mer ; sa santé était très-améliorée, et ses testicules avaient repris leur position normale, qu'ils occupaient presque toujours, d'après les renseignements qui me furent donnés.

J'ai observé deux autres cas semblables dans lesquels on a cru également à une migration imparfaite des testicules. Mais l'existence d'un scrotum bien développé, et la facilité avec laquelle on y faisait descendre les glandes séminales, rendaient le diagnostic facile.

MALADIES DU SCROTUM.

CHAPITRE PREMIER.

BLESSURES.

Le scrotum peut être contus ou déchiré par une violence extérieure. Les plaies contuses y sont surtout remarquables par la grande quantité de sang qui s'infiltre sous la peau. En effet, le tissu cellulaire y étant excessivement lâche, un coup léger, qui amène la rupture de quelques vaisseaux, suffit pour donner lieu à une vaste ecchymose. Le gonflement est donc considérable, les testicules sont enveloppés d'une telle quantité de sang qu'on ne peut les sentir, et la peau devient en peu de jours d'un violet foncé. La terminaison est habituellement heureuse; mais plusieurs semaines se passent avant que le sang soit entièrement résorbé, et que la tuméfaction et la couleur foncée aient tout à fait disparu. La seule chose qu'on ait à faire, quand les testicules n'ont pas été blessés, c'est de prescrire le repos, de soutenir, à l'aide d'un suspensoir ou d'un coussin, le scrotum tuméfié, et d'y appliquer des linges mouillés d'eau froide. Des lotions de chlorhydrate d'ammoniaque ou des cataplasmes de farine d'avoine et de vinaigre, semblent accélérer la résorption du sang infiltré. Quand la contusion est violente et l'in-

filtration considérable, il survient parfois de l'inflammation, qui peut se terminer par suppuration et gangrène ;
pourtant cette terminaison est rare et ne se rencontre
guère que chez les individus débilités ; lorsqu'elle arrive,
on doit débrider largement le scrotum ; mais cette opération ne conviendrait pas pour la simple tumeur sanguine.

Les plaies du scrotum, bien que graves en apparence,
se terminent ordinairement d'une manière favorable.
L'hémorrhagie qu'elles fournissent n'est pas très-abondante ; mais, en raison de la contractilité des téguments,
les bords de la solution de continuité s'écartent et laissent
une ouverture assez large par laquelle les testicules peuvent s'échapper. On doit alors laver la blessure, enlever
les caillots, réduire les testicules, et réunir les lèvres de
la plaie par des points de suture et du diachylon. On
fera ensuite un pansement à l'eau froide et on préser-
vera la plaie du contact de l'urine au moyen du taffetas
gommé. Le malade restera d'ailleurs au lit. La plaie se
cicatrise, en général, rapidement. J'ai été une fois mandé
pour voir un homme qui, étant ivre, s'était blessé les
bourses en s'asseyant sur le bras cassé d'un fauteuil. Je
trouvai au côté gauche du scrotum une grande plaie
triangulaire, dont les lèvres étaient tellement écartées
qu'il semblait y avoir eu une perte de substance considérable, et par laquelle s'échappaient le testicule tout entier et une partie du cordon complétement dénudé. Je
fermai cette plaie immédiatement et sans difficulté, au
moyen de quelques points de suture. Au bout d'une semaine, la réunion par première intention était faite, et la
plaie complétement guérie (1).

(1) La hernié d'un testicule à travers une plaie du scrotum est un

Le scrotum n'est pas très-exposé aux brûlures, parce qu'il est habituellement protégé par des vêtements de laine. — Un sourd-muet employé chez un fabricant de savon, tomba dans une cuve contenant une solution de accident assez rare pour que les auteurs en aient à peine fait mention. Lorsqu'on est appelé immédiatement ou peu de temps après la blessure, le traitement indiqué par M. Curling est tout simple, et ne présente aucune difficulté. Mais si le chirurgien n'arrive qu'au bout de vingt-quatre ou de quarante-huit heures, et que, pendant ce temps, la hernie ait été abandonnée à elle-même, la réduction peut être devenue difficile, tant parce que le testicule gonflé ne peut repasser à travers la plaie, que parce que des adhérences se sont établies entre lui et la surface saignante. Il est alors nécessaire de débrider avec le bistouri et de couper les adhérences. Dans un fait rapporté par Serre, de Montpellier (*Éphémérides médic. de Montpellier*, années 1826 à 1828), le malade se présenta à Delpech, huit jours après s'être ouvert le scrotum avec un rasoir; un des testicules faisait hernie, et ne put être réduit; Delpech agrandit l'ouverture de quelques centimètres, et put alors opérer la réduction; le malade guérit sans accident. Dans un autre cas observé par M. Voillemier à l'hôpital des Cliniques (*Gazette des hôpitaux*, 1846, p. 593, et 1847, p. 269), la hernie, qui avait été consécutive à une plaie produite par un instrument tranchant sur lequel le malade s'était assis par mégarde, datait de quarante-huit heures; le chirurgien fut obligé, pour replacer l'organe, de détruire avec les ciseaux et la sonde cannelée, des adhérences qui unissaient le testicule à la plaie, et d'agrandir celle-ci par un débridement longitudinal. Il fit ensuite deux points de suture, et le malade guérit.

Puisqu'il est ici question de sortie du testicule à travers une ouverture du scrotum, j'en citerai un exemple dans lequel la hernie fut consécutive, non pas à une plaie, mais à une perte de substance causée elle-même par une gangrène et l'élimination des escarres. Le malade, âgé de soixante-trois ans, avait été opéré d'hydrocèle, à droite, par l'injection iodée, et le liquide avait été poussé dans le tissu cellulaire; une gangrène s'en était suivie; la tunique vaginale elle-même avait été éliminée en partie, et le testicule dépassait sensiblement le niveau de l'ouverture scrotale. Lorsque je vis le malade pour la première fois à l'hôpital Saint-Louis, en juillet 1848, des adhérences solides unissaient la partie postérieure de l'épididyme et du testicule aux bords renversés de la peau, et je reconnus que la portion restante de cette dernière serait insuffisante pour reconstituer une en-

potasse caustique à 10 pour 100. Il fut reçu à l'hôpital de Londres, peu de temps après son accident. La face et les mains, dépouillées de leur épiderme, présentaient des escarres superficielles ; mais les douleurs les plus vives résultaient de l'action du caustique sur le prépuce et le scrotum, dont l'épiderme était entièrement enlevé, et le derme en partie détruit. Cependant les escarres s'éliminèrent et les plaies se cicatrisèrent en trois semaines avec une légère rétraction du scrotum.

CHAPITRE II.

PRURIGO.

Le scrotum est parfois le siège d'un prurit intolérable, qui tourmente le malade jour et nuit, et lui rend l'existence insupportable. Cette affection s'accompagne ordi-

veloppe. Il n'y avait pas d'autre parti à prendre que d'abandonner les choses à elles-mêmes ou d'enlever le testicule en totalité ou en partie. Or, le malade tenait à ne pas conserver cette affection à cause du suintement continuel qui avait lieu, et des douleurs qui survenaient de temps à autre. D'un autre côté, il demandait à être débarrassé du testicule, qui, disait-il, lui était inutile, car il avait depuis quelques années cessé d'avoir des érections et des rapports sexuels. D'après ces motifs, je me décidai à faire, non pas la castration, mais l'amputation partielle ou la rescision du testicule. J'enlevai avec le bistouri tout ce qui débordait le scrotum et je laissai le reste, pensant que la plaie ainsi produite serait moins grave que celle d'une castration ordinaire. Les jours suivants, je cautérisai la surface de la plaie et le contour de l'ouverture cutanée. Je m'attendais à voir tomber en gangrène la portion restante du testicule ; mais il n'en fut pas ainsi. La cicatrisation se compléta en quelques semaines, et le malade que j'ai revu six mois plus tard, avait une cicatrice indolente, avec un noyau formé par le reste du testicule et l'épididyme.

(Note du Traducteur.)

nairement d'une éruption de papules rondes et aplaties d'un rouge pâle, qu'on aperçoit facilement sur le fond plus sombre du scrotum. La peau s'excorie par les frottements du malade, lesquels soulagent momentané- ment, mais pour aggraver ensuite les souffrances. Elle est souvent le siége d'une hypersécrétion de matière sébacée; et, au bout de quelque temps, elle devient plus brune et s'épaissit un peu. L'irritation se manifeste par accès; elle augmente par l'exercice, surtout dans les temps chauds, et par la chaleur du lit; elle peut s'éten- dre jusqu'à l'anus et la partie interne des cuisses.

Cette maladie se rencontre chez les adultes, mais elle est plus fréquente chez les sujets avancés en âge, chez lesquels on l'attribue habituellement à l'oubli des soins de propreté. Elle est très-rebelle et résiste souvent des mois, des années même, à toute espèce de traitement, en pré- sentant par intervalles des rémissions complètes et des récidives.

Traitement. — On obtient très-peu de soulagement de la médication interne. On doit surtout surveiller l'état des intestins et des sécrétions, et donner au ma- lade de la morphine à prendre en se couchant, si la santé générale souffre du défaut de sommeil. On lui re- commandera de ne pas se gratter, de porter des vête- ments légers et peu serrés, et de s'abstenir de salaisons, ainsi que de tout aliment excitant. Il devra se laver tous les jours les bourses avec de l'eau de savon et prendre deux ou trois fois par semaine un bain chaud. L'irritation peut encore être calmée par une lotion avec de l'eau vinaigrée, ou la solution de bichlorure de mercure dans la proportion de dix centigrammes pour trente grammes d'eau. La lotion jaune, ainsi que la lotion de carbonate de potasse (seize grammes pour trois cent soixante d'eau de rose), ont également été utiles dans quelques cas. La préparation que j'ai trouvée la plus efficace est une solution de quatre grammes de sulfure de potasse dans deux cent quarante d'eau de chaux. Le topique qui m'a paru le plus utile est celui que nous nommons *unguentum hydrargyri nitratis dil.*, et que je fais appliquer le soir sur le scrotum. L'onguent soufré et les fumigations sulfureuses réussissent aussi quelquefois. Enfin Biett a préconisé contre cette pénible affection les fumigations locales de cinabre, au moyen d'un appareil spécial (1).

CHAPITRE III.

VARICES.

Au nombre des maladies qui peuvent affecter le scrotum, quelques auteurs ont rangé l'état variqueux de ses veines, lesquelles ne sont cependant jamais affaiblies et dilatées au point de réclamer l'attention du chirurgien. En effet, la contractilité remarquable du dartos suffit pour les soutenir, et diminuer leur tendance à la dilatation. Les veines spermatiques deviennent plus souvent variqueuses chez les jeunes gens que chez les vieillards ; au contraire les varices du scrotum sont plus fréquentes chez ces derniers à cause du relâchement qui est un des résultats du progrès de l'âge. Chez quelques

(1) Cazenave et Schedel, *Abrégé pratique des maladies de la peau,* troisième édit., p. 315.

vieillards ces varices présentent un aspect curieux : le scrotum prend une apparence tigrée qui est due à une multitude de petites taches rouges ou noires, de la grosseur d'une tête d'épingle ou davantage ; évidemment formées par la dilatation des veinules, car elles disparaissent momentanément sous une pression légère. Je les ai parfois observées sur des bourses distendues par une hydrocèle ou un varicocèle. En effet, dans les cas où le varicocèle est très-prononcé, les veines du scrotum participent presque toujours à la dilatation de celles du cordon.

CHAPITRE IV.

EMPHYSÈME.

On appelle ainsi la distension du scrotum par la présence de l'air dans le tissu cellulaire sous-cutané. Les anciens auteurs en ont parlé comme d'une affection assez commune. De nos jours, le seul emphysème qu'on observe est celui qui résulte d'une insufflation artificielle ; les soldats et quelquefois d'autres individus y ont recours pour simuler une affection plus grave. On a vu le scrotum ainsi distendu égaler en volume la tête d'un enfant, sans qu'il en résultât rien de fâcheux. En tout cas, la crépitation de la tumeur en indique facilement la nature.

CHAPITRE V.

ŒDÈME.

'. La laxité et l'abondance du tissu cellulaire des bourses, l'absence de graisse, l'ampleur et l'extensibilité de la
peau expliquent pourquoi l'œdème donne lieu à une tuméfaction beaucoup plus considérable dans cette région
que dans aucune autre. D'un autre côté, la position déclive du scrotum l'expose à s'infiltrer en même temps
que les extrémités inférieures dans le cours des affections
organiques. Cette infiltration se rencontre aussi quelquefois isolée, et indépendante de l'anasarque. C'est elle que
certains auteurs ont nommée *hydrocèle par infiltration*.

Symptômes.—L'œdème du scrotum commence par la
partie la plus déclive, où il reste limité quand l'infiltration
est légère. Si, au contraire, toute la région est envahie,
il se présente sous l'aspect d'une tumeur uniforme, mal
définie, molle, pâteuse, et qui conserve une empreinte à
la suite de la pression. Toutefois, la largeur des aréoles
du tissu cellulaire étant telle que le liquide infiltré les
traverse librement, il en résulte que l'impression du
doigt disparaît assez vite. A mesure que la tuméfaction
augmente, les rides du scrotum s'effacent, et la peau
devient lisse, tendue, pâle, luisante et demi-transpa-
rente. L'infiltration enveloppe à tel point les testicules
qu'on ne peut plus les distinguer. Enfin, quand l'œdème
est devenu très-considérable, la peau de la verge y participe presque toujours ; le prépuce se déforme, se con-
tourne, et cache entièrement le gland. Souvent l'œdème

s'étend en même temps aux aines et à la partie inférieure de l'abdomen.

Cette maladie peut se produire sous l'influence de toutes les causes capables de gêner la circulation et de déterminer l'infiltration dans les autres parties du corps. D'abord, en raison de la déclivité de la région, elle apparaît plus tôt sur le scrotum que partout ailleurs, dans les cas d'anasarque. On l'observe en outre comme affection locale chez les vieillards et les sujets débilités par les maladies, surtout quand les bourses sont très-lâches. On rencontre aussi quelquefois l'œdème chez les enfants peu de temps après la naissance; il est produit alors par une maladie des ganglions inguinaux ou par d'autres tumeurs qui entravent la circulation veineuse et lymphatique. Enfin, dans le cas d'hydrocèle ordinaire, il peut résulter de l'acupuncture ou de la rupture accidentelle du sac.

Diagnostic. — L'œdème présente au scrotum des caractères tellement tranchés, qu'on ne peut guère le confondre avec aucune autre affection, surtout s'il y a en même temps une hydropisie générale. Lorsqu'il est local, il pourrait être pris pour une hydrocèle; mais dans l'œdème, la tumeur est molle et diffuse; elle conserve l'impression du doigt, occupe les deux côtés du scrotum et masque les deux testicules; tandis que, dans l'hydrocèle, elle est rénitente, circonscrite, fluctuante et limitée à un seul côté, excepté dans l'hydrocèle double, qui diffère encore de l'œdème par l'existence de deux tumeurs distinctes et bien définies, occupant chacune un côté des bourses. Pott a opéré une fois un œdème qui occupait un seul côté du scrotum, et qu'il avait pris pour une hydrocèle.

— Un homme de quarante-cinq ans se présenta à lui avec une tumeur volumineuse, située exclusivement à gauche; elle était pleine, tendue et présentait tous les signes de l'hydrocèle, c'est-à-dire qu'elle était fluctuante, indépendante du cordon, et qu'elle cachait le testicule. Sûr de son diagnostic, Pott n'hésita pas à ponctionner avec un trocart en bas et en avant, mais il ne put faire sortir que soixante grammes environ de liquide. Il retira alors la canule et fit un nouvel examen de la tumeur, qui avait peu diminué, bien que la forme en fût modifiée. Il put alors facilement distinguer le testicule et se convaincre qu'il avait affaire (ce qu'il n'avait pas encore vu) à un œdème unilatéral du scrotum, dans lequel une partie de la sérosité était contenue dans un kyste ou sac, tandis que le reste infiltrait les mailles du tissu cellulaire de la manière habituelle, et constituait toute la portion de tumeur qui était restée après la ponction (1). Si ce fait avait été rapporté par un chirurgien moins judicieux et moins expérimenté que Pott, j'inclinerais à croire que la tumeur avait été primitivement une hydrocèle, et qu'au moment de la ponction, le liquide s'était échappé dans le tissu cellulaire autour du sac et s'y était infiltré. L'œdème se limite très-rarement à un seul côté du scrotum; car bien que le tissu cellulaire soit un peu plus dense au voisinage de la cloison que dans les autres points, il se continue toujours librement d'un côté à l'autre. Si l'interprétation de Pott est exacte, il faut donc que la cloison ait été plus serrée et plus dense qu'à l'ordinaire chez ce malade, et que la cause de l'œdème n'ait existé que d'un seul côté.

(1) *Chirurgical works*, in-4°, p. 336.

Traitement. — L'œdème du scrotum, étant presque toujours symptomatique et n'ayant par lui-même aucune grâvité, réclame rarement un traitement spécial et local. Quand la tuméfaction est très-grande, et que la peau est tellement tendue qu'elle risque de se rompre ou de se mortifier, on doit y remédier par l'acupuncture. Les mailles du tissu cellulaire communiquent si bien entre elles, qu'une ou deux piqûres avec une aiguille à coudre ou une aiguille à cataracte suffisent ordinairement, même dans les cas où la tumeur est le plus volumineuse. On employait autrefois les incisions; mais cette pratique est dangereuse, car les incisions peuvent faire naître une inflammation diffuse qui, dans l'état d'affaiblissement où se trouvent et les tissus infiltrés et le malade lui-même, se terminerait facilement par gangrène. Pott a cité trois cas de sphacèle étendu, consécutif à des incisions faites sur des bourses œdémateuses; dans l'un d'eux, il y eut une terminaison fatale (1).

CHAPITRE VI.

PHLEGMON DIFFUS.

Bien que les auteurs ne l'aient pas spécialement décrite (2), l'inflammation diffuse du scrotum se montre souvent comme affection distincte; et, en raison de la nature spéciale des téguments des bourses, elle revêt des

(1) *Lib. cit.*, chap. vi, p. 365.

(2) M. Liston a publié quelques exemples de cette affection sous le titre d'*Anasarque aiguë du scrotum*, dans le 22e volume des *Transactions of the medico-chirurgical Society*.

caractères différents de ceux de l'inflammation diffuse des autres régions. Elle est bien connue des chirurgiens expérimentés et se rencontre assez fréquemment dans la pratique des hôpitaux. On l'observe sous deux formes : l'une, bénigne et sans danger, se termine favorablement sous l'influence d'un traitement légèrement antiphlogistique ; l'autre, grave et dangereuse, réclame l'emploi de mesures promptes et décisives pour éviter de sérieuses conséquences.

La première forme se montre généralement chez les adultes. La peau du scrotum, d'abord un peu érythémateuse, prend ensuite une teinte rosée, puis devient brillante, tendue, œdémateuse, et cesse d'être ridée. La légère teinte inflammatoire envahit en peu de temps le périnée et la peau de la verge, qui se gonflent et s'œdématient à leur tour ; dans quelques cas même elle s'étend aux aines, à la partie inférieure de l'abdomen et interne des cuisses. En même temps se montrent les symptômes d'une fièvre modérée ; la peau est chaude, et la langue sale. Cette affection survient habituellement chez des sujets épuisés par la fatigue et l'insuffisance de repos et de nourriture. — Un jeune homme de vingt ans, assez bien portant jusqu'alors, qui était venu à pied d'assez loin à Londres pour y chercher de l'ouvrage, et s'était mal nourri en route, vint me trouver pour une affection de cette nature, qui lui était survenue le lendemain de son arrivée dans la capitale. — Pareille chose eut lieu sur un manouvrier qui avait été exposé aux injures du temps et s'était beaucoup fatigué à bord d'un bateau. J'ai vu cette maladie survenir, chez des individus faibles, dans les circonstances les moins graves et parfois sans cause évidente. Chez les vieillards elle peut être occasionnée par l'irritation que fait naître le contact de l'urine, ou la présence de pus et de matières âcres dans les rides du scrotum.

La seconde forme débute comme la première; mais elle marche rapidement vers la gangrène. La teinte légèrement rosée du scrotum ne tarde pas à se changer en une couleur violette ou livide, et des taches cendrées ou fauves apparaissent sur les parties les plus déclives. Ces taches s'étendent rapidement et ont bientôt envahi tout le scrotum, à moins qu'une médication énergique n'intervienne; et si le malade survit, les deux testicules sont entièrement dénudés après l'élimination des escarres. La gangrène s'accompagne des symptômes généraux de la fièvre typhoïde : la peau est chaude, le pouls faible, la langue noire et sèche; souvent le malade succombe dans l'épuisement. Cette forme se rencontre spécialement chez les individus cachectiques et débilités, ou chez les hommes affaiblis par l'âge. Elle reconnaît les mêmes causes que la précédente, mais peut aussi se montrer après une légère blessure, ou bien être provoquée par une affection des voies urinaires, telle qu'un rétrécissement ou un abcès du périnée, sans qu'il y ait pour cela infiltration urineuse.

Il est remarquable que l'inflammation du scrotum se termine rarement par un épanchement de lymphe plastique ou de pus. Il semble que la compression produite par la sécrétion et l'infiltration d'une grande quantité de sérosité, suffise pour arrêter la circulation et produire la gangrène, avant que d'autres changements aient pu s'opérer. Quand la suppuration a lieu, elle est généralement diffuse, bien que le pus ait une certaine tendance à s'amasser vers la partie la plus déclive du scrotum. J'ai rarement vu dans cette région des abcès bien circonscrits, à part ceux qui coïncidaient avec une suppuration du périnée ou une maladie de l'urèthre.

Diagnostic. — On peut confondre l'inflammation diffuse du scrotum avec l'œdème; mais elle en diffère par la marche plus aiguë de la maladie, la rougeur vive de la peau, et la réaction fébrile qui l'accompagne.

Un abcès urineux profondément situé dans le périnée s'accompagne souvent d'œdème inflammatoire du scrotum. Mais la douleur produite par une forte pression sur la région périnéale, la tumeur qu'on y observe et l'existence de troubles du côté de l'appareil urinaire, permettent de distinguer cet abcès d'une inflammation diffuse des bourses.

Traitement. — Dans la forme bénigne de l'affection, les purgatifs doux, les antimoniaux pour porter à la peau, et, pendant quelques jours, le repos dans la situation horizontale, en même temps que l'application sur les bourses de liquides d'une évaporation facile, le soulèvement de la région scrotale avec un coussin placé entre les cuisses, suffisent d'ordinaire pour faire disparaître l'inflammation et le gonflement.

Dans la forme grave, aussitôt qu'on remarque une grande tension, les fomentations chaudes sont préférables aux applications froides. Il serait d'une mauvaise pratique de poser alors des sangsues, car elles sont très-sujettes à produire la gangrène. Si l'on redoutait ce dernier accident, on ferait avec une lancette des ponctions à la partie la plus déclive du scrotum, en vue de donner issue à la sérosité, et, par suite, de faire disparaître la tension. Les incisions pratiquées de bonne heure sont le moyen le plus efficace pour éviter la gangrène. Elles ne doivent pas seulement intéresser la peau; il faut qu'elles comprennent aussi le tissu cellulaire sous-jacent; on n'a pas besoin de leur donner une grande étendue : une ou deux petites ouvertures, bien placées, suffisent pour diminuer la tension. Il est très-important d'éviter la perte de sang; si donc un des vaisseaux divisés en donnait trop, on devrait arrêter l'écoulement par la compression. Les incisions faites, on appliquera sur le scrotum des fomentations, ou des linges mouillés d'eau, ou des cataplasmes légers. Dans cette forme grave de l'inflammation, on soutiendra les forces avec la quinine, l'ammoniaque, le vin et l'eau-de-vie, et un régime substantiel. L'inflammation diffuse qui se lie à un rétrécissement uréthral ou à un abcès du périnée, cesse aussitôt que l'obstacle est franchi, que le pus est évacué et que la cause occasionnelle a disparu.

Après la cessation des symptômes inflammatoires, la peau, chez les individus faibles, peut rester épaissie et œdémateuse. On prescrit alors les ferrugineux, la quinine, un régime généreux, et le malade doit porter un suspensoir. — J'ai donné mes soins à un sujet de grande taille et de constitution lymphatique; or, bien que l'inflammation eût été modérée, ce ne fut que plusieurs semaines après sa disparition, que la peau de la verge et celle du scrotum revinrent à leur état normal.

CHAPITRE VII.

GANGRÈNE.

La gangrène du scrotum résulte ordinairement soit de l'inflammation dans sa forme grave, soit de l'infiltration urineuse ; elle survient aussi quelquefois à la fin des fièvres intenses. Ce n'est pas ici le lieu de décrire l'infiltration d'urine. Il suffira de faire observer que, dans les cas où ce liquide irritant imbibe et distend le tissu cellulaire du scrotum, il a pour effet d'exciter bientôt l'inflammation et de causer la mort des parties avec lesquelles il est en contact, et qu'on ne peut éviter ce résultat, qu'en faisant à temps des incisions suffisamment larges et profondes, qui diminuent la tension, et permettent à l'urine de s'échapper.

Protégé, comme il l'est, par les cuisses qui le réchauffent, situé à une distance peu considérable du cœur et pourvu de vaisseaux abondants, le scrotum n'est nullement exposé à se mortifier sous l'influence du froid. Parmi les nombreux exemples de congélation que j'ai observés, il n'en est qu'un dans lequel les bourses aient été atteintes ; les points mortifiés ont été très-peu étendus, et après l'élimination des escarres qui étaient superficielles, la cicatrisation s'effectua rapidement. Sir A. Cooper a rapporté le cas d'un soldat qui, à la retraite de l'armée du duc d'York, dans les Pays-Bas, fut exposé à un froid excessif, et dont le scrotum, gelé, se mortifia et fut éliminé.

Traitement. — La gangrène du scrotum, quelle qu'en

soit la cause, est rarement exempte de danger, et s'accompagne d'un état de dépression et d'adynamie qui réclame l'emploi des stimulants. Après avoir fait de larges incisions, on appliquera des fomentations ou de légers cataplasmes mouillés d'eau chlorurée. Si ce traitement réussit, comme on le voit souvent, à arrêter le travail morbide et à relever les forces, on voit alors commencer et se compléter activement l'élimination des escarres. De larges lambeaux se détachent en laissant une plaie étendue, béante, d'un aspect effrayant, au milieu de laquelle se voient les testicules et leurs cordons complétement dénudés. Heureusement il n'est aucune région du corps dans laquelle les efforts réparateurs de la nature soient plus efficaces, à la suite de la gangrène, que celle du scrotum. Chez des sujets qui avaient eu la totalité des téguments et même une partie de la peau de la verge sphacélés, des granulations se sont rapidement développées sur la face externe de la tunique albuginée, sur les enveloppes du cordon, et sur les bords de la plaie ; de sorte qu'un nouveau scrotum a fini par se former, en partie aux dépens de la peau des pubis, des aines et du périnée, en partie au moyen d'un tégument de nouvelle formation, et qu'ainsi les organes, mis à nu, ont été de nouveau recouverts et abrités. Mais ce nouveau scrotum n'est pas exactement semblable à celui qu'il remplace : il est mince, pâle, et étroitement appliqué sur les testicules ; quelquefois même ceux-ci, quand la rétraction cicatricielle a été considérable, sont maintenus contre les anneaux. Le chirurgien, pendant que le travail de réparation s'accomplit, n'a guère qu'à aider et à exciter les efforts de la nature, en appliquant des pansements simples et adoucissants, et en évitant toute intervention inutile.

CHAPITRE VIII.

ÉLÉPHANTIASIS.

L'éléphantiasis du scrotum donne lieu à une tumeur des plus remarquables. On l'observe rarement en Europe, tandis qu'il est fréquent dans d'autres parties du globe. Il consiste en une augmentation morbide ou hypertrophie des tissus dont se composent les bourses. L'épiderme s'épaissit, devient rude comme dans l'ichthyose et se crevasse. Le derme s'indure considérablement, atteint parfois jusqu'à trois centimètres d'épaisseur, et devient très-dense. Mais la tumeur doit surtout son volume à la transformation du tissu cellulaire lâche du scrotum en une masse cellulo-fibreuse considérable, infiltrée d'un liquide épais, albumineux et gélatiniforme. Les aréoles de ce tissu prennent une étendue variable; il en est qui deviennent assez grandes pour admettre l'extrémité du petit doigt. Lorsqu'elles sont condensées par l'inflammation, elles forment des masses indurées au milieu de la tumeur qui présente à la coupe un aspect lardacé ou ressemble à du cartilage; parfois aussi elles subissent une dégénérescence calcaire, ou bien du tissu adipeux se mélange avec le tissu fibreux. Les testicules, ordinairement sains, sont ensevelis vers la partie postérieure de la masse morbide. Il n'est pas rare de trouver un peu de sérosité dans la tunique vaginale. Sur la tumeur que représente la figure 39 (page 593), de même que

sur celle d'un malade opéré à Calcutta, il y avait une hydrocèle de chaque côté au milieu des tissus malades. Dans
le dernier de ces cas, l'hydrocèle la plus volumineuse
contenait de deux à trois litres de liquide (1). Les cordons
spermatiques, sains d'ailleurs, sont allongés de plusieurs
centimètres par suite de la traction que la tumeur exerce
sur eux en grossissant. Dans un cas remarquable, opéré
à l'hôpital de Guy, les crémasters avaient presque l'é-
paisseur du doigt (2). La production morbide ne présente que des rudiments d'organisation. Ses artères lui
viennent surtout des honteuses externes et des artères du
périnée, lesquelles prennent un développement propor-
tionné au volume de la tumeur. Les veines sont nombreuses, grosses, variqueuses et très-flexueuses.

L'éléphantiasis affecte surtout les habitants des pays
chauds. Il semble être endémique dans plusieurs contrées de l'Asie et de l'Afrique, et est très-commun dans
les Indes orientales, en Syrie, en Arabie et en Égypte.
Son développement paraît dû tout à la fois à la chaleur
et à l'humidité du climat, et au relâchement des tissus
qu'elles occasionnent. Ainsi, d'après le docteur Esdaile (3),
l'éléphantiasis est, en grande partie, limité au Bengale
et au littoral de l'Inde, tandis qu'on le rencontre rarement sur les plateaux élevés; de même encore, en
Égypte, il est fréquent au Delta du Nil, et ne se rencontre guère au-dessus du Caire. On croyait autrefois
que l'éléphantiasis était particulier aux Barbades; mais
on l'observe aujourd'hui dans les autres îles de l'Inde

(1) *Calcutta quarterly journal*, n° 3.
(2) *Medical Gazette*, vol. VIII, p. 95.
(3) *Ibid.*, vol. XLVI, p. 449.

occidentale, ainsi que sur le continent américain. Les nègres y sont très-sujets, et quoique les habitants des pays chauds en soient plus fréquemment atteints que les résidents européens, ceux-ci n'en sont pas exempts. La maladie ne se montre cependant pas exclusivement dans les pays chauds ; quelques exemples s'en sont rencontrés en Europe. Sir W. Blizard a présenté au Collége des Chirurgiens une pièce d'éléphantiasis du scrotum et du prépuce, à sa première période, qui avait été enlevée après la mort. M. Charles Delacroix, ancien ministre des affaires étrangères, en France, a souffert de cette affection pendant quatorze ans, au bout desquels on enleva la tumeur, qui pesait onze kilogrammes ; le malade a guéri (1). M. Liston a excisé, à Édimbourg, sur un jeune homme de vingt-deux ans, une grosse tumeur éléphantiasique qui pesait plus de vingt-deux kilogrammes ; elle avait débuté quand le malade n'avait que dix ans, et avait continuellement augmenté depuis cette époque (2). Delpech a opéré un malade, âgé de trente-cinq ans, né à Perpignan, et dont le scrotum était converti en une masse volumineuse du poids de trente kilogrammes (3).

L'éléphantiasis du scrotum est une maladie analogue à l'hypertrophie des extrémités qu'on désigne généralement sous le nom de *jambe des Barbades*, et peut en effet coïncider avec elle. Cependant il acquiert un plus grand volume et fait des progrès plus rapides que l'éléphantiasis de la jambe, ce qui est dû à la laxité plus

(1) Delonnes. *Opération de sarcocèle.*

(2) *Edinb. medic. and surg. journal*, vol. XIX, p. 566. Cette tumeur est maintenant déposée dans le musée du Collége des Chirurgiens à Londres.

(3) *Chirurg. cliniq. de Montpellier*, t. II, p. 5.

grande et à la position déclive de la région. Les grandes lèvres, chez les femmes, peuvent, dans les pays chauds, subir des changements analogues, bien que cela soit moins fréquent qu'au scrotum. J'ai dernièrement enlevé, sur une femme de vingt-cinq ans, une grosse tumeur de cette nature, qui avait envahi la grande lèvre droite et une partie de la gauche ; elle avait pour origine un coup reçu à l'âge de onze ans, mais avait rapidement augmenté pendant une grossesse récente.

Cette maladie semble provenir d'une inflammation modérée de la peau, analogue probablement à l'inflammation diffuse bénigne, qui, chez les habitants des pays chauds, persiste ou récidive, en entraînant peu à peu des modifications de structure. Je n'en ai, pour ma part, observé qu'un exemple. J'ai vu, en 1847, avec M. Haynes Walton, un homme de vingt-huit ans, né aux Barbades, marié récemment, assez bien portant, et qui était en Angleterre depuis quatre mois environ. Son scrotum, considérablement tuméfié dans sa totalité, formait une tumeur pâteuse, dépourvue d'élasticité et légèrement crevassée en deux ou trois points ; la peau était souvent affectée d'érythème avec démangeaison ; la sensibilité en était très-peu altérée. Les testicules, situés à la partie supérieure de la tumeur, étaient sains, si ce n'est que le gauche présentait une légère tuméfaction avec induration résultant d'une opération d'hydrocèle pratiquée quelquesannées auparavant. A la racine de la verge, une portion de la peau de cet organe était rouge et boursouflée, et offrait évidemment un commencement d'éléphantiasis. Il y avait, dans l'aine gauche, un gonflement diffus, et les ganglions fémoraux supérieurs étaient tuméfiés; on ne trouvait rien de semblable dans l'aine droite. Le malade avait remarqué le gonflement du scrotum environ deux ans et demi auparavant, et il croyait avoir remarqué plutôt de l'augmentation que de la diminution, depuis qu'il était en Angleterre. C'était là un cas d'éléphantiasis simple à sa première période.

Symptômes. — Dans la description générale de l'éléphantiasis, les auteurs disent qu'il débute par des frissons suivis de fièvre, de douleur et de chaleur dans la partie malade, ainsi que de gonflement et de sensibilité dans les ganglions lymphatiques voisins; puis que ces symptômes cessent et que la partie reste tuméfiée. De semblables accès de fièvre et d'inflammation se répètent plus ou moins fréquemment et à des intervalles variés, et après chacun d'eux le gonflement reste plus grand. Le docteur Titley établit (1) qu'à chaque accès fébrile il s'opère un épanchement de lymphe plastique dans le tissu cellulaire, et qu'à mesure que les accès se multiplient, la résolution se fait moins et la tuméfaction persiste plus longtemps, c'est-à-dire qu'après plusieurs récidives toute la lymphe épanchée ne pouvant pas être résorbée, le membre ou la partie reste définitivement augmentée de volume. A mesure que la maladie fait des progrès, la peau se ride et devient rugueuse. Les malades peuvent vivre ainsi de longues années avec une jambe ou un scrotum énorme, et jouir d'une excellente santé, excepté durant les accès fébriles. Quand c'est le scrotum qui est affecté, la tumeur continue, au bout d'un certain temps, de s'accroître sans nouvelle attaque fébrile. Lorsque le pénis est pris en même temps, toutes ces parties s'épaississent

(1) Dr Titley, *On Diseases of the genitals of the male.*

simultanément et dans une égale proportion; mais lorsque les bourses sont seules malades, le pénis semble être attiré en arrière, à mesure que le scrotum augmente de volume; il disparaît ensuite, englobé qu'il est dans la tumeur. Quant au prépuce, il se distend, s'allonge et finit par s'ouvrir par un orifice ombiliqué sur un point de la surface antérieure de la tumeur (voy. fig. 40), ou même à son sommet.

Une fois la maladie établie, la tumeur s'accroît peu à peu et d'une manière continue, pendant des années, jusqu'à ce qu'elle atteigne un volume considérable, en s'appropriant, d'une part, la peau de la partie inférieure de l'abdomen, de manière que les poils du pubis se trouvent disséminés sur sa partie antérieure et supérieure, et en empiétant, d'autre part, en arrière sur le périnée. La tumeur est ovale ou pyriforme, a son sommet en haut, et tient au tronc par un pédicule épais qui commence au pubis, se prolonge tout le long du périnée et se termine en arrière à la marge de l'anus; sa surface est tantôt lisse et unie, tantôt, et plus généralement, rugueuse, tuberculeuse et couverte çà et là de squames brunâtres; souvent elle présente en divers points des ulcérations qui se recouvrent de croûtes ou d'où s'écoule une matière sanieuse. Cette tumeur est dense et solide; parfois cependant elle donne une sensation vague de fluctuation. Dans quelques cas, le doigt y creuse une empreinte; mais le plus souvent il n'en est pas ainsi, en raison de l'épaisseur et de la densité de la peau. Elle s'accroît sans douleur, et son insensibilité est même telle qu'on peut la toucher rudement, la piquer et l'égratigner sans que le malade en souffre. Elle est surtout incommode par

son poids et son volume qui donnent lieu à une difformité, entravent les mouvements, quelquefois les em-

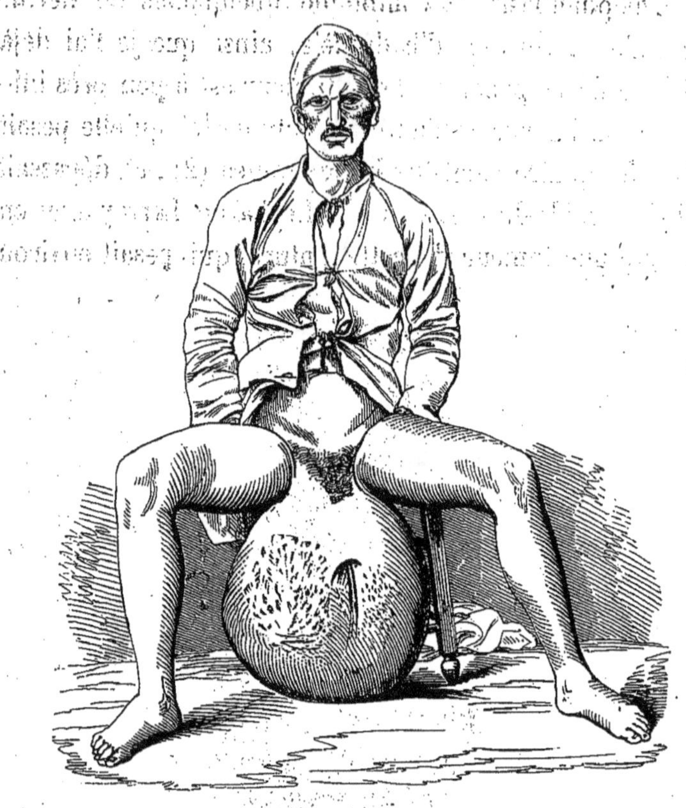

Fig. 39.

pêchent tout à fait, et gênent la miction et le coït. La
figure 39 est dessinée d'après la photographie d'un malade du service de M. Farquhar, à l'hôpital militaire
d'Alexandrie ; la tumeur qu'elle représente descendait
jusqu'à mi-jambe et empêchait presque complétement le
malade de marcher ; elle avait quatre-vingt-dix centimètres de contour au niveau de son plus grand diamètre et
pesait trente-deux kilogrammes, après qu'elle eut été

incisée et qu'on eut évacué la sérosité des hydrocèles qui s'y trouvaient (1).

L'éléphantiasis se complique quelquefois de hernie scrotale et souvent d'hydrocèle, ainsi que je l'ai déjà dit. Le développement de la tumeur est à peu près illimité ; on l'a vue atteindre un volume tel qu'elle pesait plus de quatre-vingt-dix kilogrammes (2), et dépassait ainsi le poids du corps entier. Le baron Larrey a vu en Egypte une tumeur de cette nature qui pesait environ

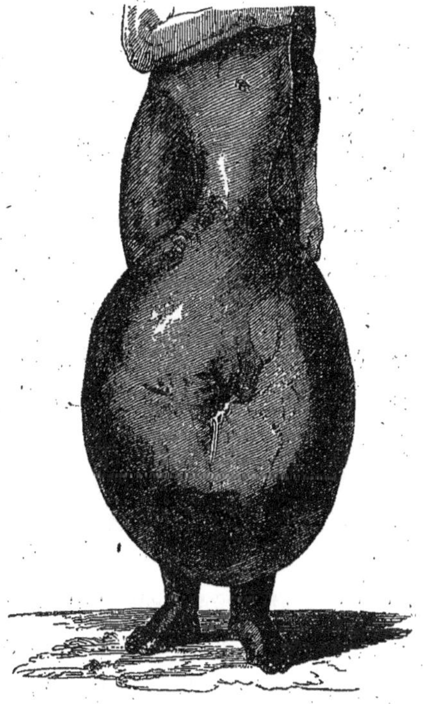

Fig. 40.

cinquante kilogrammes, et il assure en avoir rencontré, dans diverses localités de ce pays, dix ou douze autres

(1) Ce fait est décrit dans *London med. Gazette,* vol. XLV, p. 192.
(2) Cas cité d'après les *Ephémérides d'Allemagne* par Larrey, dans ses *Mémoires de chirurgie militaire,* t. II, p. 115.

presque aussi volumineuses. On en a vu qui avaient plus d'un mètre de circonférence et atteignaient presque le sol quand le malade était debout. Clot-Bey en a opéré une qui pesait cinquante-deux kilogrammes, tenait les jambes du malade très-écartées et le forçait à rester constamment couché par terre; elle était assez grosse pour que le malade pût s'asseoir dessus. Dans la figure 40, qui représente un nègre affecté d'éléphantiasis et qui est extraite de l'ouvrage du docteur Titley, la tumeur descendait près des chevilles.

Tous les chirurgiens qui ont observé l'éléphantiasis du scrotum s'accordent à dire que cette maladie est tout à fait locale, et qu'elle a peu de tendance à altérer la santé et à abréger la durée de la vie. Cependant, quand la tumeur est très-volumineuse, elle est susceptible de se mortifier. Le docteur Hendy, des Barbades, a rapporté l'exemple d'un nègre dont la tumeur, qui avait près de deux mètres de circonférence et soixante centimètres de longueur, se gangrena et entraîna la mort de ce malheureux (1). Le même médecin dit avoir eu connaissance de cinq autres cas dans lesquels le scrotum, très-volumineux, avait, en se gangrénant, laissé les testicules à nu.

Diagnostic. — Cette affection présente des symptômes si tranchés qu'on ne peut guère la confondre avec aucune autre. L'épaississement œdémateux qui suit l'inflammation diffuse chronique du scrotum, présente seul quelque ressemblance avec elle. Mais les inégalités et l'induration de la peau, la résistance et la solidité de la tumeur, son

(1) Justification des faits et opinions contenus dans *Treatise on the glandular disease of Barbades*, p. 117.

volume considérable, suffisent pour caractériser l'éléphantiasis.

Traitement. — Quand la maladie est assez ancienne
pour produire un gonflement considérable des bourses,
elle est incurable ; on a essayé diverses médications
externes et internes sans en avoir jamais obtenu d'effets
satisfaisants. Il est rare que le chirurgien soit appelé à
une période assez peu avancée de la maladie pour qu'il
puisse espérer la guérir ou en enrayer les progrès au début; cependant, on devrait employer une médication légèrement antiphlogistique, soutenir le scrotum et faire
garder la position horizontale ; l'iode pourrait être employé aussi avec avantage ; mais je ne sache pas qu'on
l'ait essayé suffisamment à cette première période. L'expérience a démontré le bon effet, pour l'éléphantiasis
de la jambe, des scarifications étendues et d'une forte
compression longtemps continuée ; mais la compression
ne pourrait donner les mêmes résultats sur le scrotum,
parce que l'absence de point d'appui ne permettrait pas
de l'appliquer convenablement.

Quand la tuméfaction est devenue telle qu'elle entraîne de graves incommodités et rend la vie à charge, le
seul remède est l'ablation. J'ai déjà dit que Delonnes,
Liston et Delpech avaient enlevé avec succès des tumeurs assez considérables de ce genre, mais d'autres chirurgiens en ont opéré de plus volumineuses encore, et
les malades ont guéri : ainsi le docteur Titley en a opéré
une du poids de trente-deux kilogrammes sur le nègre
représenté dans la figure 40, et il a réussi. Le docteur
Esdaile a fait, sur un Hindou de vingt-sept ans, à Calcutta, l'ablation d'une masse pesant près de quarante-

sept kilogrammes, c'est-à-dire plus que le corps de l'homme tout entier ; le malade a également guéri. Clot-Bey en a emporté une du poids de cinquante kilogrammes (1). Rien, en effet, dans la situation, la structure ou les rapports de la tumeur, ne s'oppose à son ablation, puisqu'elle est située en dehors des cavités importantes, qu'elle occupe spécialement la peau, et que les seuls organes qu'on puisse compromettre sont les testicules et la verge. Pourtant, cette opération est quelque peu dangereuse, en raison de la grande étendue des parties qu'il faut diviser et du calibre des vaisseaux qui alimentent une masse morbide aussi considérable. On a vu des malades mourir d'hémorrhagie pendant l'opération ou immédiatement après (2). Dans le cas de M. Liston, le jet de sang fut si brusque et si abondant qu'on le compara à celui d'une douche ; avant que la moitié des vaisseaux eût pu être liée, le malade s'affaissa, privé de pouls et les muscles relâchés ; on ne le sauva qu'en lui donnant, pour le réconforter, une forte dose de whisky. M. Key a enlevé à l'hôpital de Guy, sur le Chinois Hoo Loo, âgé de trente-

(1) *Histoire d'une tumeur éléphantiasique du scrotum.*

(2) Dans quelques faits publiés en France et notamment dans celui de Larrey (*Mém. de la Soc. méd. d'émul.*, t. VIII) ; dans celui de Delpech, qui a l'un des premiers insisté sur la possibilité et les moyens de conserver les testicules ; dans ceux de Caffort (*Tumeur des parties génitales*, 1834) ; de M. Velpeau (*Médecine opérat.*, t. IV) ; dans un autre fort curieux emprunté à la pratique de M. Lenoir et cité dans la thèse de M. Bergeron (Paris, 1845, n° 31) ; et enfin dans celui de M. Ceccaldi (*Thèse de M. Colonna*, 1853, n° 200), on a pu conserver les testicules, et on s'est assez facilement rendu maître de l'hémorrhagie. Aujourd'hui que nous avons à notre disposition le perchlorure de fer, hémostatique des plus puissants et des plus énergiques, la crainte d'une hémorrhagie devrait, moins que jamais, empêcher le chirurgien de faire tous ses efforts pour conserver les testicules.

(Note du Traducteur.)

deux ans, et qui était venu exprès en Angleterre pour se faire opérer, une tumeur des bourses qui pesait vingt-six kilogrammes ; mais l'opération était à peine terminée que le malade mourut d'hémorrhagie (1). Le docteur Goodeve, de Calcutta, a fait l'ablation d'une tumeur pesant vingt-six kilogrammes, sur un homme de quarante-six ans, qui perdit de neuf cents à mille grammes de sang, s'affaiblit graduellement et mourut six heures après l'opération. Le docteur Titley a également rapporté un cas remarquable dans lequel M. Wilks enleva sur un nègre, à Saint-Christophe, une tumeur qui pesait soixante-dix-neuf kilogrammes et avait soixante-quinze centimètres de long sur un mètre quatre-vingts centimètres de circonférence. L'opération dura près de huit heures ; chaque coup de bistouri donnait lieu à une abondante hémorrhagie veineuse, et le malade mourut épuisé vers la fin de l'opération.

Avant d'entreprendre l'ablation d'une tumeur éléphantiasique volumineuse, il est important de déterminer si le pénis et les testicules peuvent être conservés. Mais dans cette opération, la promptitude est aussi de la plus haute importance, et la vie des malades pourrait être compromise par une dissection laborieuse faite en vue de conserver ces organes ; il est arrivé que des chirurgiens, après avoir commencé avec l'intention de les respecter, ont dû se résoudre à les sacrifier à cause de l'hémorrhagie inquiétante qui avait lieu. C'est ainsi qu'agirent en particulier MM. Liston et Key ; dans l'observation de ce dernier, le malade était tellement affaibli que sir A. Cooper, qui était présent, conseilla de ne pas tenter davantage la con-

(1) *Medical Gazette,* vol. III, p. 93.

servation de la verge et des testicules, qui furent en effet excisés. Clot-Bey et le docteur Titley ont réussi à sauver la verge, mais ils ont été obligés d'enlever les testicules. Le docteur Esdaile, qui a acquis à Calcutta une expérience considérable, puisqu'il n'a pas pratiqué moins de cent soixante-une opérations de cette nature, dit n'avoir jamais essayé de conserver les testicules quand la tumeur pesait plus de vingt-cinq kilogrammes, à moins que le malade ne fût robuste; tandis qu'à l'exception d'une seule fois, il a toujours conservé la verge, quel que fût le volume de la tumeur. Delpech a réussi, au moyen d'une dissection lente et difficile, à conserver toutes ces parties, et son malade a guéri; la tumeur pesait trente kilogrammes. L'allongement des cordons spermatiques et la difficulté qu'on éprouve à trouver assez de peau saine pour recouvrir les testicules, sont de nouvelles raisons pour qu'on n'essaye pas de conserver ces organes quand l'éléphantiasis est très-considérable.

Lorsqu'on n'a pas à ménager les testicules, l'opération est assez simple. On isole d'abord la verge au moyen d'une dissection, puis, à l'aide du couteau à amputation, on divise rapidement le pédicule de la tumeur près de son attache au tronc, en tranchant du même coup les cordons spermatiques que des aides saisissent immédiatement pour en empêcher la rétraction. Si la peau présentait des parties assez saines pour en former un lambeau qui pût recouvrir la plaie, le chirurgien devrait en tirer parti et modifier en conséquence le manuel opératoire.

Quand on est décidé à tenter de conserver tous les organes génitaux, on fait trois lambeaux de grandeur convenable, un antérieur pour la verge, et deux latéraux, qu'on réunit ensuite sur la ligne médiane pour recouvrir les testicules, suivant le procédé de Delpech.

Dans les cas où l'éléphantiasis est compliqué d'une hernie, le sac est ordinairement adhérent aux tissus malades qui l'entourent; aussi faut-il l'en isoler avec précaution, ce qui prolonge l'opération et en augmente les difficultés.

Des aides actifs doivent se tenir prêts à appliquer leurs doigts sur l'orifice des vaisseaux divisés, ou bien encore à comprimer, avec une éponge, tous les points incisés, jusqu'à ce que l'opérateur soit prêt à faire les ligatures. On aura d'ailleurs sous la main des stimulants et des instruments de transfusion pour s'en servir au besoin. Il est bon de tenir la tumeur élevée pendant quelques minutes avant de commencer l'opération, afin de la vider autant que possible du sang qu'elle contient. Je serais aussi d'avis, avant de faire les incisions, de passer une double ligature à travers la partie supérieure de la masse, au moyen d'une longue aiguille droite, et de serrer de chaque côté les chefs de cette ligature, pour comprimer temporairement le pédicule, fermer ainsi quelques-uns des gros vaisseaux et empêcher l'hémorrhagie, surtout celle des gros troncs veineux; on enlèverait ces ligatures provisoires après qu'on aurait lié séparément les vaisseaux qui donnent du sang. En général, les malades qui ont résisté aux premières suites de l'opération ne tardent pas à aller bien, et la vaste plaie qu'on a faite se cicatrise aisément. Sur le nombre considérable de cent soixante-une opérations pratiquées par le docteur Esdaile, la mortalité n'a été que de cinq pour cent.

On a discuté si l'on devait administrer le chloroforme aux malades pendant l'ablation de ces énormes tumeurs. Le docteur Esdaile, qui est partisan du mesmérisme, et qui a pratiqué la plupart de ses opérations sur des Indous magnétisés, condamne fortement l'usage du chloroforme et mentionne deux cas de mort survenus, l'un à Alexandrie, l'autre à Madras, chez des malades soumis à son influence. En effet, quels que soient le soin et la célérité apportés à l'opération, il est impossible qu'une perte de sang considérable n'ait pas lieu ; mais, si j'en juge d'après les effets du chloroforme dans d'autres opérations qui entraînent des hémorrhagies, je doute beaucoup que pour l'ablation d'un éléphantiasis volumineux le danger soit accru par l'emploi de l'agent anesthésique. Dans un des cas malheureux que rapporte le docteur Esdaile, celui de l'homme représenté fig. 39, et qui fut opéré à Alexandrie, il est probable que la mort fut causée par l'ébranlement nerveux et l'hémorrhagie, et non par le chloroforme, car le malade a survécu quatre heures à l'opération.

CHAPITRE IX.

TUMEURS ADIPEUSES.

On désignait du temps de Galien, sous le nom de *stéatocèle*, la tumeur formée par une accumulation de graisse dans le scrotum. Morgagni dit en avoir vu quelquefois des amas considérables (1).

(1) Morgagni, *édit. de Cook*, vol. II, p. 435.

M. Kiernan m'a fait voir un fragment d'une grosse tumeur scrotale entièrement composée de lobules adipeux volumineux ; malheureusement il n'a pu me donner aucun détail sur ce fait. Je ne doute pas que, dans quelques-unes de ces tumeurs, le dépôt graisseux n'ait occupé d'abord le cordon et ne se soit ensuite porté vers le scrotum, et j'ai cité, page 562, l'exemple d'une grosse masse de ce genre qui avait présenté cette particularité. Il est même très-rare qu'une tumeur graisseuse se développe primitivement dans le tissu cellulaire des bourses. M. Henry Gray m'en a cependant montré dernièrement une qui s'était évidemment formée dans ce tissu cellulaire et des deux côtés. Le sujet dont elle provenait était phthisique et avait une affection du genou droit ; mais comme on ne découvrit la tumeur qu'après la mort, on n'en a pas connu les antécédents. Bien que le corps fût généralement très-émacié et très-pâle, dit M. Gray dans la description qu'il donne de cette tumeur (1), le tissu cellulaire sous-cutané de la paroi abdominale antérieure contenait une quantité considérable de graisse. A la partie inférieure de l'abdomen, dans le point où ce même tissu cellulaire se continue avec celui du scrotum et avec le dartos, il ne changeait pas de nature et continuait à renfermer une grande quantité de graisse, jusque dans la portion la plus déclive du scrotum et des deux côtés ; là cette graisse formait des lobules allongés, arrondis ou ovoïdes, très-volumineux, mais qui allaient en s'amoindrissant, s'aplatissant et se condensant du côté de la région abdominale en avant, du côté du périnée en arrière. Les masses graisseuses étaient

(1) *Transactions of the pathological Society of London*, vol. VI, p. 230.

placées immédiatement sous la peau du scrotum et en avant des cordons spermatiques et des testicules, où elles formaient deux tumeurs distinctes ovoïdes et allongées, à surface inégale et lobulée ; la masse entière pesait deux cent cinquante grammes.

M. Jabez Hogg et M. H. Thompson (1) ont également cité des exemples de tumeur adipeuse développée dans le tissu cellulaire sous-cutané du pénis et de la partie supérieure des bourses dont tous les tissus étaient considérablement hypertrophiés. Les pièces avaient été enlevées sur le corps d'un homme de soixante-cinq ans.

Le diagnostic de ces tumeurs, soit qu'elles aient pris naissance dans le scrotum lui-même, soit qu'elles proviennent du cordon, est extrêmement obscur. J'ai déjà parlé des difficultés qu'on éprouva pour connaître la nature d'une grosse masse adipeuse qui s'était développée à la partie supérieure du cordon. Dans le cas de M. Gray, on ne put savoir à quoi l'on avait affaire qu'après avoir disséqué la tumeur ; et, dans celui de M. Hogg, bien que l'individu fût malade depuis près de quatre ans, il ne paraît pas qu'on ait jamais reconnu la nature de sa maladie pendant la vie.

CHAPITRE X.

TUMEURS FIBREUSES.

On rencontre quelquefois des tumeurs de nature fibreuse dans le tissu cellulaire des bourses. M. Fergus-

(1) *Transactions of the pathological Society of London*, p. 232.

son en a excisé une grosse à peu près comme une noix, à l'hôpital de King's College, sur un homme de soixante-treize ans; elle avait des rapports tellement étroits avec la tunique vaginale, qu'il fallut des précautions pour ne point ouvrir cette dernière. Il y a quelques années, un homme d'âge moyen m'a consulté pour une petite tumeur fibreuse située à la partie postérieure du scrotum. M. Hilton en a enlevé, sur un homme de trente ans, une qui avait le volume des deux poings et qui adhérait si solidement à la tunique vaginale qu'il fut obligé d'exciser une portion de cette séreuse (1).

Ces tumeurs forment des masses rondes ou ovales, lobulées, quand elles ont un grand volume, et entourées d'une capsule cellulo-fibreuse. Les plus petites sont formées d'un tissu fibreux serré, parfois aussi dense et aussi compacte que celui des tumeurs fibreuses de l'utérus. Les plus grosses sont également constituées par du tissu fibreux, mais qui est mélangé avec une grande quantité de tissu cellulo-fibreux lâche, flexible, et plus ou moins infiltré de sérosité. Le microscope démontre, dans ces tumeurs, l'existence des filaments allongés caractéristiques du tissu fibreux; quelquefois des cellules adipeuses sont mélangées avec ces filaments; parfois aussi, lorsque la tumeur était très-dense, on y a trouvé des masses cartilagineuses et de la matière calcaire.

Ces tumeurs fibreuses se forment lentement; mais elles ont une tendance continuelle à s'accroître. Elles commencent vers la période moyenne de la vie, et les plus volumineuses se rencontrent surtout chez les sujets âgés.

(1) *Medical Times and Gazette*, vol. VII, p. 679.

Elles offrent des caractères analogues à celles qui se développent dans d'autres régions abondamment pourvues de tissu cellulaire lâche. C'est ainsi qu'il y a quelques années, j'en ai enlevé une de la grande lèvre d'une femme de quarante-cinq ans.

Les tumeurs fibreuses du scrotum atteignent parfois un immense volume. On conserve, au musée du Collége des Chirurgiens, la coupe d'une tumeur de cette nature qui pesait onze kilogrammes et avait soixante-neuf centimètres de circonférence ; on l'avait trouvée sur le cadavre d'un homme de soixante-quinze ans. M. Paget a décrit deux cas qu'il a eu l'occasion d'observer à l'hôpital Saint-Barthélemy, l'un sur un homme de soixante-quatorze ans, dont la tumeur, enlevée après la mort, pesait onze kilogrammes et demi, l'autre sur un homme de soixante-dix ans, dont la tumeur était également très-volumineuse, et qui succomba aux suites du sphacèle et des hémorrhagies dont elle devint le siége (1). M. Lesauvage a cité l'observation d'un homme de soixante-dix ans, qui avait une tumeur scrotale du poids de vingt kilogrammes, et tellement volumineuse que, quand elle reposait sur les cuisses du malade assis, elle débordait les genoux et remontait jusqu'au sternum (2).

Diagnostic. — On pourrait confondre une petite tumeur fibreuse, surtout quand elle adhère à la tunique vaginale, avec une hydrocèle enkystée du testicule ; cependant on doit l'en distinguer par la solidité et l'absence de transparence. Quand la tumeur est volumineuse, on pourrait encore la prendre pour un éléphantiasis ;

(1) *Lectures on surgical pathology,* vol. II, p. 112.
(2) *Archives gén. de médecine,* 4ᵉ série, t. IX, p. 212.

mais elle en diffère par l'état de la peau, qui est saine et mobile sur les parties sous-jacentes.

Traitement. — Le seul traitement de ces tumeurs est l'excision ; et, comme elles sont de nature bénigne, il n'y a point à craindre de récidive. On doit opérer de bonne heure, parce qu'à son début la production est à peine adhérente et que plus tard elle prendrait, avec les enveloppes du testicule, des connexions telles qu'il deviendrait difficile de l'en séparer. Le docteur Mott, des États-Unis, a enlevé une énorme masse fibreuse du scrotum sur un homme de soixante-treize ans. Cette masse donnait aux bourses un volume douze ou quinze fois plus considérable qu'à l'ordinaire, et se composait de plusieurs tumeurs d'une dureté pierreuse et d'une grosseur variant depuis celle d'une muscade jusqu'à celle d'un gros pois ; elles étaient toutes de couleur blanche, et au niveau de deux ou trois plus grosses que les autres, les téguments, ulcérés depuis plus d'un an, fournissaient un pus fétide, mélangé avec une matière blanche qui ressemblait à du mortier. La maladie datait de plus de vingt ans et s'était accrue insensiblement par la production de tumeurs nouvelles, à mesure que le scrotum avait augmenté de volume. On enleva toute la masse et le malade guérit ; trois ans plus tard, il jouissait d'une excellente santé (1). M. O'Ferrall a fait l'ablation d'une grosse tumeur analogue sur un homme de quarante-quatre ans, à l'hôpital Saint-Vincent de Dublin. Ce malade était épuisé par les hémorrhagies répétées que fournissait une ulcération de la surface de la tumeur ; il

(1) *Philadelphia journal*, cité par le *London med. and phys. journal*, vol. LVIII, p. 516.

guérit de l'opération, mais mourut phthisique quelques mois plus tard. D'après la description de la maladie, il me paraît probable qu'elle s'était primitivement développée dans le cordon spermatique (1).

CHAPITRE XI.

TUMEURS ENKYSTÉES.

Des tumeurs enkystées peuvent se développer dans le scrotum ; mais elles y sont très-rares. Elles sont constituées par des kystes analogues à ceux que tous les pathologistes ont décrits, et qu'on rencontre aux lèvres, aux joues et sur d'autres points de l'enveloppe tégumentaire. Ces tumeurs ne sont pas dé mauvaise nature et ne récidivent pas, quand on les a complétement enlevées. Je dois à l'obligeance de M. Crompton, chirurgien de Birmingham, les détails du fait intéressant que voici. — T. A. avait dans le scrotum, dès l'âge de huit ans, deux ou trois petits kystes gros comme des féveroles et situés sous les téguments. Au bout de quelques mois ils s'accrurent beaucoup en même temps qu'il s'en développa de nouveaux. Il y en avait peut-être de vingt à trente, qui étaient gros, les uns comme des pois, les autres comme des haricots; ils n'étaient d'ailleurs ni douloureux, ni gênants. M. François Elkington, qui soignait ce malade, employa d'abord, mais sans succès, les frictions iodées et les onctions mercurielles ; puis il ponctionna les kystes à diverses reprises avec une aiguille cannelée ; enfin il

(1) *Dublin quarterly journal*, vol. 1, p. 521, et *Paget's Lectures*, vol. II, p. 113.

essaya la compression avec des bandelettes de diachylon, mais sans en obtenir plus d'avantages. Le liquide évacué fut toujours séreux et transparent. Au bout de quatre ou cinq ans, M. Elkington amena son malade à Londres pour consulter sir A. Cooper, qui conseilla une compression graduée ; ce remède fut employé pendant deux ans, et toujours sans succès. Le malade avait été perdu de vue, lorsqu'il vint se faire soigner par M. Crompton à l'hôpital général de Birmingham en 1849 ; il avait alors près de vingt-deux ans ; ses testicules étaient sains ; au-dessous d'eux, et comme dans l'épaisseur du scrotum, on pouvait sentir des corps élastiques et globuleux ; mais en arrière une portion de la peau était indurée, enflammée, sensible à la pression, et occasionnait la gêne dont se plaignait le malade ; l'affection paraissait s'étendre à la cloison et de là jusqu'aux racines des corps caverneux. La figure 41

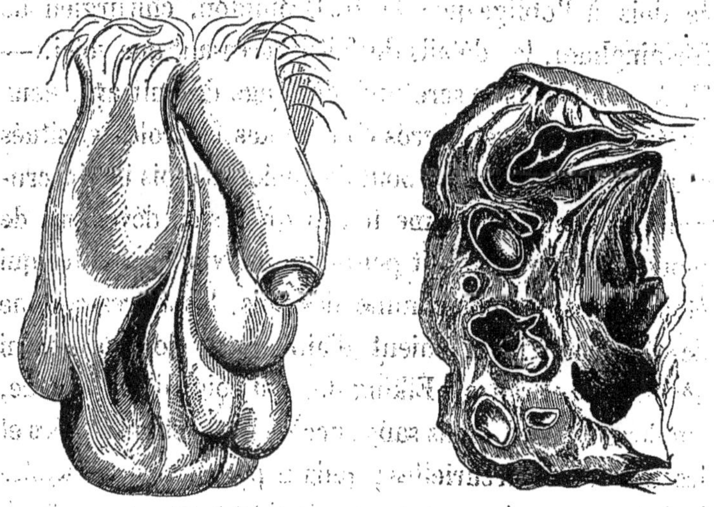

Fig. 41.   Fig. 42.

représente l'état du scrotum. M. Crompton excisa toute la masse morbide. La cicatrisation eut lieu par granulations, et l'individu partit plus tard dans l'Inde comme soldat. La tumeur avait l'aspect du sarcôme kystique de la mamelle; les kystes étaient de volume variable, et contenaient un liquide transparent. La figure 42 est faite d'après un dessin de la tumeur que M. Crompton m'a envoyé.

CHAPITRE XII.

CANCER.

Le cancer ne se montre guère au scrotum que sous la forme, comparativement bénigne, de tumeur épithéliale. M. Harvey Ludlow, dans son mémoire couronné, rapporte l'observation d'un cordonnier de cinquante-trois ans, qui fut confié aux soins de M. Stanley, à l'hôpital Saint-Barthélemy, pour un cancer volumineux et ulcéré du scrotum. On enleva, en même temps que la production morbide, le testicule droit et quelques ganglions inguinaux altérés. Le malade mourut de phlébite quinze jours après l'opération. M. Paget, qui a examiné au microscope le produit morbide, y a trouvé non pas des cellules épithéliales, mais des corpuscules analogues à ceux du squirrhe de la mamelle.

ARTICLE I.

CANCER MÉLANIQUE.

Quand on considère d'une part la tendance du cancer mélanique à affecter primitivement la peau, et d'autre part la couleur foncée du scrotum, on peut s'étonner de ce que ce dernier soit rarement le siége de la mélanose. Le seul exemple que j'en connaisse est le suivant, que j'ai observé dans ma pratique particulière. — M. G., ébéniste, âgé de trente-deux ans et assez bien portant, me consulta en novembre 1842 pour une tumeur fongueuse du scrotum, qui avait à peu près le volume d'une petite noix, et qui était de couleur brune; sa surface était irrégulière et granuleuse, et elle adhérait au côté gauche du scrotum par un pédicule étroit. A deux centimètres environ de cette tumeur, je remarquai une petite tache noire, évidemment produite par le dépôt d'une matière noire sous l'épiderme qu'elle soulevait légèrement. Le malade disait qu'il s'était aperçu pour la première fois de sa tumeur fongueuse environ trois mois auparavant, et qu'elle ressemblait alors à la petite tache dont je viens de parler, laquelle n'avait été remarquée que depuis une quinzaine de jours. La tumeur avait augmenté rapidement depuis peu, mais sans produire de douleur. Elle fournissait du pus, quelquefois sanguinolent et qui tachait la chemise. Les ganglions inguinaux n'étaient point engorgés. J'enlevai la tumeur et la petite tache qui l'avoisinait. La section des parties malades me fit voir que le fongus naissait de la peau, que sa base était dure et évidemment squirrheuse, mais que la partie saillante était molle et friable. On voyait de petites taches irrégulières de matière mélanique à la surface de la coupe, aussi bien que sur le contour de la tumeur, et celle dont j'ai déjà parlé semblait due à un dépôt de matière semblable immédiatement au-dessous de l'épiderme (1). La cicatrisation se fit promptement. En mai 1843, M. G. vint me revoir pour une récidive de sa maladie. On voyait sur le scrotum

______

(1) La tumeur est conservée au Collége Médical de l'hôpital de Londres.

trois taches noires dans le voisinage de la cicatrice, et les ganglions inguinaux étaient légèrement engorgés et indurés à gauche. En mars 1844, la tumeur avait fait des progrès considérables ; il y avait dans le scrotum au niveau de la cicatrice une masse dure grosse à peu près comme une amande ; les ganglions inguinaux engorgés formaient une tumeur du volume d'une orange, au-dessous de laquelle s'en trouvait une autre du volume d'un œuf de poule. Les souffrances étaient très-vives et la santé générale un peu altérée. Je ne revis mon malade que quatre ans plus tard, en octobre 1848 ; appelé à cette époque à le visiter de nouveau, je le trouvai couché et souffrant beaucoup de la tumeur qu'il portait dans l'aine, et qui avait le volume d'une très-grosse noix de coco. La masse indurée du scrotum avait peu augmenté. Le malade me raconta qu'il n'avait cessé de travailler que depuis trois mois, qu'à cette époque, et après un exercice plus grand que d'habitude, sa tumeur était devenue plus douloureuse, qu'elle s'était ensuite accrue rapidement et avait plus que doublé en quelques semaines ; jusque-là, sa santé avait été assez bonne, l'embonpoint était même un peu revenu ; mais depuis cette exacerbation des souffrances et cet accroissement de la tumeur, il avait maigri, s'était affaibli et avait été obligé de garder le lit ; le 7 décembre suivant, il mourait épuisé par les hémorrhagies répétées que fournissait une ulcération du rectum. On put voir alors que la masse indurée des bourses était formée par de la matière cancéreuse légèrement colorée par un pigment noir. La tumeur inguinale était encéphaloïde. Les ganglions lombaires étaient un peu engorgés et complétement noirs. Tous les autres organes de l'abdomen et de la poitrine étaient sains. On doit noter que, contrairement à la marche habituelle du cancer mélanique, la maladie, après avoir reparu à son siége primitif et dans l'aine six mois seulement après l'opération, marcha ensuite avec une lenteur telle qu'au bout de six ans elle n'avait envahi que les ganglions lombaires et encore à un faible degré.

ARTICLE II.

CANCER ÉPITHÉLIAL (1).

Le cancer épithélial du scrotum, qu'on désigne aussi communément sous le nom de *Cancer des ramoneurs*, affecte la peau du scrotum des sujets qui se sont exposés au contact de la suie. Il commence habituellement par une petite saillie verruqueuse, la verrue de la suie (*soot-*

---

(1) Il convient de faire remarquer que M. Curling se sert du mot *cancer épithélial*, et rejette les expressions de *cancroïde* et de *tumeur épithéliale*. Il résulte en effet des détails contenus dans cet article que, pour lui, les tumeurs dont il s'agit sont des cancers, différents des autres par leurs cellules microscopiques qui sont analogues à celles de l'épithélium normal, et que par conséquent la présence d'éléments homœomorphes n'implique pas l'idée d'une maladie bénigne et essentiellement distincte du cancer tel que le comprennent les cliniciens. Cette manière de voir est celle qu'a soutenue M. le professeur Velpeau à l'Académie de médecine, dans la discussion de 1855 sur le cancer, celle qu'adoptent aujourd'hui la plupart des chirurgiens français et à laquelle j'adhère moi-même complétement. Plus les faits se multiplient, plus j'acquiers la conviction que la marche clinique du cancer est indépendante de ses éléments anatomiques, qu'en dehors de la structure intime des tissus, il est des conditions pathologiques inappréciables par nos sens, qui donnent aux tumeurs leurs caractères de gravité et de bénignité, et qu'enfin l'affection cancéreuse forme une grande famille caractérisée par un ensemble de phénomènes physiologiques et cliniques, mais dans laquelle l'inspection anatomique faite à l'œil nu et au microscope ne doit établir que des variétés.

(*Note du Traducteur.*)

wart), et souvent reste à cet état pendant des mois et même des années sans se modifier. Il n'y a généralement qu'une seule verrue, et elle occupe la partie inférieure du scrotum ; d'autres fois on en trouve deux ou trois de différent volume, et dans certains cas elles sont si nombreuses et si rapprochées qu'elles forment une excroissance volumineuse en chou-fleur. Au bout d'un certain temps, la verrue devient molle et rouge, s'excorie et fournit un suintement de liquide clair et irritant, qui, en se desséchant, forme croûte et recouvre l'excroissance verruqueuse. Cette croûte est arrachée par le malade ou enlevée par le frottement du pantalon ; la verrue s'ulcère alors et disparaît en laissant à sa place une solution de continuité douloureuse, à fond dur, à bords saillants parfois noueux ou renversés, à surface irrégulièrement excavée, et d'où s'écoule un liquide sanieux, clair et fétide (fig. 43). Aban-donnée à elle-même, cette ulcération s'étend considérablement, envahit tout le scrotum, puis le périnée, et met à nu les racines du corps caverneux, en même temps que, gagnant en profon-deur, elle envahit la tunique vaginale,

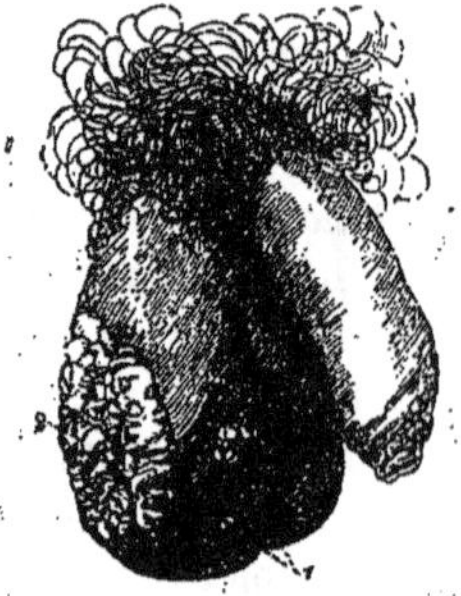
Fig. 45 *.

qui contracte alors des adhérences avec le scrotum et le testicule. On a dit que ce dernier organe devenait cancéreux à son tour et s'ulcérait profondément, mais je n'en connais aucun exemple. Les ganglions inguinaux qui, dans la première période, se tuméfient souvent par suite d'une légère inflammation, s'indurent plus

---

* Fig. 45. 1 Petites verrues de la suie. — 2 Ulcère cancéreux consécutif à la verrue. — Ce dessin représente une pièce du musée de l'hôpital de Londres.

tard et s'altèrent davantage. Ils se ramollissent, suppurent et forment de vastes ulcères, semblables à ceux du scrotum, qui s'étendent en surface et en profondeur, atteignent quelquefois les gros vaisseaux de la cuisse, en détruisent les parois et causent des hémorrhagies mortelles. Dans d'autres cas, les ganglions inguinaux restent intacts, mais l'ulcération continue ses progrès du côté du cordon spermatique, prend des proportions effrayantes et s'accompagne de douleurs intenses et lancinantes. Les souffrances du malade se prolongent pendant des mois et parfois des années; peu à peu il devient cachectique, perd l'appétit et maigrit; sa face revêt une teinte plombée de couleur cire et prend un aspect anxieux; enfin il succombe à ses souffrances et aux effets fâcheux de la maladie sur la constitution.

La petite excroissance par laquelle débute ordinairement le cancer du scrotum est molle, vasculaire, douloureuse, et analogue, sous beaucoup de rapports, aux végétations molles qu'on observe sur la muqueuse du prépuce et du gland. Elle semble, en effet, consister en un amas de papilles qui sont devenues le siége d'une hypertrophie morbide. Le musée de l'hôpital de Londres possède un exemple remarquable de cancer des ramoneurs, sur lequel on voit le scrotum envahi presque en totalité par une excroissance en chou-fleur, et les papilles arrivées à un haut degré de développement. La tumeur a été enlevée par M. Headington sur un vieillard de soixante-quatre ans, qui quitta l'hôpital guéri. Les deux testicules ont été mis à nu pendant l'opération. Le produit morbide se compose d'un certain nombre de mamelons très-serrés, de grosseur variable, mais dont quelques-uns sont très-volumineux, à surface lobulée, et supportés par un pédicule étroit, plus ou moins aplati (fig. 44). Les mamelons verruqueux ressemblent

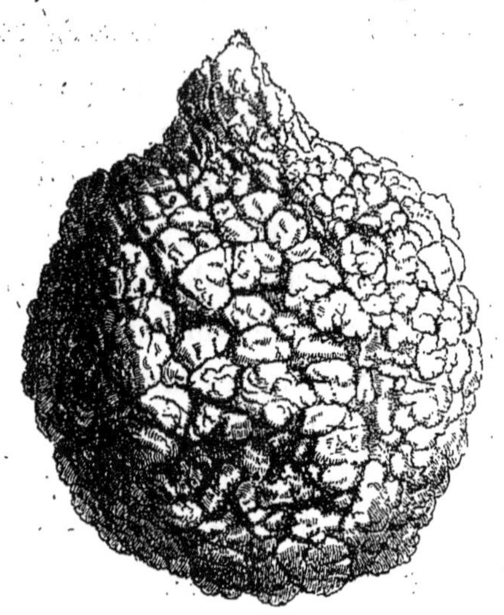

Fig. 44.

beaucoup aux excroissances abondamment développées autour de l'ulcère cancéreux produit par la suie, sur la face dorsale de la main et du poignet, et dont la pièce est conservée au musée de l'hôpital Saint-Barthélemy (1). La verrue de la suie se couvre parfois d'une croûte dense et épaisse, formée de couches successives d'incrustation, dont la plus superficielle reste toujours adhérente, de manière à donner à la végétation une forme allongée et conique, qui la rend semblable à un ergot de coq. On conserve au musée du Collége des Chirurgiens (n° 2469) une pièce de cancer du scrotum que j'ai enlevée sur un ramoneur, et qui présente une végétation cornée de ce genre, de deux centimètres de longueur. Quand la végé-

(1) Ce cas est rapporté un peu plus loin p. 617. La main est représentée dans la *Pathologie* de M. Paget, vol. II, p. 417.

tation est très-longue, elle se tord quelquefois comme la corne d'un bélier. On en voit de curieux exemples dans les belles gravures de M. Wadd (1), et l'un d'eux est représenté de grandeur naturelle, dans la figure 45.

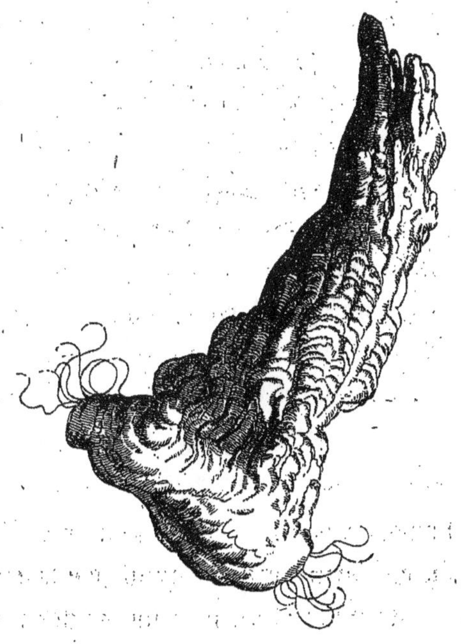

Fig. 45.

Le cancer du scrotum ressemble beaucoup à celui de la lèvre inférieure, et sa structure offre les caractères les mieux prononcés du cancer épithélial. La base de l'ulcère est formée par une substance grisâtre, plus résistante que la peau circonvoisine et consistant en cellules de cancer épithélial. Le tissu cancéreux n'est point exactement circonscrit; mais il se confond avec les tissus ambiants, qu'il envahit graduellement par les prolongements émanés de sa périphérie, tandis que l'ulcération gagne en profondeur. La saillie verruqueuse et l'ulcéra-

(1) *Cases of diseased prepuces and scrotum*, pl. X, XI, XII.

tion sont, l'une et l'autre, infiltrées de cellules de cancer épithélial. Le mal est à son début complétement superficiel. Cependant M. N. Ward a enlevé du scrotum d'un ramoneur, à l'hôpital de Londres, une tumeur sous-cutanée grosse comme une noisette et entièrement constituée par du cancer épithélial ; or, la peau qui recouvrait cette tumeur était saine, bien qu'elle y fût adhérente. C'est le seul cas de cancer sous-cutané des ramoneurs que je connaisse ; il s'était probablement développé dans un des follicules de la région. Les ganglions lymphatiques engorgés et indurés sont formés par une substance opaque et d'un blanc jaunâtre, mélangée, quand elle se ramollit, à une matière caséeuse molle ou à du pus, et à des particules blanchâtres contenues dans un kyste qui n'est autre que la capsule du ganglion. Les éléments cancéreux sont d'ailleurs les mêmes dans ces ganglions que sur les bourses.

Le carcinôme du scrotum ne se rencontre, à peu d'exceptions près, que chez les ramoneurs ; et il n'est pas douteux que l'action irritante de la suie sur la peau des bourses n'en soit la cause occasionnelle. Quoiqu'à la rigueur cette affection puisse se montrer sur la peau des autres régions, le scrotum y est plus exposé ; sans doute c'est parce qu'il est plus rarement lavé et parce que la suie séjourne parfaitement dans les plis qui s'y trouvent. Sir J. Earle a rapporté l'observation d'un malade qui avait un vaste ulcère analogue au cancer des ramoneurs, s'étendant du poignet gauche aux articulations métacarpophalangiennes, et occupant ainsi presque tout le dos de la main. Or, cet homme était jardinier, et pendant plusieurs années, au printemps, il avait eu l'habitude de je-

ter de la suie autour des jeunes plantes pour les préserver
des limaces ; il portait cette suie dans un vieux pot de
fleurs qu'il tenait de la main gauche, tandis qu'il la jetait
avec la main droite.

D'autres substances irritantes peuvent également amener cette maladie. Le docteur Paris rapporte que les
chauffeurs de fourneaux, dans les mines, sont parfois affectés d'un cancer du scrotum analogue à celui des ramoneurs (1). Le docteur Warren, des États-Unis, dit en
avoir rencontré quelques exemples chez des individus
qui n'étaient point ramoneurs (2). M. Fergusson m'a
raconté qu'il avait enlevé récemment, à l'hôpital de
King's College, un cancer épithélial du scrotum sur un
individu qui n'avait jamais été exposé au contact de la
suie, mais qui avait travaillé au guano depuis plusieurs
années.

Le cancer du scrotum est d'ailleurs assez rare, même
parmi ceux qui y sont le plus exposés. Des centaines de
ramoneurs ont exercé leur profession pendant plusieurs
années, et même toute leur vie, sans en être atteints. On
doit donc supposer qu'une prédisposition individuelle est
nécessaire à son développement , et que la suie, au lieu
d'engendrer par elle-même le cancer épithélial, ne fait
qu'amener par son contact prolongé un état de la peau
favorable à la production de la maladie, état qui se traduit par des plaques croûteuses et des verrues multiples.
Je crois, en un mot, avec M. Paget, que les verrues de la
suie ne sont pas primitivement cancéreuses, « mais que,
chez certains sujets, elles sont spécialement aptes à le

(1) *Pharmacologie,* vol. II, p. 89.
(2) *Surgical observations on tumours,* p. 328.

devenir (1), » et qu'en conséquence le cancer est le résultat d'une modification consécutive. Il est des verrues de la suie qui ne deviennent jamais cancéreuses ; tandis que d'autres, après être restées stationnaires des mois et des années, s'indurent et se convertissent en un ulcère cancéreux ; et il est permis de penser qu'au moment où ce changement s'opère, les cellules du cancer épithélial se forment et envahissent la partie malade.

La prédisposition au cancer du scrotum semble être héréditaire dans quelques cas. Ainsi M. Earle a enlevé, à l'hôpital Saint-Barthélemy, le testicule et les téguments malades sur un ramoneur de trente-cinq ans, dont le grand-père, le père et un des frères étaient morts de cette affection (2). Un père et son fils se sont trouvés une fois ensemble à l'hôpital Saint-Georges pour la même maladie (3). M. Cusack a fait l'ablation d'une verrue de la suie sur la main d'une femme qui portait habituellement les instruments de travail d'un ramoneur, et au fils de laquelle il avait quelque temps auparavant excisé une excroissance semblable sur l'oreille (4).

Le cancer du scrotum s'est montré le plus habituellement à la période moyenne de la vie, c'est-à-dire entre trente et quarante ans, dans la majorité des cas que j'ai rencontrés. Mais ceux qui sont exposés à l'action de la suie peuvent en être affectés beaucoup plus tôt. M. Wadd a représenté un prépuce malade et une verrue de la suie sur le scrotum d'un garçon de quinze ans, et sir J. Earle

(1) *Lib. cit.*, vol. II, p. 468.
(2) *Med. chir. trans.*, vol. XII, p. 305.
(3) *M. Hawkin's Lectures on Tumours*, London med. *Gazette*, vol. XXI, p. 842.
(4) *Dublin Journal of med. science*, vol. XXI, p. 137.

en a vu survenir un à l'âge de huit ans. Il semble que
le germe de cette maladie se dépose dans le jeune âge,
et ne se développe qu'après être resté quelque temps
à l'état latent. Nous ne saurions expliquer comment
la suie peut exercer sur le scrotum de certains sujets
une influence assez durable pour donner lieu tardivement à la production d'un cancer; mais quelques faits
remarquables ont démontré que si cette substance était
habituellement la cause occasionnelle de la maladie, elle
pouvait, dans certains cas, en être une cause occasionnelle éloignée. On a, en effet, connu des individus qui,
après avoir été ramoneurs dans leur enfance, et avoir
cessé de l'être, ont eu plus tard le cancer des ramoneurs,
bien qu'ils eussent été pendant longtemps soustraits à
tout contact avec la suie. — Un matelot, âgé de quarante
à cinquante ans, fut admis à l'hôpital de Londres pour
un ulcère du scrotum qui présentait tous les caractères
du cancer des ramoneurs. Les ganglions inguinaux
étaient indurés et engorgés; plus tard ils s'ulcérèrent.
Or, cet homme avait été ramoneur dans son enfance;
mais, depuis vingt-deux ans qu'il servait sur mer, il
n'avait jamais touché à la suie; le mal datait de trois
années. Si, dans ce cas, la suie a été réellement la
cause de la maladie, elle a donc agi sans produire
aucune manifestation pendant cette longue période de
dix-neuf années, durant laquelle le scrotum a été entièrement soustrait à son influence. D'un autre côté, il est
quelquefois arrivé qu'après l'ablation complète des parties malades et la cicatrisation de la plaie, et, bien que
le malade eût évité tout nouveau contact avec la suie, la
maladie ait récidivé une première et même une deuxième

fois, non pas sur la cicatrice de la plaie, mais sur un autre point du scrotum. De ces faits et d'autres semblables on doit conclure que si, en abandonnant sa profession, le ramoneur adulte devient moins exposé au cancer, il n'est pas sûr pour cela d'en être complétement exempt.

Le cancer du scrotum étend spécialement ses ravages sur les tissus voisins; mais il a peu de tendance à se généraliser dans le système lymphatique et les régions éloignées. On cite l'exemple d'un vieux ramoneur qui, portant cette affection depuis quarante ans, avait été opéré trois fois, et dont cependant les ganglions inguinaux étaient restés sains (1). Un de mes malades, âgé de cinquante et un ans, avait commencé à sept l'état de ramoneur; depuis vingt-deux ans il avait eu plusieurs manifestations de cancer du scrotum et avait été opéré cinq fois; cependant les ganglions inguinaux n'étaient malades que depuis quelques mois et d'un côté seulement. L'ulcération eut lieu, et le malade mourut épuisé et dans le marasme. L'autopsie la plus attentive ne put faire trouver de traces d'affection interne; le cancer était rigoureusement limité au scrotum et à l'une des aines. Bransby Cooper a également cité un exemple de cancer des ramoneurs dont la terminaison fut fatale, et dans lequel, à l'autopsie, on ne trouva aucune lésion des ganglions ni des viscères intérieurs (2). Ces faits montrent non-seulement que cette

____

(1) *M. Hawkin's Lectures on Tumours*, London med. Gazette, vol. XXI, p. 842.

(2) *London méd. Gazette*, vol. XLIII, p. 532. — J'ai fait l'autopsie d'un homme qui était mort d'un phlegmon diffus autour d'un vaste ulcère cancéreux de l'aine, consécutif lui-même à un cancer épithélial de la verge, qu'on avait amputé deux ans auparavant. Les ganglions lombaires et les organes internes étaient sains.

affection reste longtemps limitée aux ganglions qui sont en relation immédiate avec son siége primitif, mais que dans quelques cas elle entraîne la mort sans s'être étendue au delà et sans avoir infecté les parties éloignées.

Le cancer des ramoneurs est une maladie qu'on observe presque exclusivement en Angleterre. Le docteur Warren, chirurgien de grande expérience aux États-Unis, dit ne l'avoir jamais observée chez les ramoneurs de son pays. Richerand (1) et d'autres auteurs français nous apprennent qu'elle ne se montre pas en France. Or, la houille est peu employée comme combustible dans ces dernières contrées, tandis qu'en Angleterre on en fait un usage presque universel dans toutes les classes de la société, et que, récemment encore, nos cheminées étaient ramonées par des enfants qui ainsi se trouvaient exposés, dès la première période de leur vie, au contact prolongé de la suie. Mais ces circonstances ne suffisent pas encore pour expliquer la fréquence plus grande de ce cancer épithélial en Angleterre que dans les autres pays; il faut admettre aussi chez les habitants une prédisposition particulière. M. Russell assure que le cancer des ramoneurs est rare à l'Infirmerie royale d'Edimbourg, et qu'il n'en a vu que peu d'exemples (2). C'est aussi ce que dit M. Symc. Si j'en crois mes souvenirs, cette maladie se voit beaucoup moins aujourd'hui qu'autrefois dans les grands hôpitaux de Londres, et je l'attribue à ce que, depuis une vingtaine d'années, on fait généralement usage de machines pour le ramonage des cheminées.

(1) *Nosographie chirurgicale*, t. IV, p. 300.
(2) *Observations on the testicle*, p. 98.

Diagnostic. — Je ne connais guère d'affection avec laquelle on puisse confondre le cancer des ramoneurs, quand il est ulcéré; car dans tous les cas dont j'ai été témoin, le caractère de malignité de l'ulcération était des plus évidents. La végétation verruqueuse, qui précède la période d'ulcération, a quelque analogie avec les poireaux syphilitiques ou les plaques muqueuses, qui se développent parfois sur le scrotum; mais les commémoratifs et surtout la profession du malade éveilleront toujours les soupçons et suffiront, dans la plupart des cas, pour indiquer la véritable nature de la maladie.

Traitement. — Le cancer du scrotum est une affection complétement rebelle à toute médication externe ou interne. C'est en vain qu'on a essayé de le détruire par des applications arsénicales ou autres; rien jusqu'ici n'a pu en arrêter la marche destructive. L'instrument tranchant est seul efficace; et par bonheur, il réussit habituellement mieux que pour les affections cancéreuses des autres régions. Quand le scrotum est seul malade, le procédé est très-simple. On enlève les parties altérées au moyen de deux incisions elliptiques, en ayant soin de couper au delà de ce qui est malade; car la récidive serait certaine, si on laissait quelque portion du tissu cancéreux. Les ganglions inguinaux sont si rarement altérés à la première période, qu'on peut établir, comme une règle pratique, que leur gonflement, s'il a lieu, est dû à une inflammation de voisinage et en conséquence ne contre-indique habituellement pas l'ablation de la partie malade.

On a vu le cancer des ramoneurs récidiver après avoir été, suivant toute apparence, complétement extirpé, et quand la cicatrisation était terminée depuis longtemps;

et, chose remarquable, quelquefois la récidive, au lieu de se faire sur la cicatrice ou dans son voisinage, comme pour les autres cancers, se manifeste sur un point différent du scrotum ; or, je crois qu'alors elle n'est pas le résultat d'une altération antérieure des tissus ni d'une ablation incomplète, mais que le cancer s'est reproduit de toutes pièces. L'opération semble donc avoir pour effet de détruire la maladie actuelle, sans faire disparaître la tendance à sa reproduction dans les parties qui restent, et qui peuvent à leur tour devenir cancéreuses, surtout si, comme cela arrive souvent, elles continuent à être exposées à la suie, cause occasionnelle de l'affection. Le chirurgien ne doit donc pas suivre ici les mêmes principes de traitement que dans les autres formes de cancer, pour lesquelles on ne revient guère à une opération, parce qu'elle réussirait rarement. Si le cancer se montre après l'excision sur un nouveau point du scrotum, on doit l'envisager comme une maladie locale nouvelle, et non point comme la récidive de l'ancienne, et on doit opérer d'après les mêmes motifs et presque avec le même espoir que la première fois. Je connais, en effet, plusieurs exemples remarquables, dans lesquels il est évident que la vie a été prolongée longtemps par des opérations répétées. J'ai déjà cité, page 621, l'exemple de ce ramoneur qui, dans l'espace de vingt-deux ans, ne subit pas moins de cinq opérations. M. Paget rapporte celui d'un malade de l'hôpital Saint-Barthélemy, qui avait un petit cancer du scrotum, et qu'on avait opéré pour la même affection trente ans auparavant (1). Chez un autre du même hôpital, le scrotum cancéreux avait été enlevé trois fois

(1) *Lib. cit.*, vol. II, p. 475.

dans une période de dix-neuf ans (1). J'ai encore vu, il y a peu de temps, un ramoneur âgé de soixante-six ans, dont M. Paget venait d'amputer le doigt évidemment cancéreux, et qui portait une verrue cancéreuse à la main opposée ; cet homme avait été opéré trente-cinq ans auparavant d'un cancer du scrotum ; la cicatrice était intacte, et les ganglions inguinaux n'étaient point engorgés. Dans un autre cas, le malade survécut plusieurs années à une seconde opération et mourut d'une autre maladie.

Quand les ganglions inguinaux sont durs, douloureux et évidemment carcinomateux, on a généralement considéré l'opération comme contre-indiquée ; mais cette doctrine est contestable. En effet on a pu voir, à la page 621, que le cancer de la suie ne s'étend guère au delà des ganglions inguinaux les plus voisins du siége primitif de la maladie. Il est donc naturel d'en conclure que quand ils sont altérés, on peut les exciser avec un espoir fondé de prolonger la vie, et même de guérir radicalement le malade. Cette opération a été pratiquée dans quelques circonstances. M. Liston, par exemple, après avoir enlevé la tumeur sur le scrotum, a disséqué avec précaution et emporté plusieurs ganglions inguinaux indurés qui étaient le siége de douleurs lancinantes (2). Dans le fait signalé plus haut, dans lequel un cancer du scrotum a été opéré trois fois en l'espace de dix-neuf ans, M. Stanley a consécutivement enlevé quelques ganglions infiltrés de substance épithéliale dans les deux aines ; les plaies, quoique étendues, ont bien

(1) *Med. Times and Gazette,* vol. V, p. 415.
(2) *Lancet,* 1840, I, p. 793.

guéri. M. Paget a fait connaître un cas intéressant de cancer épithélial primitif des ganglions lymphatiques chez un ramoneur âgé de quarante ans, qui n'avait sur le scrotum et sur le pénis aucune apparence de cancer ni bouton d'aucune espèce ; le mal occupait les deux aines et avait commencé à s'ulcérer à droite ; M. Paget enleva tous les ganglions qui paraissaient malades, et les plaies se cicatrisèrent heureusement. Ce chirurgien m'a appris dernièrement que, deux ans après l'opération, le malade était bien portant, et paraissait débarrassé de toute affection cancéreuse.

Lorsque les ganglions inguinaux sont largement ulcérés, ou que le cancer s'est trop étendu pour que son extirpation soit possible, il n'y a pas autre chose à faire qu'à combattre les souffrances avec des opiacés et des topiques calmants, et à remédier aux effets de la suppuration fétide. La jusquiame et les sels de morphine peuvent être donnés à l'intérieur, en même temps qu'on applique sur la partie malade une solution contenant du chlorure de chaux et de l'extrait d'opium, ou qu'on la couvre d'un cataplasme ordinaire.

FIN.

TABLE DES MATIÈRES.

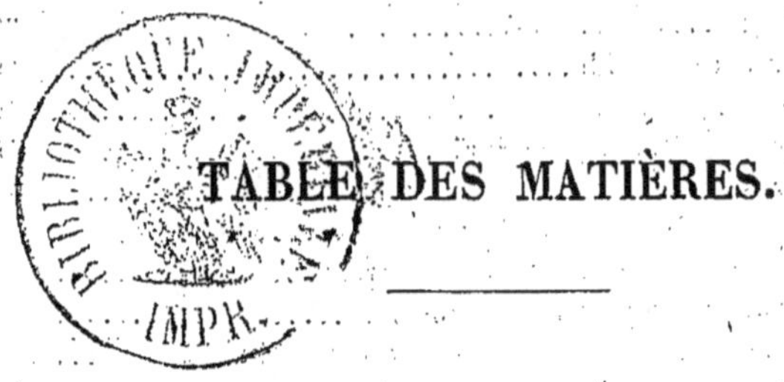

Maladies des testicules.

FIN DE LA TABLE.

CORBEIL, imprimerie de CRÉTÉ.

www.ingramcontent.com/pod-product-compliance
Lightning Source LLC
LaVergne TN
LVHW010102070726
842525LV00017B/47